図説 カラダ大辞典 ②

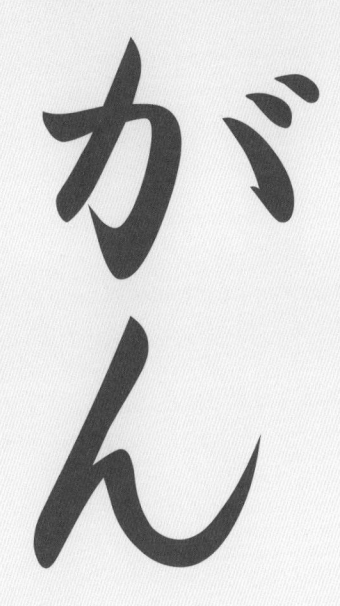

がん

金沢医科大学

刊行にあたって

　　　　　　　　　　　　　　　　　金沢医科大学理事長　　山　下　公　一

　「がん」は今や治せる病気といえるようになってきております。しかし、残念なことにがんがわが国の死因の第1位であることに変わりはありません。

　がん治療のポイントは早期発見、早期治療にあり、がんをコントロールできる範囲内において治療を行うことが重要なポイントといわれてきました。たしかに早期治療の機会を失すると効果的な治療の機会を逃してしまい、残念な結果に終わることが少なくありません。しかし、近年の医学の進歩は、がんの治療に対する考え方を次々と見直させてきております。診断技術の進歩、新しい手術手技や治療手技、種々の新しいがん治療薬、そして集学的医療、さらには緩和ケアのあり方など広い範囲における最近の進歩には目を見張るものがあります。

　「がん」には、がん自体の性質として、急速に周囲組織を破壊して広がったり、静かに気づかれないままに周囲に広がったりするというゲリラ的行動の特性があります。早期に治療を開始するには、少しでも早くがんであることを発見しなければなりません。そのために役立つのは、患者さん自身の自覚症状による「もしかしたら」という疑いでも受診してもらうことであり、がん検診等で、自覚症状が出る前に発見することなのです。早い時期のがんの症状は不定愁訴のような分かりにくいものであることも少なくありません。そんなときには、少しでも詳細にわたる正しい解説が問題を好転させます。患者さんにもがんについて正しく理解をしていただき、がんを早く発見し、早く治療を開始する体制を築くことが大切であると思っております。私たち金沢医科大学の医師たちはそれに役立てられるような、また医学を学ぶ学生にも理解しやすい副読本として役立ててもらえるような本を作ることを念頭において、自分自身の豊富な経験を材料としてこの本を作りました。一般の市民の方々にも理解できるような医学の教科書を目指しております。

　このような企画は、テレビ金沢と金沢医科大学病院の診療・教育スタッフとの全面的協力のもと、「カラダ大辞典」というテレビ番組を始めたことに起因します。平成18年4月から放送を始めて現在も続いております。この「図説カラダ大辞典」はその副産物として企画されたもので、シリーズ第1巻の「メタボリックシンドローム」に続く本書第2巻「がん」をこのたび世に出すことができました。多くの皆様にご利用いただければ、執筆や製作に携わったスタッフの苦労が報われるものと思っております。

推薦のことば

金沢医科大学学長　山　田　裕　一

　ご存知のように、日本人の平均寿命は世界でももっとも長く、男が79歳、女は86歳ですが、もしもがんが完全に克服できて、がんで死ぬことがなくなれば、それはさらに4歳以上も伸びると計算されています。実は、人間でのがんの発生（発がん）は生活習慣に強く依存していて、喫煙をはじめ大量の飲酒や偏った食習慣が、がんの発生に関係します。また、仕事で有害な環境におかれることも、がんの原因となることが分かっています。ですから、それらをうまく避ければ、がんを未然に防止する（第1次予防）ことができます。また、定期的に健康診断を受診して、がんを早期の段階で発見できれば、手術などの治療でがんを治す（第2次予防）ことができます。さらにまた、最近のがん医療の進歩によって、たとえ根治できなくても、がんの治療を続けながら充実した社会生活を送ることが可能にもなってきました。

　とは言っても、私たちはまだまだ、がんを克服できたわけではありません。そもそも、発がんの仕組み自体が私たちの命の仕組みと密接な関連をもっていて、どのような方法を用いても、私たちの身体から正常な細胞は残したままで、がんになってしまった細胞だけを取り除くという理想の治療は、そう簡単にできないことも分かってきています。まだまだ、がんという病気との闘いは長引きそうです。

　本書の内容は、そのがんとの闘いの現在の戦況を物語るものです。皆さんが本書を読んで、けっして楽観もせず、落胆もせず、がんとの闘いの行く末に小さいけれどもしっかりとした希望を見出していただきたいと願います。

監修のことば

　　　　　　　　　　　　　　　　　　　　　　金沢医科大学出版局長　　松井　忍

　超高齢化社会を迎えつつあるわが国においては、がんによる死亡者数は年々増加の一途をたどり、いまや全死亡者の3割を占めるまでになっております。進行したがんにおける身体的・精神的苦痛と相俟って、一般の方々にとってがんは大変怖い病気と思われております。しかし、近年のめざましい医学・医療の進歩によりその予後は著しく改善され、いまでは適切な医療によりがんと共生する形で生活の質（QOL）をそれほど損なうことなく長寿を全うされる方も多くなってきました。

　この様な状況のもと、がん患者さん自身のみならずその家族をはじめとする周りから支える人たちにとって、がんについての正しい情報を得ることは、患者さん自身が生き方に応じた適切な医療を受けるうえで大変重要なことであります。他方、いかに医学・医療が進歩したといっても、がん対策の基本は早期発見・早期治療にあることには変わりはありません。したがって、がんを患われていない方々にとって、その予防法や早期診断法に関する正確な知識を得ることは健康な生活を継続するうえで大変重要であります。

　金沢医科大学出版局を通して出版される図説「カラダ大辞典」シリーズは、本学医療スタッフの日常診療の経験をもとに、実際の診療や教育に用いている資料やイラストを中心に「質の高い健康・医療情報」を一般の方々に分かりやすく提供することを目的としております。

　本書「がん」はこの目的に沿って企画された本シリーズの出版書として「メタボリックシンドローム」に次いで2冊目のものであります。目次ならびにＱ＆Ａ欄をご覧いただくとお分かりいただけると思いますが、一般の方々のがんに対する素直な疑問に答える形をとっており、また、本シリーズにふさわしくふんだんに図・写真や表が取り入れられており、一般の読者に十分ご理解いただける内容となっております。本書は一般の方々を主な読者として編集されておりますので、比較的平易に記述されている章が多いと思いますが、内容的には相当質の高いものに仕上がっております。したがって、一般の読者のみならず、医学生、看護学生をはじめ医療職の方々においても「がん」入門書として活用していただけるものと期待しております。

　最後に、お忙しい中、企画立案、討議、校閲いただいた編集委員の諸先生ならびに、一般の読者に分かりやすい内容での執筆という難しい要望にお答えいただいた本学医療スタッフの方々に厚くお礼申し上げます。

編集者を代表して

金沢医科大学教授　元　雄　良　治

　今ではよく知られるようになりましたが、1981年以来がんはわが国の死因の第1位であり、3人に1人ががんで死亡し、日本人の2人に1人が生涯で何らかのがんに罹患するという状況です。2006年6月に成立したがん対策基本法の全体目標には、がんによる死亡者の減少、すべてのがん患者およびその家族の苦痛の軽減ならびに療養生活の質の向上が挙げられています。そのために、がん検診受診率50％以上、集学的治療、とくに化学療法と放射線治療の専門家の育成、院内がん登録の精度向上、がん予防としての禁煙対策（未成年者の喫煙率0％）、がん拠点病院設置、がん相談支援センター整備、治療の初期段階からの緩和ケアの実施など、多くの事業が推進されています。また全国各地区で「がんプロフェッショナル養成プログラム（がんプロ）」が、がん専門スタッフの育成や社会への発信をめざし、キャンサーボード・情報技術を駆使した自己学習・市民公開講座などの活動をしており、北陸地区でも大学院教育の一環として、「北陸がんプロ」が推進されています。

　本書はこのような国家プロジェクトが進行中の時期に、一般市民の方々、また医療系学生や研修医などに、がんに関するさまざまな現状を理解していただく内容になるよう企画・編集されました。がんの成因・症状・診断・治療・臓器別特徴・緩和ケアなどについて、豊富な図表とともに解説されています。本シリーズ第1弾の「メタボリックシンドローム」と同様に、コラムやQ&A（よくある質問）を作成しましたので、本文も含め目次から自由に拾いながら読んでいただければ幸いです。

　本書の企画から約3年が過ぎ、日進月歩のがん医療の進歩から考えれば、内容の見直しが避けられず、ご多忙の中、執筆していただいた先生方には何度も確認していただきましたことを心より感謝申し上げます。本書が一般の方々にとって健康増進やがん医療への理解を深めることに、また医療関係者にとってご専門以外の領域の進歩を知る際の一助となれば編集者・執筆者にとり、この上ない喜びと存じます。これからも最新の正確な情報をお届けできるよう努めていきますので、お気付きの点などがございましたら、ご指摘くださるようお願い申し上げます。

目　次

刊行にあたって ………………………………………… 山下　公一
推薦のことば …………………………………………… 山田　裕一
監修のことば …………………………………………… 松井　忍
編集者を代表して ……………………………………… 元雄　良治
企画・監修・編集・執筆者紹介

第1章　がんは何故できるのか

疫学 ―がんの頻度― …………………………………… 中川　秀昭　2
がんの病理と遺伝子異常 ………………………………… 上田　善道　7
食べ物とがん …………………………………………… 田中　卓二　12
喫煙とがん ……………………………………………… 勝田　省吾　16
粉じんと化学物質とがん ………………………………… 山田　裕一　19
コラム① ウイルスと発がん ……………………………… 竹上　勉　22
コラム② 遺伝性・家族性腫瘍のメカニズム ……… 柿沼　宏明　23

第2章　こんな症状ならどんながん

のどがつかえる ………………………………………… 宮﨑　巨　26
咳・痰・血痰 …………………………………………… 栂　博久　30
食欲不振 ………………………………………………… 福羅　匡普　32
吐き気・嘔吐 …………………………………………… 木南　伸一　34
胸痛 ……………………………………… 相川　広一、佐久間　勉　36
腹痛 ……………………………………… 吉谷　新一郎、小坂　健夫　38
便通異常（下痢と便秘）………………………………… 小坂　健夫　42
消化管出血（吐血・下血・血便・黒色便）…………… 小坂　健夫　44
体重減少 ………………………………………………… 福羅　匡普　46
腫瘍随伴症状 …………………………………………… 長山　成美　48

第3章　がんをどうやって診断するか

血液検査（腫瘍マーカー）		澤木 俊興、梅原 久範	52
体液診断（プロテオミクスを含む）		友杉 直久	54
画像診断		利波 久雄	57
内視鏡診断			
	胃内視鏡	川浦　健、伊藤　透	62
	大腸内視鏡	藤井 隆広	65
	気管支内視鏡	薄田 勝男	68
	頭頸部内視鏡	山下 公一	72
針生検		中野 泰治	76
病理診断		野島 孝之	78
コラム③　PET（ペット検査）		東 光太郎	80
コラム④　ステージ分類とは？		島崎 猛夫	82

第4章　がんをどうやって治すか

がんの外科療法	表　和彦	84
放射線療法	的場 宗孝	97
コラム⑤　最新放射線技術（IMRT, SRT）	玉村 裕保	106
血管内治療（IVR）	西川 高広	108
化学療法	元雄 良治	111
コラム⑥　免疫療法の最先端	中島 日出夫	119
コラム⑦　温熱療法の最近の話題	中島 日出夫	121
コラム⑧　遺伝子治療の展望	石垣 靖人	122
内視鏡治療	川浦　健、伊藤　透	124
コラム⑨　内視鏡手術とロボット手術	薄田 勝男	128
腫瘍に起因する緊急事態	和籐 幸弘	131

第5章　いろいろながん

- 脳腫瘍 ……………………………………… 立花　修、飯塚　秀明　134
- 頭頸部がん ……………………………………………… 辻　裕之　141
- 甲状腺がん ……………………………… 中川　淳、下出　祐造　146
- 肺がん ………………………………………………… 佐久間　勉　151
- 縦隔・胸膜腫瘍 ……………………………………… 佐川　元保　164
- 食道がん ……………………………………………… 木南　伸一　167
- 胃がん ……………………… 小坂　健夫、表　和彦、木南　伸一　173
- 大腸がん …………………………………………… 吉谷　新一郎　187
- 肝がん ………………………………………………… 福羅　匡普　196
- 胆道がん ……………………………………………… 上田　順彦　201
- 膵がん ………………………………………………… 上田　順彦　209
- 腎がん・膀胱がん ………………………… 近沢　逸平、菅　幸大　218
- 前立腺がん …………………………………………… 鈴木　孝治　228
- 子宮がん・卵巣がん ……………… 早稲田　智夫、牧野田　知　234
- 乳がん ………………………………………………… 野口　昌邦　240
- 白血病・悪性リンパ腫 ……………………………… 福島　俊洋　246
- 皮膚がん ……………………………………………… 望月　隆　251
- 骨と筋肉の腫瘍 ……………………………………… 横山　光輝　254
- 小児がん ……………………………………………… 犀川　太　256
- コラム⑩　消化管間質腫瘍（GIST）………………… 野島　孝之　261

第6章　がんとどうやって向き合うか

- がん告知はどうあるべきか？ ……………………… 正木　康史　264
- 緩和ケアとは？ ……………………………………… 門田　和気　271
- ホスピスとは？ ……………………………………… 門田　和気　273

第7章　がんについてよくある質問

がん予防のポイントは？ ………………………… 中川 秀昭　276
がん検診は有効か？ ……………………………… 佐川 元保　279
がんの「集学的治療」とは？ …………………… 元雄 良治　281
コラム⑪　テキサス大学M.D.アンダーソンがんセンター
　　　　　　　　　　　　………………… 中谷 直喜、元雄 良治　283
がん登録とは？ …………………………………… 島崎 猛夫　284
セカンドオピニオンとは？ ……………………… 辻　裕之　286
がんと疑われたとき、診断されたとき
　がんではないかと心配？ ……………………… 長内 和弘　288
　がん専門病院とは？ …………………………… 的場 宗孝　289
　放射線検査で被曝は？ ………………………… 釘抜 康明　291
　がんは治るか？ ………………………………… 佐久間 勉　293
　若い人のがんは悪い？ ………………………… 小坂 健夫　294
　高齢者のがんはゆっくり進む？ ……………… 小坂 健夫　296
　いくつまで手術はできるのか？ ……………… 杉田　真　298
　手術で死なないか？ …………………………… 上田 順彦　300
　手術で取れないときは治らないのか？ ……… 三輪 高喜　303
　抗がん剤の副作用（吐き気など）はひどいのか？　福島 俊洋　304
　アガリクスは本当に効くのか？ ……………… 山口 宣夫　306
　がんで死ぬときは苦しいのか？ ……………… 川原　弘　308

索引 …………………………………………………………………… 311

企画

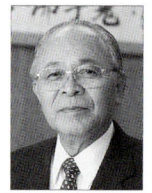
山下 公一
金沢医科大学
理事長

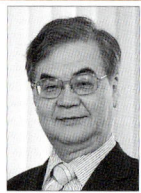
山田 裕一
金沢医科大学
学長

監修・編集

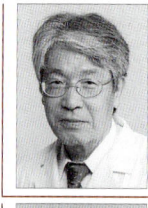
松井 忍
金沢医科大学教授
生活習慣病センター
出版局長

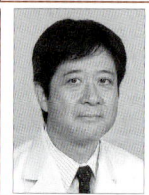
利波 久雄
金沢医科大学教授
放射線医学

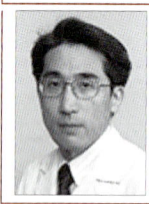
小坂 健夫
金沢医科大学教授
消化器外科学

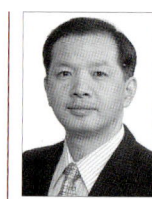
元雄 良治
金沢医科大学教授
腫瘍内科学

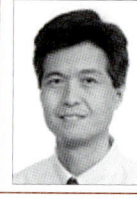
佐久間 勉
金沢医科大学教授
呼吸器外科

執筆 （執筆順）

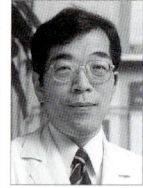
中川 秀昭
金沢医科大学教授
公衆衛生学

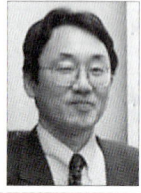
田中 卓二
前 金沢医科大学教授（病理学Ⅰ）
株式会社 東海細胞研究所 所長

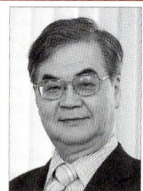
山田 裕一
金沢医科大学教授
衛生学

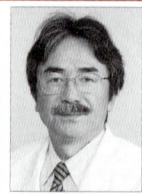
栂 博久
金沢医科大学教授
呼吸器内科学

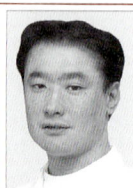
木南 伸一
金沢医科大学准教授
消化器外科学

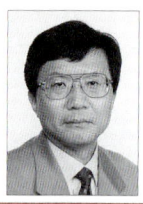
上田 善道
金沢医科大学教授
病理学Ⅱ

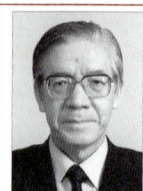
勝田 省吾
金沢医科大学教授
病理学Ⅱ

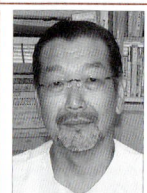
宮﨑 巨
元 金沢医科大学講師（耳鼻咽喉科学）
宮﨑耳鼻咽喉科医院 院長

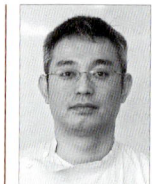
福羅 匡普
前 金沢医科大学講師（消化器内科学）
医療法人飛翔会 北國クリニック 院長

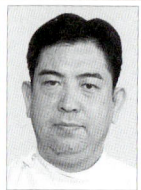
相川 広一
金沢医科大学講師
呼吸器外科

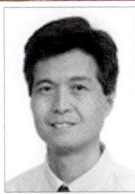
佐久間 勉
金沢医科大学教授
呼吸器外科

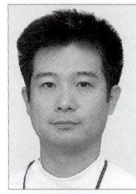
吉谷 新一郎
金沢医科大学講師
消化器外科学

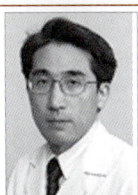
小坂 健夫
金沢医科大学教授
消化器外科学

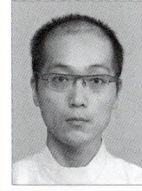
長山 成美
金沢医科大学講師
神経内科学

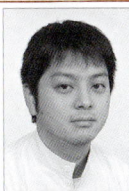
澤木 俊興
金沢医科大学助教
血液免疫内科学

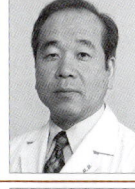
梅原 久範
金沢医科大学教授
血液免疫内科学

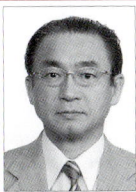
友杉 直久
金沢医科大学教授
総合医学研究所 先進医療研究部門

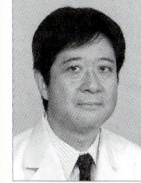
利波 久雄
金沢医科大学教授
放射線医学

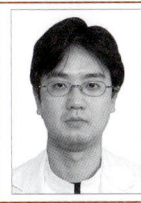
川浦 健
金沢医科大学助教
内視鏡科

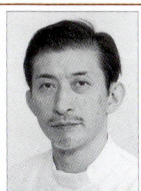
伊藤 透
金沢医科大学教授
内視鏡科

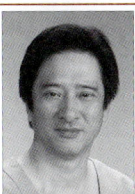
藤井 隆広
元 金沢医科大学助手（病理学Ⅱ）
医療法人隆風会 藤井隆広クリニック 院長

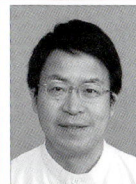
薄田 勝男
金沢医科大学准教授
呼吸器外科

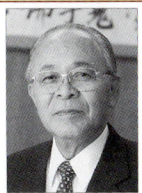
山下 公一
金沢医科大学名誉教授
元 耳鼻咽喉科学教授

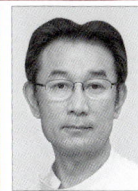
中野 泰治
金沢医科大学准教授
消化器外科学

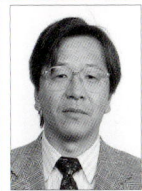
野島 孝之
金沢医科大学教授
臨床病理学

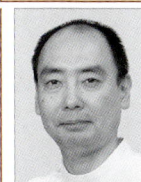
表 和彦
金沢医科大学准教授
消化器外科学

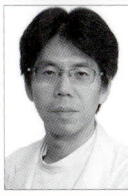
的場 宗孝
金沢医科大学准教授
放射線医学

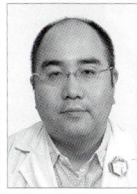
西川 高広
元 金沢医科大学講師（放射線医学）
伊波クリニック 院長

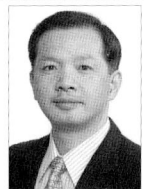
元雄 良治
金沢医科大学教授
腫瘍内科学

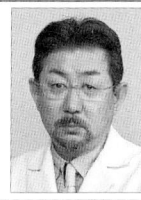
和藤 幸弘
金沢医科大学教授
救急医学

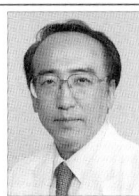
立花 修
金沢医科大学教授
脳神経外科学

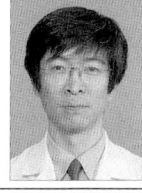
飯塚 秀明
金沢医科大学教授
脳神経外科学

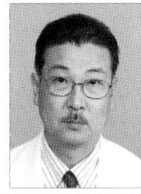
辻 裕之
金沢医科大学教授
耳鼻咽喉科学

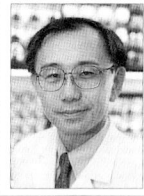
中川 淳
金沢医科大学准教授
内分泌内科学

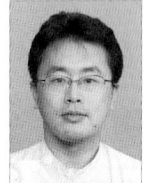
下出 祐造
金沢医科大学講師
耳鼻咽喉科学

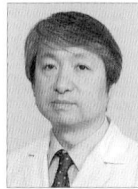
佐川 元保
金沢医科大学教授
呼吸器外科

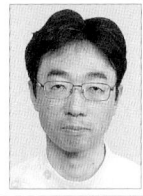
上田 順彦
金沢医科大学准教授
消化器外科学

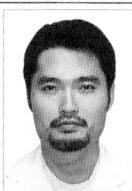
近沢 逸平
金沢医科大学助教
泌尿器科学

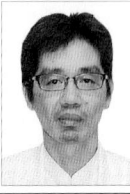
菅 幸大
金沢医科大学助教
泌尿器科学

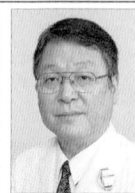
鈴木 孝治
金沢医科大学教授
泌尿器科学

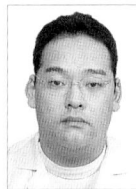
早稲田 智夫
金沢医科大学講師
産科婦人科学

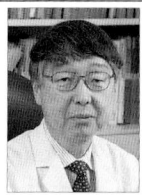
牧野田 知
金沢医科大学教授
産科婦人科学

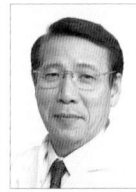
野口 昌邦
金沢医科大学教授
乳腺・内分泌外科

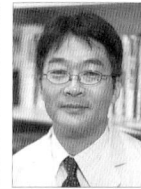
福島 俊洋
金沢医科大学准教授
血液免疫内科学

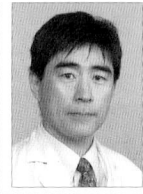
望月 隆
金沢医科大学教授
皮膚科学

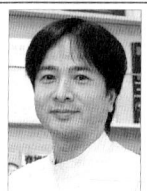
横山 光輝
元 金沢医科大学講師（整形外科学）
NTT西日本金沢病院 整形外科 部長

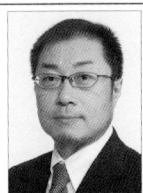
犀川 太
金沢医科大学教授
小児科学

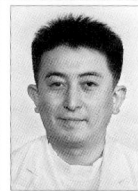
正木 康史
金沢医科大学准教授
血液免疫内科学

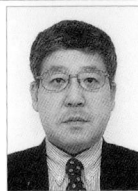
門田 和気
元 金沢医科大学助手（麻酔学）
東京北社会保険病院 緩和ケア科 科長

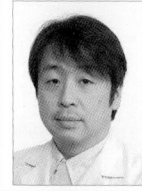
島崎 猛夫
金沢医科大学講師
腫瘍内科学

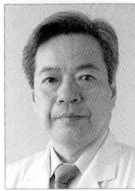
三輪 高喜
金沢医科大学教授
耳鼻咽喉科学

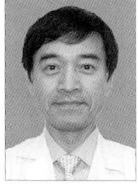
川原 弘
金沢医科大学教授
健康管理センター

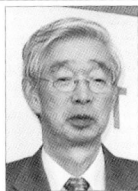
山口 宣夫
金沢医科大学教授
血清学

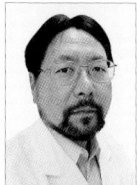
長内 和弘
金沢医科大学准教授
呼吸器内科学

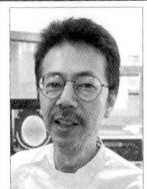
釘抜 康明
金沢医科大学講師
健康管理センター

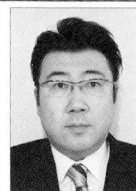
杉田 真
金沢医科大学非常勤講師
呼吸器外科

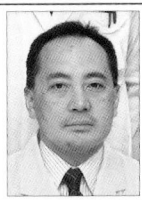
中島 日出夫
金沢医科大学准教授
腫瘍内科学

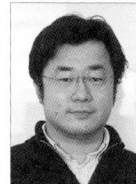
石垣 靖人
金沢医科大学講師
総合医学研究所 共同利用部門 RIセンター

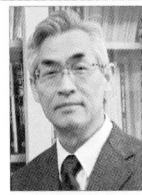
竹上 勉
金沢医科大学教授
総合医学研究所 分子腫瘍学研究部門

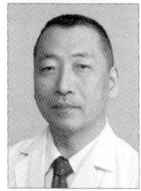
東 光太郎
前 金沢医科大学教授（放射線医学）
浅ノ川総合病院 放射線部 部長

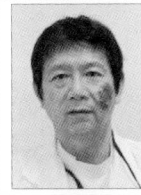
玉村 裕保
元 金沢医科大学講師（放射線医学）
福井県立病院 核医学科 科長

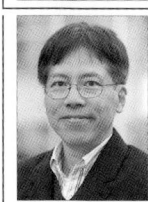
柿沼 宏明
前 金沢医科大学教授（看護学部）
重症心身障害児施設 千葉市桜木園 園長

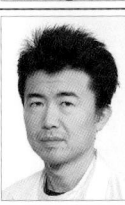
中谷 直喜
金沢医科大学助教
腫瘍内科学

編集協力者

大石勝昭（元 金沢医科大学広報局）
中山正喜、木下英理（金沢医科大学経営企画・広報局）
丸谷 良、中川美枝子（金沢医科大学出版業務部出版課）
中谷 渉（金沢医科大学出版業務部フォトセンター）

第1章

がんは何故できるのか

疫学 ―がんの頻度― ………………………………………………… 2
がんの病理と遺伝子異常 …………………………………………… 7
食べ物とがん ………………………………………………………… 12
喫煙とがん …………………………………………………………… 16
粉じんと化学物質とがん …………………………………………… 19
コラム① ウイルスと発がん ……………………………………… 22
コラム② 遺伝性・家族性腫瘍のメカニズム ………………… 23

第1章　がんは何故できるのか

疫学 ―がんの頻度―

中川　秀昭

がんによる死亡

我が国の悪性新生物（いわゆるがん）の死亡数は第二次世界大戦後毎年一貫して増加してきています。平成20年（2008年）には約34万3,000人（男性20万6,000人、女性13万7,000人）に達し、我が国の死亡数全体の30.0％を占め、死亡原因の第1位です（図1）。平成20年の死亡数は昭和45年（1970年）の2.9倍（男性3.1倍、女性2.6倍）となっています。年齢別にみるとがんは40歳から89歳までの年齢で死亡原因の1位です。部位別にみたがんの死亡割合（2008年）は、男性では肺がん（23.6％）、胃がん（20.0％）、大腸がん（11.3％）、肝がん（10.8％）、膵がん（6.6％）の順であり、女性では大腸がん（14.4％）、肺がん（13.4％）、胃がん（12.6％）、膵がん（9.0％）、乳がん（8.6％）、肝がん（8.3％）、の順です（図2）。

粗死亡率（単純にその年の人口で割ったもの）は年々増加を続け、昭和56年（1981年）からはそれまでの脳血管疾患に替わって我が国の死亡原因の第1位を占めています。しかし、年齢調整死亡率をみると、男性は昭和60年まで増加を続けたが平成7年頃より減少しています。女性は昭和40年頃より減少しています。昭和45年と比較すると男性は5％、女性は30％減少しています。これは人口構成の高齢化によるところが大きいと言われています。

主な部位別がん死亡の年次推移

胃がん

胃がん死亡数は平成2年以降年間約5万人が死亡しています。死亡数は男性が横ばい、女性が減少を示しています。胃がんは長らくがん死

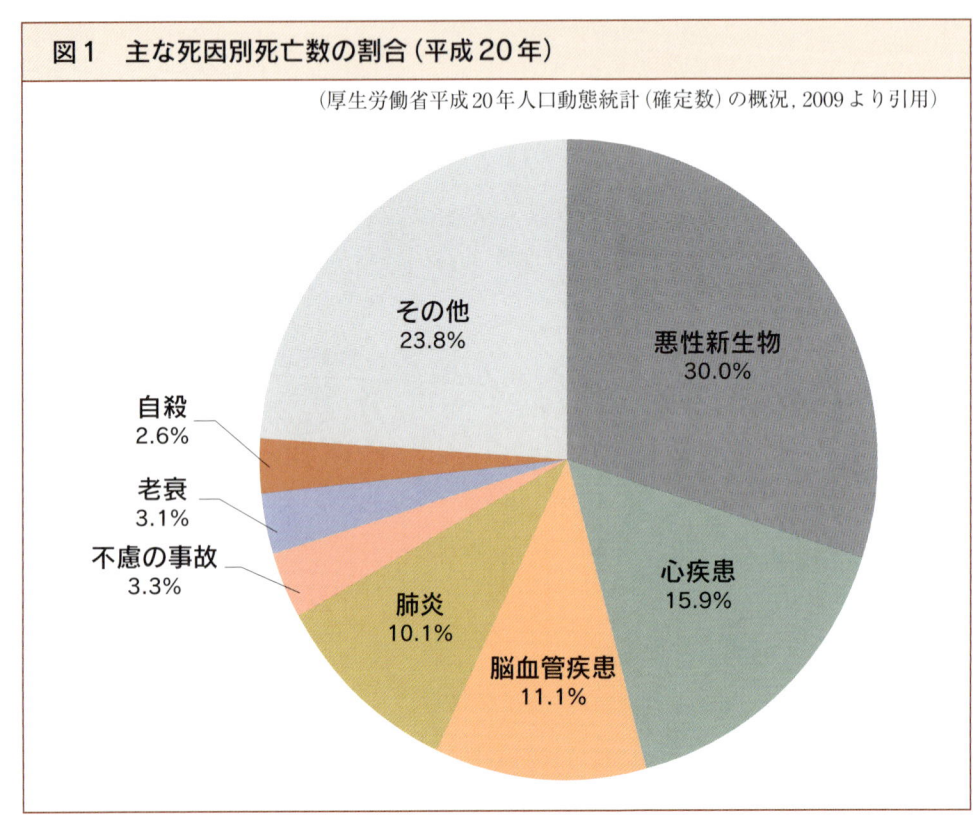

図1　主な死因別死亡数の割合（平成20年）
（厚生労働省平成20年人口動態統計（確定数）の概況, 2009より引用）

疫学 —がんの頻度—

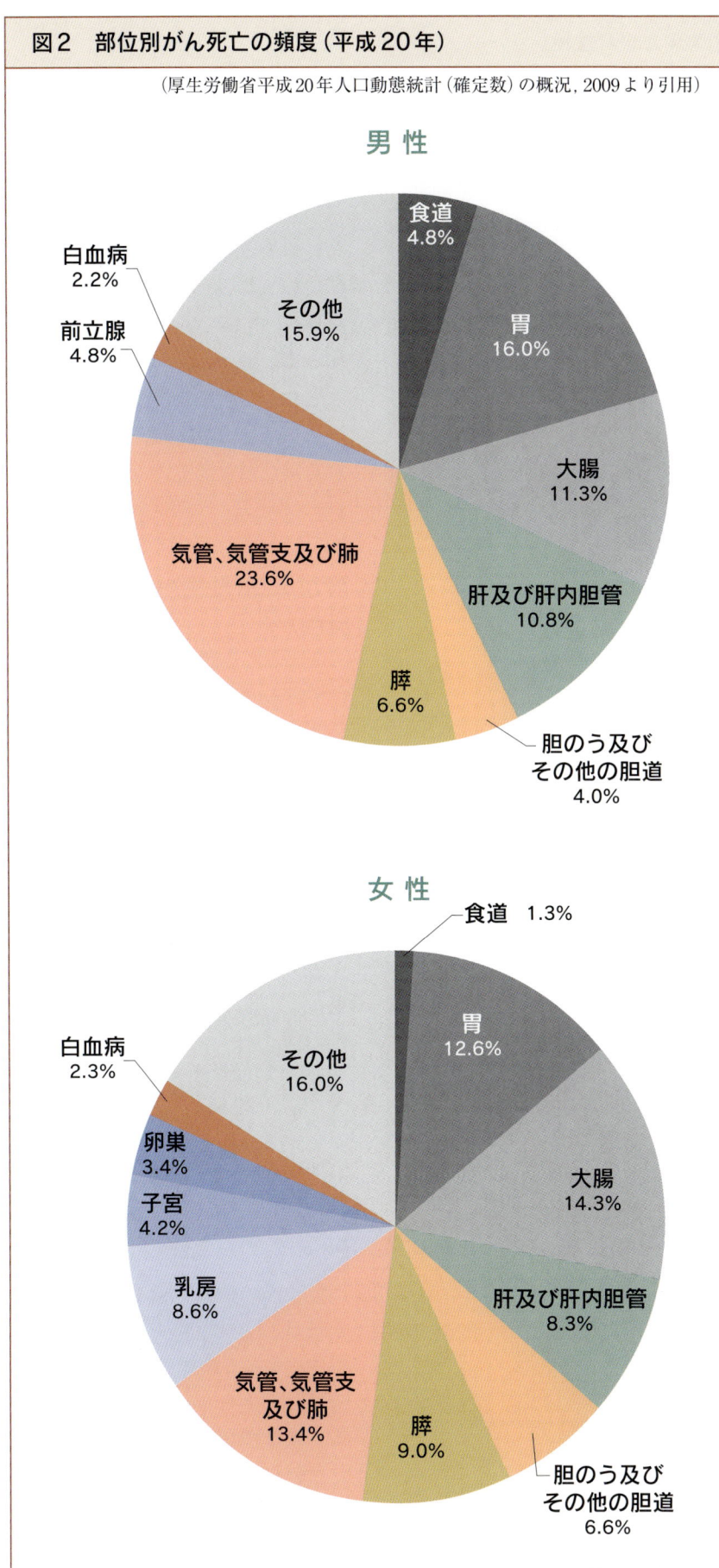

図2 部位別がん死亡の頻度（平成20年）
（厚生労働省平成20年人口動態統計（確定数）の概況，2009より引用）

亡の第1位でしたが、男性では平成5年以降肺がんに次いで第2位となり、女性では平成15年に大腸がんに次いで第2位となっています（図3）。

年齢調整死亡率は昭和45年以降男女とも大きく低下しています。昭和45年と比較すると男性は3分の1、女性は4分の1に減少しています。しかし欧米諸国と比べると我が国はいまだに胃がん死亡率が高い国です。

胃がんの年齢調整死亡率が大きく低下した原因として、検診による早期発見・早期治療、医療技術の進歩による予後（がんが発見されてから死ぬまでの期間）の改善、さらには日本人の生活習慣の変化が胃がんを罹りにくくしていることなどが考えられています（図4）。

肺がん（気管、気管支および肺がん）

肺がんの死亡数は男女とも急速に増加傾向を続け、平成20年には6万7000人が亡くなっており、昭和45年に比較して約6倍多くなっています。男性は平成5年以降部位別死亡の第1位となり、女性は大腸がんに次いで2位です（図3）。

年齢調整死亡率は大きく上昇を続け、昭和45年に比較して平成20年は男性1.9倍、女性1.6倍となっています。しかし、近年ようやく男女とも横ばいから減少に転じています。しかし、欧米先進諸国と比べて我が国の肺がん死亡率は比較的低い方です（図4）。

大腸がん（結腸、直腸S状結腸移行部および直腸）

大腸がんの死亡数は男女とも年々

第1章　がんは何故できるのか

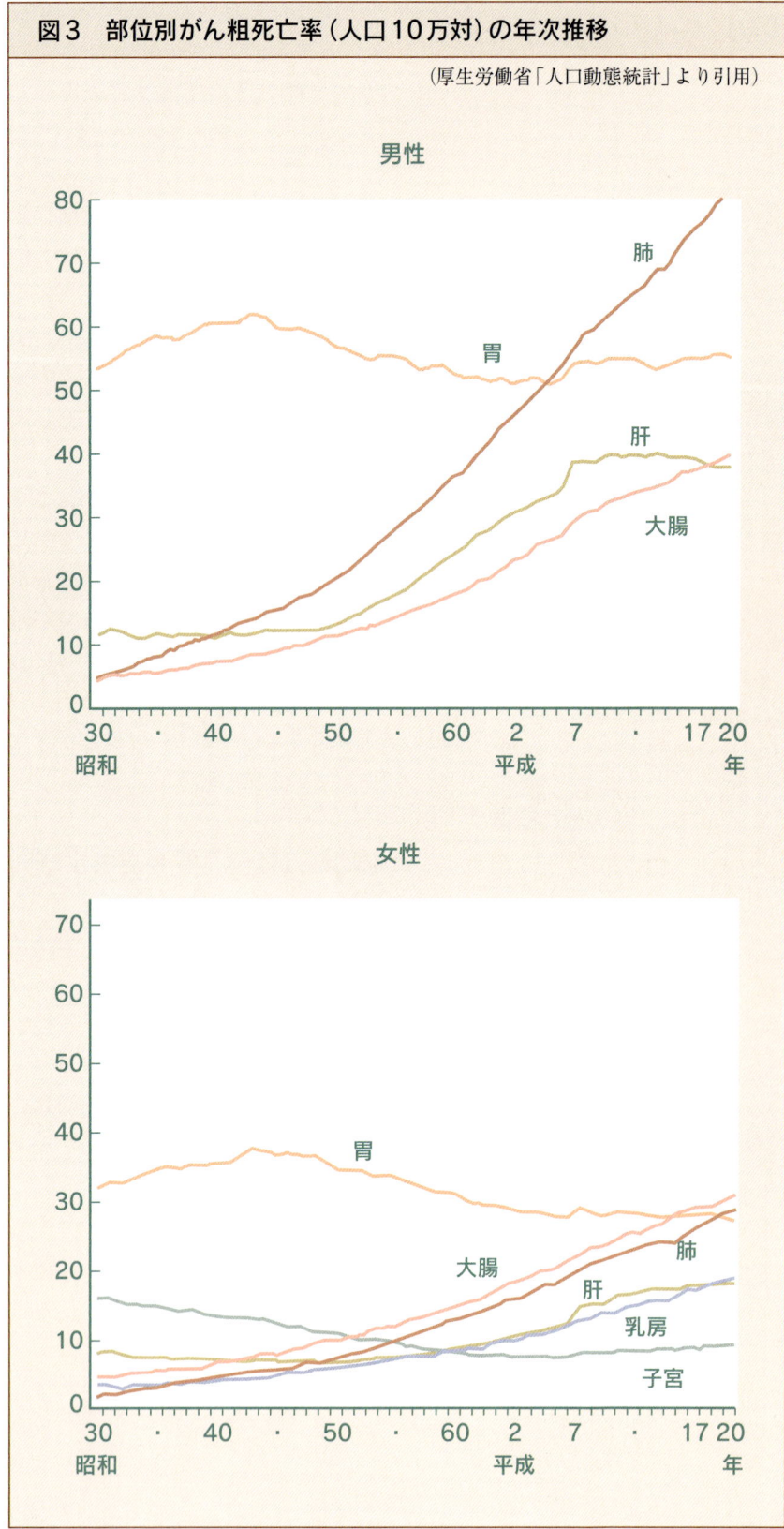

図3　部位別がん粗死亡率（人口10万対）の年次推移
（厚生労働省「人口動態統計」より引用）

増加を続け、平成20年には男女併せて4万3,000人が亡くなっています。部位別死亡では大腸がんは男性で3位、女性で1位の死亡数です（図3）。

年齢調整死亡率は平成7年をピークに減少していますが、昭和45年に比較して平成20年は男性1.7倍、女性1.2倍と高くなっています。これは我が国の生活習慣欧米化がもたらしたものと考えられています。しかし、欧米諸国と比較すると大腸がん死亡率は低くなっています（図4）。

肝がん（肝細胞がん、肝内胆管細胞がん）

肝がん死亡数は男女とも増加を続けているが近年やや横ばいとなっています。平成20年の死亡数は男女計で4万3,000人です。肝がんは部位別では男性が4位、女性が6位の死亡数です（図3）。

年齢調整死亡率は男性が昭和50年以降増加傾向がみられ、女性は減少傾向がみられたが平成7年に一時増加、その後は男女とも横ばいからやや減少傾向です。昭和45年に比較して平成20年は男性が20％増、女性が20％減となっています。我が国は国際的には肝がん死亡率が高い国です（図4）。

膵がん

膵がんの死亡数は男女とも増加を続け、平成20年には2万6,000人が亡くなっています。この死亡数は昭和45年よりも約6倍増加しています。部位別死亡順位は男性が5位、女性が4位です。

年齢調整死亡率は男性で近年やや横ばいの傾向がみられるが、一貫と

疫学 —がんの頻度—

して増加を示し、昭和45年と比較すると平成20年は男性1.8倍、女性1.9倍になっています（図4）。

乳がん（女性）

女性の乳がん死亡数は昭和35年以降急速に増え続け、平成20年には約1万2,000人が亡くなっています。この死亡数は昭和45年の4.7倍であり、部位別死亡は5位となっています（図3）。

年齢調整死亡率も大きく上昇を続け、昭和45年と比較すると平成20年は2倍になっています。しかし、欧米と比較すると我が国の乳がん死亡率はかなり低率です（図4）。

子宮がん

子宮がんはかつて胃がんに次いで死亡数の多いがんでしたが、年々急速に減少し平成20年の死亡数は6,000人となっており、現在部位別で8位の死亡数となっています（図3）。

年齢調整死亡率も一貫して減少しているが、近年減少速度は緩くなってきています。平成20年は昭和45年の3分の1です（図4）。

前立腺がん

前立腺がんの死亡数は年々増加しており、近年1万人近くが死亡しています。部位別では6位の死亡数です。

年齢調整死亡率は近年やや減少傾向を見せていますが昭和45年の2.5倍と高くなっています。

がんの罹患

がんの罹患数とはがんを新たに発症した人の数を言います。我が国

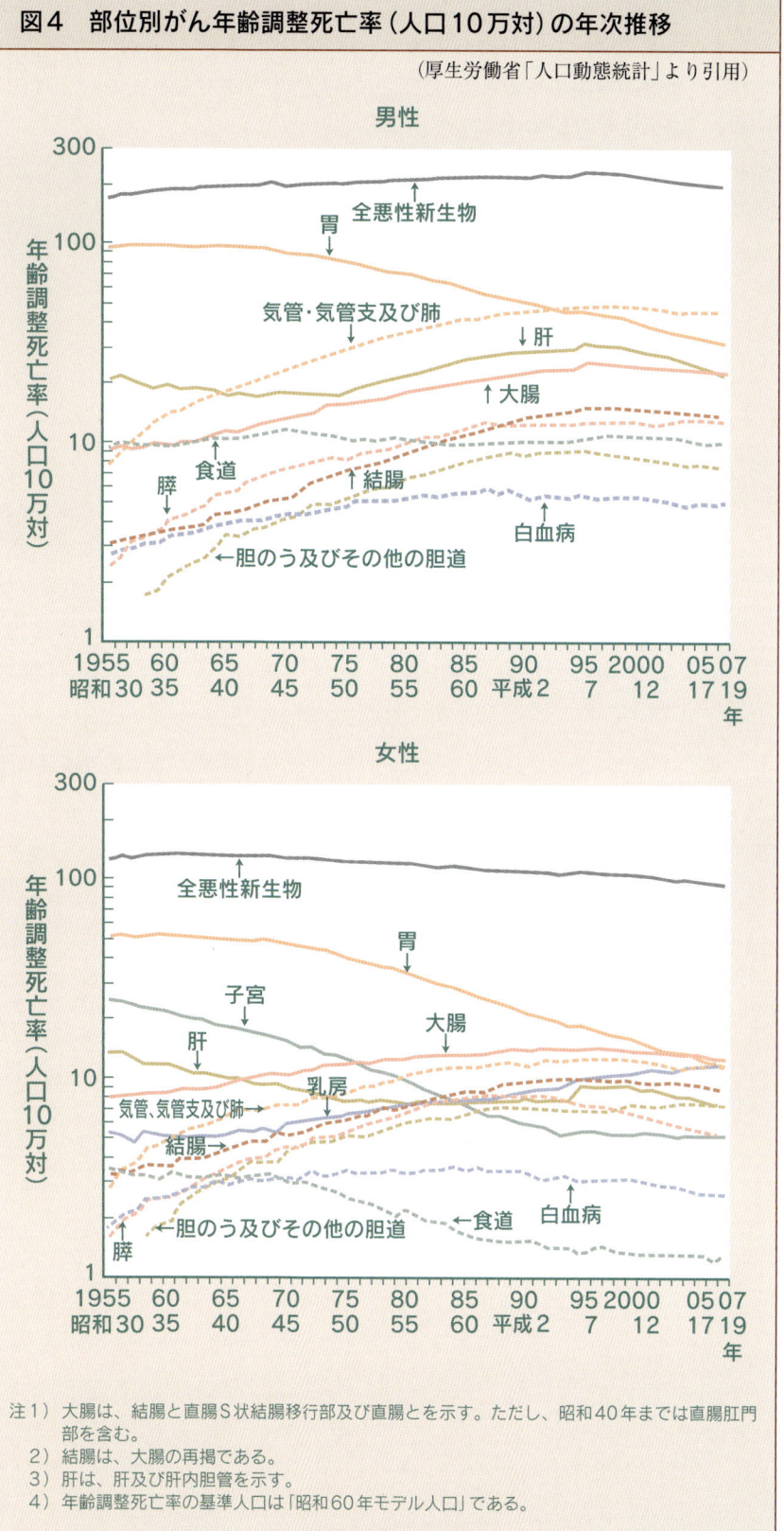

図4　部位別がん年齢調整死亡率（人口10万対）の年次推移

（厚生労働省「人口動態統計」より引用）

注1）大腸は、結腸と直腸S状結腸移行部及び直腸とを示す。ただし、昭和40年までは直腸肛門部を含む。
2）結腸は、大腸の再掲である。
3）肝は、肝及び肝内胆管を示す。
4）年齢調整死亡率の基準人口は「昭和60年モデル人口」である。

第1章　がんは何故できるのか

には全国的ながん発生の統計はないが、多くの都道府県で新たにがんを発生した患者の登録事業が行われています。その中で登録精度の高い10地域のデータを用いて全国のがん罹患状況の推定が国立がんセンターがん対策情報センターで行われています。それによれば平成15年のがんの罹患は我が国全体で64万2,000人（男性37万1,000人、女性26万9,000）と推定されています。部位別では男性は胃がん（19.8％）、大腸がん（15.5％）、肺がん（15.0％）、前立腺がん（10.7％）、肝臓がん（7.8％）の順であり、女性は乳房がん（17.0％）、大腸がん（15.7％）、胃がん（13.6％）、子宮がん（9.0％）、肺がん（8.5％）の順です。

Q&A

問：年齢調整死亡率とは何ですか？

答：死亡数を全人口で割ったものを（粗）死亡率といいます。粗死亡率は高齢者が多いと高い死亡率を示しやすいため、年齢構成が異なる地域間の比較や、高齢化が進む我が国にとって経年推移を比較するのに適した指標とは言えません。そこで年齢構成を基準の昭和60年のものに補正して計算したのが年齢調整死亡率です。

問：我が国の悪性新生物の死亡数が増加しているのに、何故年齢調整死亡率は低下するのですか？

答：我が国は急速に高齢化が進んでいます。がんは高齢になるほど罹患や死亡が多い病気です。例えば10年前と比べて高齢者が多い現在では実数としてがんが多くなるのは当然と言えます。年齢調整死亡率を計算するとこの高齢化の影響が除外できます。高齢化がないと仮定すればがんは減少していると考えられます。

第1章　がんは何故できるのか

がんの病理と遺伝子異常

上田　善道

「がん」とはどんな病気か

「がん」とは、悪性の腫瘍のことです。「がん」をよく知るためには、「腫瘍」と「悪性」という2つの言葉の理解が必須です。「腫瘍」とは、正常細胞が備えている増殖制御機構を無視し、自律性に過剰に増殖し続ける病気の総称です。公衆衛生の統計では「新生物」という言葉が使われます。

次に「悪性」という言葉に関して説明します。腫瘍性病変の診断・治療に際して最も重要なことは、良性なのか悪性なのかを正確に評価することです。良性の腫瘍は、顕微鏡で観察したとき、正常組織によく似た組織像を示します。専門的には分化度が高く、異型性は乏しいと表現されます。増殖は局所にとどまり他部位へは進展しないため、局所的切除によって治癒可能で生命に影響を及ぼすことはまずありません。一方、悪性の腫瘍は、正常組織から大きく逸脱した組織形態を呈します。分化度が低く未分化で、異型性・多形性が強く、周囲正常組織を破壊しながら浸潤性に増殖します。腫瘍細胞の増殖は旺盛で腫瘤の増大速度は速く、隣接臓器を浸潤・破壊するだけでなく、しばしば遠く離れた部位へも拡がり致命的になります（これを「転移」とよびます）。

「がん」は、ひらがなで表記される場合と漢字で「癌」と表記される場合があります。この表示法には一定のルールがあります。「癌」は、肺癌、胃癌、乳癌など通常の悪性腫瘍、正確には上皮性悪性腫瘍に対して使われます。筋肉や骨などの非上皮性（間葉）組織にも悪性腫瘍が発生し、「肉腫」（例えば骨肉腫）とよばれます。「がん」は、「癌」と「肉腫」、すなわち、全ての悪性腫瘍を包括した表現です。

がんになると何故こわいのか

がんは制御機構を逸脱した旺盛な細胞増殖と浸潤・転移により、ヒトの体に多くの機能障害と不快な症状をもたらします。管腔臓器では狭窄・閉塞により通過障害を生じます。食道がんや胃がんでは食事摂取が困難になり、大腸がんでは便・ガスが排出できず腸閉塞状態に陥ります。気管支に肺がんが発生すると末梢気管支からの喀痰排出ができなくなり閉塞性肺炎、ひどいときには肺化膿症（肺組織が高度の肺炎により融解してしまう悲惨な状態）を来たします。胆道や膵頭部にがんができると黄疸（ビリルビン色素により皮膚・眼球結膜が黄色になること）を来します。腫瘍により潰瘍が形成され、血管が破綻して大量消化管出血を来たし致死的になることもあります。臓器周囲の静脈・リンパ管に浸潤して閉塞してしまうと上半身や下肢に高度の浮腫（むくみ）を来したてきます。神経への浸潤は激痛の原因になります。実質臓器の場合、高度に進行するまで症状は出現しにくいですが、がん細胞が肝臓や肺など実質臓器全体を占領するとその臓器の機能不全（肝不全、呼吸不全など）に陥ります。

このような局所の増殖・浸潤による影響に加えて、がんは転移を来たして宿主に強い影響を及ぼします。転移には、臓器周囲の所属リンパ節へのリンパ行性転移、他の臓器への血行性転移、そして体腔（胃・腸が収納されている空間を腹腔、肺が存在する左右の空間を胸腔と言います）へ、まるで種を撒いたようにがん細胞がばら撒かれ、体腔の表面に無数の小腫瘍結節をつくる播種の3種類があります。リンパ節転移は外科手術で一定の範囲までなら廓清可能です。しかし、血行性転移や播種性転移があると外科手術だけでは完全切除不可能で、根治的な外科治療は断念せざるを得なくなります。血行性転移臓器としては、肝臓、肺、骨、脳の頻度が高く、手術前にはCTスキャン、MRIやラジオアイソトープを使った放射線検査で転移の有無を調べます。播種性転移は手術前検査では発見不可能なことが多く、手術時に初めて発見され無念にも根治手術が断念される症例も少なくありません。

このほかに、がんはホルモン様物質をはじめとする液性因子を分泌

7

することでも全身に影響を及ぼします。がん患者さんに特有の消耗性症候群である悪液質や、まれですが、電解質異常、内分泌異常、神経筋症状などの症状をもたらし患者さんを苦しめます。

がんはどのようにして生じるのか

がんに関する研究は急激な勢いで進んでおり、がんの特徴である「無制限な増殖」、「周囲組織への浸潤」、「転移」など各ステップで働く遺伝子が次々に明らかにされています。多くのがんでは数個以上の遺伝子が、増幅、欠失、点突然変異、染色体相互転座などの構造異常のため活性化あるいは不活性化を来しています。最近では転写調節領域の修飾（メチル化など）のため遺伝子の不活性化が生じることも明らかになってきました。このように、現在では「がんは遺伝子の病気」と考えられており、様々な化学物質（発がん性物質）、放射線、そして特殊なウイルス感染がこれらの遺伝子異常の原因になります。やや専門的になりますが現時点でわかっているがんの発生メカニズムをなるべく平易に解説します。

がん細胞はいつも細胞周期がスイッチ・オン状態

細胞の増殖は、「増殖因子」とよばれる分子が細胞膜表面の「増殖因子受容体」に結合することで始まります。結合を契機に細胞膜内側の「信号伝達機構」が次々に活性化され、信号は増幅され核内へと伝わります。核内では「転写因子」という遺伝子発現調整役が活性化され、細

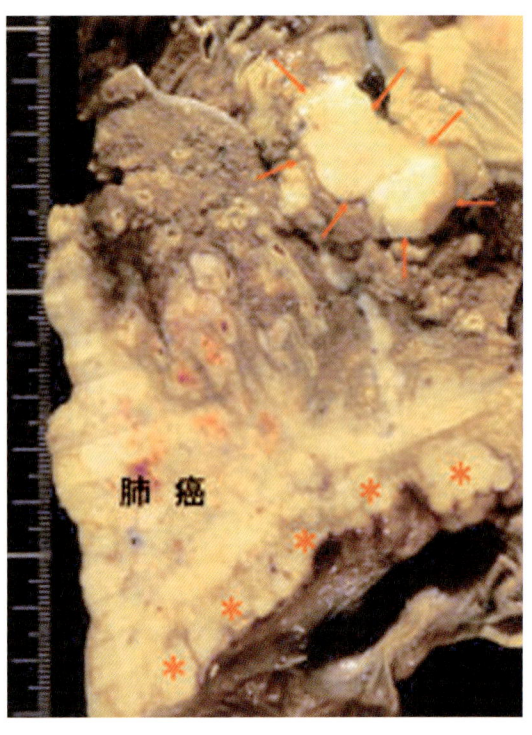

図1 左肺下葉に発生した肺がん

左肺下葉に発生した肺がんです。横隔膜を貫き、胃壁にまで浸潤しています（星印）。このため、食事摂取ができなくなりました。肺門部リンパ節への転移もみられます（矢印）。

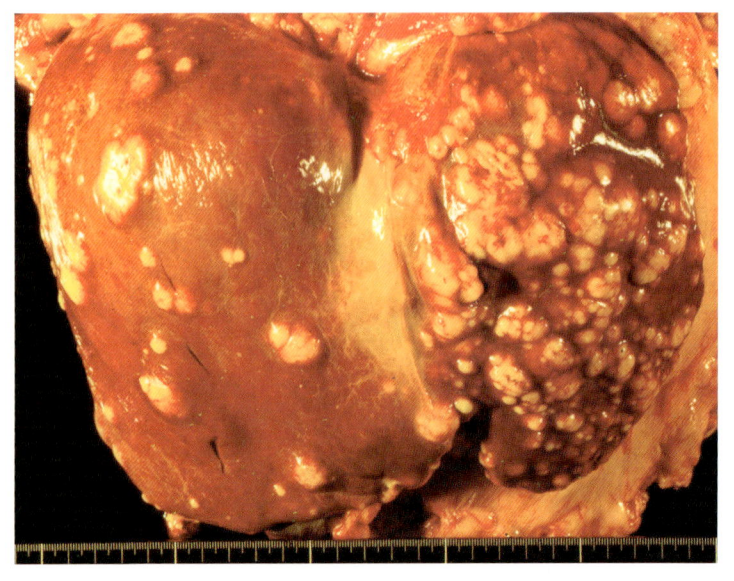

図2 同じ肺がん症例で認められた肝臓への多発性転移

同じ肺がん症例で認められた肝臓への多発性転移です。

図3 腹膜への播種性転移

腹膜への播種性転移を示します。胃の漿膜面に大小の播種性転移結節が認められます。

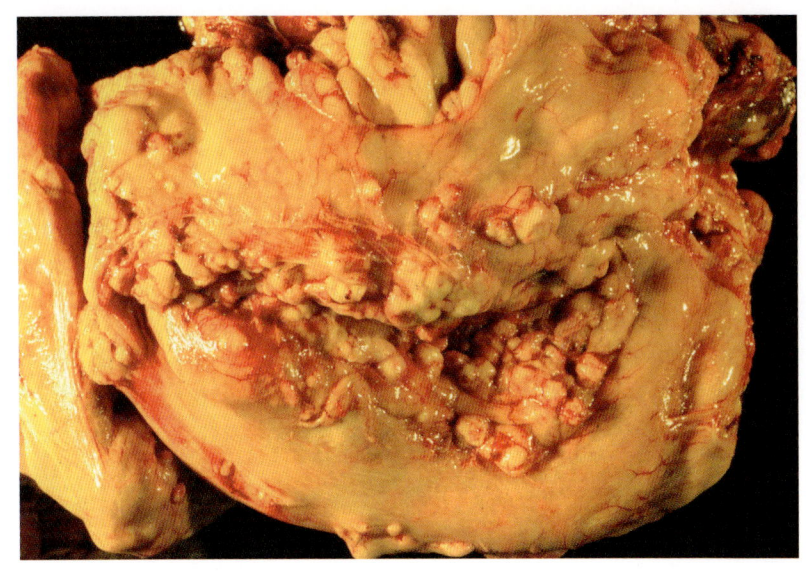

胞周期回転の実行分子である「サイクリンやサイクリン依存性キナーゼ（CDK）」が産生され細胞周期がG1→S→G2→M→G1…と進行し、細胞は増殖します。正常ではこれら活性化分子の寿命は非常に短く、増殖因子による刺激がなくなると急速に不活性化状態にもどり、細胞周期は停止します。

多くのがん細胞では増殖調整に関わるこれらの遺伝子が増幅（コピー）されたり、遺伝子の一部に突然変異を来たしています。そのため、一度活性化されるとずっと活性化分子のまま細胞内に居すわり続け、細胞周期のスイッチは切れることなく常にオン状態になっています。多くのがん細胞は、自らを刺激する上皮増殖因子（EGF）や血小板由来増殖因子（PDGF）などの増殖因子を産生する一方で、その受け手であるHER2や上皮増殖因子受容体（EGFR）などチロシンキナーゼ型増殖因子受容体も過剰発現し、増殖のための自己完結した仕組みが備わっています。信号伝達・増幅ではRAS系が重要です。消化器がんや肺腺がんなどで突然変異によるRAS遺伝子の活性化がみられます。さらに、乳がん、食道がんなどでは細胞周期の実行分子であるサイクリンDやサイクル依存性キナーゼ（CDK4）の遺伝子増幅ががん細胞の増殖に関わっています。

これら細胞の増殖に関わる遺伝子は「原がん遺伝子」とよばれます。1980年代にがんの発生に関わる遺伝子ハンティングで多くの「がん遺伝子」が発見されました。驚いたことにこれらは、正常な細胞増殖過程で重要な役割を演じている太古から伝わる遺伝子（原がん遺伝子）が突然変異を起こしたものに過ぎなかったのです。

正常な細胞には増殖抑制機構が存在します。増殖抑制に働く遺伝子は「原がん遺伝子」に対して「がん抑制遺伝子」とよばれます。「RB遺伝子（網膜芽細胞腫という眼のがんの原因遺伝子）」、「TP53遺伝子」などがその代表です。RB遺伝子産物は核内転写因子のE2Fと結合しその転写活性を抑制し細胞周期G1期→S期への進行に必要な遺伝子発現を低下させることで細胞増殖を制御します。多くのがん細胞は、RB遺伝子に突然変異を来たし、この細胞増殖制御機能を喪失しています。子宮頚がんの原因となるヒトパピローマウイルスはE7という蛋白を産生し、これがRB遺伝子産物と結合することでE2Fをフリーにして細胞周期を進行させます。また、過剰発現されたサイクリンD、CDK4はRB遺伝子産物をリン酸化し不活性化します。

「TP53」や「TGFβ（形質転換増殖因子β）」は、p21、16などのCDK抑制因子を介してサイクリンD、CDK4を抑制することで活性化RBを増加させ細胞をG1期にとどめます。がんの過半数では染色体欠失や点突然変異のためTP53遺伝子のこの増殖抑制機能が消失しています。さらに大腸がんや胃がんではTGFβ受容体遺伝子の異常により、膵がんではSMADとよばれるTGFβ受容体からの信号伝達分子に遺伝子異常を来たし、この増殖抑制経路が機能不全を来たし増殖スイッチが恒常的にオン状態になっています。

大腸がんの発生ではがん抑制遺伝子である「APC遺伝子・βカテニン系」の関与も注目されています。通常、βカテニンはAPCを含む複合体と結合し分解されます。大腸がんで

はAPC遺伝子の異常がβカテニンの核内移動をもたらし、サイクリンDなどの細胞周期実行遺伝子群の遺伝子転写が活性化され増殖を続けます。

がん細胞は死なないし無限に細胞分裂できる

生体内では不要な細胞は「アポトーシス」というエネルギー依存性の制御された方法で死滅していきます。細胞が生きるか死ぬかはアポトーシスを促進する遺伝子と抑制する遺伝子のバランスによって決定されます。代表的悪性リンパ腫の濾胞性リンパ腫ではアポトーシス抑制遺伝子であるBCL-2遺伝子が染色体相互転座により恒常的に活性化され細胞が不死化し腫瘍発生に連なります。前述のTP53も重要なアポトーシス誘導因子の一つです。多くのがんでみられるTP53遺伝子の異常がアポトーシス誘導障害によりがん細胞の不死化に働いていることは容易に理解できます。

正常細胞では染色体の端にテロメアという構造があり、細胞分裂の過程でだんだん短縮し、ヒトでは60～70回の細胞分裂後テロメア長が一定以下になるとそれ以上分裂できないように制御されています。驚くことにほとんどのがん細胞はテロメアを勝手に延長してしまうテロメラーゼという酵素の活性化により、この制御も無力化してしまっています。

がん細胞は自らのために血管を新生し、増殖そして転移する

がんは、大きさが1～2mmまでなら周囲からの拡散で酸素や栄養分を確保できますが、それ以上大きくなると自らを栄養する血管が必要になります。血管新生は促進因子である血管内皮増殖因子（VEGF）、線維芽細胞増殖因子（FGF）と抑制因子（アンギオスタチン、エンドスタチンなど）により制御されています。がん細胞はVEGF、FGFなどの促進因子を自ら産生し、かつ、抑制因子の産生は著明に低下しています。旺盛な増殖による虚血により発現誘導される低酸素誘導因子-1（HIF-1）ががん細胞でのVEGF産生亢進に重要な役割を演じています。さらに、原がん遺伝子であるRASの活性化やがん抑制遺伝子であるTP53遺伝子の不活性化が、VEGFの産生亢進、抑制因子の産生低下に関与しています。もう一つの血管増生因子であるFGFに関しては、がん細胞の浸潤過程で細胞外基質が分解されますが、壊された細胞外基質内に貯蔵されていたものが遊離してきて血管新生作用を示します。こうして新生された血管はがん細胞に酸素や栄養を提供して増殖を促進させるだけでなく、転移の重要なステップの一つである血管侵襲にも大いに関係します。がんにおいて血管新生は極めて重要な特性で、近年、抗VEGF抗体を用いて血管新生を絶つ、いわゆる戦国時代の「兵糧攻め」に相当する新たながん治療が注目されています。

がん細胞が発生した部位とは離れた臓器に新たな増殖巣をつくることを転移といいます。転移が生じるためには、がん細胞相互の解離、細胞外基質成分への接着、細胞外基質成分の分解、移動、免疫監視機構からの回避、転移先の血管内皮への接着、増殖・血管新生など、がん細胞は複数のステップを次々にクリアーしていかなければなりません。細胞解離においては、多くのがん細胞では主要な細胞接着因子であるE-カドヘリンに突然変異や不活性化が生じています。E-カドヘリンの不活性化は、βカテニンの活性化と核内移動をもたらし細胞増殖につながります。細胞は基底膜（ラミニン、フィブロネクチンなどの糖蛋白成分を多く含む）や膠原線維をはじめとする間質結合組織と細胞基底層に限局して発現されるインテグリンとよばれる細胞膜受容体によって結合しています。がん細胞では、ラミニンやフィブロネクチンに対する受容体が過剰発現し、かつ、その局在極性が失われ細胞全体に分布しています。また、がん細胞はマトリックスメタロプロテアーゼやカテプシンなどの蛋白分解酵素を自ら、あるいは、周囲の間質細胞に過剰発現させ細胞外基質成分を崩壊させていますが、がん細胞は分解された細胞外基質成分に対応する新たなインテグリンを細胞表面に発現して接着能を亢進させています。さらに、がん細胞自身が産生・分泌する運動因子、肝細胞増殖因子／分散因子（HGF/SCF）などのように周囲の反応性間質細胞が産生する強力な運動因子が運動因子としてがん細胞に働き、がん細胞の移動を亢進させ、浸潤・転移能を高めています。

がん細胞は遺伝的にとても不安定

がんの発生と進展には複数の遺伝子異常が関与しています。DNAミスマッチ修復システム、ヌクレオチド切断修復システムのように、ヒトには遺伝子情報の複製時のエラーを修復する機構の存在により遺伝子エラーがそのまま複製されたDNAに残る可能性は極めて低く、がん細胞で観察されるような複数の遺伝子異

常が蓄積することは天文学的な確率になります。そのため、がん細胞では遺伝的不安定性、すなわち、染色体レベルや遺伝子レベルでのエラー修復機構に障害があり遺伝子異常が蓄積しやすくなっていると推測されています。遺伝性非ポリポーシス性結腸がんや遺伝性乳がんなどでは遺伝性不安定性に関わる遺伝子が特定され、この仮説が支持されています。がん抑制遺伝子であるTP53遺伝子異常が遺伝的不安定性のキーパーソンではないかと推定されていますが、残念ながら多くのがんではその正確な分子機構は不明で、今後の解明が待たれています。

Q&A

問：良性腫瘍は放っておくといつかがんになるのか？

答：良性腫瘍が悪性化する危険性はタイプにより様々で、一般化することはできません。皮下にできる脂肪腫や子宮の筋腫などでは悪性化は極めてまれで、とくに症状がなければ放置してもまず問題はありません。しかし、大腸ポリープ（内腔に突出するように増殖する腫瘤病変）の大部分を占める良性腺腫は、大きくなるにつれてがん化する頻度が急激に増加し、直径2 cmでは半数以上で一部にがん化を伴っています。そのため、一定の大きさ以上の大腸ポリープは内視鏡的に切除することが推奨されます。

第1章　がんは何故できるのか

食べ物とがん

田中　卓二

食物とがんの関連

日常環境が及ぼすがんへの影響を調査した米国での結果では、食事や肥満ががんの原因の約30％を占めるという報告がされています。例えば、日本人、アメリカに移住した日系人、白人でのがんの発生を調べた結果では、アメリカ移住者の二世ぐらいになると、胃がんが減少し、大腸がんが増え、その傾向は白人に近づいていくことが知られ、同じ人種でも生活環境（食生活など）が変わることによって、できるがんの種類が変わることがわかります。これらのことは、がんの発生には食習慣が大きく影響することを示すとともに、その改善ががんの予防につながることを示しています（図1）。

食物中に含まれる発がん物質

発がん物質とは直接、細胞のDNAに傷をつけるものを言いますが、食事に関連する発がん物質として最も有名なものはナッツやトウモロコシなどの穀類に付着したかびが産生するアフラトキシンという物質で、ケニアなどアフリカ諸国での肝臓がん発生率とアフラトキシン汚染程度が相関することが知られています。また、焼き魚や肉などの加熱処理により発生する焼け焦げなどに含まれるヘテロサイクリックアミンなども肝臓がん、大腸がん、前立腺がん、乳がんなどを引き起こすことが動物実験で証明されており、欧米で行われた疫学調査でもウェルダンのような焼きすぎた肉を好む人で大腸がんや乳がんの発生が多いことが報告されています（図2）。

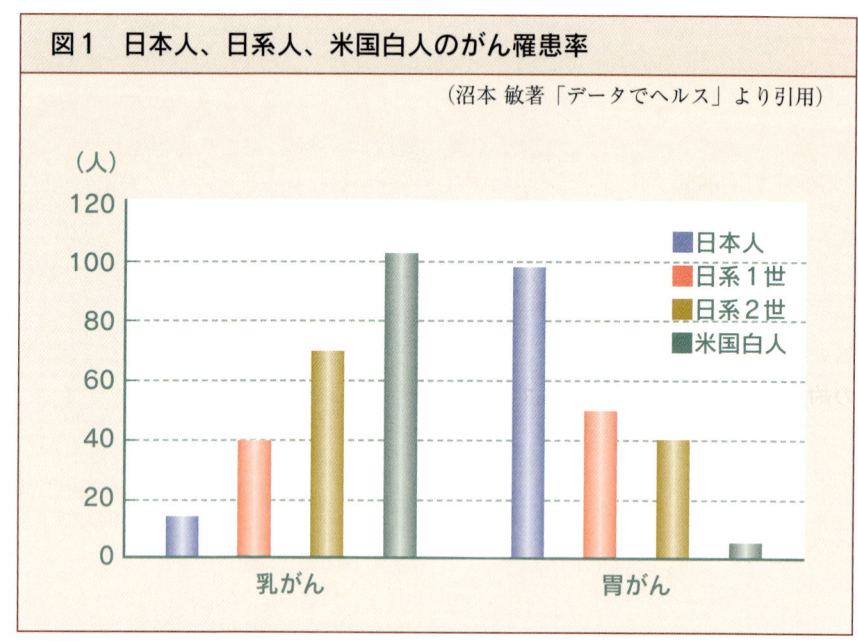

図1　日本人、日系人、米国白人のがん罹患率
（沼本 敏著「データでヘルス」より引用）

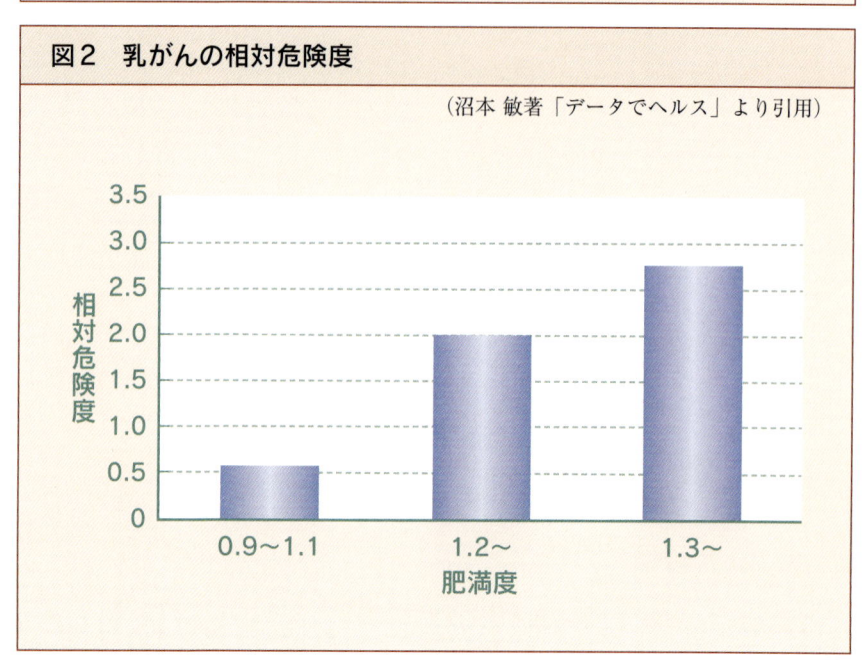

図2　乳がんの相対危険度
（沼本 敏著「データでヘルス」より引用）

食物中に含まれる発がん促進要因

発がん物質のように細胞のDNAに直接傷をつけなくても、傷ついた細胞の増殖を促進する物質も植物中にたくさんあることがわかってきました。食塩や脂肪がその代表的なもので、寒い地域では食塩摂取量が多く、それに関連して胃がんの発症が多いこと、また、脂肪摂取量が高い米国では日本に比べ乳がんの発症率が高いことなどが知られており、これら食事成分が様々ながんの発生促進に関与することが推測されています。

食塩

塩分摂取量と胃がんの死亡率を比較した疫学研究で、食塩摂取量の高い秋田県では摂取量の低い沖縄県の約3倍高いことが報告されています。高濃度の塩分は胃粘膜を保護する細胞を破壊し、胃酸による胃粘膜の炎症やヘリコバクター・ピロリ菌の持続感染を引き起こすことで、胃がんリスクを高めると考えられています。また、塩蔵食品の保存中にはニトロソ化合物などの発がん物質が多く産生されることも知られており、これらが発がんに関与することも考えられます。

脂肪

脂肪の摂りすぎは、生活習慣病のみならず、乳がん、大腸がん、前立腺がんなどのがん発生のリスクを高めると考えられています。日本人の1日に必要な脂肪摂取量は約50gとされていますが、約30年前から脂肪摂取過多になっており、全般的に食事のエネルギーに占める脂肪エネルギー比率が適正比率である25％を超え、実際、脂肪摂取と関連する乳がんなどが増加してきています。一方、極端なダイエットは栄養不足に伴う免疫機能の低下や抗酸化物質の不足などを引き起こし、痩せすぎによるがん発生のリスク増加も観察されています。

飲酒（アルコール）

飲酒に関しては、発がん物質が体内に取り込まれやすくなる作用、アセトアルデヒドによる影響、薬物代謝酵素への影響、エストロゲン代謝への影響、免疫抑制、栄養不足による発がんリスク増加が考えられます。とくに、アルコールの通過経路である口腔、咽頭、喉頭、食道などの上部消化管、体内に吸収されたアルコールを分解する肝臓、ホルモン

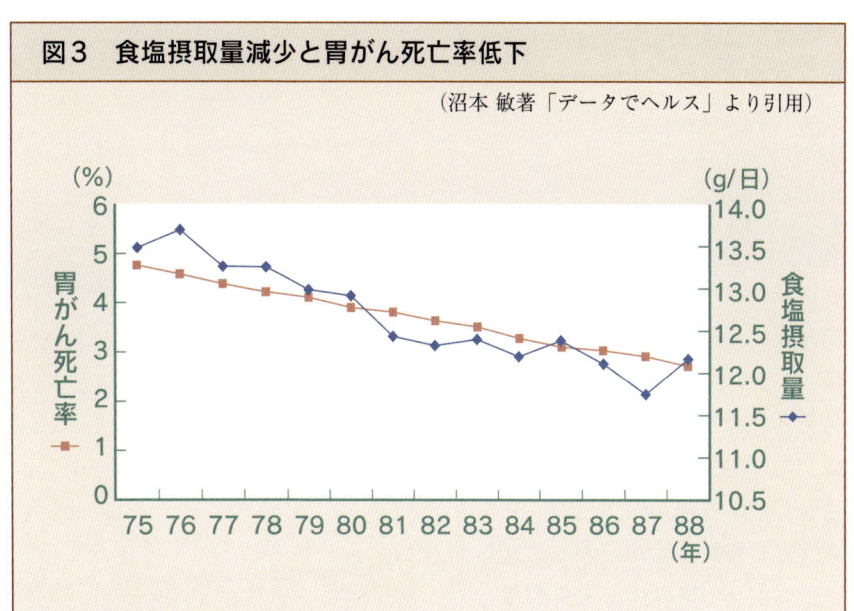

図3　食塩摂取量減少と胃がん死亡率低下

（沼本 敏著「データでヘルス」より引用）

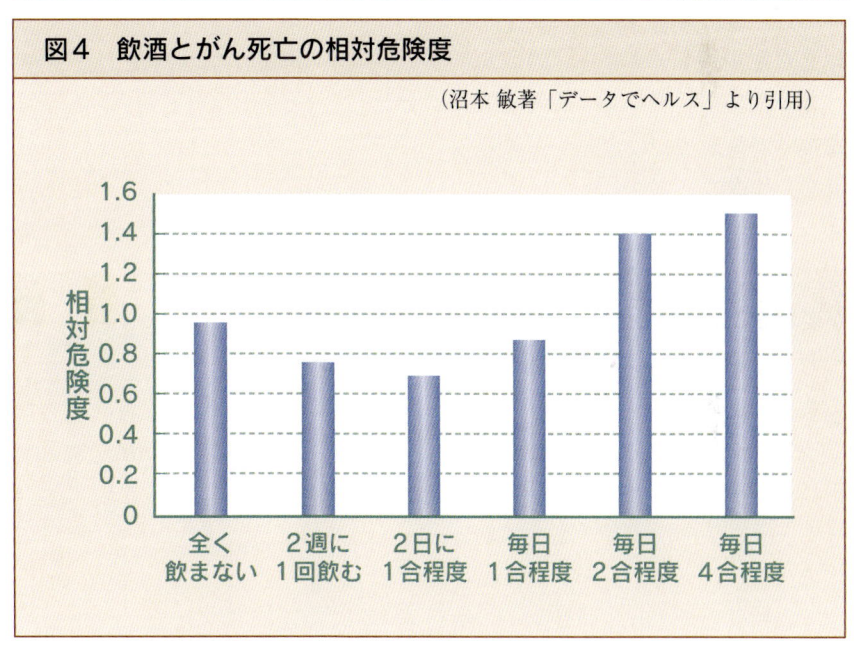

図4　飲酒とがん死亡の相対危険度

（沼本 敏著「データでヘルス」より引用）

と密接な関連をもつ乳がんのリスクを上げるとされ、大腸がん発生などにも関連があると考えられています。

肉類

肉類については、貯蔵や加熱などの調理によって生じるニトロソ化合物、ヘテロサイクリックアミン、多環芳香族炭化水素などの発がん物質や、肉や脂肪による腸内細菌叢の変化などによる発がん促進のメカニズムが考えられます。ハム・サラミ・ベーコンなど貯蔵肉と大腸がんとの関連があるとされていますが、評価はまだ定まっていません。肉については、種類だけでなく、調理法による違いがあるのではないかと考えられています。

食物によるがん予防

近年、日本でもがんを予防できる物質を積極的に摂取する習慣が広まっています。その代表は野菜あるいは果物で、これらには、カロテン、ビタミン、葉酸、イソチオシアネートなどがんを予防できるとされる様々な物質が含まれています。これらのがんを予防できる物質は、体内で発がん物質を解毒する酵素（解毒酵素）の活性を高めたり、生体内で発生した活性酸素を消去するなどのメカニズムにより、食道、胃、大腸などの発がんリスクを低下させるとされています。他に、魚に含まれるDHA（ドコサヘキサエン酸）やEPA（エイコサペンタエン酸）は、大腸がんや乳がんを抑制することが、動物実験や疫学研究から明らかになっています。日本に特有な食物として豆腐、味噌、納豆などの大豆製品があ

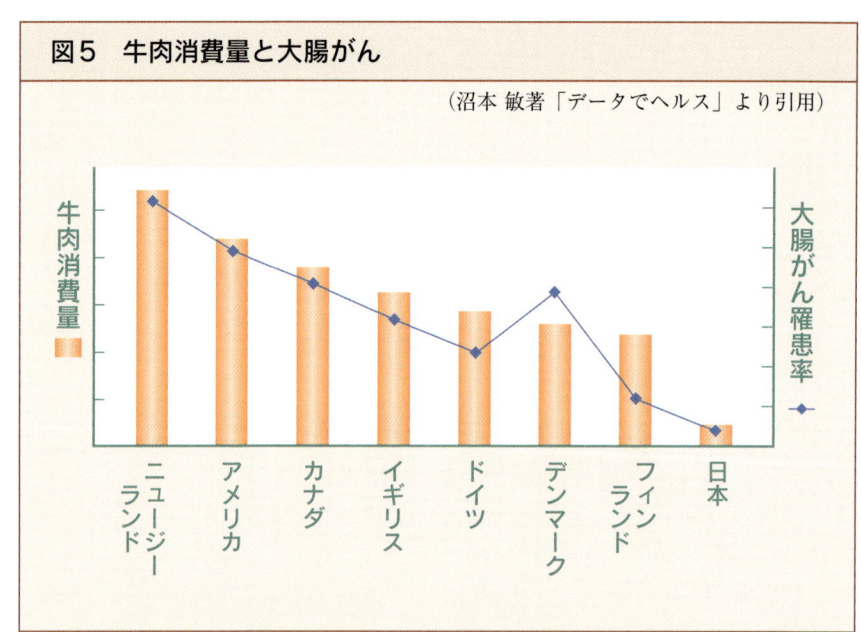

図5　牛肉消費量と大腸がん

（沼本 敏著「データでヘルス」より引用）

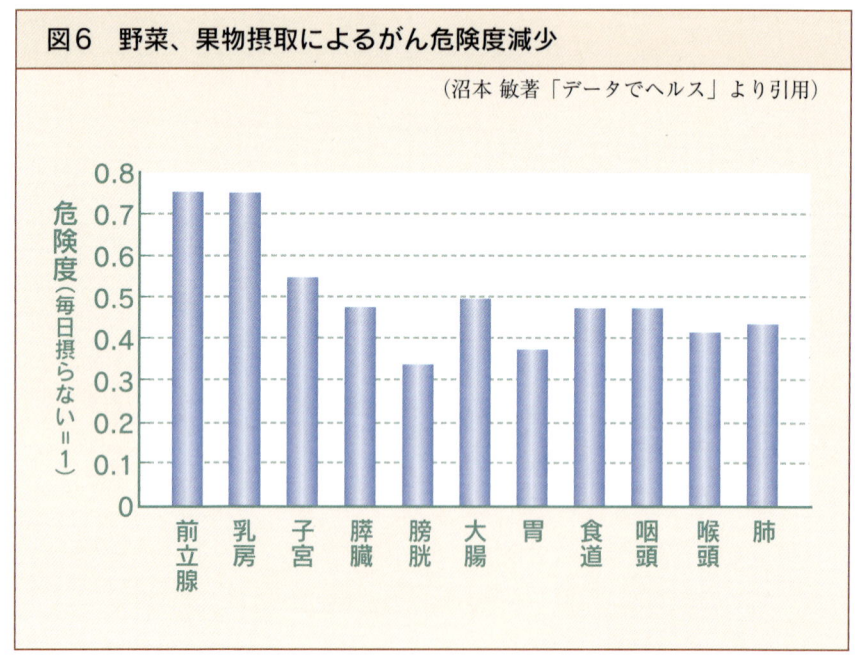

図6　野菜、果物摂取によるがん危険度減少

（沼本 敏著「データでヘルス」より引用）

ります。これらの中には「大豆イソフラボン」とよばれる発がん抑制物質が存在しており、動物実験や疫学研究でもとくに乳がんや前立腺がんの発生率が低下することが知られています。

Q&A

問：お酒はがんの発生要因と言われますが、種類によって影響は異なりますか？

答：お酒を飲めば、それが触れる臓器の細胞に障害を及ぼしますし、アルコールが細胞の中のいろいろな代謝活性を変化させ、発がんリスクを高めると考えられますが、飲酒頻度や飲料の種類よりも、エタノールの摂取量との関連が強いと考えられています。また、食道や喉頭部のがんでは、たばこを吸っている人がお酒をたくさん飲むことで、発がん率が上がることが知られていますので、喫煙も同様に慎むことが大切です。

問：サプリメントはがん予防に効果がありますか？

答：がんを予防できる物質をサプリメントとして積極的に摂取する習慣が広まっています。確かに、これらの物質を大量に摂取すればより効果が期待できると考えますが、米国で行われた臨床研究ではサプリメントなどの大量摂取では、発がんリスクを高めるとの臨床研究もあり、また、ビタミンAの過剰摂取などは催奇形性の危険がありますので、がんを予防できる物質には適量があり、これらの物質は規則正しい食事を通して、野菜や果物などが不足しないようにすることが大切だと考えられます。

第1章　がんは何故できるのか

喫煙とがん

勝田　省吾

喫煙はがんの主要な危険因子

喫煙はがんの様々な原因の中で最も重要で、がん全体の30％、とくに肺がんの70〜90％は喫煙が原因と考えられています。たばこの煙は、たばこを吸う人が直接吸い込む煙（主流煙）とたばこの火の付いた先から出る煙（副流煙）に分けられます（図1）。たばこの煙には約4,000種類の化学物質が含まれています。そのうち200種類が有害で、ベンツピレン、ニトロソアミンなど強力な発がん物質が約60種類含まれています。主流煙と副流煙の代表的な有害物質・発がん物質を比較すると、副流煙のほうが多くの有害物質を含んでいます（図2）。したがって、たばこは喫煙者本人だけでなく、たばこを吸わない周囲の人にも発がんをはじめとする大きな害を与えます。これを受動喫煙（環境たばこ煙）と言います。配偶者が喫煙する受動喫煙で肺がんになる危険性は女性では20％、男性では30％増加し、また、職場での受動喫煙の場合、15〜20％程度増加すると言われています。

たばこに含まれる発がん物質の影響を受けるのは、たばこの煙が直接通る口腔、喉、気管、気管支・肺などの呼吸器系の臓器や食道、胃だけではありません。発がん物質は血管内にも吸収されて全身臓器に運ばれ、多くの臓器に影響を及ぼします。喫煙によって死亡率が高くなる主ながんは、喉頭がん、肺がん、口腔・咽頭がん、食道がんです。とくに、男性の喫煙者の肺がんによる死亡率

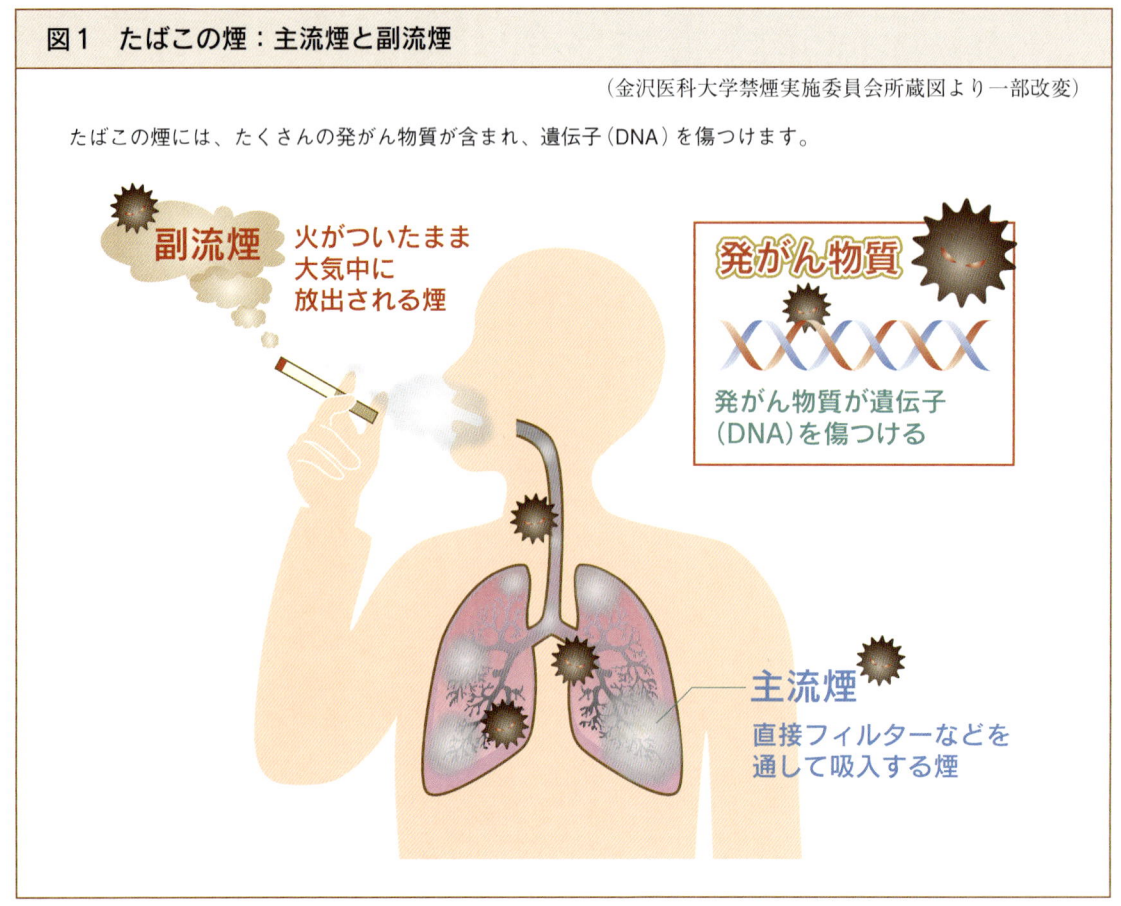

図1　たばこの煙：主流煙と副流煙
（金沢医科大学禁煙実施委員会所蔵図より一部改変）

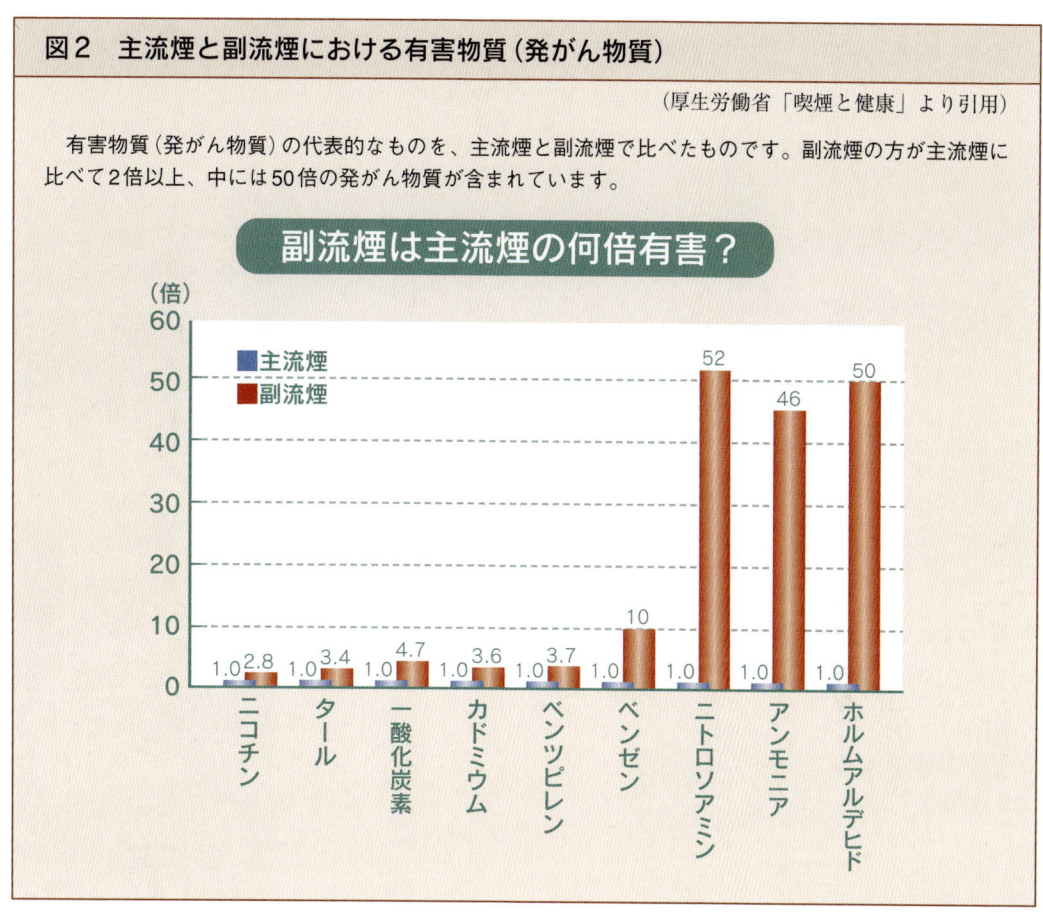

図2　主流煙と副流煙における有害物質（発がん物質）

（厚生労働省「喫煙と健康」より引用）

有害物質（発がん物質）の代表的なものを、主流煙と副流煙で比べたものです。副流煙の方が主流煙に比べて2倍以上、中には50倍の発がん物質が含まれています。

は、非喫煙者の4.8倍にもなります（図3）。喫煙と関連のあるがんについては、1日の喫煙本数が多いほど、喫煙年数が長いほど、また、喫煙を始めた年齢が若いほど、がんの危険性が高くなります。1日に吸うたばこの本数×喫煙年数のことを喫煙指数といいますが、これが600以上の人は、肺がんの高危険度群とみなされています。

喫煙ががんを引き起こす仕組み

たばこの煙には、ベンツピレンなどの多環芳香族炭化水素化合物やニトロソアミン類をはじめとする発がん物質が約60種類含まれています。大部分の発がん物質は、それ自体は不活性ですが体の中で薬物代謝酵素の働きによって代謝されて活性体となります。活性型に変化した発がん物質は細胞の核内の遺伝子（DNA）と結合し、DNA—発がん物質付加体を形成します（DNA損傷）（図1）。細胞はDNA損傷に対しそれを治す修復系を有しており、傷ついたDNAを治し元の状態に戻しますが、万が一、正しく修復されなかった場合、遺伝子に突然変異を引き起こしてしまいます。こうした遺伝子の突然変異が、がん遺伝子、がん抑制遺伝子、DNA修復遺伝子などにいくつか蓄積すると細胞ががん化すると考えられています。喫煙者は1日に何十回、何百回とたばこの煙を吸い込み、細胞は繰り返し多くの発がん物質に曝露されます。10年、20年と喫煙を続けるとがん化した細胞がどんどん増え、大きながんができてしまいます（図4）。

禁煙：最も確実ながん予防法

がんの一次予防は「がんにならない」ことを目指しています。そのためには、禁煙がとくに大切です。欧米では、1970年代に始まった国をあげての禁煙活動によって肺がんによる死亡率は減少しました。しかし、我が国は欧米に比べて禁煙対策が著しく遅れたため、これからも肺がんによる死亡率がますます高くなると予想されています。日本がん疫学研究会は1998年、がん予防のため、「喫煙を始めない、喫煙をやめる、受動喫煙を防止するよう、個人的にも公的にも努力すべきである」と提言しています。

第1章　がんは何故できるのか

図3　喫煙と強い関係のあるがん

（国立がんセンターがん対策情報センターより引用）

非喫煙者に比べ、毎日喫煙する男性では喉頭がんで5倍以上、肺がんで4倍以上、食道がんで3倍以上死亡しやすい。

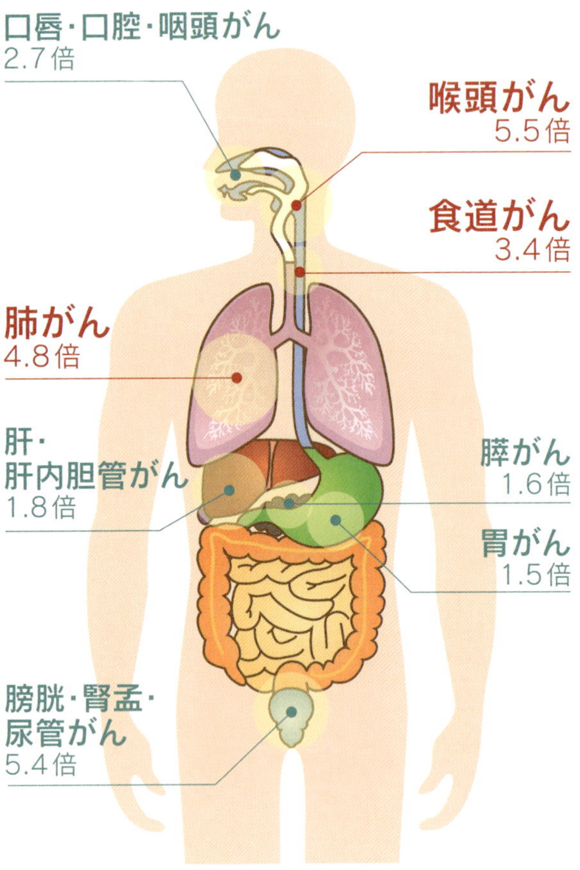

- 口唇・口腔・咽頭がん　2.7倍
- 喉頭がん　5.5倍
- 食道がん　3.4倍
- 肺がん　4.8倍
- 肝・肝内胆管がん　1.8倍
- 膵がん　1.6倍
- 胃がん　1.5倍
- 膀胱・腎盂・尿管がん　5.4倍

図4　肺がんの病理標本

60歳男性、20歳より毎日20本、40年間喫煙

　肺は真っ黒で、肺にタール成分が隅々まで黒く沈着しています。最初に1個の細胞の遺伝子に傷がついてから20年、30年かかって大きながんになります。

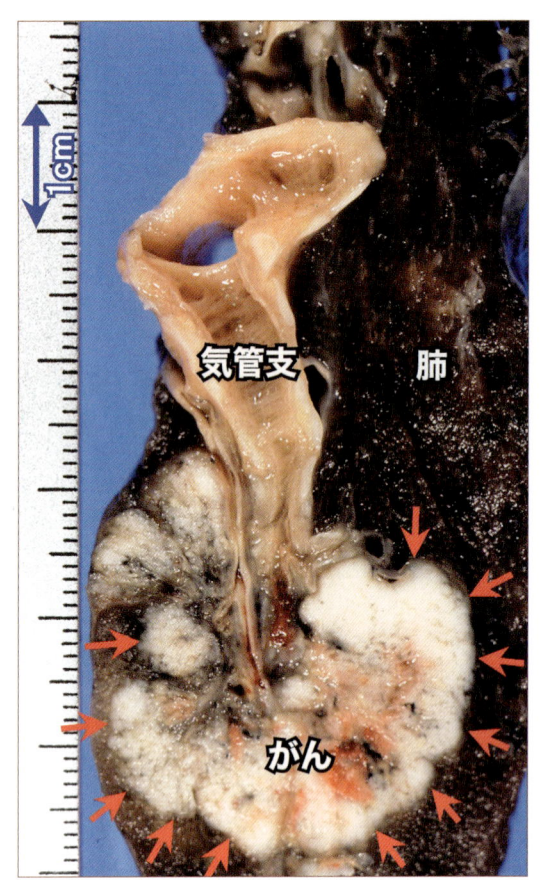

Q&A

問：同じように喫煙しても、がんになる人とならない人がいるのはなぜでしょうか。

答：たばこの煙に含まれている発がん物質は体の中でいろいろな代謝酵素の働きによって活性化されたり、解毒されたりします。この代謝酵素の遺伝子には個人差があって、活性化や解毒の能力が人によって異なり、がんになりやすい体質となりにくい体質があるのです。また、傷ついた遺伝子を治す修復酵素にも個人差があり、この酵素の働きが弱い人ががんになりやすい体質とも考えられています。この体質の違いについてわかりやすい例で説明しますと、お酒を飲めない体質の人と、いくら飲んでも平気な体質の人がいますが、これはアルコールを代謝する酵素の働きが人それぞれで違うからです。このように、たばこの場合も体質（遺伝的素因）の違いによって、同じように喫煙してもがんになる人とならない人がいるわけです。さらに、食物や生活習慣の違いによっても影響を受けます。

第1章　がんは何故できるのか

粉じんと化学物質とがん

山田　裕一

国際がん研究機関（IARC）の最新発表（2009年1月）によれば、人に発がん性がある（Group 1）ことが確認されている粉じんや化学物質は108種類です。この他、発がん性の恐れのある（Group 2A&B）物質は314種類（2008年3月）に及びます。そもそも、人をとりまく自然環境の中にも多種類の発がん物質は存在していますが、近年の世界規模での著しい経済発展の結果、発がん物質の産業利用が急拡大し、職場で労働者が暴露される機会が増加しています。同時に、それらの物質が職場外へ排出されて環境を汚染し、深刻な健康影響も認められはじめています。しかし、たとえもっとも強力な発がん物質であっても、人での暴露から発がんまでには最短でも数年、多くは10～20年以上かかるので、実際に暴露と発がんとの明確な因果関係を確認することは非常に難しいことです。30年以上も前に欧米でアスベスト（石綿）製品工場で働いた労働者ばかりか、周辺の住民に悪性中皮腫とよばれる特有ながんが発症することが見つけられていましたが、実は日本でもアスベスト工場周辺住民に多くの中皮腫患者が発生していたという事実が最近まで明らかにならず、2005年6月に大きな社会問題となったのもその困難さの故でしょう。こうした悲劇を繰り返さないためにも、環境中発がん物質に関する注意と監視を怠らず、厳重に規制、管理を行うことが必要です。

粉じん

発がん性のある粉じんとしてもっともよく知られているのが「アスベスト（石綿）」です。鉱物でありながら線維形状をしていて、不燃性の糸や布にできるので、古くから魔法の鉱物とよばれてきました。しかし、アスベストが大量に使用されるようになるのは19世紀末以降で、採石、採鉱技術が著しく進歩してその産出量が飛躍的に増大してからです。ア

図　クリソタイルの電顕像

肉眼では粉末に見えますが、電子顕微鏡で見ると繊維状の物質であることがわかります。日本でもっとも多く使われたアスベストの一種です。

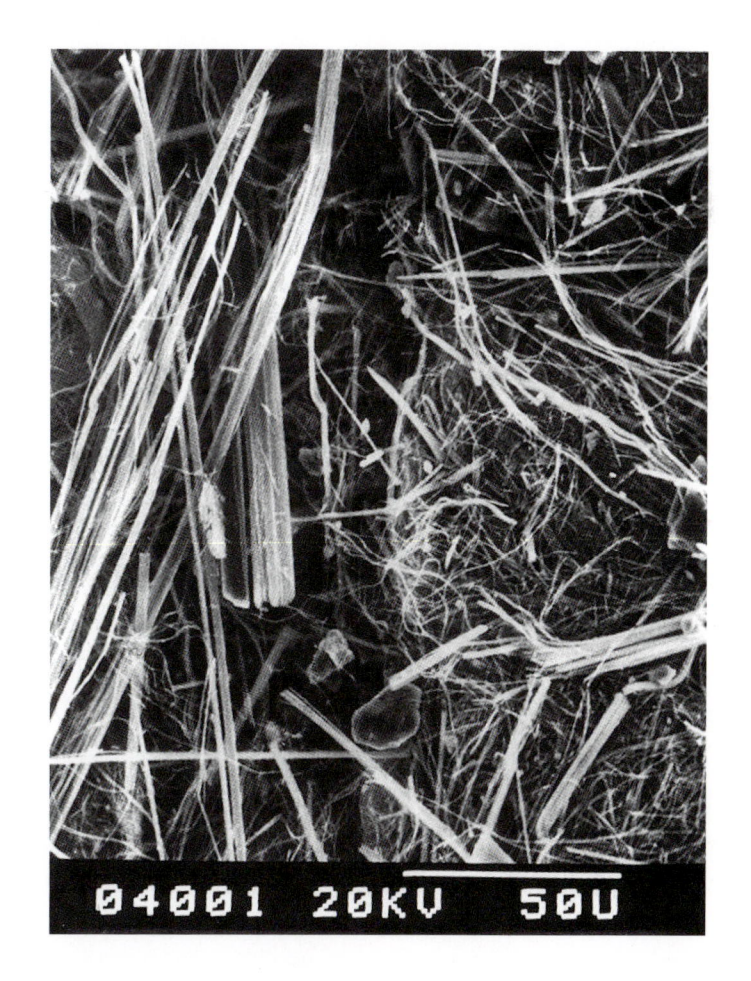

スベストは熱に強いだけでなく、水や化学物質にも耐久性がある上、粉状なので袋詰めができ、輸送や備蓄が容易という利点もあって、様々な製品として世界中でその使用が拡大していきました（図）。

アスベスト糸や布が大量に製造されはじめて最初に気づかれたのは、アスベスト作業者には石綿肺という「じん肺」が発生することでしたが、1930年代に至って、肺がんも多く発生していることが明らかになりました。それ以上に驚かされたのは、アスベスト作業者の家族（妻）やアスベスト工場周辺に住む人々にも悪性中皮腫（ほとんどは胸膜に起こる）が発生していたことです。家族の場合は作業衣を洗濯する際にそれに付着したアスベストを、住民は大気中に含まれたアスベストを、それぞれごく微量に吸入しただけで悪性中皮腫が発生したのです。これらの事実は1970年代後半までにはよく知られるようになり、各国がアスベスト使用の厳重な規制、禁止に乗り出しました。最近になって日本でアスベストによる健康被害が社会問題化したのは、それらの欧米諸国に比べて10年以上もアスベスト対策が遅れてしまったことが原因です。1970年頃からの20年間が日本でもっとも大量にアスベストが消費された時期で、潜伏期間を平均30年程度と仮定すると、今後20年ほどの間、悪性中皮腫の患者がさらに増加することが予想されています。

アスベストの他にIARCのGroup 1には、放射性物質の粉じん、カドミウム、クロム、ガリウムヒ素、ニッケル化合物などの金属粉じんやアスベストのように線維状をしたタルク（滑石）の粉じん、あるいは木材の粉じんが含まれています。IARCは「ケイ酸（SiO2）粉じん」も発がん物質として指定しています。日本では粉じんの種類に関わらず、粉じん暴露によって「じん肺」が発症すると肺がんの発生する危険度（リスク）が高くなるとして、じん肺患者への肺がん検診を義務化しています。

自動車の排気ガスに由来する大気中の微小な「粒状物質」には多種類の発がん性化学物質が含まれていて、肺がんの原因となることが懸念されています。微小な粒状物質はまた、アレルギー、気管支喘息、肺気腫などとともに心筋梗塞の発症にも関係すると考えられはじめています。

化学物質

最強の発がん物質とよばれることもあるのがアフラトキシンです。アスペルギルス・フラバスというカビが生成する毒素ですが、このカビは熱帯、亜熱帯に生息していて、日本にはナッツや穀類などの輸入農産物に付着して持ち込まれます。これを大量に摂食することで急性症状として肝炎、慢性症状として肝臓がんが起こります。

もっとも身近な発がん物質は、タバコの煙でしょう。その中には「ベンツピレン」が含まれています。木材や石炭の燃えカスであるタールに含まれるベンツピレンは、歴史上初めて化学物質による発がんとして英国のPercival Pottによって発表された煙突掃除人の陰嚢がん（皮膚がんのひとつ）や、製鉄用コークス炉作業者の皮膚がん、肺がんの原因物質でもあります。

第2次大戦後、日本が急速に経済復興した時代の代表的輸出製品はビニールサンダルでした。その製造に使われたゴム糊中に含まれていたベンゼンは強力な骨髄毒で、再生不良性貧血とともに、白血病などの血液のがんを引き起こしました。現在ではベンゼンの使用は厳重に規制されていて、職場での中毒発生のおそれはほとんどありませんが、昨年（2006年）、市販の清涼飲料水の中に微量のベンゼンを含むものがあることが世界中で問題になりました。保存剤として使用された安息香酸と酸化防止剤のアスコルビン酸（ビタミンC）が反応してベンゼンが生成されたのです。

職場で暴露される発がん性化学物質としては、染料製造で生成され、膀胱がんを起こす芳香族アミン（アミノビフェニル、ナフチルアミン、ベンチジンなど）、鉱山や化学工場労働者の皮膚がんや肝臓がんを起こすヒ素や6価クロムなどの重金属、肝血管肉腫を起こす塩化ビニルなどがあります。一般環境では、発がん性の恐れの高いトリハロメタンやPCBによる水質汚染、DDTやBHCによる土壌汚染が問題になっています。

なお、医療で使われるある種の化学療法剤、ホルモン剤、免疫抑制剤や抗がん剤なども発がん物質であることは忘れるわけにいきません。医療現場では、それらの薬品を使用することのメリットとリスクの両者が十分考慮されなければなりません。

Q & A

問：アスベストはどんな所で使われてきたのですか？

答：米国などではセントラルヒーティング用の温水パイプに巻きつける防熱材として広く使われていました。日本ではビル鉄骨の吹きつけ防火材として、また、高圧に耐えられる堅牢なパイプの材料として使われました。現在では、最も多く使用されているのは屋根や内装、外装材などの建築材料です。

問：発がん性の化学物質でも少しだけなら吸入したり、摂取したりしても心配はないのですか？

答：ごく少量であれば、実際的にはまず心配はありません。しかし、発がん物質には「ここまでの量ならば絶対安全な」という閾値（いきち）はないと考えられていますから、それらの吸入や摂取はできる限り避けたほうが良いでしょう。

コラム ①

ウイルスと発がん

竹上　勉

ウイルス感染が起因となってがん化が生じることは古くから言われていたことですが、その実態や詳細は長い間不明のままでした。今では遺伝子レベルからの解明が進み、いくつかのヒトがんでウイルス起因のがん化過程が示されています。ただし、ウイルス感染はあくまでも起点であって、「長期間のウイルス感染の持続という過程があって初めて組織細胞のがん化に至る」という事実については注意が必要です。ウイルスによるがんは全体の13～15％程になると推定されています。以下に述べるのはウイルス発がんの例です。

成人白血病ウイルス（HTLV）の場合

レトロウイルスによってがんが生じることは1911年のRous博士によるニワトリ肉腫の研究で明らかにされていましたが、ヒトがんを起こすという事実が世界で初めて明らかにされたのは、1970年代後半に日本で発見された「成人白血病（ATL）」の症例の場合のものでした。高月、日沼博士ら日本人による研究の成果です。ウイルス（HTLV: Human T cell Lymphotrophic Virus）の遺伝子構造も吉田博士らによって明らかにされ、Taxという遺伝子領域が感染細胞の遺伝子発現に影響を及ぼし、細胞を異常増殖させるということを示しました。こうした一連の成果はウイルス発がん解明をめざす研究分野にとって大変画期的なものでした。ウイルス伝播についても現在では母乳、性交を通して起こることが明らかにされ、感染予防法が確立されています。

パピローマウイルス（HPV）と子宮頸がん

HPV（Human Papilloma Virus）は小型のDNAウイルスですが、子宮頸がんを起こすウイルスであろうと強く推定されています。そしてウイルス遺伝子のE6及びE7領域ががん抑制遺伝子であるp53やRbと結合し、それらを不活性にするというがん化過程も描かれています。

C型肝炎ウイルス（HCV）による発がんの謎

C型肝炎が慢性化しやすく、また肝硬変さらに肝がんに至ることはよく知られています。今では肝臓がんの7割以上がRNAウイルスのHCV（Hepatitis C Virus）感染（慢性感染）を経て、20～30年という長い期間の後、がん化することも明らかになっています。B型肝炎DNAウイルスによる感染の場合を加えれば9割以上の肝臓がんが肝炎ウイルスの感染を前提としていることがわかりました。ところがこのウイルスHCVは不思議なことに遺伝子を調べてもこれまでの発がんウイルスと異なりがん化を起こしそうな部位がないのです。実はHCVは、あまり「がん」とは関係なさそうな日本脳炎ウイルス等と兄弟のウイルスで、今でも何故肝臓がんに至るのか不明な状況です。

その他のウイルス発がん

これまでに述べてきたウイルス発がんのほかに、EBウイルス（Epstein-Barr Virus）によるリンパ腫、鼻咽腔がん、カポジ肉腫ウイルスによる肉腫等が知られています。いずれのウイルスによるがん化でもウイルス感染ですぐがん化するというものはありません。ウイルス感染が細胞中のMyc等のがん遺伝子あるいはp53等のがん抑制遺伝子の活性（遺伝子発現）に影響を及ぼすと推定されていますが、詳細なプロセスはわかっていません。しかし、ウイルスによるがん化の仕組みが明らかにされますと、がん化に対する対抗策、例えば有効な治療薬、抗ウイルス剤、ワクチン開発が可能になります。実際HCVによる肝臓がんを防ぐためにインターフェロン治療は有効な対策となっています。現在すすめられている精力的で地道な研究が将来のウイルス発がん阻止につながるものと期待されます。

コラム ②

遺伝性・家族性腫瘍のメカニズム

柿沼　宏明

　遺伝性腫瘍のほとんどは、がん抑制遺伝子とよばれる遺伝子群の遺伝子が変異することによって発病します（表）。がん抑制遺伝子は、体の細胞が、がんになるのを抑制する働きを持っています。一般に、遺伝子は、父親と母親から1コピーずつを受け継ぐため、細胞は2コピーの遺伝子を持っています。がん抑制遺伝子2コピー双方に変異が生じると、細胞はがん化することになります。これが一般の人ががんになる仕組みのひとつです。一方、遺伝性腫瘍の患者さんには、生まれつき、がん抑制遺伝子の1コピーに変異があります。もう一方は、野生型遺伝子とよばれる健常者の遺伝子です。この状態をヘテロ接合体とよびます。人生のある時点で、もう一方のがん抑制遺伝子に変異が起これば、その細胞では2コピーともに変異遺伝子となります。これは、変異遺伝子のホモ接合体とよばれます。この場合、細胞はがん化するので、一般の人よりも早期にがんになりやすい体質を持っていることになります。

　遺伝性腫瘍の男性では、精子の50％が変異遺伝子を持つことになります。野生型のホモ接合体の女性との間に子どもができると仮定すると、変異遺伝子をヘテロで持つ子どもが50％の確率で生まれること

表　主な遺伝性腫瘍

　予防法がはっきりしている場合には、遺伝子検査が役に立つ場合があります。主な遺伝性腫瘍と責任遺伝子を表に示しました。遺伝子検査を受けるべきかどうか、問題を整理し、考えるために、遺伝カウンセリングを利用することができます。遺伝子診療部門を持つ病院で、遺伝カウンセリングを受けることができます。

遺伝性腫瘍の病名	責任遺伝子
遺伝性非ポリポーシス大腸がん（HNPCC）	hMSH2、hMLH1遺伝子
家族性大腸ポリポーシス（家族性大腸腺腫症）	APC遺伝子
遺伝性乳がん・卵巣がん症候群	BRCA1、BRCA2遺伝子
リー・フラウメニ症候群	p53遺伝子
遺伝性黒色腫	（CDKN2A遺伝子）
ウィルムス腫瘍（腎芽腫）	WT1遺伝子
遺伝性乳頭状腎細胞がん	PRCC、TFE、MET、RCCP3、RCC17遺伝子
フォン・ヒッペル-リンドウ症候群	VHL遺伝子
網膜芽細胞腫	RB遺伝子
多発性内分泌腫瘍症（MEN）1型	MEN1遺伝子
多発性内分泌腫瘍症（MEN）2型	RET遺伝子

遺伝性・家族性腫瘍のメカニズム

がわかります（図）。変異遺伝子のヘテロ接合体は遺伝性腫瘍を発病することになりますので、遺伝性腫瘍の遺伝形式は、ほとんどの場合、常染色体優性遺伝となります。変異を持っているが、がんを発病していない状態は、未発症保因者とよびます。しかしながら、大腸がんや胃がんなどは、一般の人にもよく起きますので、家系の中で、遺伝性腫瘍の遺伝を受け継いでいないのに、がんを発病する人もいます。したがって、がんを発病したか否かだけでは、家系の中で、がんの遺伝を受け継いでいるかどうかを区別することは困難となります。遺伝子診断は未発症保因者の診断に有用です。

図　遺伝性腫瘍の子供が生まれる確率

精子や卵子は、遺伝子を1コピーしか持ちません。ヒトが生まれるときには、それぞれの遺伝子が合体して2コピーとなります。遺伝性腫瘍の父親では、野生型または変異型遺伝子のどちらかを1コピー持つ精子が作られます。一方、健常な母親の卵子では、2コピーともに野生型遺伝子となります。子どもは、両親の精子と卵子の遺伝子の違いから、図のように、4通りの遺伝子型となります。すなわち、父親の野生型遺伝子を持つ精子と、母親の一方の野生型を持つ組み合わせ（左上）、母親のもう一方の野生型との組み合わせ（左下）、父親の変異型精子と母親の野生型との組み合わせ（右上と右下）、このうち、野生型と変異型のヘテロ接合体の子どもは、2通り（右上と右下）になるため、遺伝性腫瘍の子どもが生まれる確率は2/4通りで、50％となります。

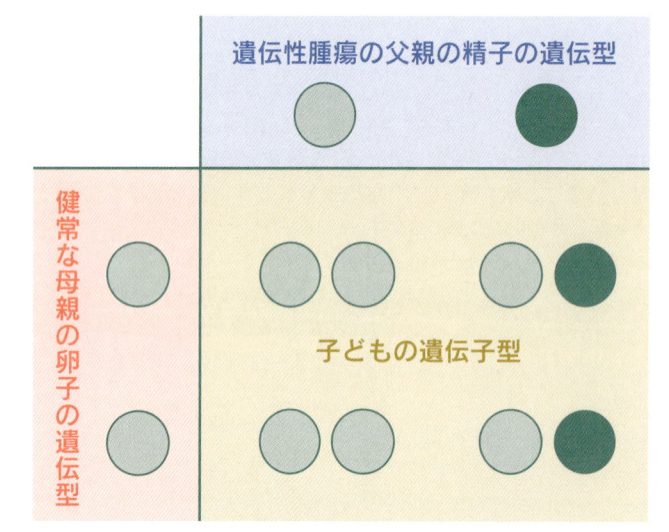

第2章

こんな症状ならどんながん

のどがつかえる	26
咳・痰・血痰	30
食欲不振	32
吐き気・嘔吐	34
胸痛	36
腹痛	38
便通異常（下痢と便秘）	42
消化管出血（吐血・下血・血便・黒色便）	44
体重減少	46
腫瘍随伴症状	48

第2章　こんな症状ならどんながん

のどがつかえる

宮﨑　巨

「のどがつかえる」という訴えで多くの方が受診されております。食べ物が実際につかえて通らないという場合は深刻な疾患であることが多く、直ちに診断できます。しかし普段の診療では、「食べ物はスムースに飲み込めるものの、何かがのどにつかえる感じがある」という症状で来院される場合が圧倒的に多く見受けられ、原因となっている病気の診断に苦慮いたします。ここではこの症状と病態について解説します。

「のどがつかえる」という自覚症状

本症状に嚥下障害（実際に食べ物がつかえる）や強い疼痛を伴わない場合には、咽喉頭（のど）異常感として呼称されることが一般的であります。このような一種の異常感覚ととらえることができる本症状は、30〜50歳代の女性に多い傾向があります。しかし、男性においても高率にみられ、病気とは自覚せずに来院していないだけであるという調査結果もあります。いずれにしても、男女差については不明瞭ながら、小児や高齢者には少ない症状です。

また、咽喉頭の通常診察では原因がはっきりせず、しかしこの症状が長く続く場合には、咽喉頭異常感症と診断を受けることになります。表1は本症の原因と考えられる疾患の一覧ですが、咽喉頭の慢性炎症やがん、全身的な疾患や精神疾患など多岐にわたっております。ひとくちに精密検査をするといっても、これら全てについて検索することはたいへんな負担がかかることになってしまいます。

咽喉頭異常感症を来す疾患

慢性炎症が原因になっている場合

咽喉頭異常感に対する精密検査の結果は、咽喉頭や鼻・副鼻腔などの上気道腔に慢性炎症を来しているケースが最も多くみられます。炎症の範囲が小さく、かつ軽度であるために発熱等の全身症状やのど痛みは生じず、唾液を飲み込む際などに

表1　咽喉頭異常感の主な原因

（石田晴彦ほか「JOHNS 15: 2, 1999」に基づき作成）

「のどのつかえ感」などの咽頭異常感を来す疾患は多岐にわたります。

1. 局所的原因	1）形態異常	喉頭蓋形態異常、過長茎状突起症、食道憩室
	2）炎症	舌扁桃炎、副鼻腔炎、咽喉頭炎、扁桃炎、逆流性食道炎
	3）腫瘍	喉頭がん、咽頭がん、頸部食道がん、甲状腺腫瘍
	4）その他	喉頭アレルギー、喉頭蓋囊胞、異所性甲状腺、唾液分泌障害、異物
2. 全身的原因		貧血、Plummer-Vinson症候群、大動脈瘤、心肥大、自律神経失調症、内分泌障害、更年期障害
3. 精神的原因	1）神経症	心気症、不安神経症、強迫神経症、ヒステリー
	2）精神病	精神分裂病、うつ病
	3）心身症	

| 図　咽喉頭異常感症を来す疾患 |

「のどのつかえ感」を訴えての受診。内視鏡検査にて、舌扁桃の慢性炎症（矢印）を認めた。

咽喉頭には病変を認めないが、鼻汁（矢印）が同部に流下しており、「のどのつかえ感」の原因となっていた。

舌扁桃炎

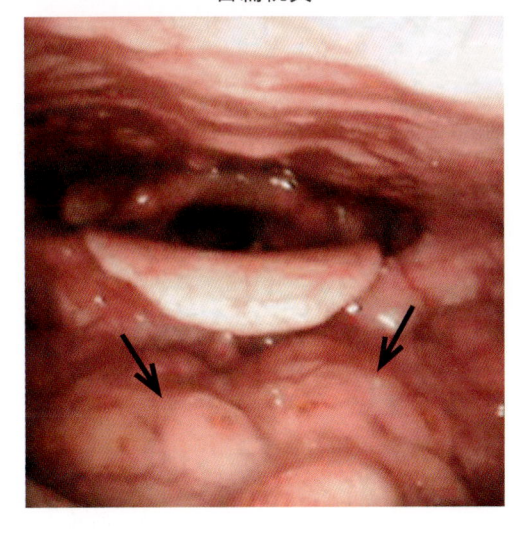

副鼻腔炎による後鼻漏

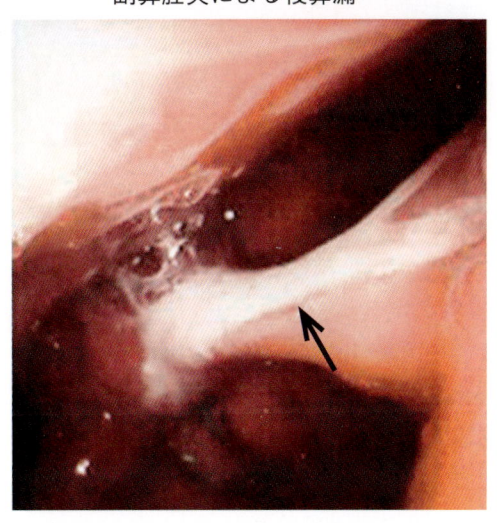

喉頭蓋に扁平上皮がん（矢印）を認める。声帯に異常はなく、「のどのつかえ感」が唯一の症状であった。

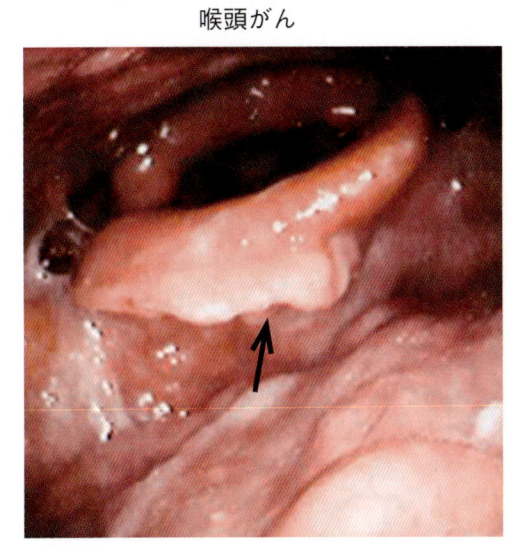

「のどのつかえ感」に加え軽い嚥下痛を訴えたため、精査を進めたところ、診断が確定した（矢印）。

喉頭がん

下咽頭がん

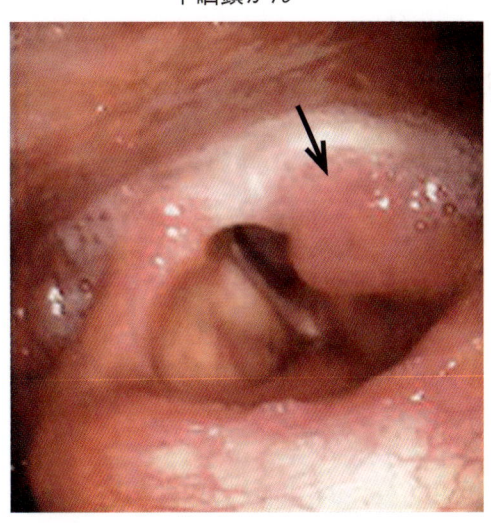

限って同部の異和感を自覚することとなります。この症状は食事中には気が付かないということも大きな特徴であります。炎症が起こる部位としては、食べ物が通過する咽頭のリンパ組織、すなわち舌扁桃や口蓋扁桃が最も多いと考えますが、副鼻腔炎（ちくのう症）が原因となって鼻汁が咽喉頭へ流下し異物感を引き起こしている場合も時々見受けられます（図）。

悪性腫瘍が原因になっている場合

咽喉頭のがんや食道のがん症例において、咽喉頭異常感が唯一の症状となっている場合があります。直接生命に関わる問題であり、がんが心配で受診するということが多くの本音であろうかと思いますし、医師もこの点を決して見逃してはいけないという体制で臨んでおります。咽喉頭異常感の原因が、がんである頻度は幸いに低いものの、この領域のがんの有無を検索することが、本症状に対する精密検査を意味するところでもあります（図）。

表2は金沢医科大学耳鼻咽喉科で診断治療した咽喉頭のがん症例を対象として、最初の訴えが咽喉頭異常感であった症例において、本症状のさらに具体的な訴えについて調査した結果であります。一般的に咽喉頭がんの症状は、声がれ・嚥下痛・嚥下障害や血痰などのはっきりした症状を呈する場合が多く、またその場合は進行例であることも多く経験するところであります。しかし私共の調査から、はっきりとした痛みはなく、食事の際も全く影響はないにもかかわらず、どことなくつかえる感じや乾燥した感じがあるといった、

表2　咽喉頭異常感を主訴とした頭頸部悪性腫瘍症例

喉頭がん・咽頭がん症例において、軽い咽頭の異和感が受診のきっかけになっていました。

喉頭がん	15／100例	15.0%
上咽頭がん	2／14例	14.3%
中咽頭がん	4／8例	50.0%
下咽頭がん	4／15例	26.7%

咽喉頭異常感の具体的な訴え

喉頭がん　15例

表現は多少異なるが、のどに何かが存在していることを訴えている。

- のどの奥に何かある感じ ── 3例
- のどがいがらっぽい ── 3例
- のどの乾燥感 ── 2例
- 嚥下時の異和感 ── 2例
- のどの異和感 ── 1例
- 唾液がのどにひっかかる感じ ── 1例
- 嚥下後ものどに何か残る感じ ── 1例
- 固形物の通過が悪い感じ ── 1例
- 不詳（詳しい記載なし） ── 1例

上咽頭がん　2例

- のどに何かある感じ ── 1例
- のどの乾燥感 ── 1例

中咽頭がん　4例

- のどがいがらっぽい ── 1例
- 魚骨がのどに刺さった感じ ── 1例
- のどが荒れた感じ ── 1例
- のどの異和感 ── 1例

下咽頭がん　4例

下咽頭がんの早期発見は困難なことが多い。
のどの異和感に痛みを伴う場合は特に注意が必要である。

- のどがつまる感じ ── 1例
- のどが押さえられる感じ ── 1例
- 小魚の骨がひっかかった感じ ── 1例
- 嚥下時のしみる感じ ── 1例

ごく軽い症状を訴えて受診したケースが少なからず見受けられることがわかりました。このことは、咽喉頭異常感を自覚すれば、受診を躊躇してはならないことを示すものであり、また医師も精密検査を怠ってはいけないと再確認する結果となりました。

精密検査を行っても原因が判明しない場合とその対応

前述の慢性炎症性疾患や悪性腫瘍のほかに、原因は多岐にわたるとされておりますが、中には全く器質的異常を認めないケースも存在いたします。このような場合、心因的要素の関与を疑うこともあり、ときに医師はこれで決着（診断）をつけようとして、患者さんにとっては逆に納得できないという不信を残すことすらあります。咽喉頭は空気（息）と食べ物の両方が通過する場所です。生きるために絶対に必要なこの部位の異常は本人にとって重大事であり、そのために過敏になっているということも否定はできません。さらに、この呼吸と食物摂取という異なった機能を果たすことで、咽喉頭は化学的にも物理的にも刺激を受ける機会が多いことも事実であります。人間の身体というものは、普段異常がないときはその部位の存在を感ずることはありませんが、わずかな異常があっても「何かある」と感ずるものです。咽喉頭においても、そのような現象が起きているはずであると考えて対処すべきで、症状が継続する間は定期的な観察が重要であると考えております。

第2章 こんな症状ならどんながん

咳・痰・血痰

栂 博久

咳とは

　風邪をひいたときによく咳が出ます。咳はどうして出るのでしょうか。鼻腔（鼻のあな）、咽頭（のど）、気管支（肺の中の空気の通り道）など呼吸をするときの空気の通り道を気道とよびます。もし、この気道に物が詰まったら空気が通れなくなり、呼吸ができないことになってしまいます。人をはじめ多くの動物は、このような気道内の異物や痰などを排出する働きを持っており、これを「咳」とよんでいます。咳の機能がないと動物は生きることが困難であり、咳は重要な生体防御機能と言えます。咳が出る刺激になるのは、主として咽頭（のど）、喉頭、気管支上皮への刺激ですが、胸膜、外耳道（耳の穴）、食道への刺激でも時々咳が出ることがわかっています。

咳が出る原因・疾患

　咳の原因はたくさんあります。一番多いのは風邪とそのあとの咽頭炎、喉頭炎、気管支炎ですが、気管支喘息をはじめとするアレルギー疾患、タバコを吸う人や長期喫煙に関連した慢性閉塞性肺疾患（COPD）、肺結核でもよく咳が出ます。たくさんある咳の原因の中で一番重大な病気と言えば、「肺がん」でしょう。長く続く咳（2ヶ月以上）があるときは肺がんかもしれないと思って、一度は病院・医院にかかることが大切です。熱やのどの痛みなど風邪症状がないのに何となく咳が出るのは要注意です。タバコをたくさん吸う人は肺がんになる危険が大きいのでとくに注意が必要です。現在、日本人の死因で一番多いのは「がん」ですが、その中でも肺がんによる死亡が最も多いのです。肺がんを治すにはできるだけ早めに見つけるのが一番大事で、長く続く咳は肺がんを早期に見つけるのに重要な症状です。

痰・血痰

　肺の中の空気の通り道である気管支には粘液をつくる機能があって、表面に湿気を与えたり異物を粘液の

図　血痰を来した1症例

胸部エックス線写真

　70歳の男性で、2ヶ月以上続く長い咳があり、1週間前から痰に血が混じる（血痰）ので受診した方です。20歳から1日40本のタバコを吸っていました。胸部エックス線写真では左の肺に2つの塊状陰影（矢印）がありました。

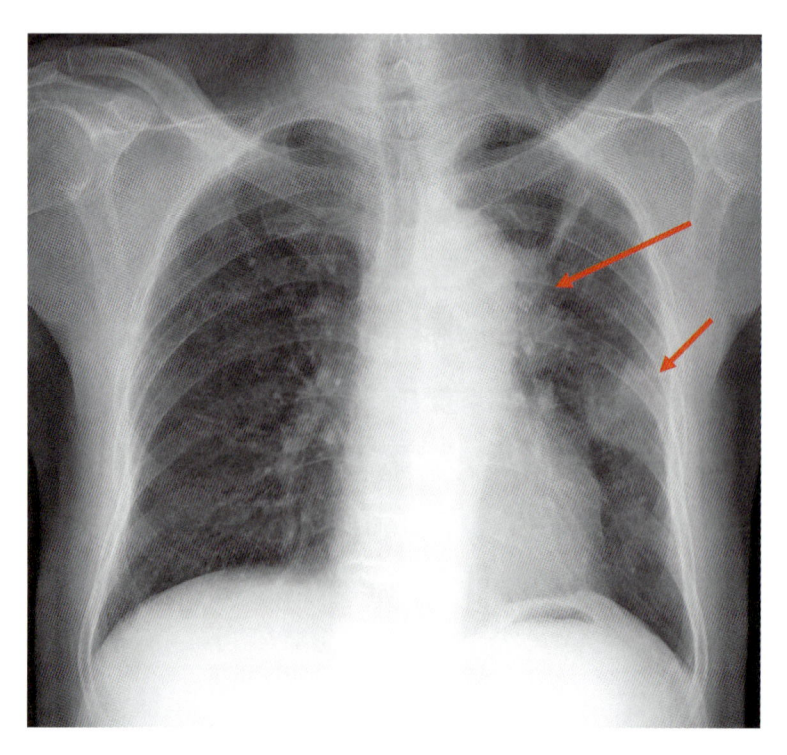

咳・痰・血痰

胸部CT写真

胸部CT写真では左肺の入り口（左肺門）に塊状陰影（矢印）がありました。この塊状のもののために左主気管支（空気の通り道）は詰まってしまいそうになっています。

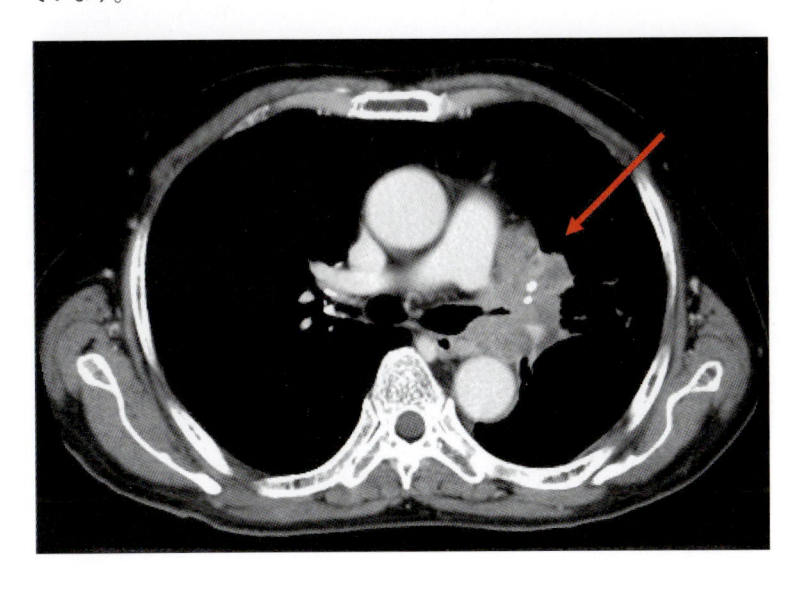

気管支鏡

気管支鏡検査を行ったところ、左主気管支に腫瘍（できもの）があるのがわかりました（矢印）。この腫瘍のために左主気管支は狭くなって今にも詰まりそうになっています。この部分を生検（ごく少量の組織を採ってくること）したところ、肺がん（扁平上皮がん）であることがわかりました。この方は幸い放射線と手術でこの肺がんを無事治療することができました。

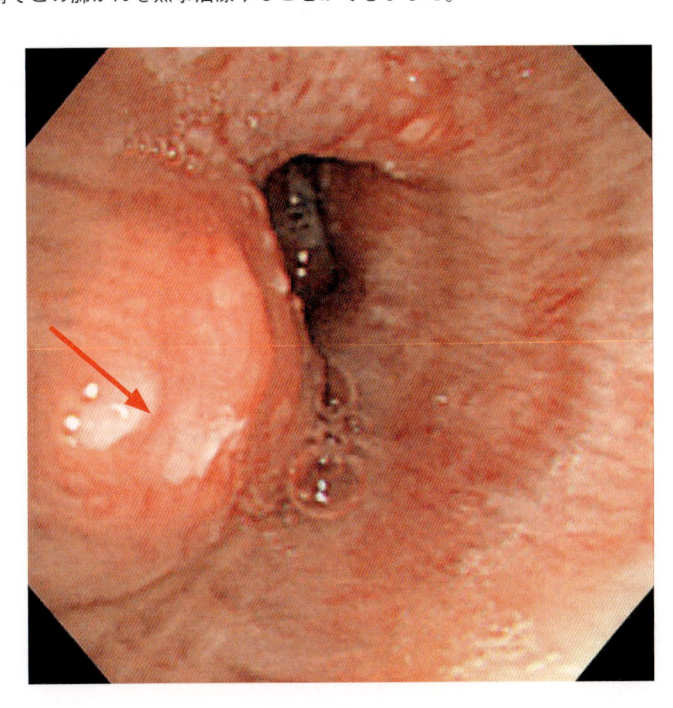

上に載せて排出する働きをしています。このように健康な人でも気管支から少量の粘液が出てきて、のどに出て知らずに飲み込んでいます。風邪の後の気管支炎などのように、この粘液が異常に多くなると「痰」として意識できるようになります。

種々の原因で気管支の表面に傷が付くと、出血して痰に血が混じることがあり、「血痰」とよばれます。透明や黄色の痰の部分がほとんどなく血液ばかりのときは「喀血」とよばれます。痰は多くの肺、気道疾患でみられ、それだけで肺がんであることはまれですが、血痰があるときは肺がんに罹っている可能性が高くなります。肺（気管支）にがんができると栄養を与えるために表面に血管が増加してきて、このような血管が破綻することが多くなります。また、がん組織は急成長して周囲の正常な組織を破壊することがよくあり、このときにも出血が起こります。このように、肺がんがあると出血が起こることが多くなり、この血は痰と一緒に排出され、血痰という症状になります。

血痰は肺がんはもちろんのこと、結核、気管支拡張症などでもみられますが、いずれの疾患であっても放置するのは危険です。原因を確かめるために、必ず病院・医院に受診するようにしましょう。

第2章 こんな症状ならどんながん

食欲不振

福羅 匡普

　食欲不振はがん患者が訴える消化器症状の中で最も高頻度にみられ、活動性を著しく低下させるために、正しく対応し可能な限り症状の軽減を図らなければなりません。本項では、がん患者にみられる食欲不振の主な原因を示し、それらへの対応法を記すとともに、末期がん緩和ケアにおける栄養管理について紹介します。

食欲不振の原因

　がん患者における食欲不振の原因として、がん自体、合併症、治療の副作用、摂食障害、心理的原因、環境の問題などを挙げることができます（表1）。

　がん自体による食欲不振はがん性悪液質の中心的症状であり、進行がん患者の約30％にみられます。とくに悪液質を招来するインターロイキン1（IL-1）と腫瘍壊死因子（TNF）は、視床下部から副腎皮質刺激ホルモン放出ホルモン（CRH）分泌を促すことによって、強い摂食抑制作用をもたらすことが知られています。また、味覚や嗅覚の異常はがん患者の約半数にみられ、味覚の低下や味が変わったという訴えが多く、一般に甘みを感じにくく苦味を感じやすいとされています。

　がんの随伴症状として出現する、疼痛や不眠、腫瘍や腹水による消化管の圧迫、胃内容停滞、消化管閉塞、肝臓や膵臓の障害、電解質異常、尿毒症、発熱などの諸種の病態も食欲を低下させます。

　治療の副作用に起因するものとして、薬剤では抗がん剤やジギタリス製剤は中枢性に、抗生物質や鉄剤ならびに消炎鎮痛剤は末梢性に作用して食欲を低下させます。放射線治療による消化管障害でも食欲が低下します。

　口腔の異常では、口腔粘膜の炎症、カンジダ舌炎、口呼吸、脱水、抗コリン作用のある薬物による口腔内乾燥によっても食欲は低下します。嚥下困難や嚥下痛は、咽喉頭および食道・胃の腫瘍、食道神経叢への腫瘍浸潤、壁外性の圧迫、神経や筋の機能低下が原因となります。

　その他、心因性のものでは、不眠、不安、うつなどが原因となり、一方、環境によるものでは、慣れない病室、不自由な生活スケジュール、嗜好に合わない病院食などが食欲不振の原因となります。

食欲不振への対応

がん性悪液質

　現時点では確立された治療法はなく、栄養補給でその進行を止めることも、延命を図ることもできないのが現実です。

痛み、発熱など

　がんに伴う耐え難い症状があれば、食欲は低下し栄養状態も悪化します

表1　がん患者における主な食欲不振の原因

1. がんに伴う症状に起因するもの	悪液質 味覚・嗅覚障害
2. がんの随伴症状に起因するもの	疼痛、発熱 全身倦怠感 下痢、便秘、嘔吐 消化管通過・機能障害 肝臓・膵臓障害 電解質異常
3. 治療の副作用に起因するもの	薬剤 放射線療法
4. 摂食障害に起因するもの	口内炎・口内乾燥 嚥下困難・嚥下痛
5. その他	心因性 環境

が、それらの症状が緩和できれば経口摂取は可能です。とくに痛みについては適切な鎮痛薬の使用により、早めに除痛を図ります。発熱は全身の消耗を加速させるので、腫瘍熱の可能性がある場合にはできるだけ早くステロイドや解熱剤を投与します。全身倦怠感に対してはステロイドが著効する場合もありますが、緩和することが難しい症状でもあります。

消化管通過ならびに機能の障害

がんによる消化管閉塞が原因の場合は、化学療法などによるがんの縮小や、外科的切除もしくはバイパス術を行うことで、通過が良好となり摂食が可能となります。このような治療が不可能な場合でも、腸管にステントを留置することで経口摂取が可能となることもあります。腹水の貯留やがん性腹膜炎などの消化管の機能障害が高度な場合でも、強制栄養補給（とくに経静脈栄養）を行うことによって比較的長期にわたって日常生活を維持することは可能で、最近では在宅中心静脈栄養輸液が試みられています。しかし、このような病態ではがん性悪液質となっていることが多く、積極的な栄養補給によっても良好な栄養状態を維持できるかどうかについては疑問があります。内服薬では消化管運動促進剤や、消化液の産生抑制を目的に抗コリン剤やオクトレオチド（サンドスタチン®）が用いられます。

治療による副作用

抗がん剤や放射線治療による食欲不振の多くは一過性であり、治療期間中の適切な栄養補給あるいは治療の中止で改善することができます。内服薬では5HT3受容体拮抗薬（オンダンセトロン、グラニトセトロンなど）が有効です。

摂食障害

口腔内ケアで食事が可能となる場合もあります。分泌物は綿棒やガーゼでふき取り、舌苔は過酸化水素水を希釈し歯ブラシにつけて除去します。口腔内乾燥があれば、うがいや加湿器で口腔内加湿を行います。味覚異常があれば苦いものや辛いものは減らし、梅干やパイナップルなどの酸味のあるものを摂取させます。カンジダ口内炎に対してはファンギゾンシロップ®が用いられます。

その他

不眠には睡眠導入剤の使用、不安・うつに対してはマイナートランキライザーや向精神薬、三環系抗うつ薬などが使用されます。環境によるものでは、精神的援助として1人で食事を食べさせず、家族や親しい人と食事ができるようにし、食べたいものが好きなときに食べられるように配慮することが重要です。

末期がん患者に対する栄養管理

現時点での末期がん患者に対する栄養補給の施行指針を表2に示します。消化管通過障害がなく、経口摂取が少しでも可能な場合には、口から水分や食事を摂ることが勧められています。消化管通過障害がある場合には、輸液の内容は、①通過障害の程度 ②通過障害が改善する見込みがあるかどうか ③Performance Status（PS）（患者の全身状態のことで、5段階で評価する） ④本人や家族の希望、などを参考にして決めるように勧められています。

栄養補給の目的は、栄養状態を改善あるいは維持し、日常生活を送れるようにすることです。強制栄養補給を行うことで日常生活が制限されるのみならず、新たな苦痛が引き起こされる可能性もあります。したがって、終末期における栄養補給の問題は単に医療的な問題ではなく、社会的および倫理的な対応が求められる複雑な問題となっています。

表2　進行がん患者に対する栄養補給の施行指針

消化管通過障害がなく経口摂取可能
可能な限り、口から水分や栄養分をとることを勧める

消化管通過障害あり　※PS(Performance Status)

PS 0～2	日常生活に必要な水分や栄養分を十分に補給する
PS 3	治療によりPSの改善がなければ積極的補給は行わず
PS 4	水分や栄養の補給はできるだけ控える

PS 0：無症状で社会活動ができ、制限を受けずに発病前と同等にふるまえる。
PS 1：軽度の症状がある。肉体労働は制限を受けるが、歩行や軽い家事・事務などの軽労働や座業はできる。
PS 2：身の回りのことはできるが、少し介助を要することもある。日中の50％以上は起居している。
PS 3：身の回りのことはある程度できるが、しばしば介助を要する。日中の50％以上就床している。
PS 4：身の回りのことも自分でできず、常に介助を必要として、終日就床している。

第2章　こんな症状ならどんながん

吐き気・嘔吐

木南　伸一

吐き気・嘔吐の正体

嘔吐とは、胃の中の内容物が逆流して勢いよく外に吐き出される状態を言います。また、吐き気は嘔吐の不完全形とみなすことができます。

吐き気・嘔吐は何らかの原因により、脳の延髄にある嘔吐中枢が刺激されて起きます。この刺激が軽度であれば吐き気、高度であれば嘔吐となります。ここに刺激が加わると胃の出口が閉ざされ、反対に胃の入口が緩み、また横隔膜や腹筋が収縮して胃を圧迫し、結果的に胃の内容物が逆流し排出され、嘔吐となります。

嘔吐は、その発生原因の点から、中枢性と末梢性の2種類に分けることができます。中枢性嘔吐とは、脳自体に嘔吐の原因がある、もしくは脳への直接刺激が原因で嘔吐が生じる場合を指します。脳腫瘍・脳圧亢進・薬物中毒・甲状腺クリーゼ・糖尿病性ケトアシドーシス・尿毒症・神経症などが挙げられます。末梢性嘔吐とは、反射性嘔吐ともよばれ、様々な内臓からの刺激が脳に伝わって起きるものです。原因疾患として、メニエル氏病・前庭神経炎・中耳炎・緑内障・尿管結石・子宮外妊娠・胃炎・胃潰瘍・腸閉塞・胆石症・急性膵炎・心筋梗塞などがあります（図）。

がんが原因の吐き気・嘔吐

吐き気・嘔吐を来す主な病気と、その鑑別方法を図1に載せました。このように、吐き気・嘔吐の原因は多岐にわたります。「がん」が原因で

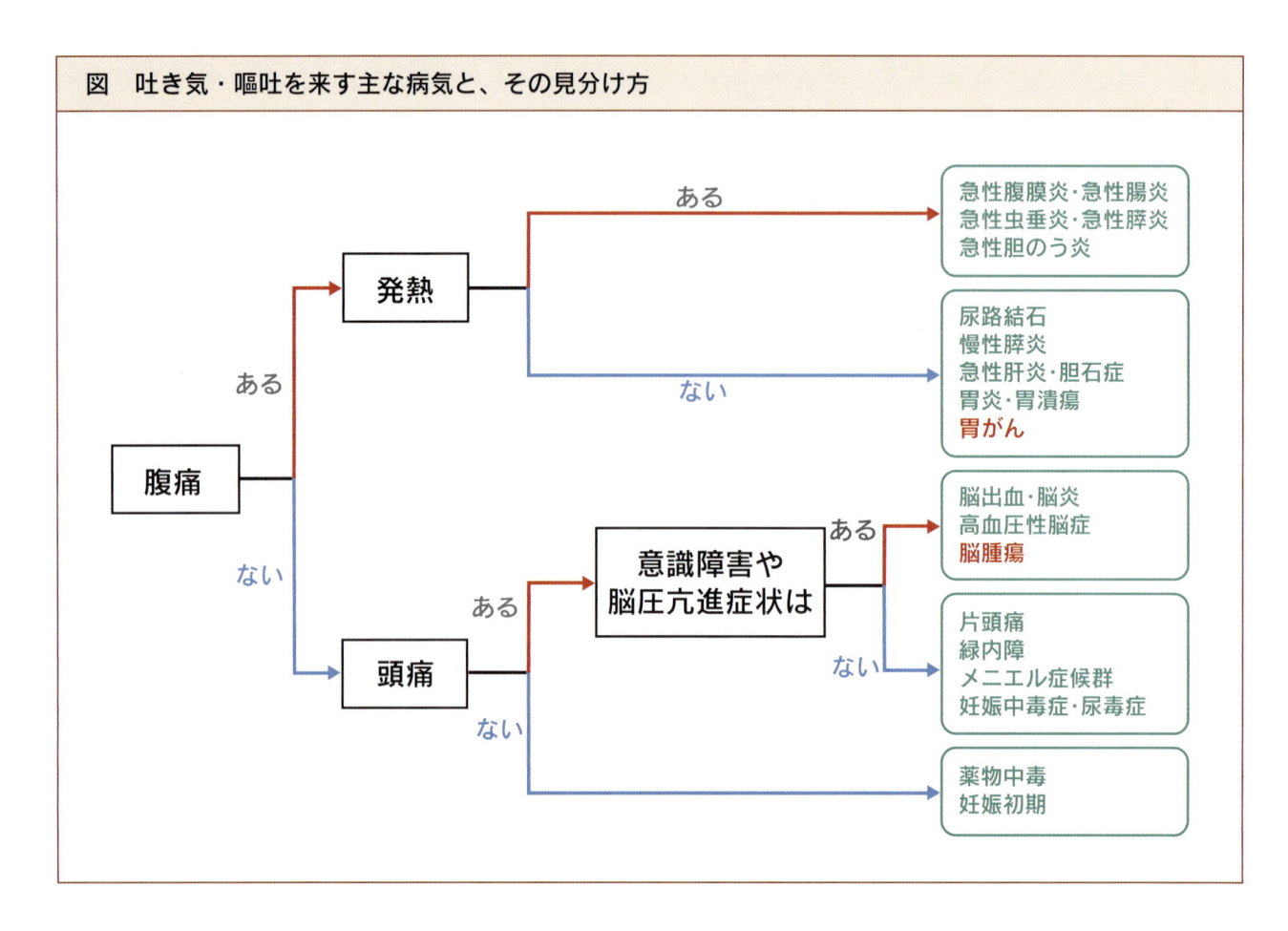

図　吐き気・嘔吐を来す主な病気と、その見分け方

腹痛 ある → 発熱 ある → 急性腹膜炎・急性腸炎／急性虫垂炎・急性膵炎／急性胆のう炎

発熱 ない → 尿路結石／慢性膵炎／急性肝炎・胆石症／胃炎・胃潰瘍／**胃がん**

腹痛 ない → 頭痛 ある → 意識障害や脳圧亢進症状は ある → 脳出血・脳炎／高血圧性脳症／**脳腫瘍**

意識障害や脳圧亢進症状は ない → 片頭痛／緑内障／メニエル症候群／妊娠中毒症・尿毒症

頭痛 ない → 薬物中毒／妊娠初期

ある可能性は高くはありませんが、無視はできません。急に発症した強い吐き気・嘔吐の場合、原因ががんである可能性は低いのですが、慢性的な軽い吐き気や、とくに誘因なく嘔吐を繰り返す場合には、がんの存在を疑う必要があります。

吐き気・嘔吐を来す「がん」の主なものは、脳腫瘍と胃がんです。

脳腫瘍の吐き気・嘔吐は、腫瘍が脳を圧迫して起きます。吐き気・嘔吐に、進行性の頭痛・血圧の上昇・脈が遅くなる・意識が低下する、などの症状が一緒に起きている場合には、脳腫瘍の疑いがあります。

胃がんでも吐き気・嘔吐が生じる場合があります。進行胃がんが胃の出口（幽門）付近に発生し、出口を塞いだり食べ物が通過するのを邪魔したりして、食物が胃から排出されにくくなった場合には、嘔吐などの症状が出ます。強い自覚症状なしに嘔吐を繰り返すような場合には、胃がんを疑って検査する必要があります。

ほかにも、頻度はきわめてまれですが、肝がんや膵がんで吐き気・嘔吐が生じる場合があります。

「つかえ感」があって吐き気がなく嘔吐する場合は、要注意

通常の嘔吐は、お腹が気持ち悪くなって（悪心）、吐き気がして（嘔気）、胃の内容物を吐く（嘔吐）ことが多いのですが、食べ物が胸につかえて、胃まで到達しなかった食物を嘔吐する場合があります。食べ物が食道から胃に運ばれなかった場合にこういった症状が出ますが、この場合は、通常の嘔吐より強くがんの存在を疑う必要があります。「アカラシア」「逆流性食道炎」「食道憩室」といった良性の病気でもこの症状がみられますが、食道がんや、胃噴門部がんなどが疑われますので、胃カメラを受けることをお勧めします。

Q&A

問：吐き気や嘔吐がします。がんの症状でしょうか？

答：がんとは無関係の場合が多いですが、胃がんなどが潜んでいる可能性があります。精密検査が必要です。

第2章　こんな症状ならどんながん

胸　痛

相川　広一、佐久間　勉

胸痛

　胸痛という症状は病院を訪れる患者さんの訴えのなかでも多い訴えの一つです。

　胸部には様々な臓器があります。主なものとして、心臓や大動脈などの循環器系の臓器、肺や気管支などの呼吸器系の臓器、食道や胃などの消化器系の臓器、皮膚や筋肉や神経などの軟部組織、肋骨や鎖骨、胸骨などの骨格、乳腺などが挙げられます。一般に胸痛（胸部の痛み）というとそれらのものが原因となり痛みを生じます。

　胸痛の中には心筋梗塞や大動脈瘤解離など緊急を要する疾患もあり、それらを見極める必要があります。

胸痛とがん

　胸痛は胸部の臓器のがんで生じる症状のひとつですが、主ながんのなかで胸痛を訴えることがあるのは肺がんと乳がんがあります。

　なかでも現在もっとも胸部の領域で多い肺がんについては、肺がんの患者さんのなかで診察時に胸痛を認める割合は30〜45％だという報告があります。

　この数値は肺がんの患者さんは受診時必ずしも胸痛という症状があるわけではないが、逆に見方をかえればひとつの大事な症状とも言えます。

　ただし、がんになって早い時期から痛みを感じる人もいれば、病状が進んでから初めて痛くなる人、あるいは病状が進んでも痛みがあらわれない人など、痛みのあらわれかたは患者さんによって様々です。

　肺がんの場合、その痛みが生じる主な原因は、実はがんの発生した肺

図1　肺がんと診断された例

　胸部のエックス線写真では左の肺野に大きな影があります。胸部CTを撮るとこの影は大きな左肺の腫瘍で左の前胸部に接し、壁側胸膜や肋間筋などに病変が広がっていることがわかり、そのため痛みが生じていることがわかりました。検査の結果この腫瘍は肺がんと診断されました。

胸部エックス線写真　　　　　胸部CT

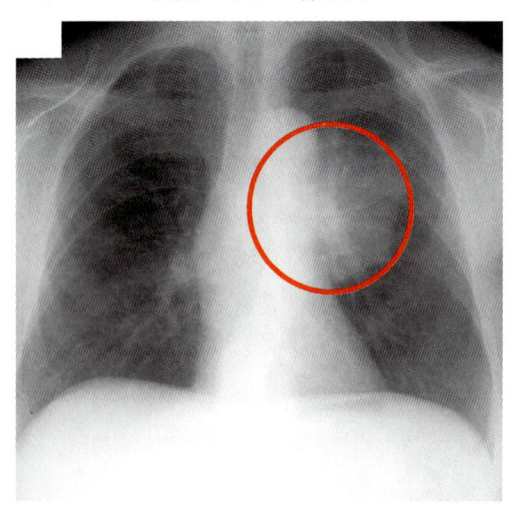

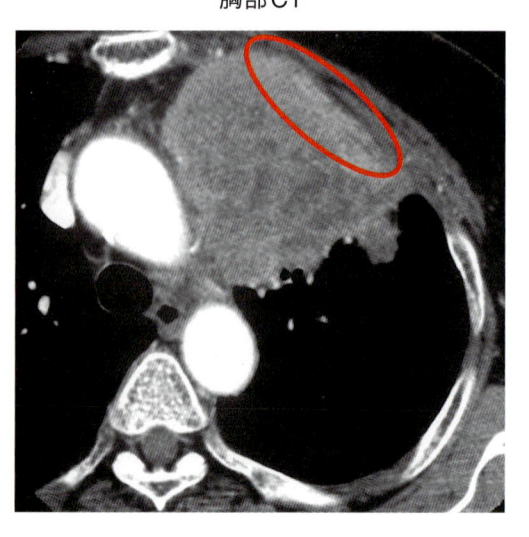

自体が痛むことはほとんどなく、肺以外の痛みを感じる臓器や部分までがんが広がることによることが原因と考えられています。

痛みを感じるのは壁側胸膜、肋骨などの骨、肋間神経などの神経や皮膚などという部分で、どちらかというとからだの中心部ではなく、からだの外側にある部分に病変がおよんで症状がでることが多いと言えます。

もちろん、がんはあらゆるところに転移することがあるので、胸以外の部位のがんがこれらの場所に転移した場合も痛みが生じます。また、がんでなくてもこれらの場所の病気（炎症など）があれば同じような症状があらわれます。

ですから痛みの原因を知るためには、痛む場所、痛みの状態などの情報を知ることが重要です。例えば、いつから痛むのか、骨が痛むのか、筋肉などの軟部組織が痛むのか、常に痛むのか、体を動かしたり叩くとより痛くなるのかなどの情報です。また、痛み以外にその部分が腫れていないか、赤くなっていないかなど痛みに伴った症状なども重要です。通常、がんによる痛みは持続し徐々に強くなっていきます。また、何かをきっかけに突然痛み始めたり、叩いたり咳やくしゃみをしたりすると痛みが増強することがあります。

それら症状や部位に合わせて骨のレントゲン写真や胸部のCTを撮り、病変の有無や病変の広がりなどを調べます。他の画像診断検査を組み合わせることも多く、採血の検査が有用な場合もあります（図1、2）。

通常、痛みがある場合は、まず鎮痛薬とよばれる痛み止めの薬を使いながら症状を改善させ、病気に対する検査を行っていき診断をつけます。がんによる痛みに関しては、多くの薬が開発され適切に使用すれば、痛みがコントロールできるようになってきています。場合によっては、放射線治療など他の治療が併用または並行して行われることもあります。

がんそのものの治療法も進歩を続けていますが、がんの痛みの治療法にも、様々なものがありそれらを組み合わせて、患者さんはその両方の治療を同時に受けることができるようになってきています。

図2　骨に病変がおよんだ例

肺がんの術後に左胸の脇の痛みを訴え、重いものを持ったり咳をしたりすると痛みが増強するという訴えがありました。ガリウムシンチグラムというがんなどの腫瘍に薬剤が集まり黒く写る検査では、左の肋骨を含めて多くの場所に黒い部分が認められました。痛みのある部分と一致する黒く写った左の肋骨を胸部CTで調べると、肋骨の一部が破壊されていることがわかり、肺がんが肋骨に転移しているための痛みと考えられました。

ガリウムシンチグラム　　　　胸部CT

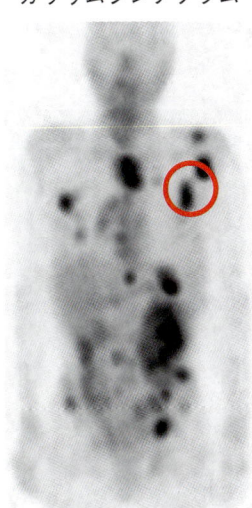

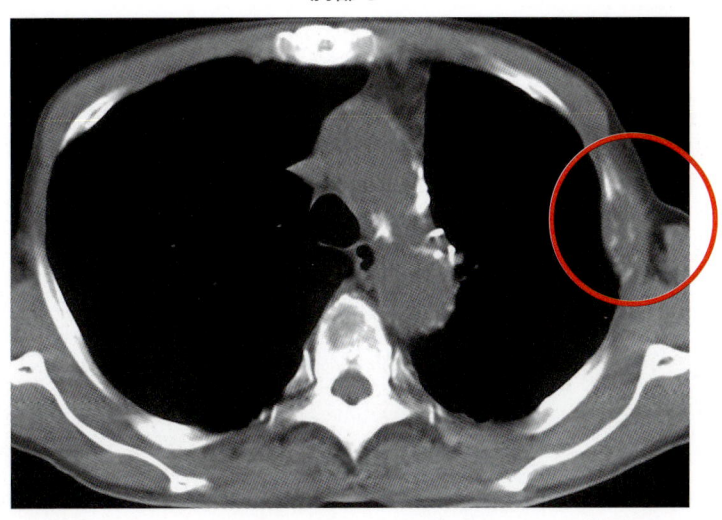

第2章 こんな症状ならどんながん

腹痛

吉谷 新一郎、小坂 健夫

腹痛は日常診療において最も遭遇する機会の多い訴えです。腹痛を来す疾患は多く、自覚症状には個人差がみられ腹痛の部位や性状などから原因疾患を診断し適切な治療を行うことが重要です。本項では、一般的な腹痛のメカニズムや疾患およびがんに伴う腹痛について紹介します。

腹痛の分類

腹痛は発生機序によって体性痛、内臓痛、関連痛の3種類に分類することができ、これらの分類は原因疾患や病態を理解する上で重要です。しかし実臨床ではこれらを明確に区別することは難しくそれぞれの痛みが複雑に起こっています。

体性痛：体性痛は持続的な鋭い痛みで、その局在や圧痛点は明瞭です。この痛みは壁側腹膜、腸間膜、横隔膜の物理的刺激や炎症が刺激となって発生します。支配神経が体表に分布する体性知覚神経（A線維）と同じであるため持続的で鋭い限局した痛みとなります。

内臓痛：内臓痛は周期的に刺しこむような痛み（疝痛）と鈍い痛みが繰り返される局在の不明瞭な痛みです。

この内臓痛は平滑筋の過伸展、拡張、収縮などによって生じます。胃腸、胆嚢、尿管などの管腔臓器では、急激な進展・拡張によって壁内のアウエルバッハ神経叢やマイスナー神経叢を刺激し腹腔神経叢や交感神経幹を経て脊髄後角に伝えられます。肝、膵、腎などの実質臓器では臓側被膜の進展が疼痛の刺激となります。これら内臓痛の原因となる求心性内臓神経線維（C線維）は自律神経と伴走しているため、しばしば悪心、嘔吐、発汗、頻脈などの自律神経症状を伴います。

関連痛：放散痛・投射痛とも言われ、体性痛や内臓痛の刺激がお腹とは別の部位（例えば胆石の右肩痛など）に起こる痛みを指します。

この関連痛は脊髄後角に入る求心性内臓神経線維が同じ高さの後角に入ってくる体性の求心性線維と干渉し、その支配領域の皮膚分布に疼痛を起こします（表1、図1）。

腹痛の鑑別診断

腹痛の発生部位、性状によって原因疾患を鑑別します。内臓痛は局在性に乏しいため原因疾患の同定が困難であることが多いです。また、腹

表1　腹痛の種類と発生機序

	神経支配	原因	特徴	例
体性痛	脊髄神経	知覚神経終末の物理化学的刺激	局在明瞭 持続性 鋭い痛み 腹膜刺激症状	腹膜炎
内臓痛	内臓神経	平滑筋の物理化学的刺激	局在不明瞭 周期性 鈍痛、疝痛	胆石症 尿管結石
関連痛	皮膚知覚神経	体性痛 内臓痛	比較的明瞭 持続性 皮膚知覚過敏	胆嚢疾患 膵疾患

図1 腹痛の分類と伝達経路

- **関節痛**：局在明瞭・鋭利
- **内臓痛**
  - 腹部正中線上（局在不明瞭）
  - 鈍痛（時に疝痛）
  - 周期的
  - 自律神経症状を伴う
- **体性痛**
  - 限局性
  - 鋭利
  - 持続的

管腔臓器の伸展
平滑筋の収縮・攣縮
潰瘍・炎症
実質臓器被膜の伸展

→ 交感・副交感神経（C線維）→ 腹腔神経節または上・下腸間膜神経節 → 後根神経節 → 脊髄後角 → 外側脊髄視床路 → 大脳皮質（感覚領野）

壁側腹膜・腸間膜・横隔膜への刺激 → 脳脊椎神経（A線維）

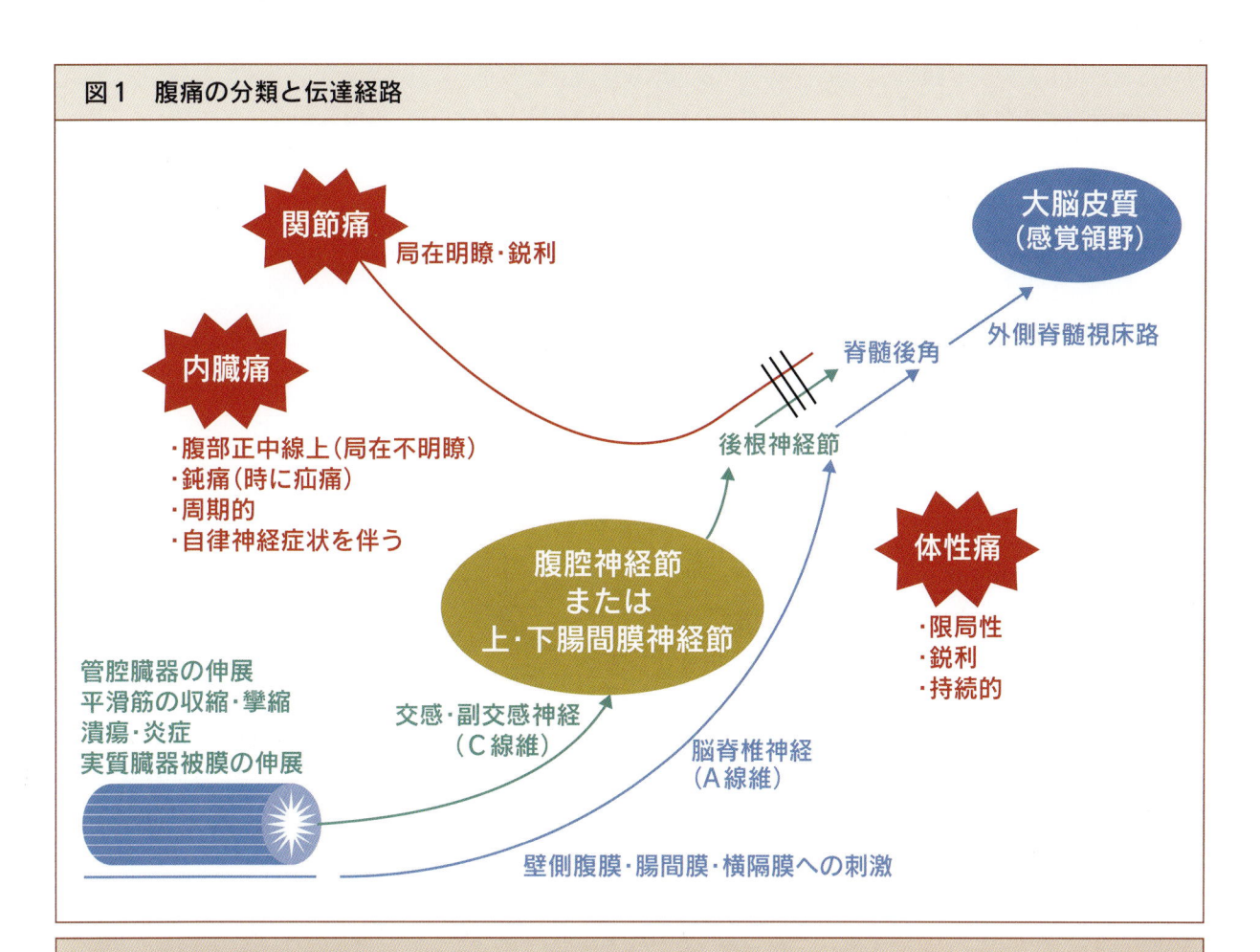

図2 腹痛の部位と原因疾患

部位	名称	原因となる主な疾患
A	心窩部	胃十二指腸潰瘍、胃がん、胆嚢炎、膵炎、AGML、虫垂炎の初期、心筋梗塞、胸膜
B	臍周囲	急性腸炎、腸閉塞、Meckel憩室炎、膵炎
C	下腹部	腸閉塞、潰瘍性大腸炎、大腸がん、過敏性大腸炎、膀胱炎、付属器炎、骨盤腹膜炎
D	右季肋部	胆石胆嚢炎、十二指腸潰瘍、肝膿瘍、腎盂炎（右）、腎結石（右）、尿管結石（右）
E	右下腹部	虫垂炎、クローン病、Meckel憩室炎、大腸がん、尿管結石（右）、卵巣嚢腫捻転症、子宮外妊娠破裂、付属器炎（右）
F	左季肋部	胃潰瘍、膵炎、腎盂炎（左）、腎結石（左）、尿管結石（左）
G	左下腹部	急性大腸炎、結腸憩室炎、大腸がん、虚血性腸炎、S状結腸捻転症、尿管結石（左）、卵巣捻転症（左）、子宮外妊娠破裂、付属器炎（右）
全体	全体	汎発性腹膜炎、腸閉塞、腸間膜動脈閉塞症、腹部大動脈破裂

部疾患以外の心筋梗塞や狭心症、肺炎や胸膜炎などの胸部疾患によって腹痛を来すことがあります（図2）。

腹痛の診断

腹痛を訴えて受診した患者の診察では、その原因が何か、緊急性を要するかを判断することがポイントです。そのため、以下の手順で診察が行われます。

問診

腹痛がいつ、どの部位に、どのような痛みで発症したかを十分に聴取することが重要です。また、悪心、嘔吐、吐血、下血、便通異常、発熱、排尿異常、婦人科疾患の有無、さらには食事摂取状況、体重の変化などを聞きます。

視診

全身状態の変化を観察し黄疸や貧血の有無、重症度の確認を行います。腹部の視診では膨隆の有無や皮下出血斑の有無、静脈怒張、浮腫などに注意し診察します。

聴診

腸蠕動の音を聴診することでイレウスの診断が可能です。腸雑音が亢進あるいは金属音が聞かれる場合、機械的イレウスが疑われます。逆に減弱したり消失したときには病状の進行や腹膜炎などが疑われます。

触診

お腹を軽く押さえ痛みを強く感じる部位を圧痛点と言います。この圧痛点は病気によって部位が決まっており診断に重要な情報を与えてくれます。圧痛の他、反跳痛や筋性防御といった触診の所見があり、これらがみられた場合は腹膜炎を疑います。

その他、直腸指診では肛門内に示指を挿入し肛門・直腸内の病気の有無を調べます。また、便に血液の付着がないか観察することが大事です。

表2　がんに関連した腹痛とその治療

原因・病態		臓器	腹痛の治療
1. 腫瘍の直接浸潤	神経浸潤や圧迫	後腹膜浸潤	非麻薬性中枢性鎮痛薬、麻薬、持続硬膜外麻酔、腹腔神経叢ブロック、放射線照射
		骨転移	非麻薬性中枢性鎮痛薬、麻薬、持続硬膜外麻酔、腹腔神経叢ブロック、放射線照射
	管腔臓器の閉塞	幽門狭窄	胃内容ドレナージ（経鼻胃管、PEG）、バイパス手術
		腸閉塞	腸内容ドレナージ（イレウス管）、手術（切除、バイパス、腸瘻造設術、人工肛門造設術）
		胆道狭窄	胆道ステント、胆管空腸吻合術
		膵管狭窄	
		水腎症、尿管水腫	尿管ステント、腎瘻造設術
	粘膜潰瘍	胃潰瘍	H_2受容体拮抗薬、プロトンポンプ阻害薬、ムスカリン受容体拮抗薬、粘膜保護作用・組織修復作用・粘膜微小循環改善作用をもつ薬剤
2. 機能不全	便秘		整腸剤、下剤
	直腸や膀胱のスパスムス		抗コリン薬
3. 治療関連	経皮的肝腫瘍焼灼術後痛		非ステロイド系抗炎症薬
	放射線照射による傷害		粘膜保護作用・組織修復作用・粘膜微小循環改善作用をもつ薬剤
	化学療法後		副腎皮質ホルモン

がんに関連した腹痛

　消化管臓器に発生したがんに伴う腹痛の大部分はがんが進行した場合に発生しますが、胃がんでは早期でも潰瘍の痛みとして症状があらわれることがあります。腫瘍の直接浸潤によって管腔臓器を閉塞したり実質臓器被膜の進展によって腹痛を生じ、また周囲神経への浸潤や圧迫によって疼痛を認めることがあります。

　がんの浸潤や胃、腸管の拡張・膨満による持続的な腹痛と、閉塞部より口側の腸蠕動亢進による周期的な疝痛の場合があります。大腸がんなどによる下部消化管の閉塞で腸閉塞を来した場合には便秘症状から疝痛を来しやすいです。膵がんでは、後腹膜臓器であり腹腔神経など周囲神経への浸潤によって持続的な激しい痛みを伴いがん性疼痛を来します（表2）。

がんに伴う腹痛の治療法

　がんに伴う腹痛の治療は持続的な痛みの場合、通常オピオイドによってコントロールできます。一方、疝痛の場合には臭化ブチルスコポラミンが有効です。

　また、がんの原因疾患の治療が重要であり手術による切除が可能であれば切除によって症状は改善されます。また切除不可能な進行がんや再発がんの場合でも症状を緩和する目的で局所治療を行うことがあります。例えばがんによる管腔の狭窄や閉塞に対しては、ドレナージやステントを挿入することによって閉塞が解除されれば症状は緩和されます。またがん性腹膜炎による閉塞ではバイパス手術や人工肛門造設術を施行することによって症状を緩和することが可能です。さらに抗がん剤治療や放射線治療によってがんの縮小効果が期待できれば腹痛を軽減することが可能であり、症状緩和を目的とした治療として行われることがあります（表2）。

第2章　こんな症状ならどんながん

便通異常（下痢と便秘）

小坂　健夫

便通異常という場合、便の色・形・硬さの変化、便の回数の変化、排便に伴う腹痛・不快感の3要素について異常があることを言います。

下痢

下痢は水分の多い便を頻回に排泄することですが、1日あたり200 mlを超える場合と定義されています。急性の下痢には感染性腸炎によるものと循環障害によるものがあります。慢性の下痢は数週間以上継続したり繰り返したりするものをいいます（表1）。

便秘

腸管に病気のない便秘を特発性便秘とよびます。そのなかで単純性便秘は生活習慣などを背景に起こります。ほかに痙攣性とよばれ腸管の過剰緊張によるものや、弛緩性とよばれ運動機能低下のために起こるものがあります。おなかの腫瘍などが原因で起こる便秘は器質性便秘とよばれます。その原因としては大腸がんが代表的です。神経障害や向精神薬などにより起こる便秘は機能性便秘とよばれます（表2）。

便通異常の診断

便の細菌培養や毒素検査は感染性腸炎の診断に用いられます。便潜血反応のうち化学法は疑陽性が多い欠点があり、免疫法（便中人ヘモグロビン）はがんであっても陰性となる場合があります。便通異常の診断に最も重要な検査は大腸内視鏡です。

表1　下痢を起こす病気

急性下痢	感染性腸炎	細菌性感染症	サルモネラ・ビブリオなど
		原虫・寄生虫	アメーバ赤痢など
		ウイルス感染	アデノウイルスなど
	循環障害	虚血性腸炎	
慢性下痢	炎症性疾患	感染性	腸結核・アメーバ赤痢など
		炎症性腸疾患	潰瘍性大腸炎・クローン病など
	消化吸収不良		吸収不良症候群
	機能性		過敏性腸症候群
	代謝内分泌性		カルチノイド症候群など
	運動障害		大腸がんなど

表2 便秘を起こす病気

急性便秘	機能性便秘	一過性便秘	生活様式の変化など
	器質性便秘	狭窄	腸閉塞・腹膜炎など
慢性便秘	機能性便秘	単純性便秘	習慣・高齢者など
		痙攣性便秘	過敏性腸症候群
	器質性便秘	狭窄	大腸がんなど
		全身性疾患	
		薬物	モルヒネなど

Q & A

問：がんの便秘には特徴がありますか？

答：大腸がんの便秘は管が狭くなったり、閉じてしまったりして腸内容が通りにくくなるために起こります。がんは進行性の病気ですから便秘症状も進行性の経過をたどることが多いです。初期では軽い便秘だったのが、徐々に便が細くなったり、ウサギの糞のように小さくなったり、便のまわりに血液がついたり、さらに進行すると、痛みや吐き気がでてくることがあります。腸内容は上部大腸では軟らかく、直腸に近づくと硬くなりますから、便秘は上部大腸がんより下部大腸がんで起きやすいと言われています。

第2章 こんな症状ならどんながん

消化管出血（吐血・下血・血便・黒色便）

小坂 健夫

口腔から肛門までは管として連続しており、消化管とよばれます。消化管が傷ついたり、潰瘍ができると出血することがあり、出血の部位や量により様々な症状を呈します。出血時の状況、出血の色調あるいは持病や薬歴が診断に役立ちます。

吐血

口から血液を吐くことを吐血といいますが、食道、胃・十二指腸などの上部消化管からの出血が吐血になります。血液は胃酸に触れると黒くなるため、胃・十二指腸からの吐血はコーヒーカスのような黒い色になることが多く、口腔や食道から直接出る出血は鮮紅色です。咳や痰とともに肺や気管などから出血することは喀血とよばれます。飲み込んでから吐いたのでない限り同様に鮮紅色です（表）。

下血

血液の混じる便は下血といい、黒色便と血便があります。一般的に上部消化管からの出血は胃酸の影響で黒色になります。鉄分を含む薬をのむと同様に黒色になります。小腸や上部の大腸からの出血は赤色調の便がでます。直腸肛門など下部の大腸からの出血は便に鮮血が付いたり、血液だけを排泄したりすることがあります（表）。

消化管出血の診断

まず内視鏡検査を行います。吐血では上部消化管内視鏡、下血では状況に応じて上部か下部の消化管内視鏡を選びます。内視鏡検査で出血源が明らかでない場合には、出血シンチグラフィーや血管造影を行うことがあります。

がんに伴う消化管出血

進行した食道がん・胃がんでは吐血で、また小腸腫瘍や大腸がんでは下血で初めて診断されることがあります。大便の潜血反応検査は大腸がんのスクリーニング検査に用いられています。慢性肝炎や肝硬変に肝がんを発症した場合、同時に食道静脈瘤や胃静脈瘤の破裂を来し、大量の吐血をすることがあります。

表 吐血・下血をきたす病気

	吐血・下血をきたす病気
良性疾患	● マロリー・ワイス症候群 ● 逆流性食道炎 ● 食道・胃・十二指腸びらん ● 胃・十二指腸潰瘍 ● 食道・胃静脈瘤 ● 小腸潰瘍 ● 虚血性大腸炎 ● 薬剤起因性腸炎 ● メッケル憩室症、大腸憩室症 ● シェーンライン・ヘノッホ症候群 ● ローン病
悪性疾患	● 食道がん ● 胃がん ● 小腸腫瘍 ● 大腸がん

Q & A

問：**検便法で大腸がんはどのくらいみつかりますか？**

答：平成16年度に行われた全国の大腸検診の受診者総数は約392万人で、そのうち6％の約23万人が精密検査必要とされました。しかし実際に精密検査を受けたのは6割にあたる約14万人でした。最終的に大腸がんと診断されたのは約5千人で、これは総受診者の0.13％にあたります。また発見された大腸がんの約3分の2が早期がんで、全体の半数近い症例（46％）が内視鏡的に治療されていました。なお精密検査受診者の36％は異常なしでした。

第2章 こんな症状ならどんながん

体重減少

福羅 匡普

がん患者は、がんと診断されたときにすでにその15〜40％で体重減少が起こっています。また、がんで死亡する患者では約70％に体重の減少を認めます。1980年DeWysらは11種類の異なる腫瘍タイプの患者3,047人の後ろ向き解析によって、腫瘍タイプと体重減少の発生率ならびに腫瘍タイプと体重減少の程度との関連を示し、どの腫瘍タイプでも生存期間は体重減少のある群では体重減少のない群に比し有意に短くなっていたと報告しています。このように、がんによる体重減少は、以前からがんの予後不良因子として認知されています。本項では、がん患者にみられる体重減少の原因を示すとともに、体重減少の臨床的評価方法、さらに末期がんにおける栄養管理について紹介します。

がんの種類と体重減少

がんの種類によって体重減少が起こる頻度は異なっています。非ホジキン悪性リンパ腫、乳がん、急性骨髄性白血病、肉腫では、診断時に体重減少を自覚した患者は30％程度で、あまり頻繁にはみられません。しかし、大腸がん、前立腺がん、肺がんの患者では、診断時に50％、膵がんの患者では診断時に80％以上の頻度で体重減少が起こっています。

体重減少の原因

がん患者が体重減少を来す原因は、大きく分けて2つあります。第一に、食事が摂れなくなり飢餓状態に陥ったときです。食欲不振となる原因は別の項で示しましたが、体重を維持するだけの必要な食事量を摂取できない場合には、原因が何であっても飢餓状態となり、体重減少が起こります。

第二に、ある程度進行したがん患者では、悪液質とよばれる状態になります。悪液質になると皮膚が乾燥し、皮膚と毛髪の光沢はなくなり、目はくぼみ、皮下脂肪のない痩せた状態になります。また、食事の早期における腹満感、脱力感、無力感、食欲不振などの症状も現れ、これらの症状すべてが進行性の消耗を意味しています（表1）。近年、悪液質の原因は、食事を摂取しないための単純な飢餓状態とは異なり、がん細胞からTNF、IL-1、IL-6、IFN-αといったサイトカインや、セロトニン、ボンベシンといった液性因子が放出され、それらが直接的に脂肪の分解や蛋白融解を導くとともに、脂肪や蛋白の合成を阻害することによって体重減少を引き起こすことが明らかにされてきています（図）。

体重減少の臨床評価

体重減少はがん罹患前と比べ10％というのが、治療の要否における閾値となっています。また、体重減少がどの程度急激に起こっているかということも重要で、重症の体重減少は1週間で2％、1ヶ月で5％、3ヶ月で7.6％、6ヶ月で10％を超えるとされています（表2）。

臨床的な評価には、皮下脂肪の厚さ、上腕筋周囲径の測定、生物電気インピーダンス、血液生化学検査ではアルブミン、あるいは代謝回転の速い蛋白（thyroxin-binding globulin、prealbumin、retinol-binding protein）の測定などが用いられ、同時に治療による反応を反映する指標ともされています。

表1　悪液質の診断

確立された診断基準はない

臨床症状：進行性の消耗

- 食欲不振
- 食事の早期における腹満感
- 慢性の悪心
- 衰弱
- 脱力感、無力感、倦怠感
- 体重減少
- 免疫能低下
- performance status[注]の低下

注）116頁 化学療法 表3参照

図　悪液質の病態

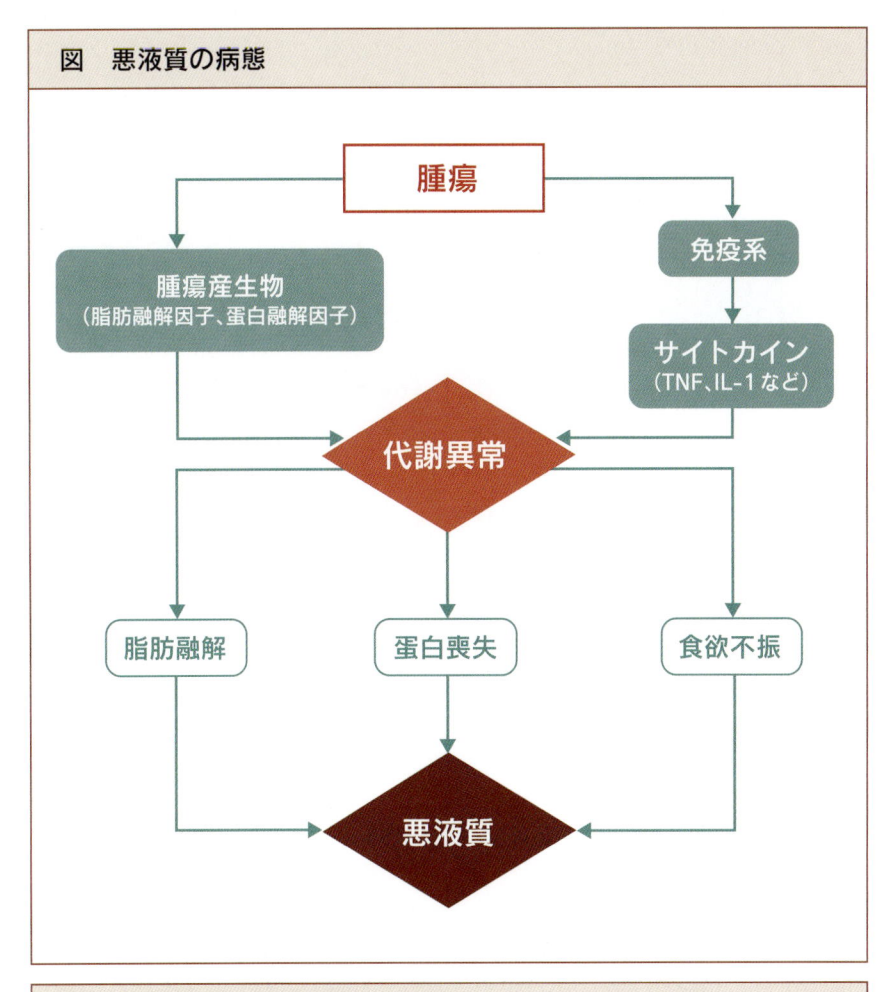

腫瘍 → 腫瘍産生物（脂肪融解因子、蛋白融解因子）
腫瘍 → 免疫系 → サイトカイン（TNF、IL-1 など）
→ 代謝異常
→ 脂肪融解／蛋白喪失／食欲不振
→ 悪液質

表2　体重減少の臨床評価

体重減少の程度

期間	重症
1週間	2％<
1カ月	5％<
3カ月	7.5％<
6カ月	10％<

治療

食欲不振による体重減少は多様な面をもった症候であり、一般的に数種類の病因が関与しています。食欲不振の原因によっては、それを改善することで栄養状態が良好となり、体重増加が認められます。

強制栄養補給には中心静脈栄養と経腸栄養があります。中心静脈栄養は、腫瘍による消化管閉塞のために、食欲はあっても食事が摂取できない状態や、衰弱が強くても治癒可能ながん患者での栄養状態の改善、腫瘍切除術を控えた術前の患者などの、短期間の栄養学的サポートに有効性が証明されています。

一方、経腸栄養は消化管機能が正常である場合に限られます。経腸栄養の利点は、合併症のリスクが少ないこと、安価であること、より生理的な栄養補給であることが挙げられます。最近では、胃瘻の造設により経鼻胃管が不要となったことから、患者のQOLが飛躍的に向上しています。経腸栄養は、頭頸部がんや食道がんで、嚥下不能の患者にとって有効性が証明されています。

しかし、上記以外のほとんどの進行がん患者では悪液質の状態となっており、強制栄養補給に治療的意義はほとんどありません。体重減少により、患者は体蛋白喪失による倦怠感、脱力感、筋骨痛、悪心、呼吸困難などの苦痛をしばしば訴えます。これらの症状を緩和することによって全般的なQOLの向上を図ることが重要な治療目的であり、むやみな栄養投与によって日常生活が制限されるのみならず、新たな苦痛が引き起こされる可能性もあります。

一方、薬理学的アプローチによって、食欲不振に関連した諸症状を緩和することはQOLの向上に重要です。代表的な薬物にコルチコステロイドがあります。末期がん患者におけるコルチコステロイドの投与では体重の増加は認められませんが、食欲、摂取量が回復し、performance statusが改善することが知られています。また、悪心を抑え、無力症を改善し、疼痛を軽減するという好ましい効果も認められます。しかし、コルチコステロイドには多くの副作用（高血糖、免疫抑制、浮腫、筋力低下、発声障害など）があり、その使用には十分な注意が必要です。

第2章 こんな症状ならどんながん

腫瘍随伴症状

長山 成美

　がん（悪性腫瘍）そのものが転移したり、がんの治療に伴って起こる副作用、がんにより全身状態が悪化して起こる感染・循環障害・代謝障害などが原因「ではない」脳や脊髄・末梢神経・筋肉の障害をまとめて傍腫瘍性神経症候群（paraneoplastic neurologic syndromes: PNS）とよびます。これらの症候群では、神経学的な症状が出たことをきっかけにがんが発見されることがあるほか、がんの発見に神経学的な症状が半年以上先行することもあるため、がんの早期診断に重要となることがあります。傍腫瘍性神経症候群を来しやすいがんはいくつか知られていますが、もっとも多いのは肺がん、とくに肺小細胞がんです。その他、乳がんや卵巣がん、悪性リンパ腫（Hodgkin病）などで起こってくることが知られています。以下、代表的な傍腫瘍性神経症候群とその症状をあげていきます。

辺縁系脳炎（paraneoplastic limbic encephalitis）

　抑うつ状態・不安・注意力散漫などで発症し、無為無欲（周囲に対しての興味や反応が次第になくなっていく）・失見当識（時間や日にち・人がわからなくなる）・不穏・人格変化・せん妄などが数日から数週の間に出現・進行していきます。その他、辺縁系以外の部位（例えば脳幹など）が障害されると、その部位による神経症状が出現してきます。髄液検査では軽度細胞が増えたり蛋白が増えたりすることがあります。血清・髄液中に特有の抗神経細胞抗体を認めることがあります。頭部MRIでは、典型的な辺縁系脳炎では側頭葉の内側にT2強調/FLAIR強調画像で高信号域病変を認めますが、単純ヘルペス脳炎などでも同じような画像になります。原因となるがんとしては肺小細胞がん・精巣がん・乳がん・卵巣がん・Hodgkin病などがあります（図1）。

腫瘍随伴性小脳変性症（paraneoplastic cerebellar degeneration: PCD）

　体幹失調（まっすぐ立ったり支えなしで座っていることができず、ふらつく）を中心とし、四肢失調（手

図1　辺縁系脳炎の画像

頭部MRI

　頭部MRI（FLAIR画像）です。側頭葉や脳梁に、白く高信号の病変を認めています。同様の病変は、ウイルス性脳炎のひとつである単純ヘルペス脳炎でも認められます。

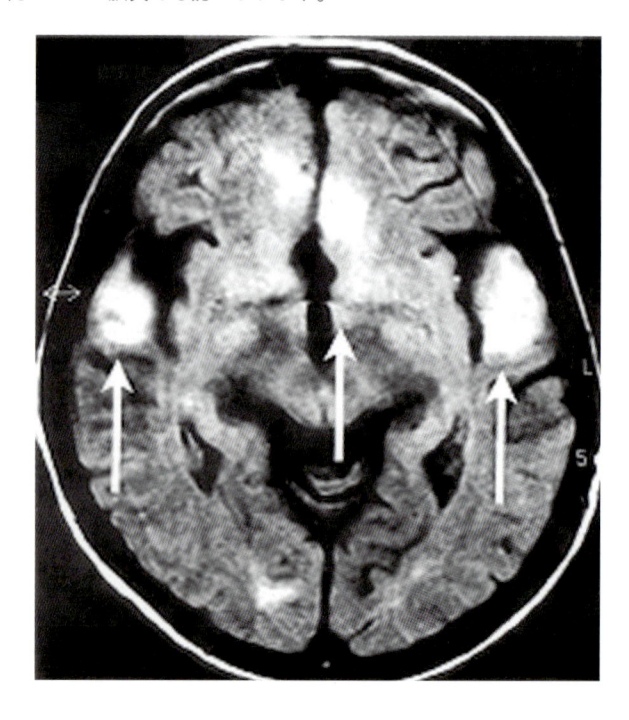

や足がふるえる)・構音障害(しゃべりにくい)・注視方向性眼振といった小脳失調症状が数週間から数ヶ月の間に進行していきます。多くの患者さんは6ヶ月くらいで進行が止まった状態となります。あとに挙げるLambert-Eaton筋無力症候群(Lambert-Eaton myasthenic syndrome: LEMS)を合併することもありますが、失調症状のため筋力低下症状としてはとらえにくいことがあります。髄液検査では軽度細胞が増えたり蛋白が増えたりすることがあります。血清・髄液中に特有の抗神経細胞抗体を認めることがあります。頭部MRIでは最初は明らかな異常が認められないことも多く、後になって小脳の萎縮がはっきりしてくることがあります。原因となるがんとしては肺小細胞がん・乳がん・卵巣がん・Hodgkin病などがあります。

Lambert-Eaton筋無力症候群(Lambert-Eaton myasthenic syndrome: LEMS)

末梢神経と筋肉の間はアセチルコリン(Ach)によって情報が送られますが、神経終末部からのAchの放出が障害されて起こる神経筋接合部・自律神経疾患です。主な症状として、脚の筋力低下による歩行障害や腕の筋力低下、易疲労性(瞬間的な筋力はあるが疲れやすく長続きしない)・腱反射低下などが出現します。また、そのほかに自律神経障害として口渇・便秘・排尿障害・陰萎(インポテンツ)などを認めることがあります。前出のPCDを合併する例がLEMS患者さんの10％前後にあり、PCD-LEMSとよばれます。

図2 Lambert-Eaton筋無力症候群

末梢神経伝導検査

脱力感と易疲労感を認めていた60歳代の男性です。左正中神経の末梢神経伝道検査を行い、20Hzの高頻度刺激で振幅が2倍以上に大きくなる漸増現象を認め、LEMSと診断しました。

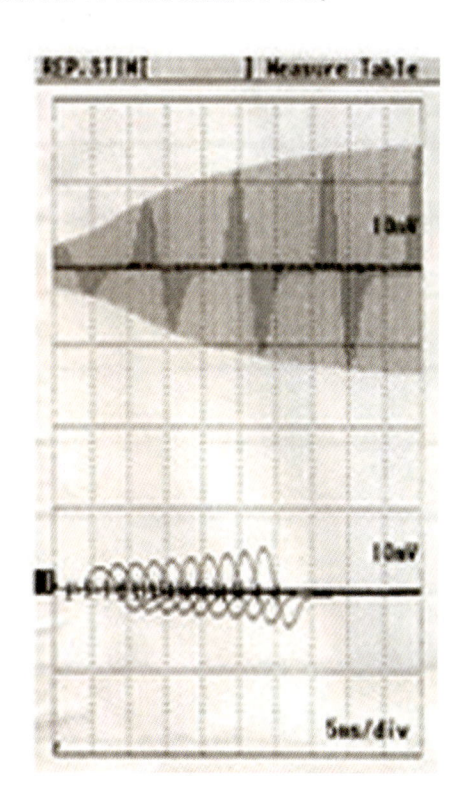

胸部造影CT像

その後の精査で左肺門部に腫瘤性病変(矢印)を認め、肺小細胞がんと判明、抗がん剤による治療を行いました。

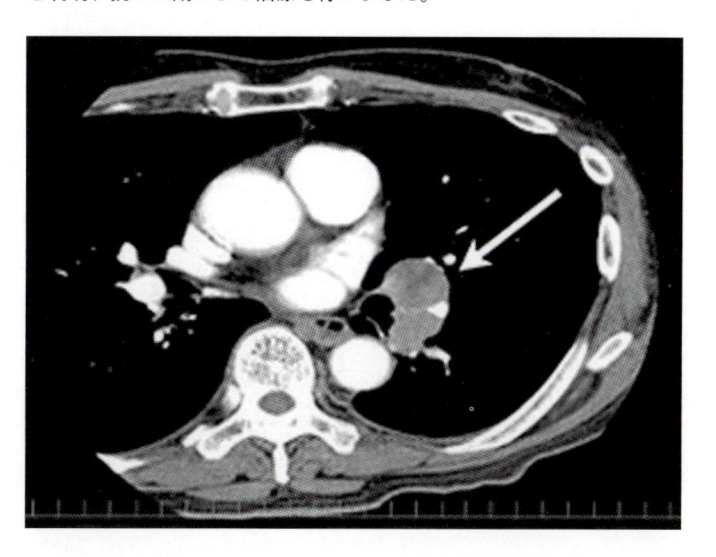

特徴的な検査所見として、末梢神経伝導検査で、高頻度刺激（1秒間に20〜50回刺激）で複合筋活動電位（CMAP）が2倍以上に大きくなる漸増現象（waxing）を認めます。また、血清中に抗P/Q型電位依存性カルシウムチャネル（voltage-gated calcium channe: VGCC）抗体を8割程度の患者さんで認めます。原因となるがんとしては肺小細胞がんが最も多く、とくにPCD-LEMSではほぼ全例で合併しています（図2）。

これらの症候群はいずれも非常にまれです。また、がんが発見されたり特有の抗体が検出されたりすれば確定診断できますが、発見・検出されない例も多く、似たような症状を来す疾患も少なくないため、診断は困難です。さらに、患者さん自体が少なく、神経症状に対して確立された治療法もほとんどなく、神経症状は改善しないことも珍しくありません。

しかし、生命予後という点からは原因となっているがんを早く発見し早く治療を開始することが第一選択となるため、これらの症候群を疑った場合には積極的ながんの検索が必要であり、また、その時点では見つからなくても注意深い経過観察が必要です。

第3章

がんをどうやって診断するか

血液検査（腫瘍マーカー）	52
体液診断（プロテオミクスを含む）	54
画像診断	57
内視鏡診断	
胃内視鏡	62
大腸内視鏡	65
気管支内視鏡	68
頭頸部内視鏡	72
針生検	76
病理診断	78
コラム③　PET（ペット検査）	80
コラム④　ステージ分類とは？	82

第3章　がんをどうやって診断するか

血液検査（腫瘍マーカー）

澤木　俊興、梅原　久範

腫瘍マーカーの意味

腫瘍マーカーとは、がん細胞自身が産生したり、がん細胞が産生を誘発することによって、がん患者の体液中で、がんを持たない人よりも高い値を示す物質のことです。その中にはホルモンや酵素あるいは特別な蛋白質など様々な物質があります。通常、検査は血液を用いて行われますが、尿、胸水、腹水、脳脊髄液など他の体液を調べる場合もあります。

表　主要な腫瘍マーカーと高値を示す腫瘍

	腫瘍マーカー	癌	陽性として出てしまう可能性のある疾患あるいは状態
消化管・肝・胆・膵	がん胎児性抗原（CEA）	胃がん、大腸がん、膵がん、肺がん、乳がん、卵巣がん	膵炎、肝炎、炎症性腸疾患、喫煙
	αフェトプロテイン（AFP, AFP-L3）	肝細胞がん、生殖腺胚細胞腫瘍	肝硬変、肝炎
	PIVKA-II	肝細胞がん、生殖腺胚細胞腫瘍	ビタミンK欠乏
	Span-1	膵がん	膵炎、胆嚢炎
	Dupan-2	膵がん	膵炎、胆嚢炎、肝硬変
	CA19-9	膵がん、大腸がん、胃がん、乳がん	膵炎、潰瘍性大腸炎
肺	SCC	肺がん、子宮頸がん、食道がん、皮膚がん	皮膚疾患
	CYFRA	肺がん	
	proGRP	肺小細胞がん	
	ニューロン特異的エノラーゼ（NSE）	肺小細胞がん、神経芽腫	
婦人科疾患	CA-125	卵巣がん	腹膜炎、月経、妊娠
	ヒト絨毛性ゴナドトロピン（hCG）	生殖腺胚細胞腫瘍	妊娠
前立腺	前立腺特異抗原（PSA）	前立腺がん	前立腺炎、前立腺肥大
	前立腺酸性ホスファターゼ（PAP）	前立腺がん	前立腺炎、前立腺肥大
血液	乳酸脱水素酵素（LDH）	リンパ腫	肝炎、血液疾患など多数
	可溶性IL-2受容体（sIL-2R）	リンパ腫	感染症
	単クローン性免疫グロブリン	骨髄腫	
その他	カルシトニン	甲状腺髄様がん	
	アドレナリン等のカテコールアミン	副腎褐色細胞腫	

期間をあけて測定し、がんの進行スピードを把握したり、治療前の値と治療後の値を比較することによって、現在行っている治療が効いているかどうか考える一つの根拠となります。また、がんの診断は通常その組織を採取することで行われますが、腫瘍マーカーを測定することががん診断の一助になる場合や、再発を早めに発見できることもあります。

近年その測定法の進歩によって、がんの治療あるいは診断を行っていく上で、極めて有益で不可欠な検査となっています。がん治療に患者さん自身が参画していく今日では、その値の解釈について患者さんもよく知っておく必要性があると言えます。

腫瘍マーカーと対応するがんの種類

がんの種類によって様々な腫瘍マーカーが存在し、いくつかの腫瘍マーカーは複数種類のがんで上昇を認めます。臨床的に有効とされている代表的な腫瘍マーカーと、その対応するがんの種類は、表のとおりです。

腫瘍マーカーの解釈

ほとんどの腫瘍マーカーでは、より高値であればあるほど、がんである可能性が高く、病気が進行している可能性も高いと言えます。しかし、異常値が必ずしもがんというわけではなく、良性疾患で上昇を認めることもあります。逆にほとんどの早期がんや一部の進行がんでも陰性を示すことがあります。

通常、同じ種類のがん患者さんでも、患者さん一人ひとりで有効な腫瘍マーカーは異なります。つまり、表の中の腫瘍マーカーの値が全て自分に当てはまるわけではないのです。治療前や治療経過中の値を把握し、その患者さんのがんの進行あるいは治療効果判定に適した腫瘍マーカーはどれかを、医師は患者さん毎に考えて検査を行っているのです。

Q & A

問：がん検診でがんを早く見つけるのに腫瘍マーカーは役立ちますか？

答：前立腺がんのPSAや卵巣がんのCA-125など、腫瘍マーカーによっては検診でスクリーニング目的に用いることが検討されていますが、そのかかる費用に対して得られる効果や意義には様々な意見があります。現状では何らかの症状が出ている入院あるいは外来受診患者さんに行うのが妥当と考えられています。しかし、高齢者で排尿障害を持つ患者さん、B型肝炎ウイルスやC型肝炎ウイルスで慢性肝炎の患者さんなど、発がんのリスクが高いと考えられる患者さんには、定期的な測定を考慮する必要があります。

問：良性疾患でも腫瘍マーカーが上昇する場合があるのであれば、どうやって悪性腫瘍と区別するのですか？

答：良性疾患でも腫瘍マーカーは極端な異常高値を示すことは多くありません。しかしこの基準も絶対的なものではないため、腫瘍マーカーだけではなく、組織の生検や画像検査など様々な検査を組み合わせて総合的に判断することになります。

第3章　がんをどうやって診断するか

体液診断（プロテオミクスを含む）

友杉　直久

　ヒトの全ゲノムが解読されたポストゲノム時代において、蛋白質/ペプチドの発現・機能解析手段としてプロテオミクス技術の重要性はますます大きくなっており、これにより疾患特異マーカーを捉え、早期診断を行い、さらに個々を対象とした個別化治療への展開が期待されています。とくに、米国食品医薬品局FDAは2004年にクリティカル・パス・イニシアチブを提言して以来、様々なガイダンスを発表し、より早くより低コストでより安全な医薬品の開発をめざしていますが、その手段として従来の「ファーマコ・ゲノミクスの利用」に加え、2005年は「ファーマコ・プロテオミクスの利用」に関する新たな提言を行い、プロテオミクス技術による疾患マーカーの探索とそれによる疾患のモニタリングを重要課題として挙げています。

プロテオミクスとは？

　ゲノム（genome）は遺伝子（gene）の集団（-ome）という意味であり、ヒトの全遺伝子情報の集合体を意味することはよく知られています。プロテオーム（proteome）も同じような造語であり、ヒトが有するタンパク質（protein）の集団（-ome）を意味します。ヒトの生命活動は、ゲノム情報に基づいて遺伝子の働きを調節する因子、細胞代謝、酵素やホルモン、その受容体、など様々なタンパク質がつくられ、その機能が発揮されます。このように、生体の活動に必要な全タンパク質を網羅的に捉えた概念がプロテオームであり、プロテオームを研究すること、あるいはその方法論のことを「プロテオミクス」とよんでいます。

プロテオームを調べると何がわかるか？

　プロテオームを調べることは、タンパク質の全体像を調べることであり、ヒトの生理的な状態や病理的な状態をタンパク質という視点で監視できることを意味しています。したがって、ある疾患に罹患したとき（例えば老化、炎症、虚血、がん）の血清プロテオームの変化を解析することによって、疾患の原因となっているタンパク質の正体を捕まえることができます。これは非常に精度の高い、非侵襲的診断法として臨床応用が期待されています（図1）。

図1　プロテオミクス技術による疾患マーカーの探索

疾患に特異的なタンパク質を見つけ、早期診断、疾患のモニタリング、さらにヘルスケアに役立てる試みがなされています。

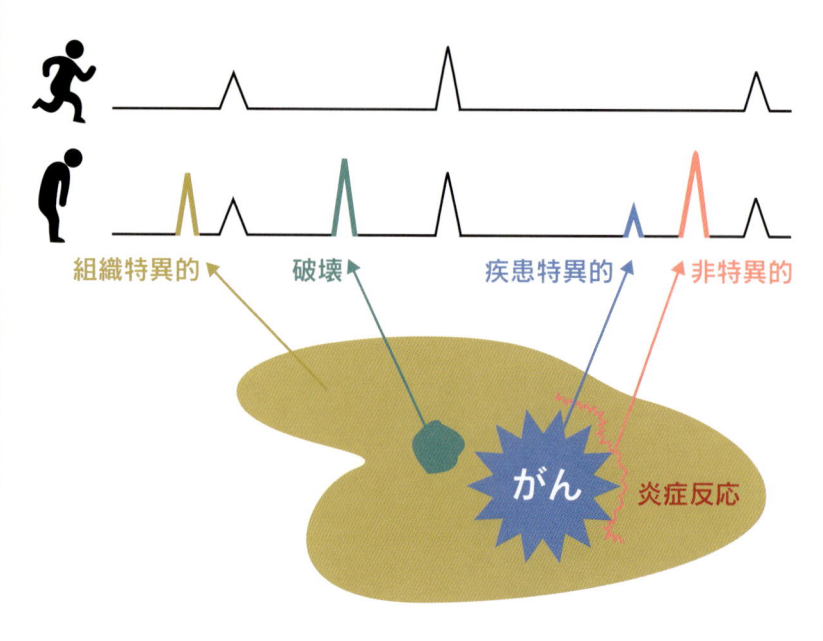

組織特異的　破壊　疾患特異的　非特異的

がん　炎症反応

体液診断（プロテオミクスを含む）

プロテオームを調べる方法は？

しかし、その蛋白質の変化を血清蛋白質の中から検出することができるのでしょうか。血清中に存在する99％以上の大多数の蛋白質は、生体にとって基本的な活動に必要なものであり、残り1％弱の微量に存在するタンパク質が疾患に特異的な診断の標的になると考えられています。この血清中に存在する微量のタンパク質を測定することは、これまでは非常に困難なものでしたが、近年開発されたハイブリッド型質量解析計を用いると、比較的容易に同定できるようになりました。この原理は、2002年のノーベル化学賞を受賞された田中耕一博士らの発見「タンパク質をイオン化すれば、その質量を測定できる」に基づいています（図2）。

プロテオーム解析を用いたヘルスケア・システムとは？

病気に罹るときには、必ず前兆があります。身体の不調を訴えたときには既に病気は相当に進行しており、病気を完全に治癒させるためには、非常にお金と時間を必要とします。そこで、厚生労働省は、早期発見、早期治療の観点から健康管理、予防医学への取り組みに重点を置くようになってきました。

我々が提案するヘルスケア・システムは、血中や尿中に含まれている、がんに特異的なタンパク質の発現量を質量解析装置を用いたプロテオミクス技術で捉え、病気を早期に発見し、早期に治療を開始し、その進行

図2　タンパク質の測定方法

イオン化された蛋白質は、軽いものほど真空管内を移動するスピードが速く、その飛行時間から分子量が決定されます。

図3　ヒートマップにおける膵臓がんと正常の差異

多数の分子の組み合わせで疾患をパターン化（ヒートマップ）すると、膵臓がんと正常の差異が明らかになります。

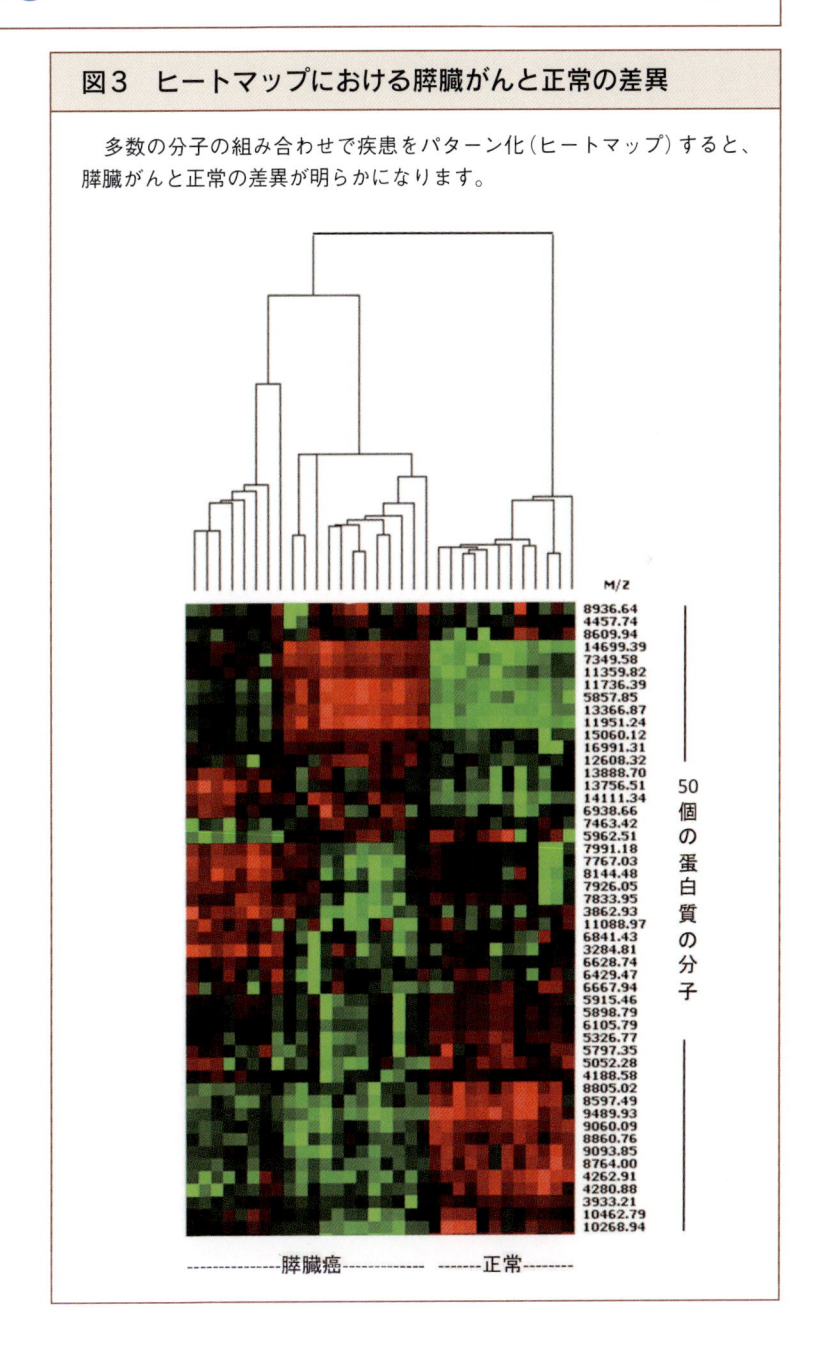

第3章　がんをどうやって診断するか

を予防することを目的としています（図3）。

さらに本システムは、予防だけでなく、治療効果や薬剤の副作用も疾患特異性タンパク質で確認ができるため、患者さん個々のテーラーメイド医療を可能にします。

> ## Q & A
>
> **問**：血清のプロテオミクス解析を一度受ければ、すべての病気がわかるのでしょうか。
>
> **答**：プロテオミクス解析は数年前に始まり、高い可能性は秘めていますが、まだ診断法としては完成していません。しかし、現時点で定期的に検査を受けておくことにより、将来特定の疾患が発生した場合に、それぞれを比較することにより超早期に疾患の発生を検出することが可能になります。現在、乳がん、子宮体がん、卵巣がん、膵臓がん、腎がんなどが診断可能になっています。

第3章　がんをどうやって診断するか

画像診断

利波　久雄

　画像診断とは、機械や装置を用いて体の内部を絵、つまり画像にすることによって視覚的に病気の診断を行う方法のことです。皮膚の病気のように体の表面にあって、目に見えるものを写真に撮っても画像診断とは言いません。画像診断の始まりは、放射線の一種であるエックス線を用いたレントゲン写真ですが、現在ではその他にもいろいろな画像診断が開発され、臨床に活用されています。放射線を使わない超音波検査やMRIも画像診断に含まれます。画像診断にはそれぞれ得意な領域と苦手な領域があり、いくつかの画像診断を組み合わせることによって病気の診断が行われています。

画像診断の種類

単純エックス線写真

　単純エックス線写真はいわゆるレントゲン写真のことです。最も一般的な画像診断として幅広く普及しています。単純エックス線写真では、病気やけがが疑われる部位にごく微量のエックス線を照射します。写真上、骨のようにエックス線をよく吸収する部位は白く、肺のようにエックス線を通しやすい部位は黒く描出されます。CTやMRIが普及してきた現在でも、肺炎や骨折の診断には単純エックス線写真が重要な役割を果たしています。なお、レントゲン写真という呼び名は、1895年にエックス線を発見したドイツの物理学者レントゲン博士の名前に由来しています。レントゲン博士は、この功績を評価されて第1回ノーベル物理学賞を受賞しています。

CT

　CTもエックス線を利用した画像診断で、コンピューター断層法とも言います。CTでは、体を通過したエックス線をコンピューターで処理をすることによって体を輪切りにした断面像をつくることができます。

図1　最新画像診断装置

　左はマルチスライスCTの全体像です。円筒状の装置の内部に64個のエックス線検出器が配列されています。胸部や腹部の検査をわずか数秒で行うことができます。
　右はPET-CTの全体像です。中央の装置の内部にマルチスライスCT用の検出器（16個）とPET用の検出器が連続して配列されています。CTとPETの画像を重ね合わせることによって、より正確にがんの診断を行うことができます。

マルチスライスCT　　　　　　　　　　　PET-CT

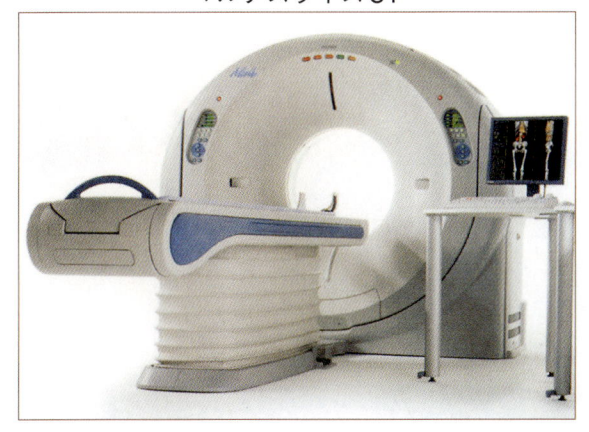

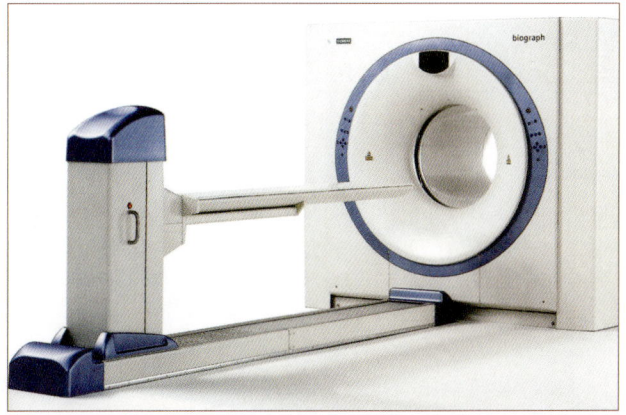

検査は、装置に据え付けられている検査台の上に仰向けに寝て、じっとしているだけです。検査が始まると検査台がスライドして円筒状の装置の中に入っていき、エックス線が照射されて体の断面像が撮影されます（図2）。最近では、体の断面を一枚ずつ撮影するのではなく、たくさんの断面が短時間に撮影できるマルチスライスCTとよばれる新しいCTも実用化されました。金沢医科大学病院で稼働中のエックス線検出器を64列内蔵したマルチスライスCTでは、胸部や腹部のCT検査はわずか数秒で撮影することができます。マルチスライスCTの開発により、体の断面像だけではなく、立体的な三次元画像や胃・大腸などの消化管の中を内視鏡で覗いたような仮想内視鏡画像も容易に作成することができるようになりました（図1～4）。

MRI

磁気共鳴断層法とも言います。磁気と電波を使って、体の内部の状態を知ることができます。強い磁場を発生する円筒状の装置の中に体を入れて、特定の周波数の電波（電磁波）を当てると、体の組織を構成している水素原子がその電波に反応して信号を発します。MRIは、この信号を集めて画像にします。画像はCTとよく似た断面像として表示されます。MRIはCTと比べると検査に時間を要しますが、放射線被曝の危険性がなく、コントラストが高いのでCTでは発見しにくい病変も見つけやすい利点があります。脳や脊髄の病気の診断に威力を発揮します。検査中は、強い磁場の中に体全体が入るので、イアリング、ネックレス、ヘアピンなどの金属類をはずす必要があります。心臓ペースメーカーや血管内ステントが入っている人は検査ができません。脳動脈瘤のクリップは鉄製やステンレス製の場合は磁力で動いてしまう危険性がありMRI検査はできませんが、最近は非磁性体であるチタン製のクリップが普及してきたため、安心して検査ができるようになりました。

超音波検査

超音波検査は超音波を体に当てて、反射してきた音波を体の表面で捉えて体の中の様子を画像にする方法です。臓器の形態や、血流の状態を画像にすることができます。心臓や肝臓、胆嚢などの腹部臓器の観察に有用です。超音波検査には体を輪

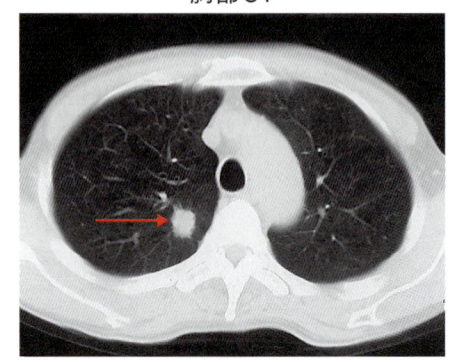

図2　肺がんの画像所見

肺がんは予後の悪いがんですが、がん検診の普及によって早期の段階で発見されるようになってきました。図は早期に見つかった肺がんの画像です。左は胸部単純エックス線写真ですが、右肺の上部に円形の腫瘍がみられます。右は胸部CTですが、辺縁不整な腫瘍が明瞭に描出されています。

胸部単純エックス線写真

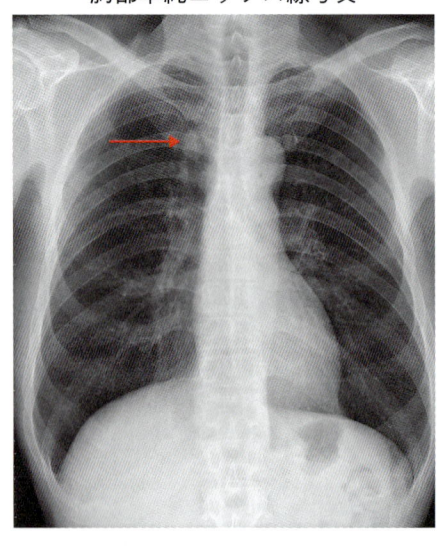

胸部CT

画像診断

図3　肝臓がんの画像所見

　左はヨード造影剤を静脈から注射した直後の腹部造影CTですが、肝臓内に白く造影される腫瘍がみられます。右はCTの断面像から作成した三次元立体画像ですが、肝臓内に大小2個の腫瘍がみられ、周囲の血管との位置関係がよくわかります。

腹部造影CT　　　　　　三次元立体画像

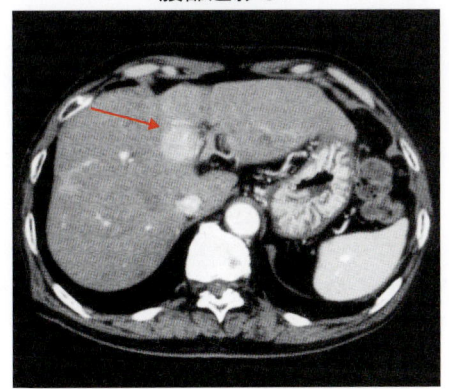

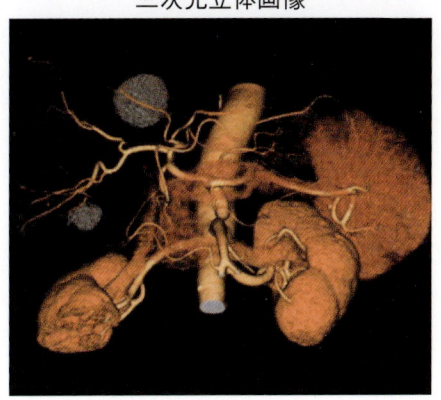

図4　大腸がんの画像所見

　左はCTの断面像から作成した仮想内視鏡画像ですが、大腸内にポリープ状に隆起した腫瘍が明瞭に描出されています。右は実際に大腸に内視鏡を挿入して撮影した写真です。内視鏡を挿入しない仮想内視鏡画像でも、内視鏡写真と遜色のない診断情報が得られています。

仮想内視鏡　　　　　　内視鏡写真

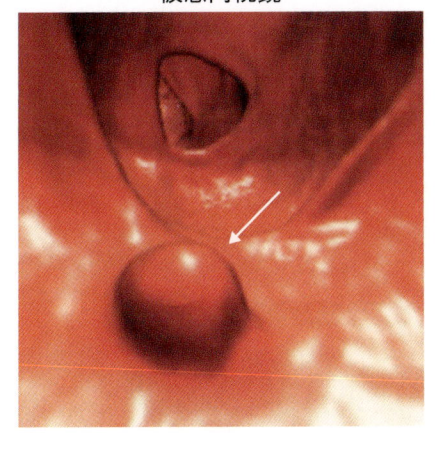

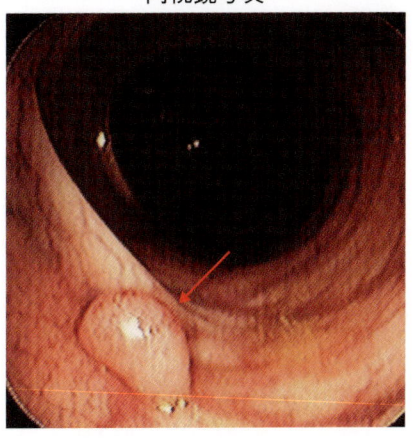

切りにした断面像で表わす超音波断層法と血管の流れる方向や速度を表示する超音波ドップラー法があります。超音波検査の最大の利点は、人体に無害で副作用がないということです。超音波検査は放射線被曝の危険性がないため、胎児の検査にもよく使われており、胎児の成長、性別、先天異常などの検査法として広く用いられています。骨や空気があると超音波は反射・散乱されて伝播しませんので、空気で満たされている肺や骨で囲まれている脳の検査には役立ちません。

核医学検査

　調べたい臓器にだけ集まる放射性同位元素という物質を静脈から注

射して、臓器に集まった放射性同位元素から放出されるガンマ線という放射線をシンチカメラという検出器で画像にする検査法です。特定の臓器に集まる数多くの放射線医薬品が開発されていますが、代表的な検査法として心筋シンチグラフィー（狭心症や心筋梗塞の診断）、骨シンチグラフィー（骨の炎症や骨転移の診断）があります。核医学検査のなかで、最近注目を浴びている検査法にPETがあります。PETは、CTやMRIでは見つかりにくい早期のがんの発見に威力を発揮します。PETでは、一回の検査で全身を調べられるので、がんの転移や再発の有無を確認することにも有用です。金沢医科大学病院ではPETとCTを同時に撮影して、両方の画像を重ね合わせることによって、より正確にがんの診断を行うPET-CTが稼動しています（図1）。

画像診断に用いられる造影剤

画像診断では病変の存在がはっきりしない場合、造影剤という薬を投与して病気の診断能を向上させる方法がしばしば行われます。エックス線を用いた画像検査ではエックス線をよく吸収するように原子番号の高い物質でつくられている造影剤が用いられます。エックス線検査でよく用いられる造影剤にはヨード造影剤と硫酸バリウムがあります。造影剤で造影された部位は白く描出され、造影された部位と周囲組織とのコントラストが上昇するため病気の診断能が向上します。

ヨード造影剤

CT、排泄性尿路造影（IVP）、血管造影などではヨード造影剤が用いられます。CTや排泄性尿路造影では静脈から造影剤を注射します。一方、脳や腹部の血管の状態を調べる血管造影ではカテーテルという管を動脈や静脈に直接挿入して造影剤を注入します。投与されたヨード造影剤は、最終的には腎臓を経て尿と一

図5　肺がんの脳転移および骨転移の画像所見

肺がんは転移を生じやすいがんです。左は造影前の頭部MRIですが、明らかな病変は指摘できません。
中央はガドリニウム造影剤を静脈から注射後の造影MRIですが、白く造影される脳転移が2ヶ所明瞭に描出されています。小さい脳転移は造影剤を使用しないと発見できないことがしばしばあります。
右は全身骨シンチグラフィー前面像ですが、黒く描出される骨転移が多数みられます。

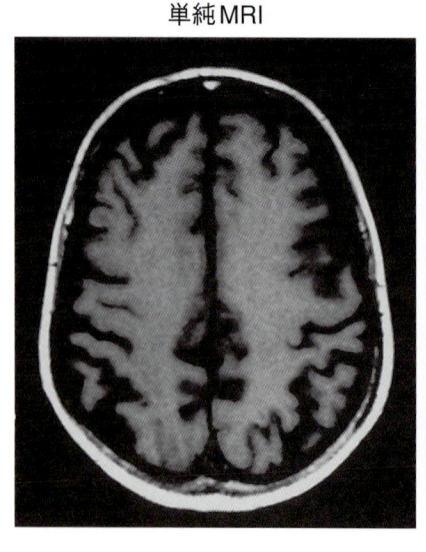

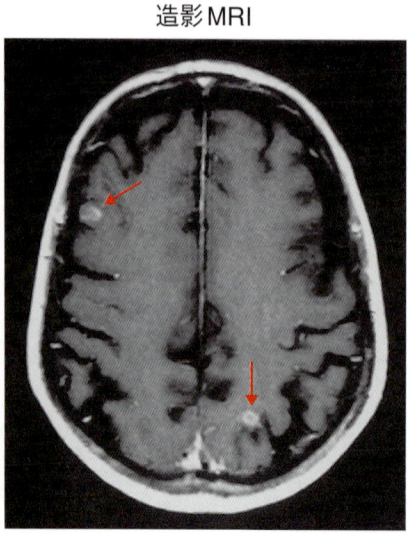

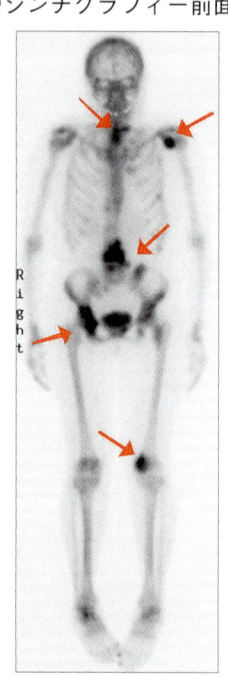

単純MRI　　造影MRI　　骨シンチグラフィー前面像

緒に体外に排泄されます。まれにショックなどの副作用を引き起こすことがあります。

硫酸バリウム

胃や大腸などの消化管の検査には硫酸バリウムという造影剤が使われます。食道・胃などの上部消化管の検査では硫酸バリウムを口から飲んで検査を行います（上部消化管透視と言います）。一方、直腸・大腸などの下部消化管の検査では硫酸バリウムを肛門から管で注入して検査が行われます（注腸検査と言います）。硫酸バリウムは検査終了後、便と一緒に体外に排泄されます。

MRI用造影剤

MRI検査でも、病気の診断能を上げるために造影剤が使用されます。主にガドリニウム造影剤が用いられます。エックス線検査で用いられる造影剤と同様に、MRIでも造影された部位は白く描出され、周囲組織とのコントラストが上昇します（図5）。肝臓のMRI検査では鉄分の造影剤が用いられることがあります。いずれの造影剤も静脈から注射されます。まれにショックなどの副作用を引き起こすことがありますが、その頻度はヨード造影剤に比べるとはるかにまれです。

Q&A

問：ヨード造影剤の副作用について教えてください。

答：エックス線を用いる画像診断ではヨード造影剤が広く用いられていますが、まれにヨードの過敏症による副作用が生じることがあります。副作用の症状はじんましん、かゆみ、吐き気などですが、ごくまれに呼吸困難、血圧低下、ショックなどの重大な症状を来すことがあります。副作用の予防のため、造影剤を注射する前に慎重に問診をすることが大切です。アレルギー体質（喘息やアトピーなど）の人や以前に造影剤で症状がみられた人は、ヨード造影剤の投与を控えるか、慎重に投与する必要があります。

問：医療被曝について教えてください。

答：日常生活で我々が受ける放射線（環境放射線）には、宇宙線などによる自然放射線と医療被曝による人工放射線があります。日本では医療被曝が約60％を占めています。胸部単純エックス線写真の被曝線量は1件あたり0.1～3ミリシーベルト、胸部CTでは1件あたり約5ミリシーベルトです。シーベルトとは体への放射線被曝の大きさを表す単位です。医療被曝は検査を受ける人が利益を受けるための被曝であり、検査によって得られる利益（診断情報）が被曝による損失（放射線被曝）を、必ず上回るとの医師の判断が前提にあります。日常診療では、不必要な放射線の検査は行わない、検査を行う場合でもできるだけ被曝線量を少なくする努力をすることが大切です。

第3章 がんをどうやって診断するか

内視鏡診断①

胃内視鏡

川浦 健、伊藤 透

胃内視鏡検査

　一般的に『胃内視鏡検査』と言われるものは、上部消化管内視鏡検査のことであり口から内視鏡を挿入し、食道・胃・十二指腸を観察するもので、昔から、『胃カメラ検査』と言われてきたものです。世界をリードする日本におけるその歴史も50年足らずしかたっていませんが、開発されてからも内視鏡機器の改良・発展があり、診断技術は革新的に進歩しています。当初開発された胃カメラは、先端にカメラを付けて無作為に写真を撮っていたもので、現在一般的に使用されている胃内視鏡とは構造的にかなり異なっていました。次いで、ガラスファイバーの全反射を利用したファイバースコープが開発されましたが、基本的に操作している医師しか観察できませんでした。約10年前に、内視鏡の先端にデジタルカメラの超小型のチップを装着し、その画像を電気信号に置き換えて液晶画面に表示できる電子スコープが開発されました。この機器は画像が大変明瞭で、操作する医師のみならず、そばで介助する看護師、検査を受けておられる患者さん、研修医、学生も全て同時に内視鏡画像を観察することができます。

　この進化を遂げている内視鏡機器は、日本人に多いとされている消化器疾患、とくに胃がん、胃炎、胃潰瘍、十二指腸潰瘍、最近増えつつある逆流性食道炎、食道がんの発見、診断

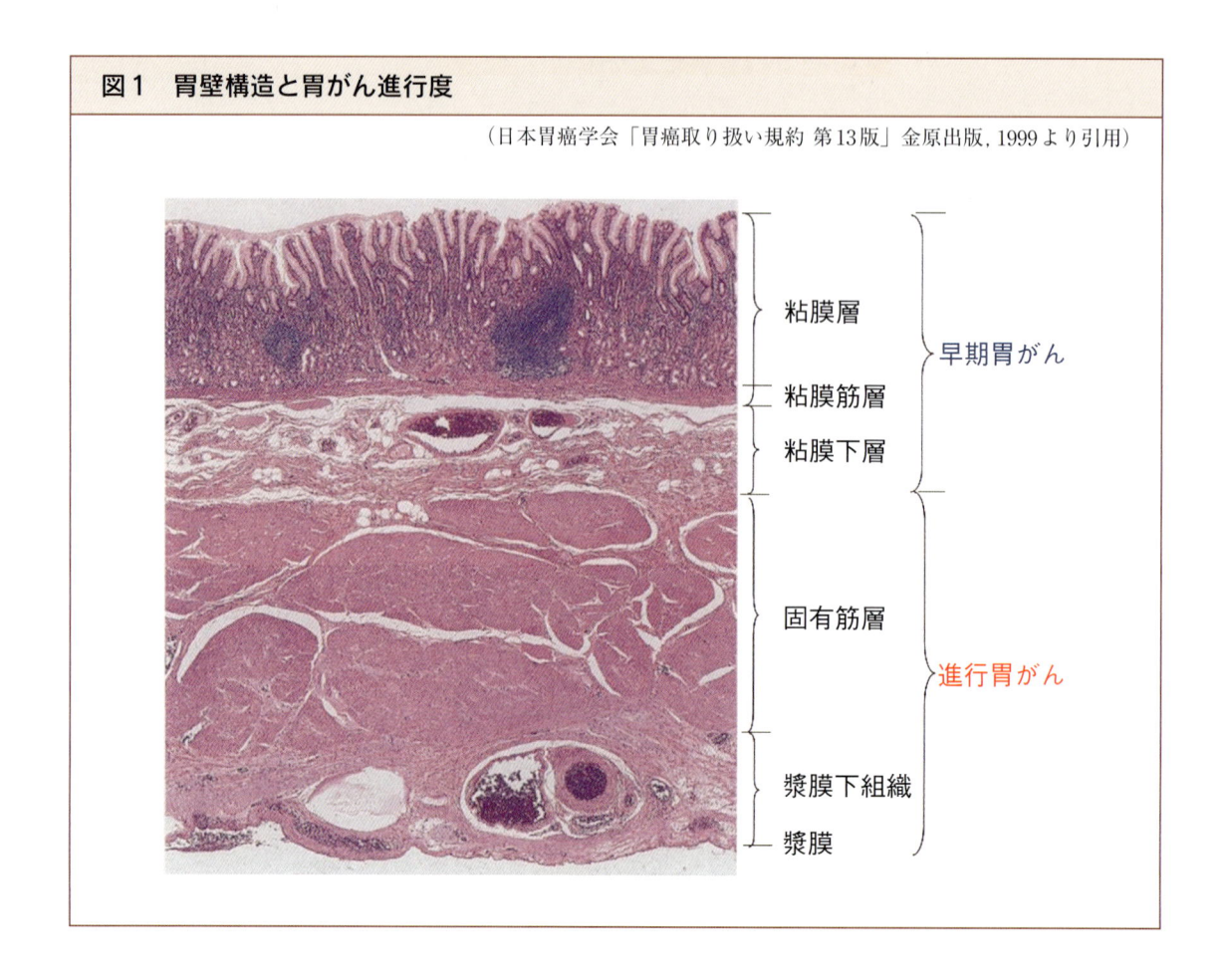

図1　胃壁構造と胃がん進行度

（日本胃癌学会「胃癌取り扱い規約 第13版」金原出版, 1999より引用）

粘膜層　｝早期胃がん
粘膜筋層
粘膜下層
固有筋層　｝進行胃がん
漿膜下組織
漿膜

に優れた検査です。内視鏡検査は肉眼的な診断と同時に生検といって約1 mm大の組織を採取して病理学的診断（最終診断）まで行える利点があります。

胃がんの内視鏡診断

胃がんにおいてはここ数年、検診の普及により内視鏡検査の機会が増えたことや、消化器内視鏡の発達により早期発見、早期治療が行われるようになり、胃がんによる死亡率の年次推移は、1960年代から男女とも大幅な減少傾向にあります。しかし、がん死亡で考えると、胃がんは男性のがん死亡の第2位、女性で第1位となっています。胃がんは近年、減少してきているように思われがちですが、罹患数は死亡数の約2倍で、胃がん患者数はそれほど減少していないのが現状です。

胃がんには大きく分けて早期胃がんと進行胃がんがあります。早期胃がんとは、胃壁の粘膜層または粘膜下層という、胃粘膜の表層にとどまるがん（図1、図2）であり、とくに、最も表層にとどまる粘膜内がんではリンパ節転移、他臓器転移はほぼ0％であり、粘膜下層浸潤がんにおいてもリンパ節転移は10～20％前後で適切な治療を行えば、予後が良いがんです。また、ほとんど無症状のことが多いのも特徴です。一方、進行胃がんは胃壁の固有筋層や漿膜下層といわれる、より深い層に浸潤を

図2 早期胃がん

通常内視鏡像　　インジゴカルミンによる色素内視鏡像

図3 進行胃がん

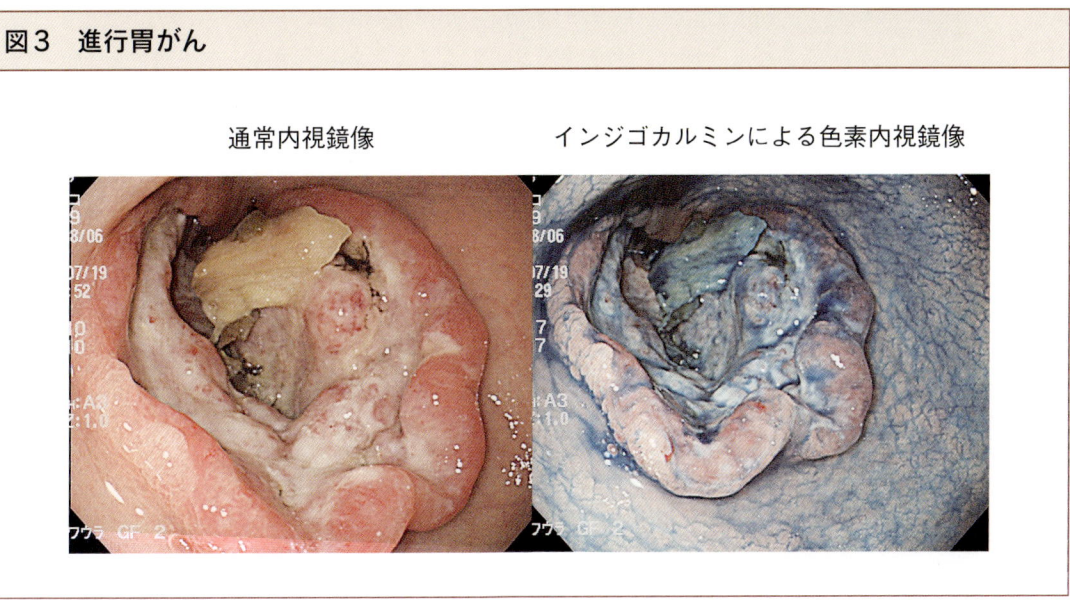

通常内視鏡像　　インジゴカルミンによる色素内視鏡像

呈するがん（図1、図3）で、早期胃がんに比べてその予後は悪いものです。食欲がなくなったり、常に全身が疲れた感じ、みぞおちのあたりに重い感じがしたり、痛みなどを伴うことが多くなります。

上部消化管内視鏡検査で発見される胃がんの60％は進行胃がんであり、残りの40％は無症状な早期胃がんです。さらに40％の早期胃がんのうち約半分が内視鏡治療が可能な病変です。つまり、症状が出てきてから上部消化管内視鏡検査を受けるのではなく、無症状なときに検査を行うことにより、内視鏡治療可能な早期胃がんを発見する確率が増えると思われます。

金沢医科大学病院での上部消化管内視鏡検査では、電子内視鏡のハイビジョン画質による通常光観察に加え、色素散布観察、がんの栄養補給路である粘膜表層の毛細血管や粘膜微細模様などを、色調の違いとして強調表示する狭帯域光観察（NBI）などの最新機器を用いて、従来発見し得なかった微細ながん病変を発見することも可能となりました。また、発見されたがん病変の深達度やその拡がりを詳細に観察します。さらに、内視鏡先端より生検鉗子を挿入し病変の一部を摘み取ってくることができます。それらにより、早期胃がん、進行胃がんの診断を正確にかつ迅速に行うことができ、各病変に対する適切な治療方針を決定することができます。

早期胃がんと早期食道がんの内視鏡治療

ここ数年、早期胃がんの内視鏡治療は目覚しく進化しています。開腹せずに消化器内視鏡を用いて、がん病巣のみを切除する、内視鏡的胃粘膜切除術（EMR）、および内視鏡的粘膜下層切開剥離術（ESD）という手法で治療を行えるようになりました。この方法で行う治療のコンセプトは、胃はまるまる全部残すことにあります。とくにESDの場合は、フックナイフ、ITナイフ、フレックスナイフなどのデバイスを使用し、病変の下に内視鏡を用いて注射し、病変を十分に持ち上げてから前述した適切なデバイスを選択してまず腫瘍の辺縁を切ります（切開）。さらに病変の下に内視鏡およびデバイスを潜り込ませて粘膜下層を切離し（剥離）、がん病変を完全に切除する方法です。腫瘍が胃粘膜の最表層にとどまっている粘膜内がん症例であれば、その大きさに関わらず、腫瘍を完全に切除することができます。前述したとおり、粘膜内にとどまっている早期胃がんであれば、リンパ節転移や他臓器転移は0％であり、この方法で早期胃がんを完全に治癒することができます。一方、進行胃がんは現在でも、手術による治療が第一選択ですが、上部消化管内視鏡検査の発達により、早期発見、早期治療の観点から考えて、外科手術の成績を昔と比べると、その予後は向上してきています。

食道がんは、残念ながら現在のところ進行食道がんで発見されることが多く、胃がんに比べ、悪性度が高く予後が悪いがんです。とくに男性においては、罹患率、死亡率が増加してきているがんです。喫煙や、アルコール多飲などが食道がん発生の危険因子ということがわかっています。ごく早期の食道がんは無症状ですが、食べ物を飲み込んだときに胸部に痛みや不快感、熱いものを飲み込んだときにしみるように感じるといった症状は、食道がんの早期にみられるので、早期発見のために注意していただきたい症状です。食道がんのごく初期のもの（食道表在がん）であれば、胃がん同様にリンパ節転移、他臓器転移の危険も少なく、内視鏡治療が可能であることがあります。

胃がん、食道がんは早期であればあるほど、その予後も良く、治療の選択肢にも幅があり体の負担が軽い治療も選択できます。症状がなくても、あるいは、症状があっても、我慢せずにできるだけ速やかに上部消化管内視鏡検査を受けられることをお勧めします。

また、最近では患者さんにとって安全で苦痛のない胃内視鏡検査を受けていただけるように、内視鏡センターの優しい環境づくり（BGM、余裕のある空間、優しい壁の配色など）や静脈麻酔薬の使用などが行われるようになってきております。

本学病院では、以上述べてきた患者さんにとって安全かつ優しい環境、内視鏡機器、診断、技術などは国内トップレベルの評価を受けております。何か気になる点があれば一度本学病院にて上部消化管内視鏡検査を受けられてみてはいかがでしょうか。

第3章　がんをどうやって診断するか

内視鏡診断②

大腸内視鏡

藤井　隆広

大腸がん検診の意義

　大腸がんの罹患・死亡率は、年々急増し、現在では女性のがん死亡原因の一位となっています。がんの統計調査では2015年には肺がん、胃がんを抜き、男女を合わせた日本人のがん罹患率一位になることが予測されています。大腸がんは、初期の段階で発見される早期がんと、それよりも遅れて発見される進行がんに分けられます。早期がんは、がんのひろがりが大腸壁内の粘膜下層までにとどまるものであり、進行がんは、それより深く固有筋層を超えてひろがるものであります。がんは全てが転移するわけではなく、大腸の粘膜内にとどまる早期がん（Mがん）では、転移を認めず、また、粘膜下層に僅かに広がる早期がん（微小浸潤SMがん）であれば、肝臓への転移はなく、リンパ節への転移も1％以下と極めて少ない頻度であり、大腸内視鏡による切除で完治できるがんです。しかし、それより深くひろがった早期がんや進行がんでは、リンパ節や肝臓への転移率が高まります。粘膜下層に深くひろがった早期がん（深部浸潤SMがん）でのリンパ節転移率は約10％程度にあり、進行がんでのリンパ節転移率は50％以上、肝転移率は15％程度に認められます（図1）。すなわち、完全に治る早期がんを数多く発見することが、大腸がんの死亡率抑制効果につながることになります。このような早期がんでは自覚症状がないため、検診で発見されることが多く、進行がんにおいても、有症状で発見されるよりも検診で発見された進行がんの方が、完治率が高いという報告があります。したがって、大腸がんについても検診の重要性が言えるのです。大腸がん検診には、便潜血テストが一般的に行われており、これで

図1　大腸がんの浸潤度

　大腸がんは、初期の段階で発見される早期がんと、それよりも遅れて発見される進行がんに分けられます。早期がんは、がんのひろがりが大腸壁内の粘膜下層までにとどまるものであり、進行がんは、それより深く固有筋層を超えてひろがるものであります。

早期がん　｜　進行がん

| Mがん | SMがん | MPがん | SSがん | SE～SIがん |

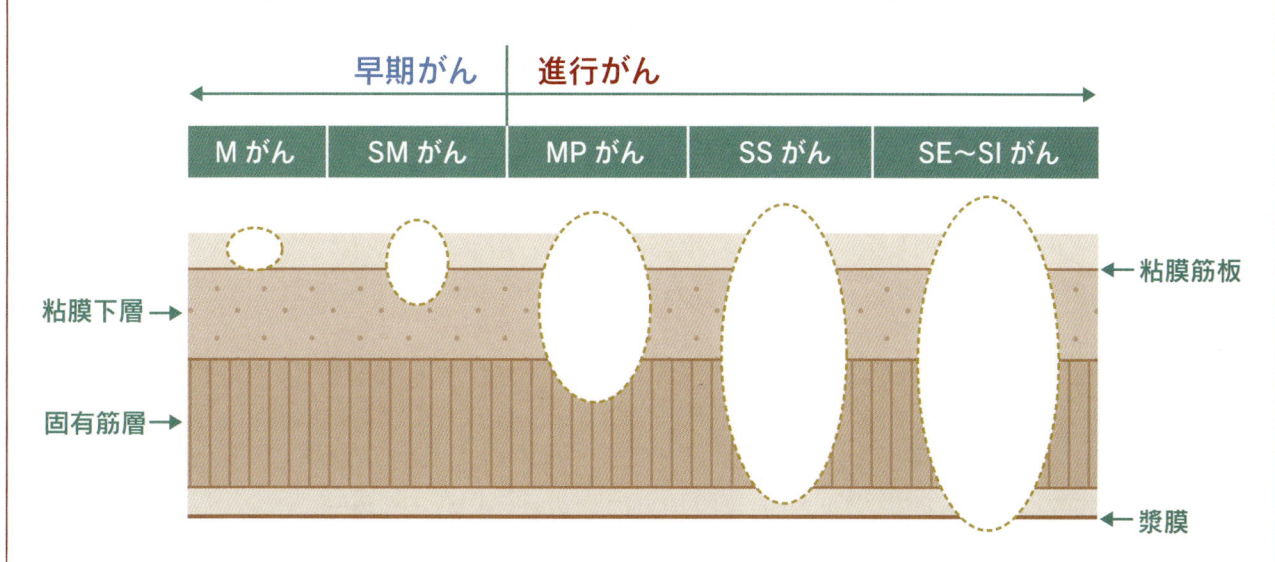

← 粘膜筋板
粘膜下層 →
固有筋層 →
← 漿膜

第3章　がんをどうやって診断するか

陽性と診断された場合には、精密検査として注腸検査、または大腸内視鏡検査が勧められています。また、便潜血テストの結果が陰性であっても、早期がんの半数、進行がんの10％が見逃されるという成績もあり、便潜血テストだけで安心はできません。したがって、便潜血テストの結果や症状の有無に関わらず、40歳を越えたら一度は注腸検査か、大腸内視鏡検査を受けることが大切なのです（図2）。

大腸内視鏡検査の有利性

大腸内視鏡検査は、注腸検査よりも診断精度の高い検査であることは、様々な臨床試験結果より国際的にも広く認知されています。精度の高い検診を求めるのであれば、大腸内視鏡検査が最も優れた検査法であり、その有利性は、がんの発見・診断にとどまらず、早期がん（Mがん〜微小浸潤SMがん）では内視鏡治療までが1回の検査で完遂できます。とくに拡大内視鏡では、ズーム式に通常観察から100倍までの拡大観察機能をもつものであり、この拡大観察により病変の微細な表面構造（腺管のpit構造）から、がん化しないとされる過形成性ポリープ（切除治療が不要）、がん化する腫瘍性ポリープ（切除治療が必要）を見極めることができるため、組織検査の結果を待たずとも、その時点で診断し内視鏡治療が行えます。さらに腫瘍性ポリープでは、前述したように良性の腫瘍性ポリープであるか早期がんであるかを判別でき、とくに、早期がんについては開腹手術を必要とする深部浸潤SMがんか、内視鏡で完全治癒可能なMがんであるかも瞬

図2　盲腸の早期がんの大腸内視鏡像

大腸内視鏡検査を行うことで、早期胃がんについては、開腹手術を必要とする深部浸潤SMがんか、内視鏡で完全治癒可能なMがんであるか、瞬時に確実な診断ができます。

通常観察　　　　　　クリスタルバイオレット染色下拡大観察

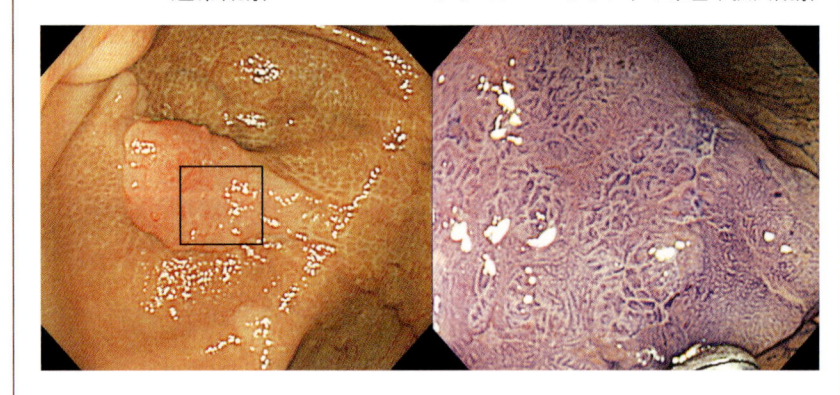

時に確実な診断ができます。このように、拡大内視鏡による検査では、ほとんどの症例で1回の検査で診断から治療が行えるため、極めて有用な検査法であると言えます。

早期大腸がん、陥凹型がん発見の重要性

大腸がんに成長発育する過程には、大別して"腺腫（ポリープ）がん化説"と"De-novo説"の2つのルートが挙げられています。前者は、良性の腺腫性ポリープから増大とともに一部ががん化し、早期がんから進行がんへと成長していくと考えられています。この学説は遺伝子学的にも立証されており"多段階発がん説（＝腺腫がん化説）"として欧米で圧倒的に支持されています。一方、後者は、最初の段階からがん細胞として発生し、進行がんへと発育するものであり、この発生説は極めてまれなものと理解されてきました。しか

し、わが国では、従来"幻のがん"と信じられてきた陥凹型がんの実在を明らかにし、これが"De-novoがん"に相当する病変と考えられています。この陥凹型がんの特徴は、ポリープ型がんとは異なり発見が難しく、小さな段階でSMがんから進行がんへ移行すると考えられており、より初期の段階で診断されることが重要な病変なのです。このがんは、粘膜の僅かな色調変化などでしか見つけられないため、便潜血テストや注腸検査などと比べて大腸粘膜面を観察して診断する大腸内視鏡検査が適しているのです（図3）。

この陥凹型がんは、欧米で発見されないタイプの大腸がんであったため国際的認知度は低く、人種差の違いとして日本の風土病という偏見がありました。そこで、1995年に日英共同研究の一環として筆者は、英国リーズ大学病院で210例の大腸内視鏡検査を行い、そのうち2例の陥凹型早期がんを発見しました。それ

以降、陥凹型がんが人種差を問わず実在し、国際的な病気であることが実証されています。この英国での経験から、陥凹型がんの発見には、この病変の存在意識のもとに慎重かつ丁寧に粘膜面を観察すること、さらに基本的なことですが良好な前処置（腸管洗浄液という下剤で腸管内を綺麗に洗浄すること）のもとに内視鏡検査を行うべき必要性があらためて再認識されました。

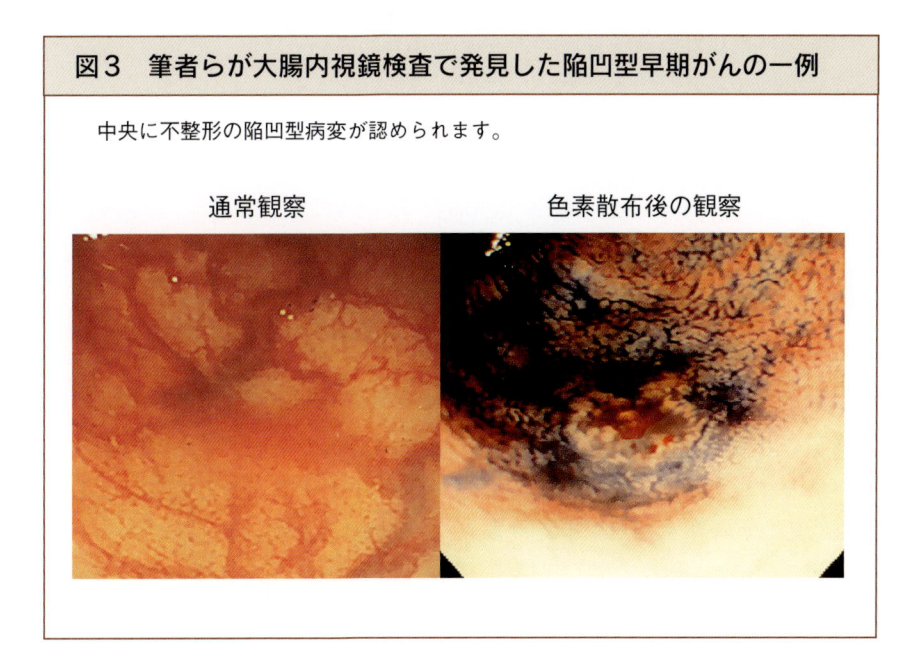

図3　筆者らが大腸内視鏡検査で発見した陥凹型早期がんの一例

中央に不整形の陥凹型病変が認められます。

通常観察　　　　　　色素散布後の観察

第3章　がんをどうやって診断するか

内視鏡診断③

気管支内視鏡

薄田　勝男

近年、肺がん等の呼吸器疾患の増加により気管支鏡検査の頻度が著しく増加し、また治療に気管支鏡が使用されることが多くなってきています。

気管支鏡診断

気管支鏡検査では、気管の中にカメラが入り苦しいというイメージをお持ちの方が少なくありませんが、実際は鎮静薬や局所麻酔薬を併用して行いますので、そう苦しくはありません。金沢医科大学病院では、ドルミカムという鎮静薬も併用して気管支鏡検査を行いますので、患者が苦痛を感じることなく寝ている間に検査ができます（図1）。

検査では、軟性気管支鏡（電子スコープ）を用い、のど・気管・気管支を観察して異常の有無を調べます。タバコを長期に吸い続けた方の場合、扁平上皮がんという肺がん病変を認めることがあります。鉗子およびブラシで病変から組織や細胞を採取し診断をします。

最近では、胸部X線写真もしくは胸部CT（コンピュータ断層）等で気管支内ではなく肺実質に発生する腺がんという肺がんが多数発見されるようになりました。肺実質の肺がんは気管支鏡下に観察されないことが多く、X線透視下に病変の局在を確認しながら、細い鉗子等を肺実質に挿入し、組織・細胞を採取し細菌の培養を行います。金沢医科大学病院では企業と連携し、胸部CT画像をパソコン処理し、前もって病変までの気管支経路をバーチャル化し、そのナビゲーションガイド下に効率的に診断を行っています。びまん性の肺間質性陰影に対しては、肺の生検とともにBAL（気管支肺胞洗浄）を行い、肺胞の細胞成分や液性成分を回収し病因を分析します。

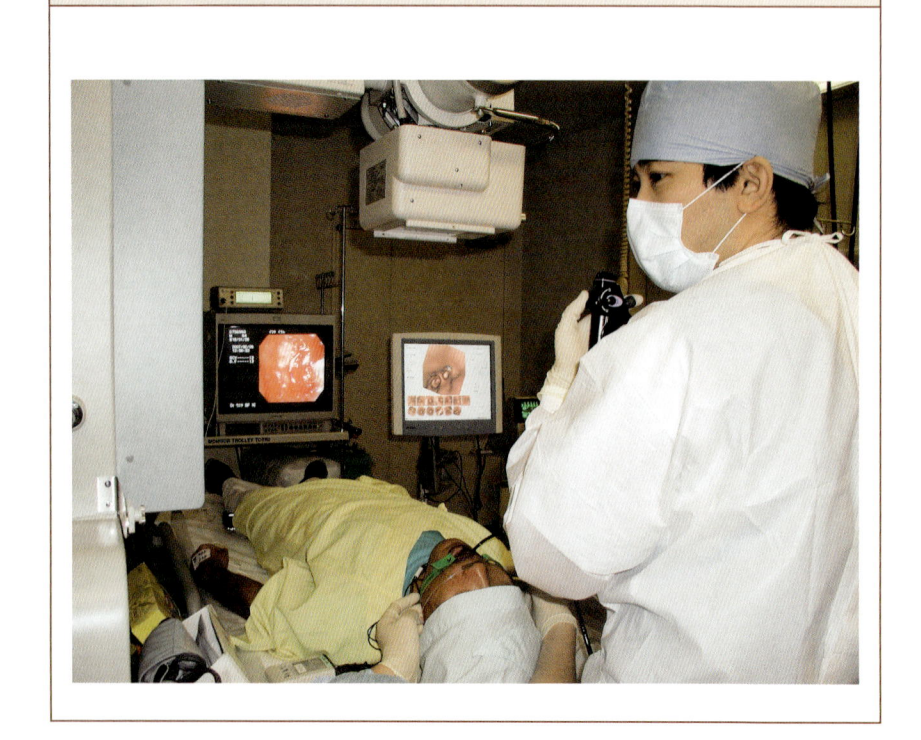

診断分野では、蛍光内視鏡検査も使用されるようになりました。これは組織特有の自家蛍光の差を利用した診断法で、正常粘膜からは緑色蛍光が観察されるのに対して、がん病変は暗赤色に観察されるためがん病変の同定が容易となります（図2）。経気管超音波内視鏡（TUS）が使用できるようになり、腫瘍の深達度診断・縦隔リンパ節転移診断・末梢肺野病変の質的診断に用いられるようになりました（図3）。

気管支鏡治療

気管支鏡治療が進歩し、末期の気道狭窄患者に一時的な改善を提供す

図1　気管支鏡検査

図2 蛍光内視鏡検査

（オリンパスメディカルシステムズ㈱提供）

蛍光内視鏡
（LIFE-Lung system）

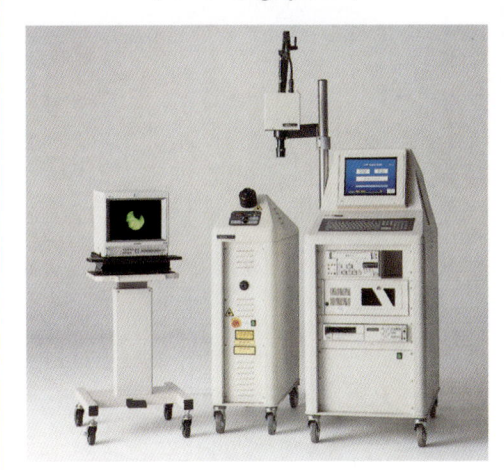

通常気管支鏡所見

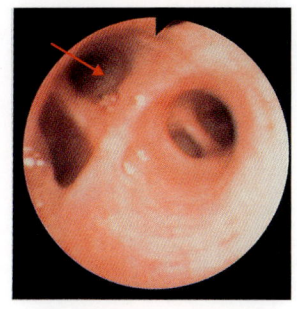

蛍光気管支鏡所見

通常の気管支の観察で認められた肺がんの部分（矢印）が、蛍光気管支鏡では暗赤色を呈しています。

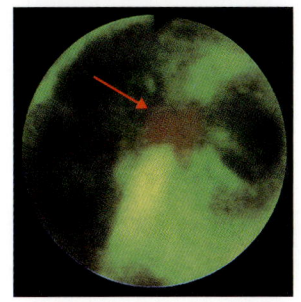

図3 気管分岐下リンパ節腫大症例

（東北大学 高橋博人提供）

通常気管支鏡

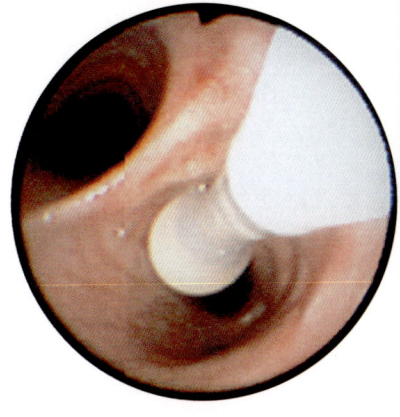

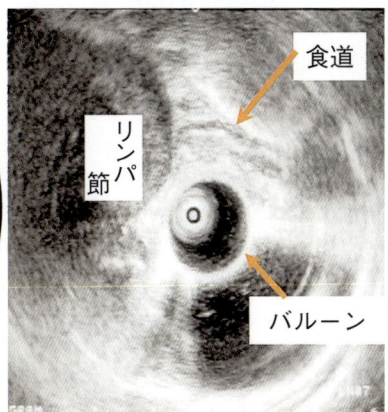

経気管超音波内視鏡

食道
リンパ節
バルーン

るだけではなく、患者から呼吸困難感および恐怖感を取り除き、効果が期待できる他の治療ができるようになりました。レーザー治療により、気管支に限局した早期肺がんは肺機能を損なうことなく根治できます。ステントの留置により、腫瘍等の圧迫および浸潤により狭窄した気道内腔を開存させ、気管気管支軟化症の脆弱化した軟骨を保持し、気管支食道瘻・気管支胸腔瘻等を内視鏡的に閉鎖できます。

レーザー治療など

狭窄・閉塞した気道を迅速に改善させる方法として、Nd-YAGレーザーが一般的であり、高周波治療も処置具の開発により標準治療となりました。硬性鏡の先端を用いた機械的切除（debulking）やレーザー焼灼により気道内腔の開大を計り、ステントを留置する内視鏡療法は気道狭窄の標準治療となっています。狭窄・閉塞した気道を緩徐に改善させる方法として、光線力学的治療・凍結療法等があります。気管切開後の瘢痕狭窄、炎症性肉芽増生等の良性疾患ではレーザー治療が行われます。瘢痕狭窄ではバルーンによる拡張術も行われます。

Nd-YAG レーザー（図4）

イットリウム・アルミニウム・ガーネットで作られた結晶（YAG）が母材で、気管支鏡下治療に最も広く利用されているレーザーです。生体組織に照射した場合、表面で少ししか吸収されず、数mmの組織深達度が得られます。

光線力学的治療（Photodynamic therapy: PDT）（図5）

内視鏡的早期肺がんの根治療法および生命を脅かさない気道悪性腫瘍の姑息的治療として用いられます。低エネルギーのレーザー照射と腫瘍親和性光感受性物質とを併用したがんの治療法です。通常、腫瘍親和性光感受性物質フォトフリンを静脈内投与後48～72時間後にレーザー照射が行われます。穿孔や出血の危険性が少なく、煙の発生がなく、重篤な呼吸不全を起こすことはありませんが、効果が現れるのに時間がかか

第3章 がんをどうやって診断するか

ります。日光過敏症を引き起こすため、2週間は直射日光を避ける必要があります。

高周波治療（Electrocautery）（図6）

Nd-YAGレーザーと同様に、局所に熱を適用させ組織を凝固させ蒸発させます。高周波治療は、既に消化器内視鏡におけるポリペクトミー、手術における電気メスをはじめとして既に使用されています。大きな組織が採取可能で、煙の発生が少なくコストが安く、今後さらに利用される治療法です。

ステント療法

気道にステントを留置する目的は、気管気管支等の狭窄・閉塞の改善、気管支瘻の閉鎖、気管気管支軟化症の改善等です。気管気管支等の狭窄・閉塞の原因として、悪性腫瘍および大動脈等による外圧性圧迫、肺がん等の悪性腫瘍による中枢気道への浸潤、および炎症性の気道狭窄等です。硬性気管支鏡（図7）を用いると、ステントの挿入およびレーザー等の内視鏡治療が容易になり、気道出血等に迅速に対応できます。

シリコンステント（Silicon stent）

このステントは気道狭窄に世界中で最も一般的に使用されています。安全で気管支壁の穿孔の心配はありませんが、移動・逸脱しやすい。Dumon stent（図8）は外周に小突起をつけたシリコン製のステントで、咳嗽による移動・逸脱および粘膜の圧迫壊死を予防した構造となっています。留置部位の移動・除去・再挿入が可能で、追加治療で気道が開大し抜去できることも少なくありません。

金属ステント（Metallic stent）

最初は血管および胆道の狭窄に

図4　気管支を閉塞した肺がんに対するNd-YAGレーザー治療

気管支を閉塞した肺がん症例

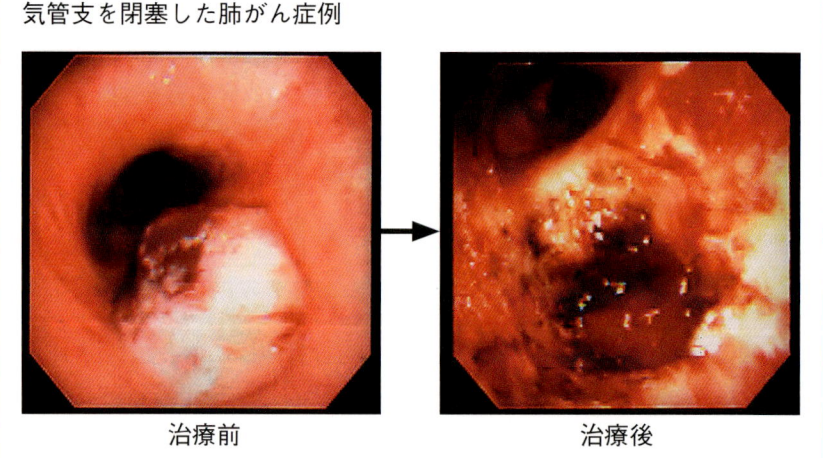

治療前 → 治療後

図5　内視鏡的早期肺がんに対する光線力学的治療（PDT）

（東北大学呼吸器外科症例より引用）

気管支の膜様部に発生した内視鏡的早期肺がん

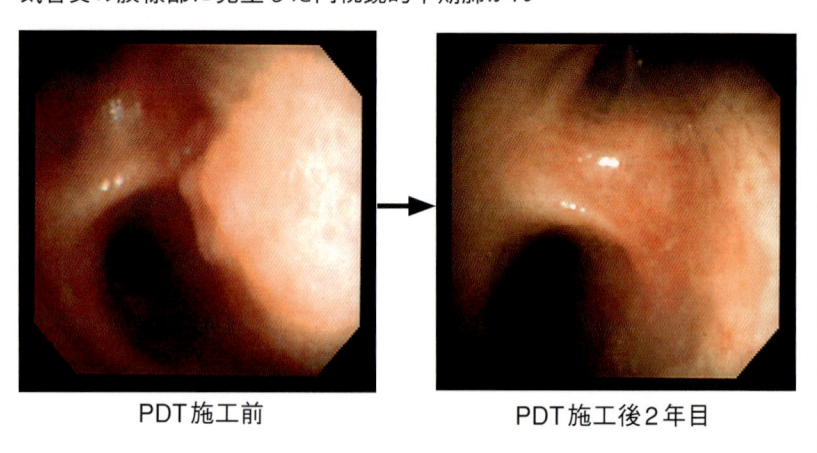

PDT施工前 → PDT施工後2年目

図6　肺がんの気管内再発病変に対する高周波治療（高周波ナイフを使用）

気管支の軟骨部に再発した肺がん

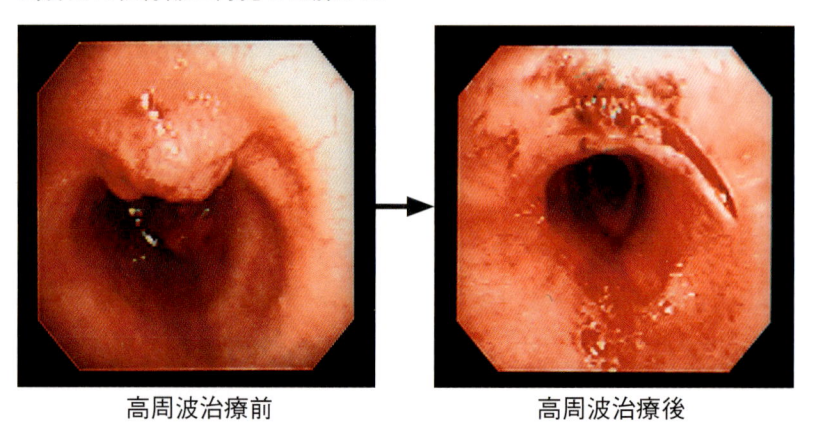

高周波治療前 → 高周波治療後

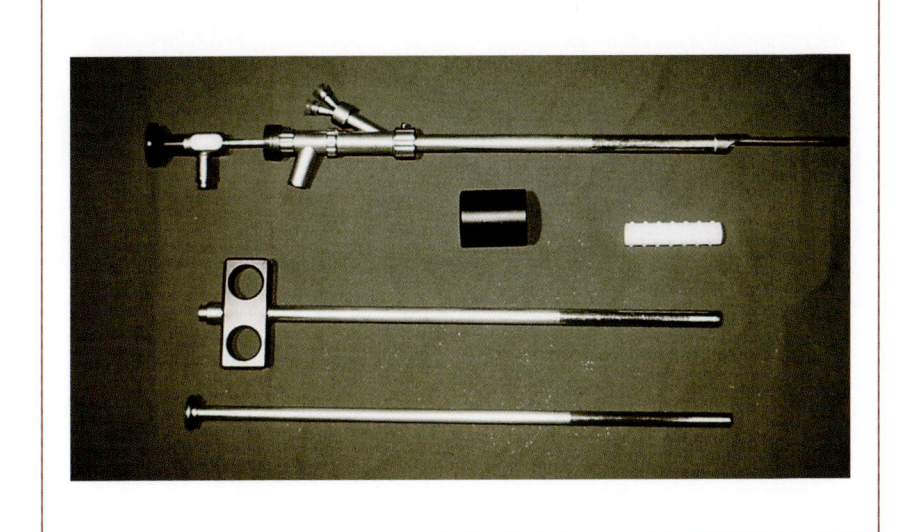

用いられ、その後気道に応用されるようになったステントです。膜のないもの（uncovered）と、膜付き（covered）があります。

ウルトラフレックス・ステント（Ultraflex stent）（図9）

形状記憶合金ニチノール（Nitinol）をメッシュ状の形状に編みこんでおり、気道の線毛運動を障害しないため分泌物を滞らすことは少ない。軟性気管支鏡下に留置可能であり、日本では最も多用される金属ステントです。

図7 Dumon硬性鏡

図8 Dumon stent
（原田産業株式会社より提供）

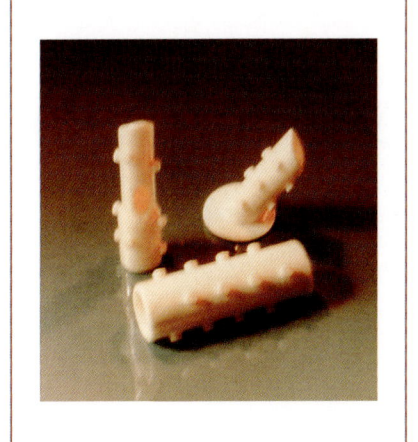

図9 気管支食道瘻症例に対するcovered Ultraflex stentの留置

左主気管支の気管支食道瘻症例

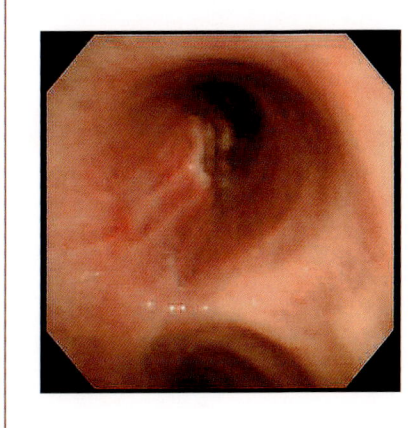

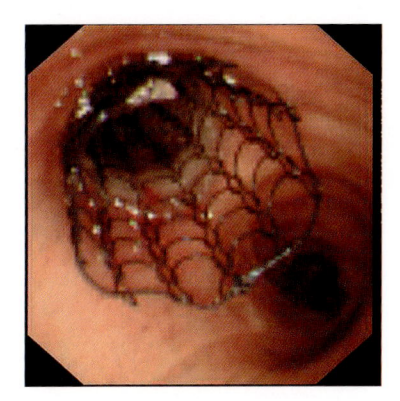

第3章　がんをどうやって診断するか

内視鏡診断④

頭頸部内視鏡

山下　公一

　頭頸部の諸器官（耳、眼、鼻、咽頭、喉頭など）は体表から比較的到達しやすく、画像診断とともに内視鏡を導入した診断・治療方法が積極的に導入されています。ただ、頭頸部領域の各器官は複雑な腔状を呈し、呼吸、嚥下など生命と直結する機能を持ち反射運動などの激しい動きを伴うことなどから、医師には観察や治療処置などの操作を行うのに慣れて手際よく行うことが求められます。

がんの診断・治療における内視鏡の貢献

　内視鏡は体腔内を視診する道具であり、適切に使うことによって、がんの早期発見、病変の広がりの正確な把握、生検材料を的確に採取するのに役立ちます。さらに、治療では、必要最小限の摘除、手術後の確実な経過観察などを行うのに役立ちます。このような必要な範囲だけを切除して注意深く観察を続け治癒に導くMinimally Invasive Treatment（最小侵襲的治療）という手法は、レーザーなどの導入とあいまって「がん」の治療に用いられます。

図1　前方斜視（70°）型硬性テレスコープによる喉頭がん（声帯がん T1N0）の生検材料採取

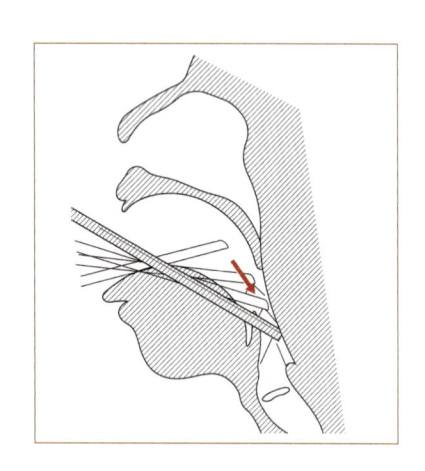

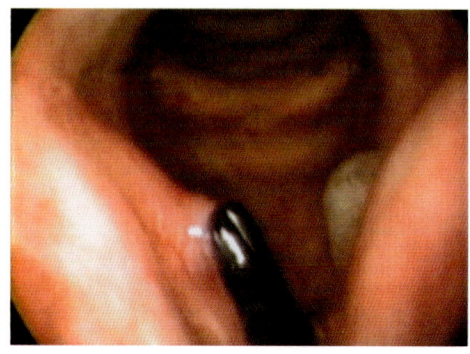

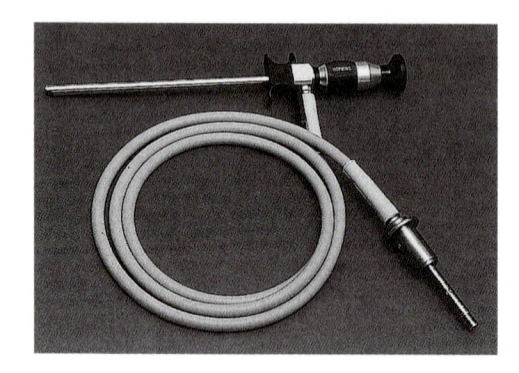

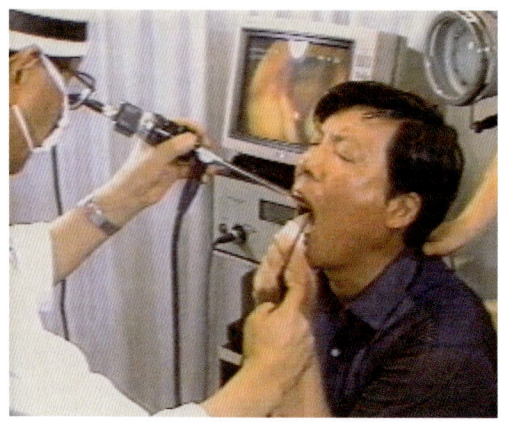

頭頸部内視鏡

図2　下咽頭がん（T1N0）の生検材料採取と炭酸ガスレーザー手術治療

前方斜視（70°）型硬性テレスコープによる下咽頭がん（T1N0）の生検材料採取（①）と下記の炭酸ガスレーザー手術後1週間目の所見（③）

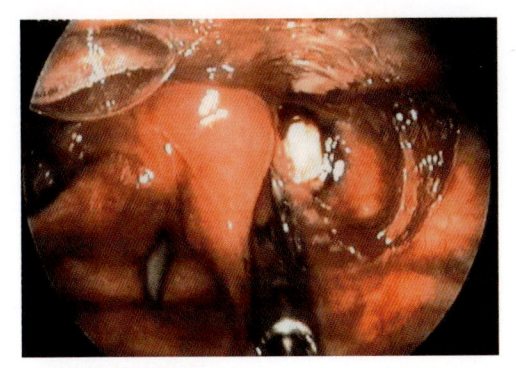

①生検材料採取

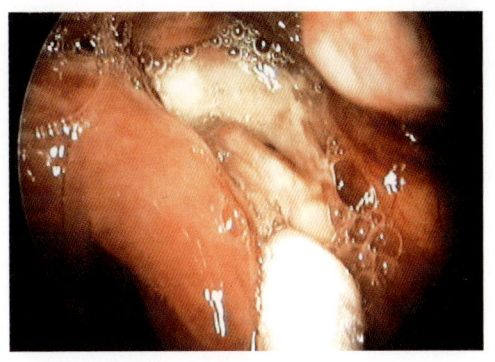

③手術治療後1週間目の所見

下咽頭直達鏡（展開型）による下咽頭がん（T1N0）の炭酸ガスレーザー手術治療（②）

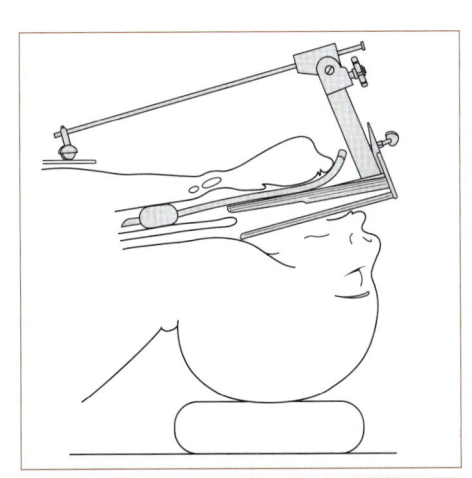

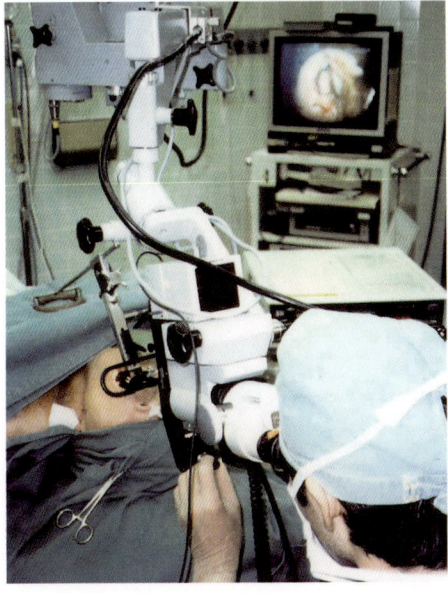

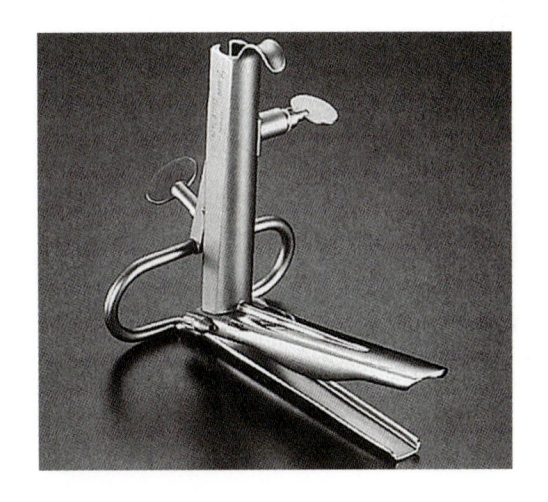

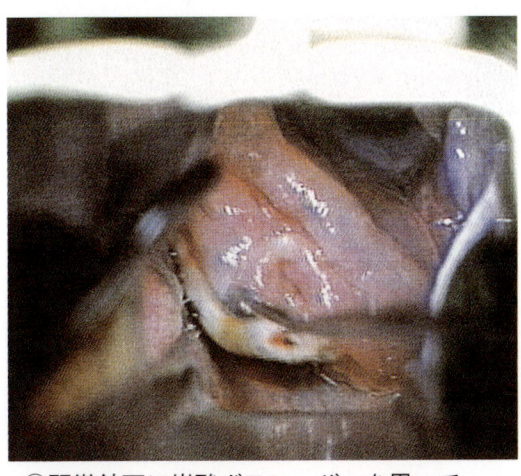

②顕微鏡下に炭酸ガスレーザーを用いてがん組織を切除する

第3章　がんをどうやって診断するか

図3　上咽頭への内視鏡的アプローチ

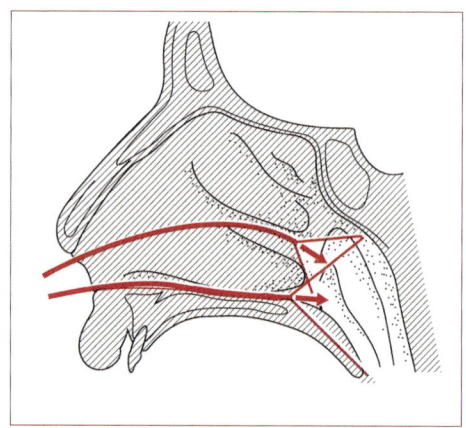

①フレキシブル内視鏡による外鼻孔からのアプローチ

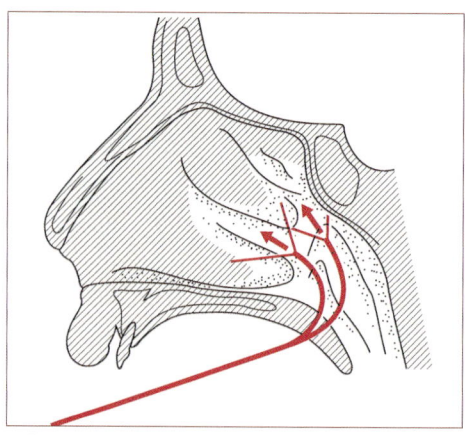

②フレキシブル内視鏡による後方からのアプローチ

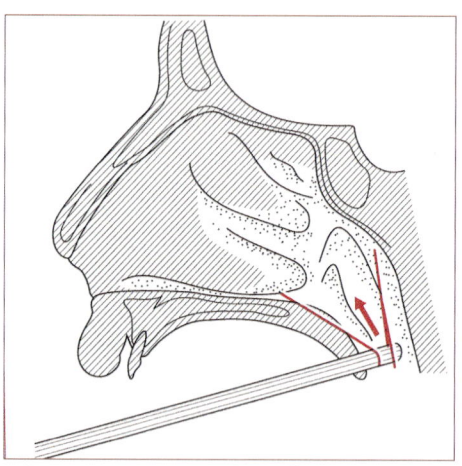

③硬性テレスコープ（110°後方斜視）による後方からのアプローチ

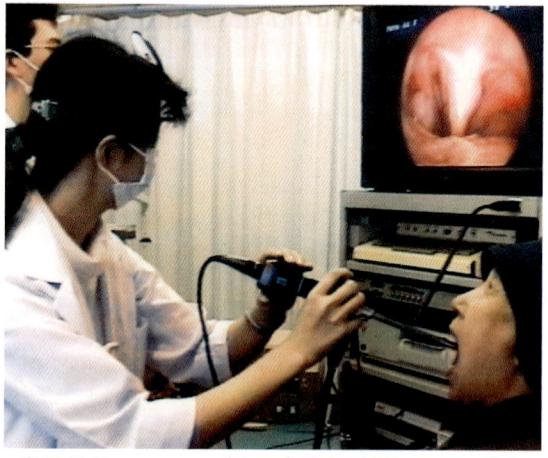

④硬性テレスコープ（110°後方斜視）による後方からのアプローチ

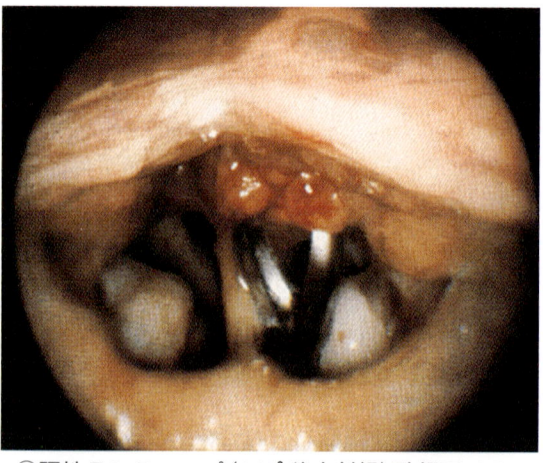

⑤硬性テレスコープ（110°後方斜視）監視下での上咽頭天蓋部位の上咽頭がんの生検材料採取

用いる内視鏡

用途に応じて次のようなタイプの内視鏡が用いられます。

硬性テレスコープ

望遠鏡タイプのレンズ構成の内視鏡で、鏡体がしっかりしているので、観察と同時に種々の処置を行うのに適しています。座位で喉頭や下咽頭の処置を行うのに用います(図1、2、3)。

フレキシブル内視鏡

鏡体の屈曲性によって患者さんに苦痛を与えないで内視鏡を体腔内に進めることができるので、外来診療でも多く用いられます。現在はほとんどが電子内視鏡です(図3、4)。

直達鏡

レンズなどの光学系を持たない筒状やヘラ状の器具で、体腔内の深部を直視して鉗子操作やレーザー照射を行う場合に用います(図2)。

図4 外鼻孔経由の鼻腔内へのアプローチ例

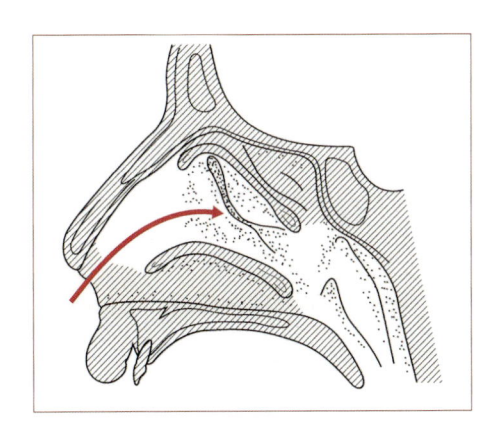

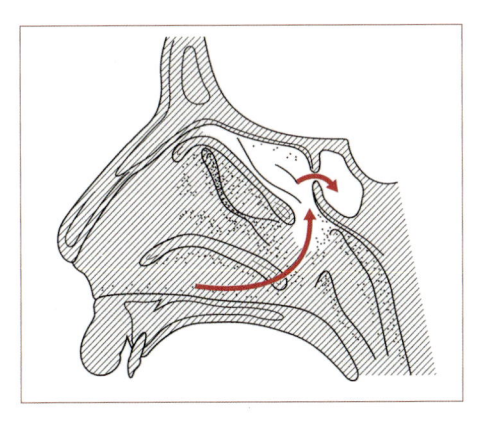

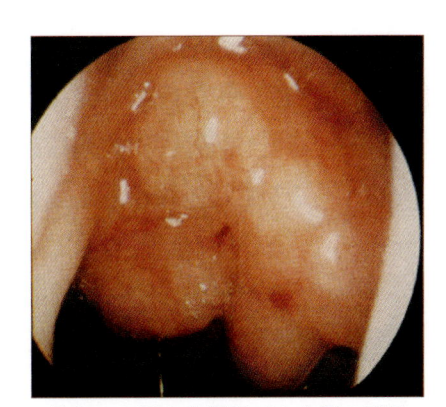

前方から見た上咽頭がん症例の所見

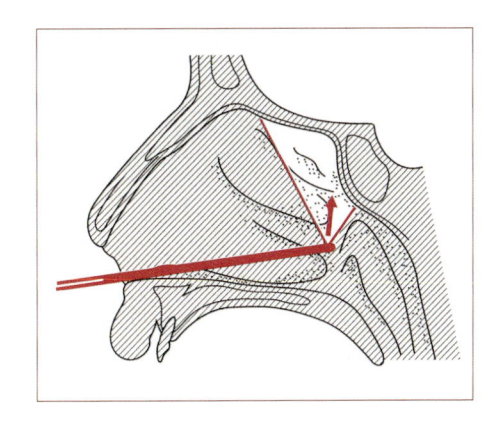

第3章 がんをどうやって診断するか

針生検

中野　泰治

生検

病変の一部または全体を生体より取り出して病理学的検査を行うことを「生検」と言います。

生検法には、穿刺吸引細胞診、針生検、部分切除または摘出による組織診断があります。このうち、穿刺吸引細胞診がいちばん侵襲の少ない検査ですが、この細胞診のみでは診断が不確実で、部分切除や摘出が不適切である場合には針生検が行われます。または、細胞診と同時に行われます（図1）。

針生検

針生検は、穿刺箇所に消毒を行い、局所麻酔を注射します。次に針を挿入し、生検を行います。合併症は疼痛、感染、出血などですが、いずれも程度の軽いものです。針生検が行われる主な臓器は甲状腺、乳房、肺、肝臓、膵臓、腎臓、前立腺、リンパ節、そして腫瘤を形成する軟部組織などです。針生検には組織採取が可能なように工夫された専用の針が使用されます。これにより病理組織診断を行うことができます。より正確に病巣に針を挿入するために、超音波検査、CT検査、ステレオエックス線撮影などを行いながら針生検を行う方法もでてきました。（図2、図3、図4）

針としては、メンギニ針、シルヴァーマン針、トルー・カット針などがありますが、それらの手技はその各々によって異なります。採取された検体は、通常はただちに10％ホルマリンにて固定しますが、電子顕微鏡観察や免疫組織化学などの特殊な検査を目的とする場合もあります。

図1　針生検用の器具

自動式生検針

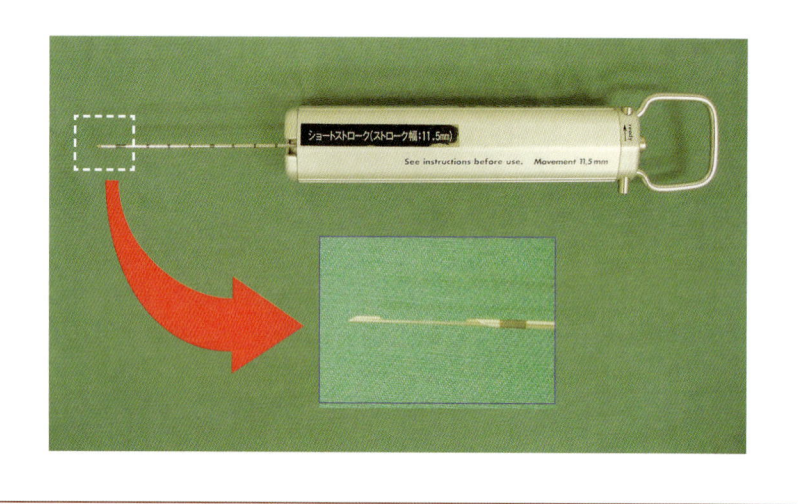

図2　超音波下針生検

超音波で針の位置を確認します。

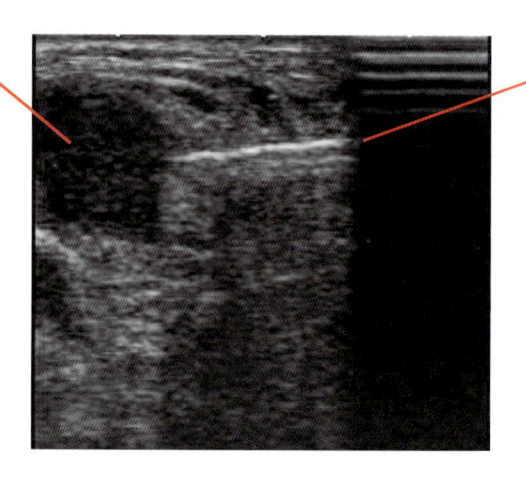

リンパ節　　生検針

針生検

図3　CTガイド下針生検

CTで確認しながら生検針をすすめます。

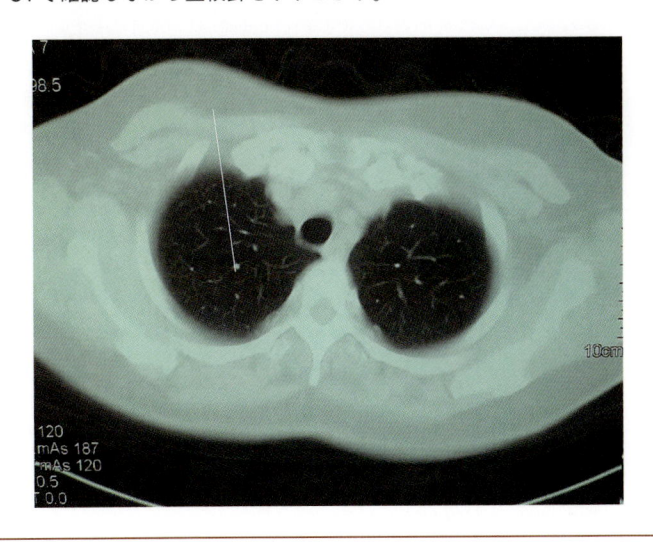

図4　ステレオガイド下マンモトーム生検

マンモグラフィーを応用した針生検です。

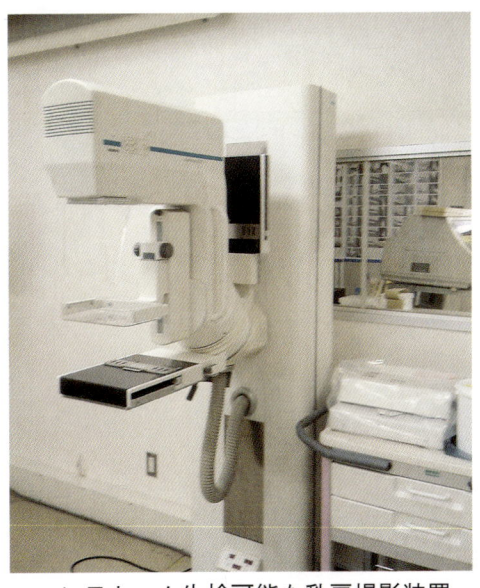

マンモトーム生検可能な乳房撮影装置

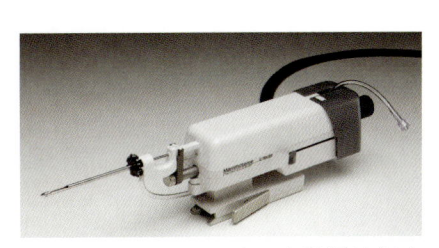

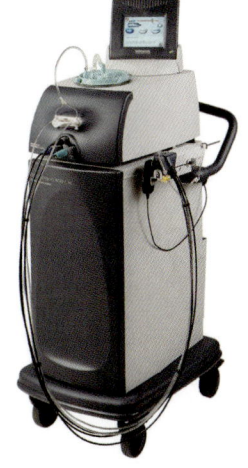

マンモトーム吸引針（左）マンモトーム吸引器（右）
（写真：ジョンソン・エンド・ジョンソン株式会社 提供）

Q & A

問：針生検後の後遺症はありませんか。

答：針生検はきわめて侵襲の小さい検査です。針の痕も3〜4ヶ月後にはほとんど目立たなくなります。ただし、出血傾向が強い場合は、穿刺部位によっては慎重に行われます。

第3章 がんをどうやって診断するか

病理診断

野島 孝之

適切な治療を行うには、正確で信頼できる診断が必要です。病理検査では検査の対象となる組織や細胞を患部から採取し、国家資格を有する臨床検査技師が顕微鏡用のガラス標本（スライド）を作製します。病理診断とは、主に顕微鏡で組織や細胞を観察して、病態や病名を医学的に判断する医行為です。この病理診断を専門に行う医師が病理医で、（社）日本病理学会では実地試験により「病理専門医」を認定しています。病理診断の結果は主治医に報告され、患者さんの治療に生かされます。病理診断には以下のものがあります。

生検診断

診断の確定や治療方針の決定のため病変の一部をガラス標本にする検査を「生検（せいけん）」と言います。胃・大腸や肺の内視鏡検査を行った際に病変の一部を採取したり、皮膚やリンパ節などの「できもの」の一部をメスで切り取ったりします（図1）。

細胞診

肺がんや膀胱がんでは痰や尿にがん細胞が出現することがあります。痰や尿中の細胞を集めて顕微鏡でがん細胞の有無を検索します（図2）。子宮がん検診では子宮頸部や子宮内膜から剥離・脱落した細胞をこすり

とって調べます。甲状腺や乳房などの「できもの」は細い針を刺して吸引し、取れた細胞にがん細胞がいないか観察します。

手術中の迅速診断

最適な手術を行うために、執刀医と連携して手術中に採取された腫瘍

図1 胃内視鏡の生検組織像

腺がん細胞の増殖を認めます。

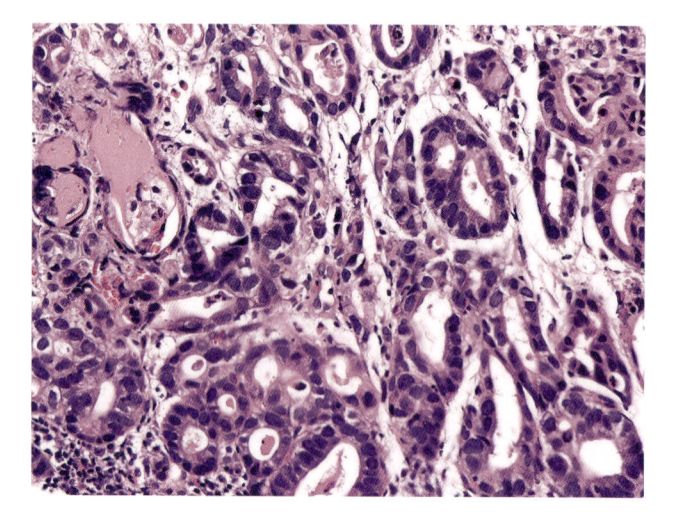

図2 喀痰中でみられた扁平上皮がん細胞（細胞診）

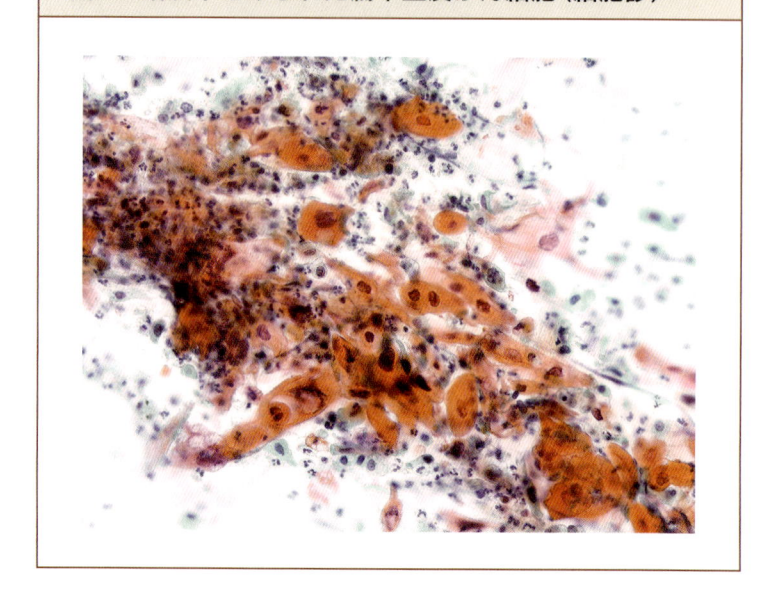

病理診断

図3　乳がん細胞のHER2タンパクの免疫染色

がん細胞の細胞膜に沿って茶褐色に染色され、抗がん剤（分子標的薬剤）のトラスツズマブ（ハーセプチン®）適応症例と判定します。

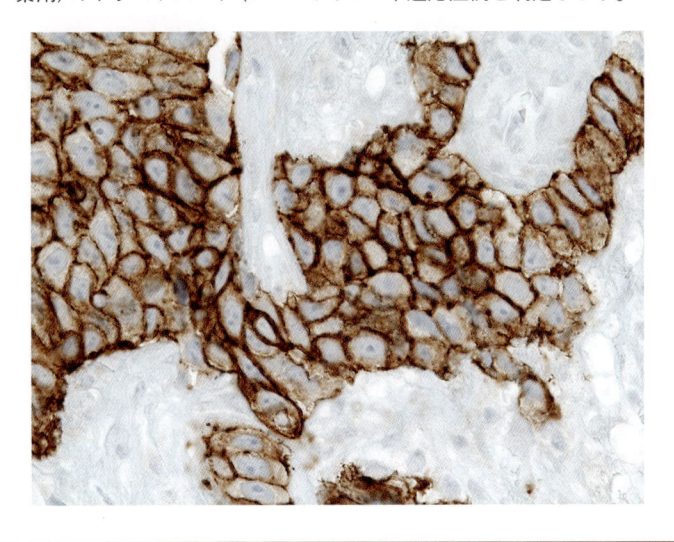

組織などを顕微鏡で観察し、良性・悪性の判断や病変の広がりを10～15分程で診断します。診断結果は手術室の執刀医に連絡され、その後の手術方針が決定されます。

手術で摘出された臓器・組織の診断

病名の決定やその病変の広がり、がん細胞の取り残しや転移の有無などを詳細に検索します。追加治療が必要かどうか、がん細胞のタチの悪さ（がん細胞の分化度と性質）など治療方針決定に役立つ情報を主治医に報告します。

【最先端の医療技術を駆使して、質の高い診断を提供します】

電子顕微鏡検査：一般の顕微鏡レベルの判定の裏づけ所見を得るために、さらに微細な構造を検索します。

免疫染色（酵素抗体法、蛍光抗体法）：がん細胞の細胞質内や細胞膜表面に存在する特異的なタンパクや腫瘍マーカーを検出します。診断困難例や悪性度の判定、がん細胞の性状のより詳細な把握ができます。抗がん剤投与の適否の判定も行います（図3）。

遺伝子検査：がん細胞の遺伝子診断、ウイルス遺伝子やがん遺伝子などを解明します。

病理解剖

遺族の承諾のもと、病死された患者さんの遺体を解剖し、生前の診断が正しかったか、どのくらい病気が進行していたか、治療の効果はどれくらいあったか、死因は何か、などの問題点を解明し、今後の医療、医学の進歩に役立てます。病理解剖に要する時間は2～3時間ほどで、診断に必要な臓器を取り出して、遺体は清拭されて遺族に戻されます。病理解剖の肉眼所見は担当した病理医から主治医に報告され、遺族に説明されます。後日、取り出された臓器からガラス標本が作製され、より詳細な最終診断がなされます。

Q&A

問：診断が出るのにどのくらい日数がかかりますか？

答：この生検のガラス標本を作製するのに2日ほどを要し、病理診断の報告には組織の採取から早くても3～4日ほどかかります。病理診断の結果報告を待たされることは患者さんの精神的なストレスにつながります。病理診断を迅速に報告し、治療方針を早く決定するために生検標本作製の処理時間を大幅に短縮できる「迅速包埋装置」が開発され、金沢医科大学病院に導入されています。午前中に検査を行えば当日報告も可能です。

コラム ③

PET（ペット検査）

東 光太郎

PET（ペット検査）の原理

ペット（PET）とはPositron Emission Tomographyの略語です。PET検査は、陽電子を放出する18Fなどの放射性同位元素を用いて、生体の血流、代謝等を画像化する検査です。PET検査で最も用いられる検査薬は、ブドウ糖類似物質である2-deoxy-D-glucoseに18Fを標識した18F-Fluorodeoxyglucose（FDG）です。このFDGを用いるPET（FDG PET）検査により、生体の糖代謝を画像化することができます。

がん細胞は正常細胞よりも糖代謝が活発であることが多く、一般的にFDGはがんに強く集積します。このためFDG PETはがん診断に用いられています。

図 右肺がん症例のPET-CT

PETの診断情報にCTの診断情報が加わることで、がんの診断能力が飛躍的に向上します。

PET画像　　　　　CT画像　　　　　PETとCTの融合画像（PET-CT）

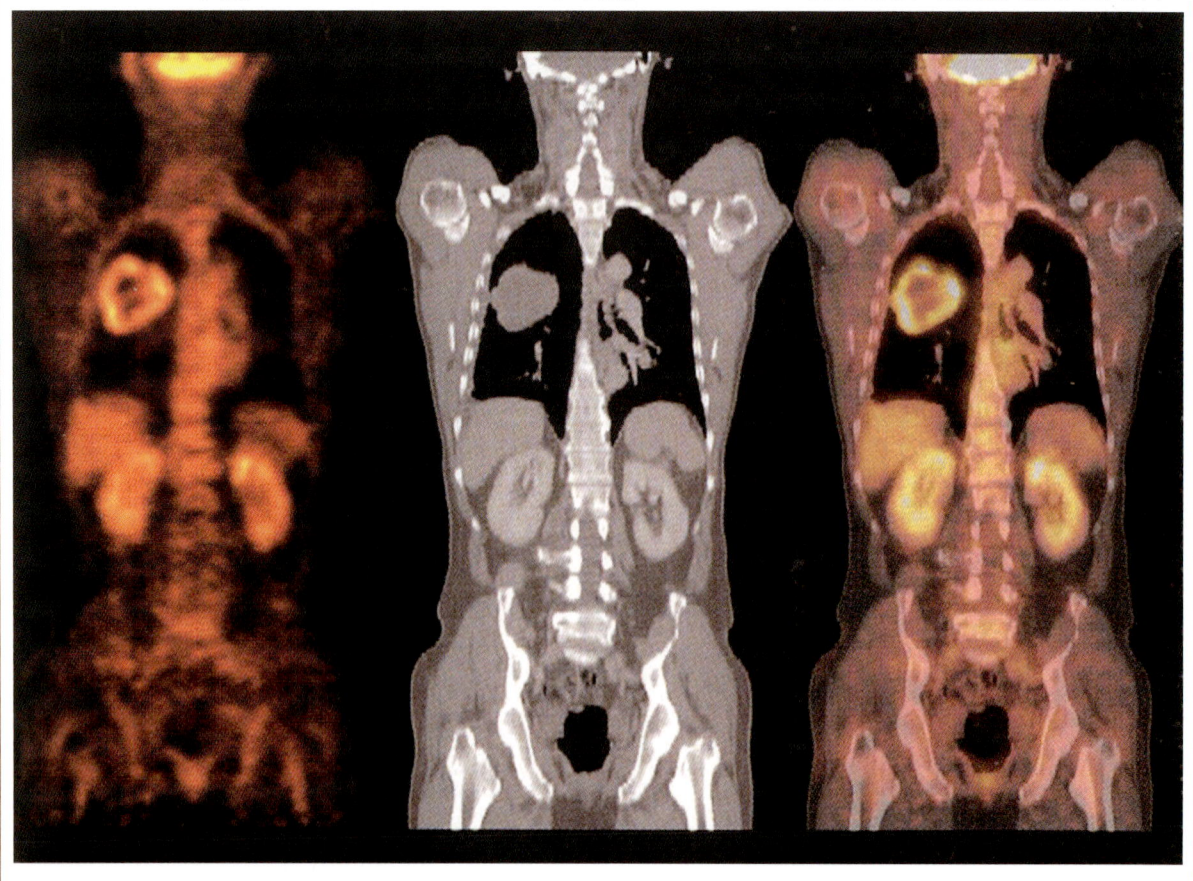

PET（ペット検査）

その他、FDGは正常脳組織、虚血心筋にも集積するため、てんかんの焦点の診断や虚血性心疾患の診断にも応用されています。

FDG PETの利点

FDG PETをがん診断に応用する利点は、①一回の検査でほぼ全身を検索できること ②がんの糖代謝を評価できることです。FDG PETのがんへの具体的な臨床応用は、①病期分類 ②再発診断 ③悪性度診断 ④放射線療法の照射野の決定 ⑤治療効果判定 ⑥予後予測等で有用であることが報告されています。

また、PET-CTによりFDG集積とCTとの融合画像が可能となり、FDG集積部位の同定が容易となりました。PETの診断情報にCTの診断情報が加わることで、がんの診断能力が飛躍的に向上しました。

現在FDG PETの保険適応は、①肺がん ②頭頸部がん ③脳腫瘍 ④食道がん ⑤乳がん ⑥膵がん ⑦大腸がん ⑧子宮がん ⑨卵巣がん ⑩悪性リンパ腫 ⑪悪性黒色腫 ⑫転移性肝がん ⑬原発不明がん ⑭てんかん ⑮虚血性心疾患です。

FDG PETの限界

FDG PETにはいくつかの限界があります。まず、1cm以下のサイズが小さい病変は検出できない場合があります。また、前立腺がんのように悪性度の低く増殖スピードが遅いがんはブドウ糖の消費量が少なくFDGの取り込みが少ないため、FDG PET上偽陰性になることがあります。その他、肺胞上皮肺がん、スキルス胃がん、腎細胞がん、高分化型肝細胞がん、骨硬化性骨転移などもFDG PET上陰性になることがあり注意が必要です。また、FDGはがん細胞以外にもマクロファージなどにも取り込まれるため、活動性肉芽腫や炎症にも集積します。すなわち、FDG PET上偽陽性になることがあります。今後、がん特異性のより高い診断薬の開発が必要であると思われます。

Q & A

問：PETは検診にも応用されているのですか？

答：はい。ただし、PET検査には得意ながんと不得意ながんがあります。また、1cm以下の小さながんは見つけにくくなります。このため、PETのみの検診は避け、他の検査と組み合わせて受けることをお勧めします。

問：PETによる被曝はどれくらいですか？

答：PETによる被曝量は、ほぼ胃のバリウム検査（胃透視）と同程度です。ただし、PET-CTの場合はCTによる被曝が加わります。

> コラム ④

ステージ分類とは？

島崎　猛夫

　がんのステージ分類は、病気の進行度合いを示すもので、病期分類と同じ意味です。0或いはⅠ～Ⅳのローマ数字で表され、数が大きいほど進行がんです。ローマ数字に英小文字を付け（"Ⅳa""Ⅳb"等）亜分類されます。原発がんの種類ごとに分類基準が異なるため、がんの種類が異なると単純に比較はできません。

　一般に、がんの進行度合いは、原発腫瘍の広がり（T）、所属リンパ節転移の有無と広がり（N）、遠隔転移の有無（M）の進行程度と関係するとされています。そのため、これらの分類（TNM分類）から、ステージを分類しています。ステージ分類のメリットとしては、進行の程度に合わせた治療方針の選択など、大きく4段階にわけて検討することができるため、汎用されています。これに用いられているTNM分類は、広がりの程度より、臓器別の分類表によりT0・T1・T2・T3・T4、N0・N1・N2・N3、M0・M1のいずれかよりそれぞれ分類し、T3N0M0といったように記載します。この分類法は、個々の悪性腫瘍の広がりを記載するための一種の略記法です。

　TNM分類には、cTNMで示される臨床分類（治療前臨床分類）と、pTNMで示される病理学的分類があります。cTNM分類は、治療前に得られた情報に基づいています。すなわち、臨床的検索、画像診断、内視鏡検査、生検、外科的検索及びその他の関連した検査に基づいた分類です。一方、pTNM分類は、手術や病理組織学的検索で得られた知見により補足、修正されたものです。これらの分類が選定されたのち、ステージ分類がなされますが、その分類は、多くは、臓器別学会、研究会が取り決めている「がん取扱規約」により行われます。例えば、食道がんのステージ分類は、日本では「食道癌取り扱い規約」が用いられることが多いですが、国際的には、UICC（国際対がん連合）－TNM分類が用いられるなど、臓器により異なっています。

　下記に1例を示します。このように治療法選択のために用いたり、ステージ別にみた予後を算出したりといったことに利用されているもので、がんの診断・治療には欠かせないものです（表）。

表　食道がんのステージ分類

（食道癌取り扱い規約　第9版より）

	N0	N1	N2	N3	N4	M1
Tis	0	-	-	-	-	-
T1a	Ⅰ	Ⅱ	Ⅱ	Ⅲ	Ⅳa	Ⅳb
T1b	Ⅰ	Ⅰ	Ⅱ	Ⅲ	Ⅳa	Ⅳb
T2	Ⅱ	Ⅱ	Ⅲ	Ⅲ	Ⅳa	Ⅳb
T3	Ⅱ	Ⅲ	Ⅲ	Ⅲ	Ⅳa	Ⅳb
T4	Ⅲ	Ⅳa	Ⅳa	Ⅳa	Ⅳa	Ⅳb

これらの分類により推奨される治療方法が異なります。
ステージ 0：標準治療は内視鏡的粘膜切除術
ステージ Ⅰ：手術が標準治療であるが、オプションとして放射線化学療法、放射線療法、内視鏡的粘膜切除術
ステージ Ⅱ：手術が標準治療であるが、放射線化学療法がオプション
ステージ Ⅲ：手術が標準治療で、放射線化学療法がオプションであるが、T4症例は、ステージⅣに準じた治療方針が主流
ステージ Ⅳ：確立した標準治療はないが、化学療法、放射線療法、放射線化学療法、手術療法のいずれかが行われています

第4章

がんをどうやって治すか？

がんの外科療法	84
放射線療法	97
コラム⑤　最新放射線技術（IMRT, SRT）	106
血管内治療（IVR）	108
化学療法	111
コラム⑥　免疫療法の最先端	119
コラム⑦　温熱療法の最近の話題	121
コラム⑧　遺伝子治療の展望	122
内視鏡治療	124
コラム⑨　内視鏡手術とロボット手術	128
腫瘍に起因する緊急事態	131

第4章　がんをどうやって治すか

がんの外科療法

表　和彦

がんの外科療法とは？

　がんの外科療法とは、体内にできたがん組織を、その周辺の正常な組織ごと手術によって切除するという治療方法で、一般的には手術療法ともよばれます。外科療法は化学療法、放射線療法と並んで「がん治療の三大療法」に挙げられるように、がんに罹ってしまった場合のもっとも一般的な治療法となります。がんの原発巣（最初にがんが発生した部位）や転移巣（原発巣から転移した部位）を手術により体から切除して取り除くことで、がんの治癒をめざします。血液を除くほとんどのがんに対して行われ、通常はがんの原発巣と所属のリンパ節を切除（リンパ節郭清）します。がんが原発部位だけにとどまっていて転移等が確認されない場合には、この外科療法だけで完治することもありますので、もっとも有効な選択肢と言えるでしょう。

　外科療法は医学の歴史の中でも最も早い段階から用いられてきました。はるか悠久のときを隔てた古代にも、がんの手術が行われたらしいことは、古代遺跡や様々な文献の中でも推察されます。しかし古代より近代に至るまで、がんの手術は一般に支持されないものでした。手術を行っても、がんの再発や手術そのものの侵襲により患者さんの苦痛は軽減されず死んでしまうことが多かったからです。がんの手術に初めて成功するまでには長い年月が必要でした。歴史上初めて胃がんの切除手術に成功したのは、ドイツのテオドール・ビルロートで、1881年のことでした。それ以降、とくに第二次世界大戦後、周術期の患者管理の進歩や抗生物質の普及など様々な要因の進歩・発展により外科療法の成績は飛躍的に向上しました。現在では術式（手術の方法や方式）が精細をきわめるようになり、麻酔学の進歩とあいまってがんの外科療法はいまや頂点に達しているといっても過言ではありません。

　しかし、その反面、外科手術を施すことでがん細胞が急速に増殖したり、転移したりする例もあり、腫瘍部位を切除することによって生体機能が損なわれたり、術後障害などQOL（Quality of life = 生活の質）の面ではどうしてもマイナスになる可能性がつきまといます。また、手術に耐えられる体力も必要となりますので、高齢者や長い治療生活で体力が低下してしまった場合だと、手術を受けること自体が難しくなります。したがって外科手術を行う場合には、患者さんが罹患しておられるがんの状態や、患者さんの現在の状態を詳細に検討・分析して、手術を行うべきかどうか、また行うべきであればどういう手術が適当かを決定しなくてはなりません。

がんの進行度と手術

　がんと診断がつけば、どの程度のがんか調べるために種々の検査が行われます。原発巣はもちろん、原発巣周囲のリンパ節や他の遠隔臓器（例えば胃がんや大腸がんであれば、肝臓、肺や腹膜などの離れた部位にある臓器）に転移があるのかどうかの検査が行われます。がんの進行度（拡がりの程度）に応じて治療法も異なります。その進行度を表す指標として、多くのがんにはステージ分類（病期分類）が使われます（表1）。ステージ分類では、がんの種類に応じて、がんの大きさ、あるいはがんが臓器にどの程度深く入っているか、リンパ節転移や遠隔臓器への転移（遠隔転移）があるかどうかなどによって進行度が規定されています。

　がんは進行度が早い時期に発見されれば手術により完全に治すことができます。少し進んでも遠隔転移がない時期であれば、手術により治癒切除が望めます。つまり、これらの病期であれば外科療法が大変効果的です。しかし、発見が遅れ進行度が進めば、遠隔臓器に切除困難な転移が起こります。こうした時期では、手術に加えて放射線療法や化学療法（抗がん剤治療）が行われます。

表1 がんの臓器別ステージ分類

肺がん

病期	内容
Ⅰ期	肺の中にがん細胞が限局していて、リンパ節転移がないもの
Ⅱ期	がんが肺内に限局しているものの、リンパ節に転移があるか、肺外の直接切除できる範囲に広がっているもの
Ⅲ期	がんが直接胸膜や胸壁に広がり、原発巣と同じ側の肺門リンパ節か縦隔のリンパ節、または胸膜へ転移しているか、胸水がたまっている、あるいは原発巣と反対側の縦隔、首の付け根のリンパ節に転移しており、他の臓器には転移が進んでいないもの
Ⅳ期	他の臓器にまで転移しているもの

食道がん

病期	がんの深さ	リンパ節への転移	周辺臓器への転移
0期	上皮内	なし	なし
Ⅰ期	粘膜固有層または粘膜下層まで	なし	なし
Ⅱ期	固有筋層または外膜まで	なし	なし
Ⅱ期	粘膜固有層または粘膜下層または固有筋層まで	あり	なし
Ⅲ期	外膜まで	あり	なし
Ⅲ期	周囲組織まで	転移に関係なく	なし
Ⅳ期	深さ、転移に関係なく		あり

胃がん

深さ・転移 \ リンパ節	リンパ節への転移がない	胃に接したリンパ節に転移がある	胃を養う血管に沿ったリンパ節に転移がある	さらに遠くのリンパ節に転移がある
胃の粘膜に限局している	ⅠA	ⅠB	Ⅱ	Ⅳ
胃の粘膜下層に達している	ⅠA	ⅠB	Ⅱ	Ⅳ
胃の表面にがんが出ていない、筋層あるいは漿膜下層まで	ⅠB	Ⅱ	ⅢA	Ⅳ
漿膜をこえて胃の表面に出ている	Ⅱ	ⅢA	ⅢB	Ⅳ
胃の表面に出た上に、他の臓器にもがんが続いている	ⅢA	ⅢB	Ⅳ	Ⅳ
肝、肺、腹膜など遠くに転移している	Ⅳ	Ⅳ	Ⅳ	Ⅳ

膵臓がん

病期	内 容
I期	がんの大きさが2cm以下で、がんが膵臓にとどまっている状態
II期	がんは膵臓の内部にとどまっているが、大きさが2cm以上あるか、近傍のリンパ節の転移にとどまっている状態
III期	がんは膵臓の外へ少し出ているが、リンパ節転移はないか近傍までに限られている、あるいは、がんは膵臓の内部でとどまっているが、少し離れたリンパ節転移がある状態
IV期	がんが膵臓周囲の臓器や器官にまで進んでいるか、離れた臓器まで転移がある状態

胆管がん

病期	内 容
I期	がんが粘膜や筋層にとどまるもの
II期	がんが筋層をこえるが壁内にとどまっているもの、もしくは筋層までにとどまるが近傍のリンパ節に転移があるもの
III期	がんが胆管外へ露出するもの、もしくは壁内にとどまるがやや遠方のリンパ節まで転移があるもの
IV期	隣接臓器に直接浸潤するもの、もしくは大動脈周囲リンパ節など遠方のリンパ節に転移が及ぶもの、遠隔臓器へ転移するもの

大腸がん

病期	内 容
0期	がんが粘膜にとどまるもの
I期	がんが大腸壁にとどまるもの
II期	がんが大腸壁をこえているが、隣接臓器におよんでいないもの
III期	リンパ節転移のあるもの
IV期	腹膜、肝、肺などへの遠隔転移のあるもの

子宮体がん

病期	内 容
0期	子宮内膜異型増殖症、上皮内がん、組織所見が悪性である可能性があるが決定的ではない状態
I期	がんが子宮体部にのみ存在する状態（子宮峡部を含む）
II期	がんが体部、および頸部に及んでいる状態
III期	がんが子宮外に広がるが、小骨盤腔をこえていない状態
IV期	がんが小骨盤腔をこえるか、明らかに膀胱または直腸の粘膜にまで進んでいる状態

外科療法の種類

主な外科療法の種類を表2に挙げてみました。

外科療法の理想とするところは治癒手術（根治手術＝がん細胞を全部取りきれたと判断できる手術で、完治する可能性が高い）で、これをめざして行われますが、非治癒手術（がん細胞を全部取きれなかったと判断しなければならない手術で、再発の可能性が高い）となることもありえます。進行したがんほどその危険性は高いと言えます。また、遠隔転移を伴うなど最初から治癒手術が不可能と思われる場合でも、できるだけがん細胞を取り除いて患者さんの病状の緩和や延命を目的とする姑息手術が行われることがあります。

がんの外科療法が始まって以来、最近まで約1世紀にわたり、がん病巣の完全摘出をめざして切除範囲を拡大していく努力が続けられてきました。進行がんに対しては非治癒手術にならないように拡大手術（がんが発生している部分とともに、まだがんが波及していないと思える周辺の部分まで含めて広く切り取り完治をめざす手術）がこれまで行われてきました。しかし拡大手術を行ったにもかかわらず再発が防げないことがあったりして、外科療法のみでがん治療を行うことの限界が見えてきました。そこで、進行がんに対しては拡大手術にこだわらず、放射線療法や化学療法の力を借りて完治をめざす集学的治療を行うのが現在のがん治療の主流となっています。

一方、これまでの拡大手術に伴い、手術を安全に行うための、また手術後の機能障害の程度をできるだけ抑えるための努力がなされ、それ

表2 外科療法の種類

手術方法	説明
治癒手術 根治手術	がん細胞を完全に取り除き完治させることを目的とした手術です。
非治癒手術	がん細胞を完全には取りきれなかったと判断しなければならない手術で、再発の可能性が高くなります。
姑息手術	根治手術が不可能な場合、できるだけがん細胞を取り除いて患者の病状の緩和や延命を目的とする手術です。姑息手術後は化学療法や放射線療法で治療されることが多くなります。
拡大手術	できるだけ広い範囲を切除し、がんの再発の可能性を低くする手術です。患者への負担が大きく、術後合併症や免疫力の低下などを招いてしまうこともあります。
標準手術	一般的に広く受け入れられている標準的な手術です。臓器切除範囲やリンパ節郭清範囲を一定の部分にとどめ、がんの根治性と術後障害の程度などがうまくバランスするよう考慮されています。
縮小手術	できるだけ切除する部分を少なくし、患者への負担を最小限に抑える手術です。術後の患者さんへの負担が少ないことがメリットです。
機能温存手術	各種臓器の機能を損なわないで、温存しながら行う手術です。 （臓器を全摘出する手術等では、当然ながらその臓器の機能は完全に失われます）
内視鏡手術	細い内視鏡を口や肛門から挿入し、消化管に発生した早期がんの治療を行います。開腹手術と違ってメスで体を大きく傷つけることがないので、患者への負担が軽い手術です。
腹腔鏡手術	腹腔鏡という特殊な内視鏡を腹腔内に挿入し、腹腔内の様子をモニタで見ながら行う手術です。腹部に5〜12mmの小さな穴を3〜5個あけ、二酸化炭素にて腹腔を膨らませて、最初にあけた小穴から腹腔鏡と手術器具を入れ手術が行われます。切開する傷が小さいため、開腹手術に比べて患者さんへの負担が軽い手術です。

第4章　がんをどうやって治すか

図1　胃がんの標準手術

（「カラー版徹底図解 手術と解剖のしくみ 盲腸の切除術から最先端の内視鏡手術まで」新星出版社，2008年より参考に作成）

幽門側胃切除術

　がんが胃の中部および下部に存在する場合に行われます。胃の幽門（出口）側を2/3切除し、近傍のリンパ節も取り除かれます。再建法はビルロートⅠ法とビルロートⅡ法があります。

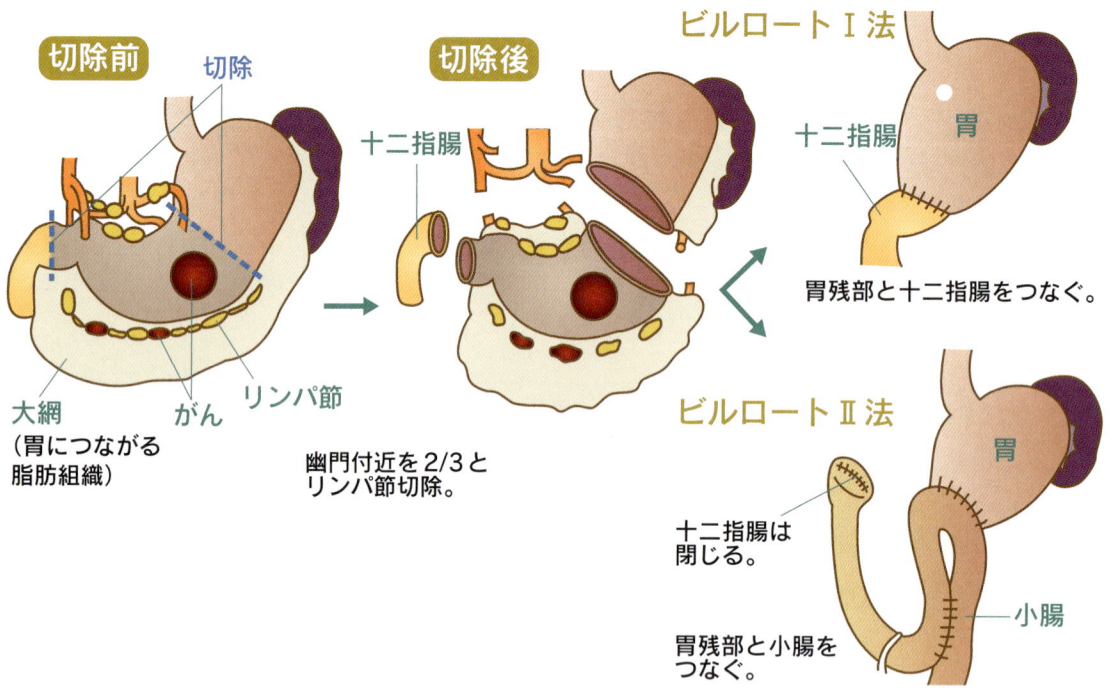

切除前 → **切除後**

- 切除前：切除／十二指腸／大網（胃につながる脂肪組織）／がん／リンパ節
- 切除後：十二指腸／幽門付近を2/3とリンパ節切除。

ビルロートⅠ法：十二指腸／胃　胃残部と十二指腸をつなぐ。

ビルロートⅡ法：胃／小腸　十二指腸は閉じる。胃残部と小腸をつなぐ。

胃全摘術

　がんが胃全体に広がる場合や胃上部に進行がんがある場合に胃全摘術が行われます。近傍のリンパ節も取り除かれます。がんが他臓器へ及ぶ場合は、食道、肝臓、大腸なども合併切除する場合があります。再建法は、小腸を切離し肛門側小腸を挙上、食道と挙上空腸をつなぎます。また、十二指腸から続く小腸はもう一方の小腸につなぎます。

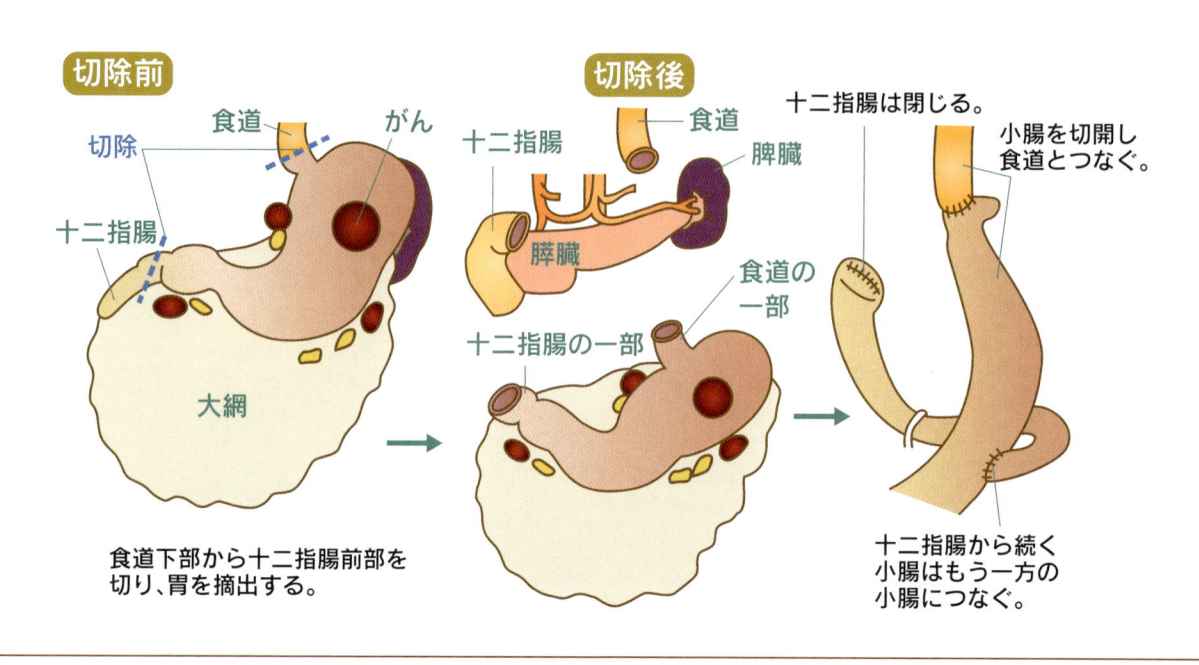

切除前：切除／食道／がん／十二指腸／大網
食道下部から十二指腸前部を切り、胃を摘出する。

切除後：十二指腸／食道／脾臓／膵臓／十二指腸の一部／食道の一部
十二指腸は閉じる。小腸を切開し食道とつなぐ。
十二指腸から続く小腸はもう一方の小腸につなぐ。

が今日の外科学の発達をもたらしました。さらに切除された臓器を詳しく調べることによって、がんの本態や広がりも詳細に解明されてきました。それらの豊富な知見を背景として、最近のがん手術では、1.がんの進行度と手術によって治る見込み（手術の根治性）、2.手術の安全性、3.手術による機能の障害とその回復の見込みの3要素を総合的に検討して切除範囲が決められるようになりました。この3要素のバランスが良好にとれており、一般的に広く受け入れられている手術を標準手術（または標準術式）と言い、がんの発生した臓器ごとに、臓器の切除範囲やリンパ節郭清の範囲が一定の部分にとどめられています（図1、2）。

図2　大腸がんの標準手術

（「カラー版徹底図解 手術と解剖のしくみ 盲腸の切除術から最先端の内視鏡手術まで」新星出版社, 2008年より参考に作成）

　結腸にがんがある場合は、がんの場所とがんが潜んでいる可能性の高い周囲のリンパ節を含む組織を切除します。がんがどこにできているかによって、どの部分を切り取るかが決まります。

　直腸にがんがある場合、これまでは直腸全体を切り取る切除術が行われてきました。しかし、最近は、がんの進行度によっては、泌尿・生殖機能をつかさどる直腸周辺の自律神経をできるだけ残す「自律神経温存術」や、肛門括約筋を残し、人工肛門を作らずに済ませる「肛門括約筋温存術」が行われるようになってきています。

がんの部位別大腸切除の方法

上行結腸から横行結腸のがん 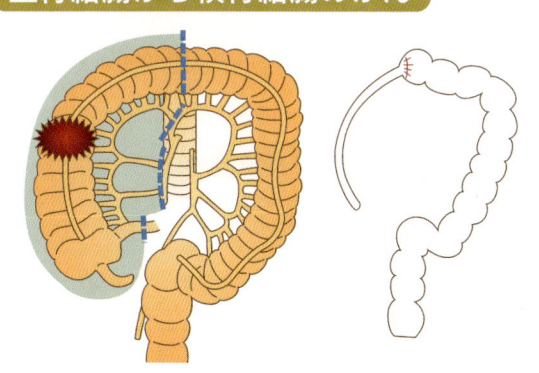
盲腸から横行結腸の半分を切除する。

横行結腸のがん 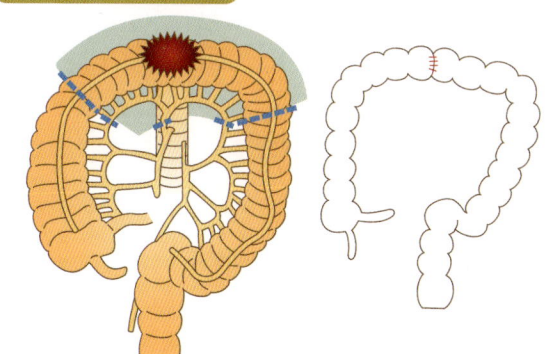
横行結腸を切除し上行結腸と下行結腸をつなぐ。

横行結腸のがんから下行結腸のがん 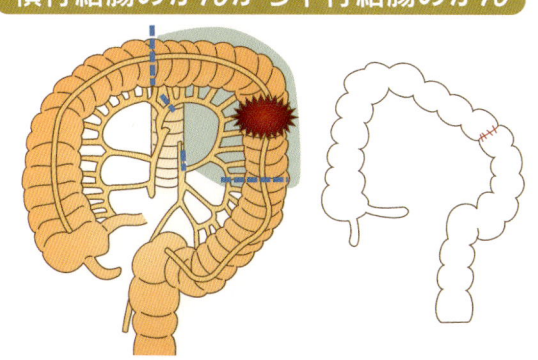
横行結腸の半分と下行結腸の半分を切除する。

S状結腸から直腸のがん 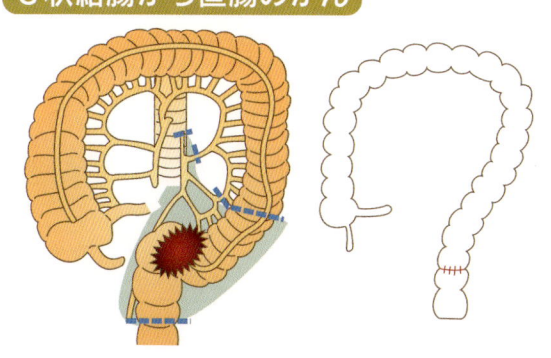
下行結腸の半分と直腸を切除する。

第4章 がんをどうやって治すか

図3 内視鏡的切除術

(「カラー版徹底図解 手術と解剖のしくみ 盲腸の切除術から最先端の内視鏡手術まで」新星出版社, 2008年より参考に作成)

　胃や大腸などの消化管に発生するがんの場合で、病変が浅く、周囲リンパ節に転移している可能性が極めて小さいときは、内視鏡を用いてがん切除することが可能です。内視鏡的粘膜切除術（EMR）や内視鏡的粘膜下層剥離術（ESD）などの方法があります。これらの治療では、内視鏡による切除が十分であったかどうかを摘出標本の病理検査で確認することができます。

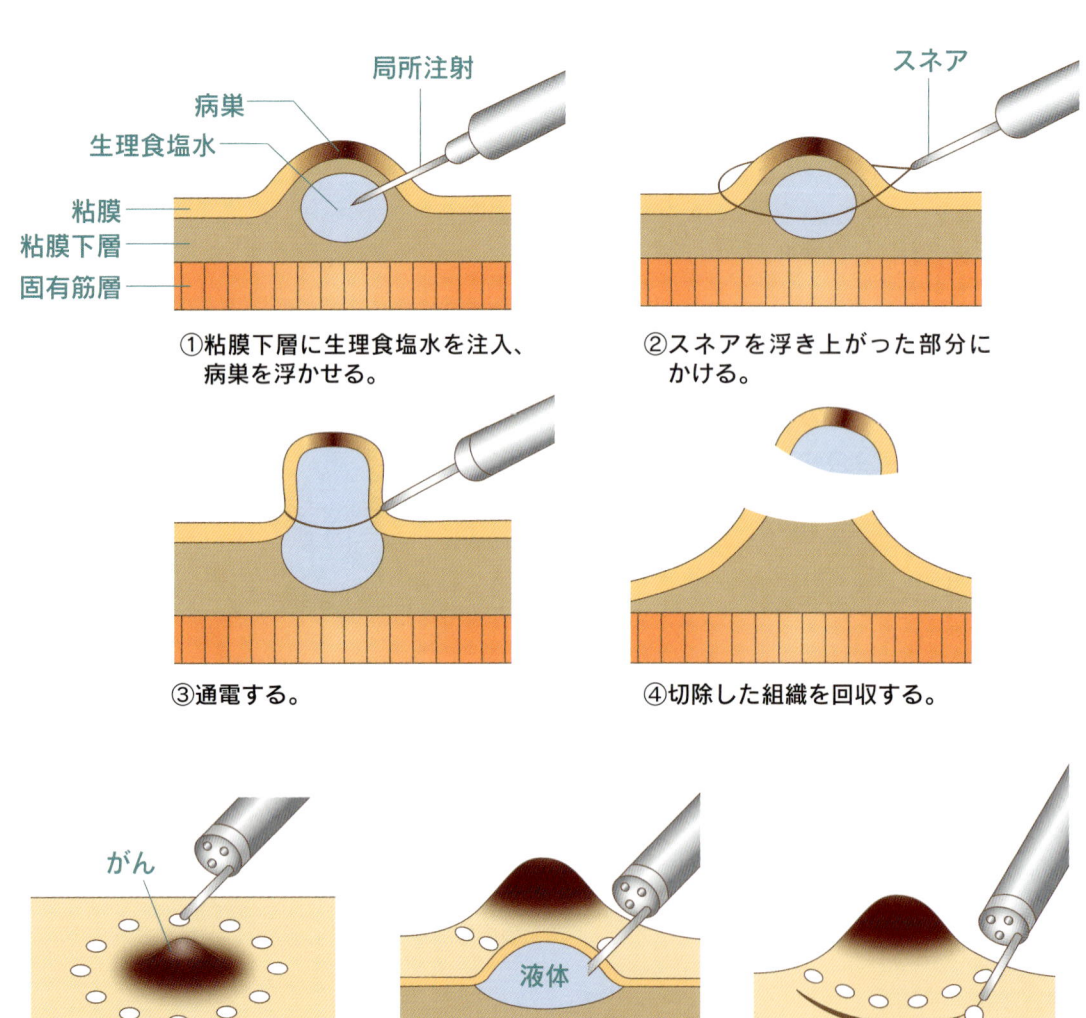

①粘膜下層に生理食塩水を注入、病巣を浮かせる。
（局所注射／病巣／生理食塩水／粘膜／粘膜下層／固有筋層）

②スネアを浮き上がった部分にかける。

③通電する。

④切除した組織を回収する。

①病変の部分を内視鏡下の針状メスでマーキングし、切り取る範囲に目印をつける。

②粘膜下層に薬剤を注入し、病巣を浮き上がらせる。

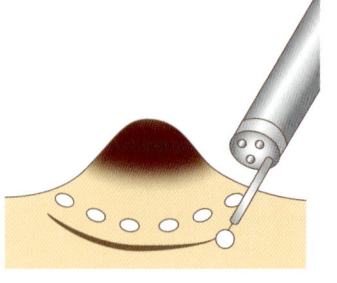

③マーキング部を囲むようにフレックスナイフ、ITナイフなどで病巣周辺粘膜を切る。

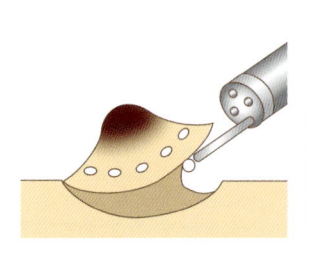

④専用ナイフで病巣部を慎重に剥離する。

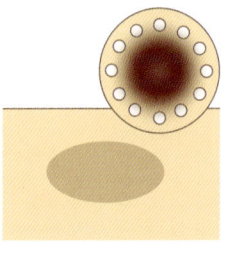

⑤ナイフかスネアで切り取り回収。検査へ。

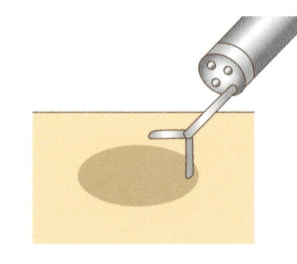

⑥切り取った部分を止血処置をする。

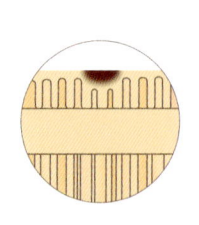

⑦病変は顕微鏡で組織検査を行う。

がんの外科療法

図4　腹腔鏡手術

（「カラー版徹底図解 手術と解剖のしくみ　盲腸の切除術から最先端の内視鏡手術まで」新星出版社, 2008年より参考に作成）

　腹腔鏡手術は、腹部に小さい穴（5～12 mm）を4～6ヶ所開けて、専用のカメラや器具で手術を行う方法です。通常の、開腹手術に比べて、手術による体への負担が少なく、手術後の回復が早いことが特徴です。炭酸ガスで腹部を膨らませて、腹腔鏡を腹部の中に入れその画像をモニターで見ながら小さな孔から器具を入れて手術を行います。がんを摘出するために1ヶ所、4～5 cmくらいの傷が必要です。手術時間は開腹手術より長めですが、小さな傷口で切除が可能ですので、術後の疼痛も少なく、術後7～14日前後で退院できるなど負担の少ない手術です。消化管がん（胃がんや大腸がんなど）に対する腹腔鏡手術は1990年代前半から国内でも行われるようになり、腹腔鏡手術を施行する施設は徐々に増えてきています。

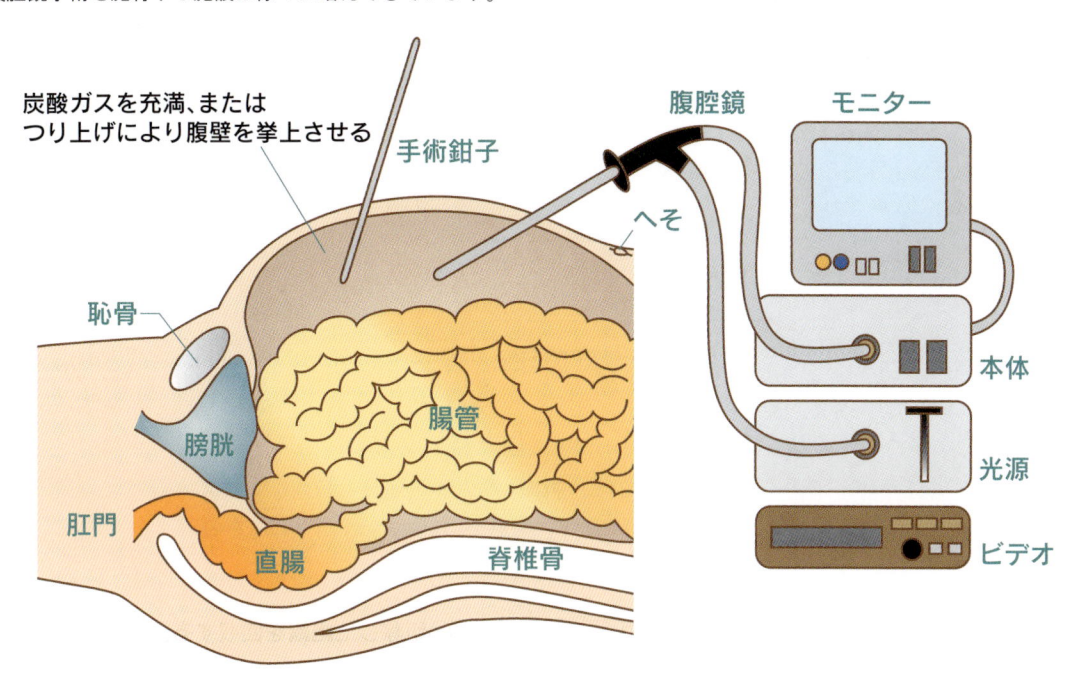

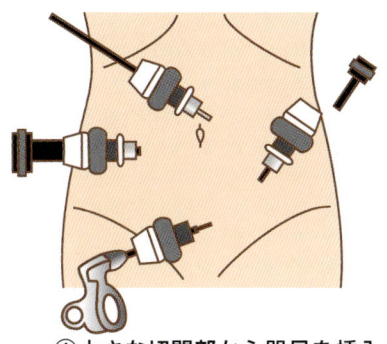

①小さな切開部から器具を挿入。

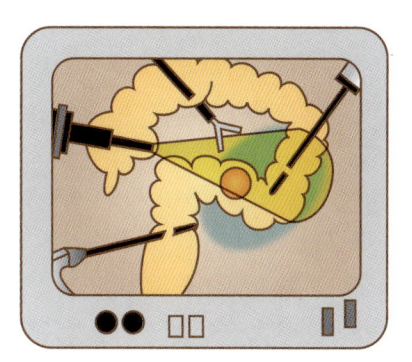

②腹腔鏡により腹腔内をモニターで確認しながら切開、切除を行う。

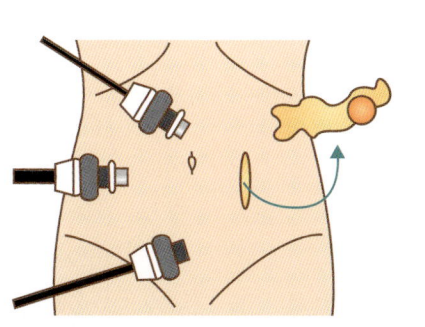

③切除した患部を体外へ取り出す。

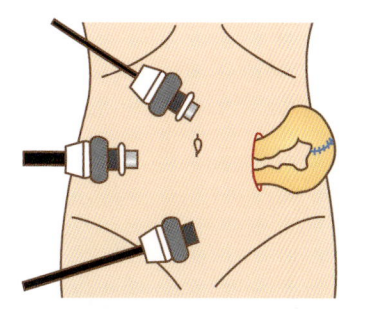

④切除した腸の両端を縫合再建。

91

第4章　がんをどうやって治すか

図5　胃がんの腹腔鏡手術風景

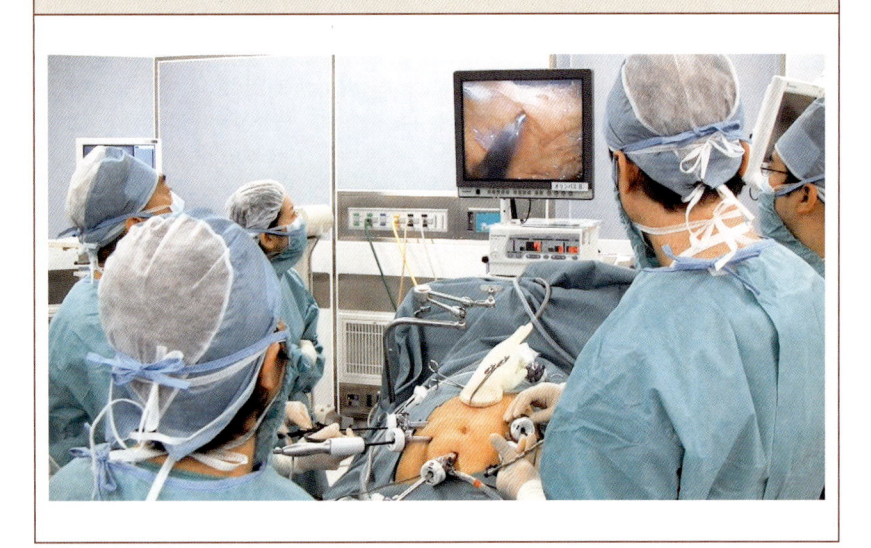

他方、切除する範囲をできるだけ最小限にとどめ体に与えるダメージ・負担を軽くする手術を縮小手術と言います。縮小手術は拡大手術と正反対のもので、標準手術よりも規模を縮小して実施される手術の総称です。がん診断学の進歩に伴って発見される早期がんが最近増加し、今日では縮小手術の行われる機会も増えてきました。そして縮小手術が可能になったことにより切り取らずにすむ臓器や組織が多くなっています。したがって手術で受ける身体のダメージが小さく、各臓器の機能も温存できる可能性が高く（機能温存手術）、回復が早いなどの利点が多くあります。しかし、がん細胞がわずかでも残ると再発する危険性があるので、精密検査でがんの広がりをできる限り正確に見極めた上で行われます。最近では内視鏡手術（図3）や腹腔鏡手術（図4、5）などの縮小手術も行われるようになってきました。

外科療法と麻酔

手術を行う際には麻酔が必要です。麻酔には、鎮痛（痛みをとる）・鎮静（眠らせる）・不動化（動かなくする）・有害神経反射の防止（手術中に起こりうる体に有害な神経の異常な反応を防ぐ）の4つの働きがあり、大きく分けて全身麻酔と局所麻酔があります。全身麻酔は大脳に薬を作用させて、意識をなくし痛みを感じないようにします（図6）。局所麻酔は手術部位の神経を局所麻酔薬で麻痺させて、痛みを感じないようにします。局所麻酔の具体的方法としては、硬膜外麻酔、クモ膜下脊髄麻酔（脊椎麻酔、腰椎麻酔）、その他の各種神経ブロック（腕神経叢ブロック、閉鎖神経ブロック、局所浸潤麻酔など）があります。手術の内容と患者さんの合併症（手術対象疾患以外の病気）を総合的に判断して、安全かつ確実であると考えられる麻酔方法が選択されます。選択される麻酔方法は1種類のこともあれば、複数の麻酔方法の組み合わせであることもあります。

また麻酔中は、手術を受ける患者さんに対し適切な全身管理も行われます。全身管理とは、呼吸・循環・代謝などの重要な生理的活動が、手術中に損なわれることのないように管理することを言います。この全身管理のために、手術中は様々な生体監視モニターが使用されます。代表的なものが、心電図・血圧計・経皮的酸素飽和度計などの非侵襲的モニターです。患者さんの状態によっては厳密な全身管理が必要な場合があり、状況に応じて、観血的動脈圧測定・中心静脈圧測定・肺動脈圧測定などの侵襲的モニターや、経食道心エコー・脳波測定などの特殊な検査装置が用いられます。これらのモニターからの情報を総合的に判断した上で輸液、輸血を行ったり、様々な薬剤を投与したりして、患者さんをできる限り安定した状態に保ちます。

表3に一般的な麻酔の手順を示します。

外科療法と消毒

1864年、イギリスのジョセフ・リスターは傷の化膿が外界の微生物（細菌や真菌・カビなど）によって引き起こされると述べ、石炭酸による消毒法を提唱しました。この方法は、それまで40％以上もあった手術時死亡率を半分以下まで減少させ、後には手術器具や執刀医の手も石炭酸に浸されるようになりました。以降、手術や外科的処置を無菌的に行うことが重要視されるようになり、様々な消毒法が吟味・開発され、現在の滅菌・消毒法へと発展してきました。

一般的に、「滅菌」とは物質中の全ての微生物を殺滅または除去するこ

図6　気管内挿管全身麻酔法

（「カラー版徹底図解 手術と解剖のしくみ 盲腸の切除術から最先端の内視鏡手術まで」新星出版社，2008年より参考に作成）

あらかじめ四肢の静脈から薬物を投与して意識を失わせ、筋弛緩薬を用いた上で気管内挿管を行い、麻酔ガスを肺から体内へ送り、脳や中枢神経を麻痺させます。使用される薬剤として、静脈麻酔はチオペンタール、プロポホール、ミダゾラムなど、麻酔ガスは笑気、セボフルランなど、筋弛緩薬はベクロニウム、サクシニルコリンなどがあります。

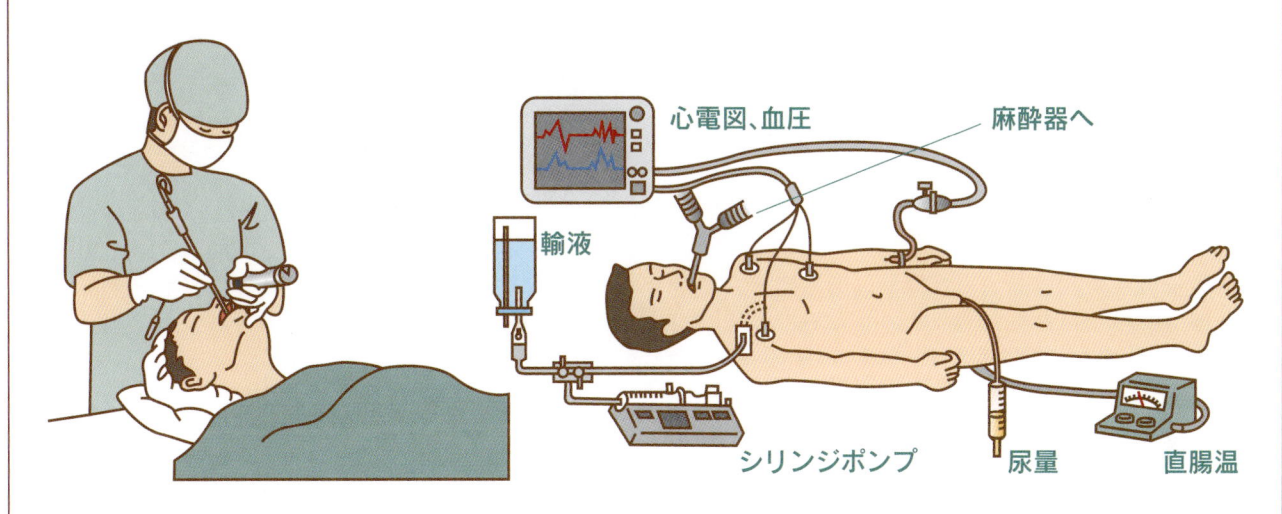

気管内挿管
小指くらいの太さの気管内挿管チューブを気管に挿管します。

酸素とともに麻酔ガスを吸入させます。麻酔中は血圧計、心電計、酸素飽和時計、直腸温経計などを用いて全身管理を行います。

とを言い、「消毒」とはヒトに対して有害な微生物（病原微生物）の数をできるだけ減らし潜在感染能力を消失させることを意味します。ヒトの皮膚や傷口に存在する微生物を完全に殺滅または除去することはできません。なぜなら、それを行うとヒトの皮膚や傷口は回復不可能なくらい、かなり大きなダメージを受けてしまうためです。したがって、ヒトに対しては「滅菌」ではなく「消毒」が行われます（表4）。

実際の手術に用いられる手術器具（手術刀、ハサミ、ピンセット、各種鉗子、鉤、持針器、電気メスなど）は適切な滅菌法（表4）にて無菌化された器具を使用します。また手術に関わる執刀医、助手、看護師などのスタッフは手術室に入る前に徹底した手洗い（消毒）を行い、無菌的なガウン、手袋などを着用します。患者さんの手術が行われる部位（手術野）の皮膚は手術直前にポビドンヨード（イソジン）かクロルヘキシジン（ヒビテン）液にて消毒され、それ以外の部分は無菌的な布にて覆われます。

具体的な手術野の消毒法を表5に示します。

一方、手術後の「傷」の消毒については今までの方法が見直されてきています。これまでは手術後、術創が完全に癒合し抜糸（約1週間後）が行われるまで毎日消毒を行ってきました。しかし最近の知見では、きれいな術創は48時間で上皮化（表皮ができる）し傷をふさいでしまうことがわかりました。ふさいでしまった術創には細菌の感染は起こりません。したがって、手術より48時間経過した術創は消毒する必要がないということになります。また消毒薬は蛋白質を変性させて殺菌します。傷を消毒すると菌とともに人間の正常細胞も相当なダメージを受けると言われています。そこで最近では、手術後のきれいな術創は被覆材にて無菌的に覆い、消毒はできるだけ行わないようにします。手術より48時間経ち、傷からの出血などがなくなった場合には術創にガーゼを当てる必要もなくなります。

外科療法による副作用

外科療法とは、がんを手術で周囲組織を含めて切除する治療法です。そのため、がんになっている部分が

表3 麻酔の手順

(済生会新潟第二病院HPより引用)

麻酔の大まかな手順は以下のようになります。手術の内容や患者の状態により細部は異なります。

病棟で

1. 手術前に麻酔科医師が病室に伺い診察を行います。このとき麻酔法の説明もいたします。
2. 手術前の飲食止めをします。これは意識のないときに嘔吐して窒息したり、吐物が気管内に入り誤嚥性肺炎（重症の肺炎）を起こすことを防ぐためです。
3. 常用の薬がある場合は内服を継続する場合もあります。麻酔科医の指示にしたがってください。
4. 点滴をし、水分を補給します。

手術室で

クモ膜下脊髄麻酔（脊椎麻酔・腰椎麻酔）の場合

1. 手術室に入ります。手術用ベッドに仰向けになり心電図・血圧計などの監視装置を装着します。
2. ベッドの上で横向きに寝て、膝を抱えるようにして身体を丸めます。
3. 麻酔科医が背中を消毒します。アルコールを使いますのでひんやりします。
4. 麻酔用の針が入る前に、腰に局所浸潤麻酔（痛み止め）の注射をします。しない場合もあります。
5. 腰に麻酔薬の入る針が入ります。
6. 針が適切な位置に達したところで局所麻酔薬が入ります。
7. 仰向けに戻ります。麻酔の効果を固定させるためしばらく横向きのままに保つ場合もあります。
8. 数分で麻酔の効果が現れ、下半身中心にしびれが出ます。痛みや冷たさは感じなくなりますが触った感じは残ることがあります。気になる場合は麻酔科医にお伝えください。十分麻酔が効いてから手術が行われます。
9. 手術が終わると、全身の状態が安定していることを確認し病棟あるいは集中治療室へ移ります。麻酔薬の種類と量にもよりますが麻酔の効果は2時間あるいは3時間前後継続します。

全身麻酔の場合

1. 手術室に入ります。手術用ベッドに仰向けになり心電図・血圧計などの監視装置を装着します。
2. 硬膜外麻酔を併用する場合は、前述の脊髄くも膜下麻酔に準じた手順で背中から針を刺し、細い管を挿入します。
3. 必要に応じ、マスクより酸素の吸入を行います。行わない場合もあります。
4. 点滴の管の途中から眠くなる薬が入り、意識がなくなります。
5. 口から気管に人工呼吸用のチューブが挿入されます。このときの操作で歯をいためる場合があります。差し歯やブリッジ、ぐらぐらする歯のある方はあらかじめお知らせください。
6. 手術が行われます。麻酔科医が全身状態を監視し必要な管理を行います。手術の間の麻酔は呼吸により取り込まれる気体の麻酔薬と点滴から入る麻酔薬で行います。
7. 手術が終わると麻酔薬が止められ、意識が戻ります。意識が戻り呼吸がしっかりしていることを確認し、気管に挿入したチューブを抜去します。
8. 全身の状態が安定していることを確認し、病棟あるいは集中治療室へ移ります。

小さかったり、重要な臓器にがんができていない場合にはあまり問題はないのですが、がんが大きく成長していて切除範囲が広範囲に及んだり、重要な臓器にできたがんを切除するような場合には、治療が終わった後の生活に支障を来してしまうことがあります。

例えば、胃がんなどの治療で胃を切除してしまうと、その後の食生活に変化を来してしまいますし、胃の全摘出ともなれば、それに見合った生活サイクルに変えていかなければなりません。また、女性の場合では子宮がんなどがあります。この子宮がんの治療のために子宮を摘出してしまうと、当然ながら、その後は妊娠することができなくなります。

また、手術侵襲の程度にもよりますが、手術を受けることによって術後一時的に体力が消耗してしまいます。体力が消耗していると当然ながら病気に対する抵抗力も弱ってきます。

表4　代表的な滅菌・消毒法

滅菌・消毒法	滅菌消毒手段	対象物
乾燥滅菌	熱のみで滅菌、芽胞も死滅 180℃、30〜60分	ガラス器具 （試験管、シャーレ）
高圧蒸気滅菌	飽和水蒸気下高圧高温で滅菌する方法で乾燥滅菌より効果的（最もポピュラー） 121℃、1.5kg／cm2、15〜30分（真空、滅菌、乾燥の3工程） 132℃、2.0kg／cm2、2〜6分（〃）	手術器具、手術衣
EOG滅菌 (ethylene oxide gas)	EOG 450〜1000mg／L、2〜8時間(毒性あり)	ゴム、プラスチック、手術器具
放射線滅菌	コバルト60を用いたγ線照射、装置が特殊で一般的でない 2〜4.5mega-rad照射	ディスポーザブル製品 包装のまま滅菌可能
煮沸消毒	Shimmelbushの煮沸器内、芽胞やウィルスは死滅しない 100℃、15〜30分	手術機械など簡単な消毒に用いる
ホルマリンガス消毒	ホルマリンボックス内に密封	光学機器、麻酔器、人工呼吸器

表5　手術野（手術部位）の消毒

皮膚　手術の前日入浴し、清拭します。剃毛は皮膚の損傷を起こしかえって感染の原因になるため行わず、除毛クリームなどによる除毛が行われます。手術直前の消毒には、現在はポビドンヨード（イソジン）かクロルヘキシジン（ヒビテン）液が多く用いられます。手術野を中心に消毒液を浸した綿球を中から周辺へと消毒します。

粘膜　粘膜など抵抗の弱い部分にアルコールは用いません。粘膜には多数の常在菌が存在し、感染に抵抗力があるので、化学的消毒より機械的洗浄が良いとされています。

具体的には、

眼結膜	0.02%ヒビテン水溶液、2%ホウ酸水による洗眼
口腔	2%ホウ酸水または3%過酸化水素で洗浄後イソジン塗布
肛門・直腸	0.1%リバノール液または生理的食塩水による念入りな洗浄
膀胱	滅菌水または生理的食塩水で洗浄後、過マンガン酸カリまたはポリミキシン液で洗浄
膣壁	0.025%逆性石鹸（オスバン）で洗浄後イソジンで消毒

　人間の体には「免疫」という非常に大切な機能があります。この免疫は、外界から浸入した病原微生物に対して生体防御を行ったり、発がん・がん転移を抑制したりするなど、私たちの体の恒常性を保つ上で大変重要な働きを担っています。手術による侵襲は、術後の患者さんの免疫能を低下させる作用があります。したがって、免疫能の低下により術後の細菌感染やウイルス感染が起きやすくなったり、がんの転移・再発の制御が困難になったりする場合があります。例えば、手術によってがんを切除したけれど、完全に取り除けなかった場合には、その後、急速にがんが増殖したり、転移してしまうこともまれに起こります。そのため、外科療法後のがんの増殖や転移を防ぐために、手術後に抗がん剤などを使用することも行われることがあります。

外科療法後の生活

がんの外科療法を行う際には、以上のような副作用や治療後の生活まで含めて治療計画を立てますが、がんが発生する臓器により詳細は異なります。表6に一般的な注意事項を述べます。

表6　術後の日常生活上の注意

- 定期受診は必ず受けることをお勧めします。
- 体調がすぐれないときや、38℃以上の高熱が続く、何日も食欲がない、短期間に体重の増減が激しい、手術をした傷口から血もしくは浸出液が出る、静かにしていても息が苦しいなどのような症状が続くときは担当医に相談してください。
- 病院で処方された薬は薬品名や作用を理解し、用法・用量を守って正しく服用しましょう。
- 退院して数日は自宅で過ごし、散歩や軽い体操、家事の手伝いなどで身体を慣らしたら、徐々に運動・活動範囲を広げていきましょう。疲れたら無理せず休んでください。
- 毎日、規則正しく生活し、十分睡眠をとりましょう。
- 入浴は循環を良くし、気分転換にもなるので毎日でも構いません。長湯や熱すぎるお湯は避けましょう。手術の種類によってはシャワーだけにした方がよいこともあります。
- たばこはやめましょう。
- アルコールは適量にしましょう。
- 外出後は、必ずうがいと手洗いをしましょう。
- 職場復帰については、担当医に相談してください。

第4章　がんをどうやって治すか

放射線療法

的場　宗孝

切らずに治す放射線治療

近年の放射線治療技術の進歩は目覚しく、放射線治療は手術や化学療法と同等にがん治療における重要な一翼を担っています。放射線治療の最大の特徴は、手術や化学療法よりも体への負担が少なく、体の形態や機能を温存しつつがんを治療することができることです。さらに治療効果においても、がんの種類によっては早期がんならば、放射線治療単独で完治も可能です。また、化学療法を同時に組み合わせて治療を行うことにより治療成績がさらに向上することもわかってきており、現在も研究が進められています。放射線治療の進歩によって、がんは"切らずに治る"時代になってきました。また、高齢化社会に伴い、体への負担が少ない治療として放射線治療に対する関心が高まってきています（図1）。

放射線治療の原理

生きた人間の正常細胞は常に細胞分裂を繰り返し、新しく生まれ変わっています。細胞分裂は、G1期（分裂後休止期）⇒S期（DNA合成期）⇒G2期（分裂前休止期）⇒M期（分

図1　肺がんに対する放射線療法

高齢であり肺機能も悪く手術や化学療法は行われず、放射線照射単独にて治療が行われました。放射線治療終了後、肺がんは著明に縮小しています。

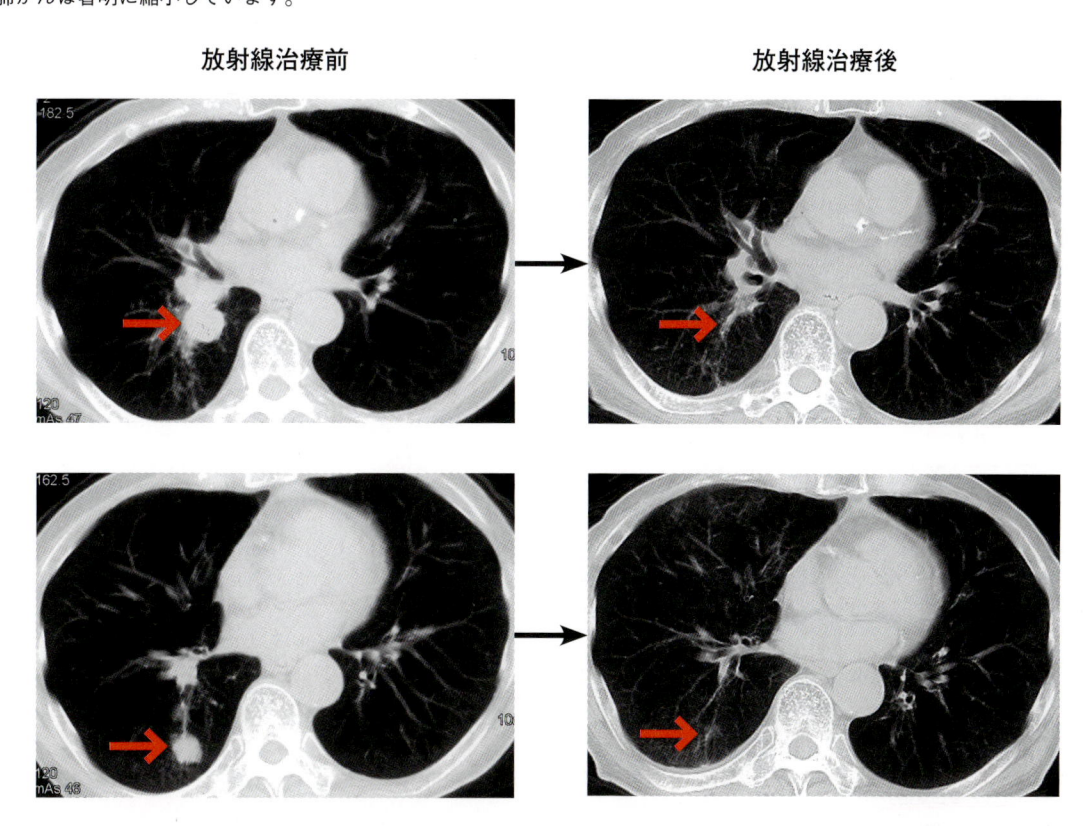

放射線治療前　　　　　　　　　放射線治療後

第4章　がんをどうやって治すか

裂期）を経て行われ、これを細胞周期といいます。がん細胞も正常細胞と同様に細胞分裂にて新しく生まれ変わっているのですが、がん細胞は細胞分裂が旺盛で無秩序に細胞分裂を繰り返し増大していきます。放射線治療の原理は、放射線が照射された細胞のDNAを損傷し細胞分裂を阻止させることです。とくに、細胞周期ではG2期とM期で放射線の作用が強く働きます（感受性が高い）。細胞分裂が阻止された細胞は新しく生まれ変わることができず死んでいきます。これを分裂死といいます。また、細胞が、細胞死に向かってあ

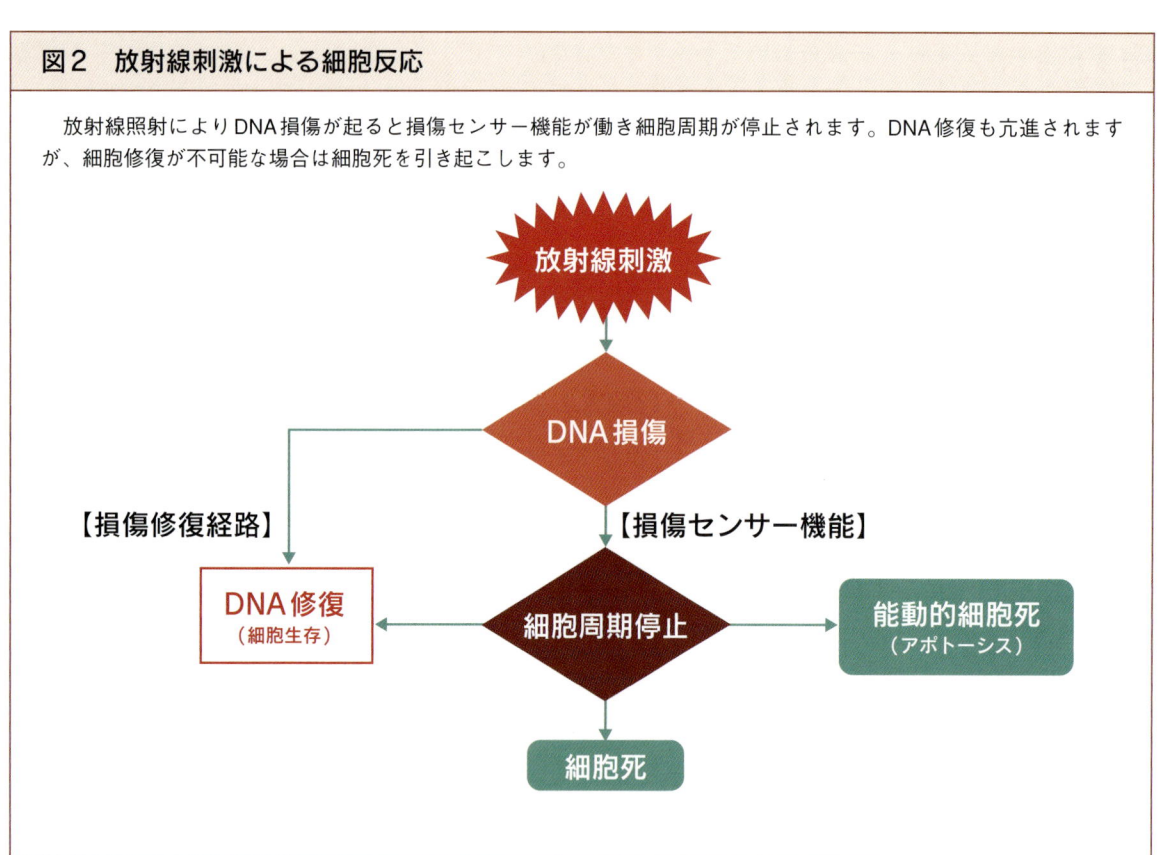

図2　放射線刺激による細胞反応

放射線照射によりDNA損傷が起ると損傷センサー機能が働き細胞周期が停止されます。DNA修復も亢進されますが、細胞修復が不可能な場合は細胞死を引き起こします。

```
          放射線刺激
              ↓
          DNA損傷
    ┌─────────┴─────────┐
【損傷修復経路】    【損傷センサー機能】
    ↓                   ↓
  DNA修復  ←──────  細胞周期停止  ──────→ 能動的細胞死
 （細胞生存）              ↓              （アポトーシス）
                        細胞死
```

図3　がん組織別の放射線感受性

放射線感受性

高い（放射線が効きやすい）
　│
　│　悪性リンパ腫
　│　小細胞肺がん（肺がんなど）
　│　扁平上皮がん（肺がん・子宮頸がん・頭頸部がん・皮膚がんなど）
　│　腺がん（肺がん・子宮体がん・直腸がん・前立腺がんなど）
　│　肉腫（骨肉腫・線維肉腫など）
　↓
低い（放射線が効きにくい）

らかじめ決められたプログラムにしたがい管理・調節され死滅していく能動的細胞死（アポトーシス）も放射線照射により誘発されます。放射線が照射されたがん細胞は、細胞周期の途中で次々に分裂死や能動的細胞死を迎え、がんは徐々に小さくなっていくのです。一方、正常細胞も放射線照射にてDNAに損傷が加わりますが、正常細胞はがん細胞よりもDNAの損傷を修復する力が強く、放射線障害からの回復がみられます（図2）。このように、がん細胞と正常細胞の放射線による障害の違いを利用して、正常細胞を温存しつつ、がん細胞を死滅させるのが放射線治療の原理です。但し、がんには、組織型の違いによって放射線が効きやすいもの（高感受性）と抵抗性のもの（低感受性）とがあります（図3）。

放射線治療の種類と方法

放射線治療は、主に外部照射治療と小線源治療に分けられます。

外部照射治療

リニアック（linac ライナック、linear accelerator リニアアクセレレータ：直線加速器）という大型の放射線発生装置を用いて、体の外から体内のがん病巣に向かって放射線を照射する方法です。一般的にがん病巣の形状は不整形ですが、最近のリニアックではマルチリーフコリメーターの進歩にて、放射線を照射する範囲（照射野）をがん病巣の形状に合わせることが可能となり、なるべくがん病巣の周囲の正常組織には放射線が照射されず、がん病巣を中心に放射線が照射されるように治療することができるようになりました（図4、図6）。

小線源治療

体内に放射線を発生する放射線源を入れて、内部から直接がん病巣に放射線を照射する方法です。小線源治療では放射線源の近傍には放射線が強く照射されますが、もともと線源のエネルギーが小さいため線源から離れた場所には放射線は届きません。したがって大きながん病巣には十分な放射線照射ができず、浸潤範囲の小さながん病巣が対象となります。小線源治療は腔内照射と組織内照射に分けることができます。腔内照射とは、子宮腔、食道、口腔、気管などの管腔臓器で放射線源のついたワイヤーを管腔内に一時的に入れて放射線照射を行うものです。組織内照射とは、前立腺がんや舌がん、中咽頭がんなどで、その組織に直接針を刺して放射線源を入れて照射する方法です（図5、図7）。

図4　外部照射治療機器

マルチリーフコリメーターの進歩は、がんの形状に合わせた照射野で放射線治療を行うことを可能とし、治療成績の向上と副作用の低減に寄与しました。

リニアック外観　　　　　マルチリーフコリメーター

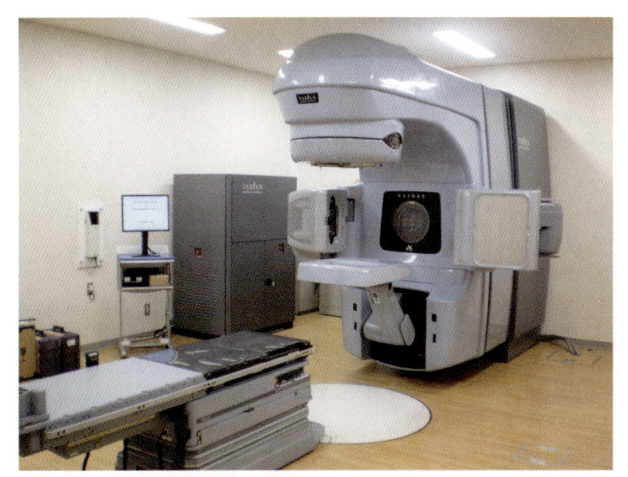

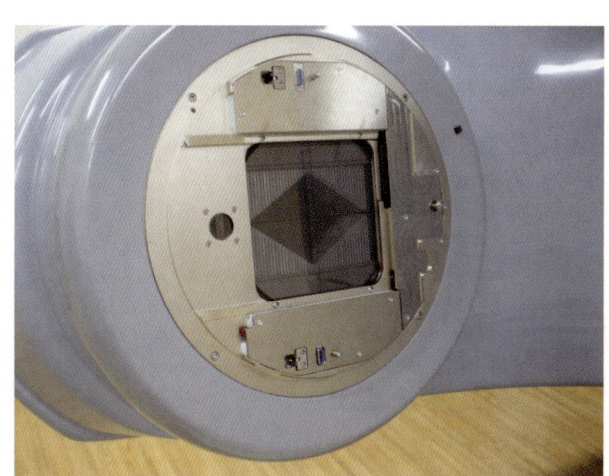

治療に用いられる放射線の種類と性質

　放射線は、光子線、電子線、粒子線の3種類に大きく分けられ、光子線にはエックス線やガンマ線が含まれます。一般的に放射線治療に用いられるのはエックス線とガンマ線および電子線です。粒子線には陽子線や炭素線が含まれ治療に用いられますが、今のところ限られた医療施設でのみ使用が許可されています。エックス線、ガンマ線および電子線は治療部位や治療法の違いにより使い分けられます。エックス線はあまり減衰せずに体の深部まで線量が届きます。しかも、エックス線のエネルギーを変えることにより到達する深さが変わり、がんの放射線治療では最も汎用されます。電子線は皮膚から浅いところで最も大きな線量をかけることができ、ある一定の深さでは完全に減衰してしまいます。そのため皮膚や体の浅い部分の病変に対する照射に適しています。例えば皮膚がんや乳がん、表在リンパ節転移などです。ガンマ線はヨウ素-125やイリジウム-192などの放射性物質から放出される放射線ですが、エネルギーが低いので主に小線源治療に用いられます。

放射線治療が始まるまでの準備と流れ

　放射線治療が開始されるまでには、いくつかのステップを経て準備が進められます。外部照射の場合を説明します。

治療計画用CT撮像

　放射線治療計画を立てるために照射部位を含めたCT画像の撮影を行います。このCT撮像時の体位が、本番の放射線治療時の体位になります。そのため、体の位置を合わせるために体に印を書いたり、頭や首が動かないようにマスクで固定したりします。

治療計画

　病変部になるべく均一に放射線が照射されるように、放射線を照射する範囲や放射線の方向や角度、強さなどを決定する作業を治療計画といいます。治療計画は専用の治療計画用コンピューターで放射線腫瘍医が行います。治療計画は線量分布図に

図5　小線源治療機器

小線源治療器から放射線源の付いたワイヤーが飛び出し、アダプターを介して腔内や組織内の針のなかに到達し、病変部を照射します。

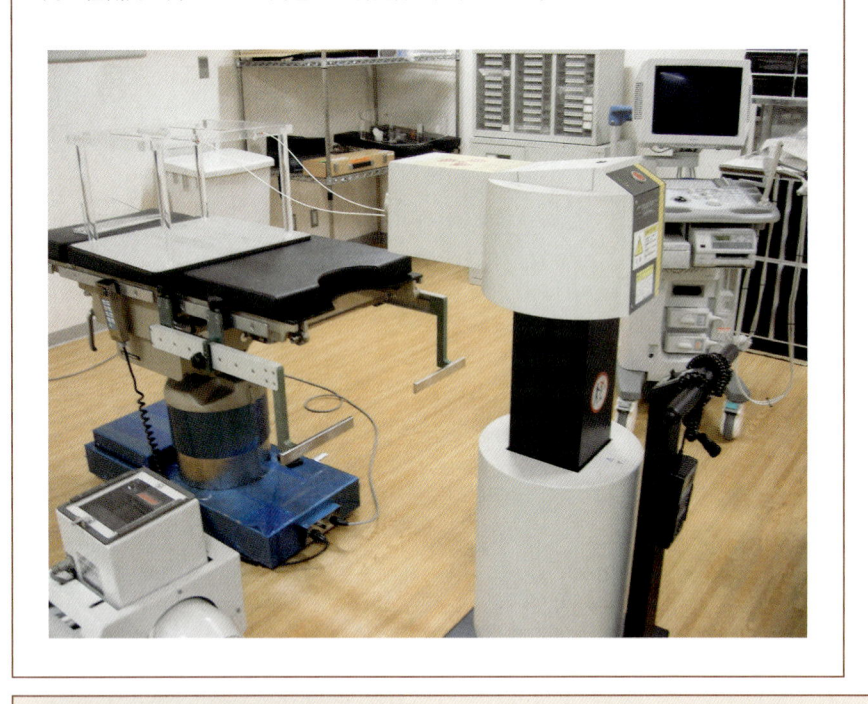

表1　放射線の種類と特徴

放射線の種類	用途	特徴
エックス線・電子線	外部照射治療（リニアック）	エックス線は体の深部、電子線は体の表面のがん病巣にと使い分ける
陽子線・炭素線	粒子線治療	ある一定の深部で最も作用し、それより深部では完全に減衰する
ガンマ線	小線源治療	放射性物質から放出されるのでエネルギーが低い

照合

治療計画にて決定された照射範囲と、実際の治療ポジションで撮影されたエックス線画像との間に照射範囲のズレがないかを確認する作業です。

放射線照射

体の位置合わせを行い、放射線照射が始まります。

放射線治療に伴う副作用

放射線照射に伴った副作用は、その発現時期により急性期、亜急性期、晩期障害に分けられます。急性期障害は主に放射線治療が始まって数日から治療期間中に現れてくるもので、亜急性期障害は放射線治療終了後1～3ヶ月後位に現れてくのも、晩期障害はさらに数ヶ月から1～2年を経て現れてくるものを言います。これらの副作用の症状は放射線照射部位により異なりますが、ほとんど全ての臓器・組織で副作用の程度は照射線量と照射された容積に依存します。また、個人の放射線に対する感受性の相違によっても異なります。一般的に、急性期障害は一過性で放射線治療が終了すればほとんどが改善しますが、亜急性期や晩期障害は発生する頻度は低いのですが、発症すれば何らかの治療が必要

図6　放射線治療の流れ

①治療ポジション決定：体に印を書いたり、頭が動かないようにマスクで固定したりします。

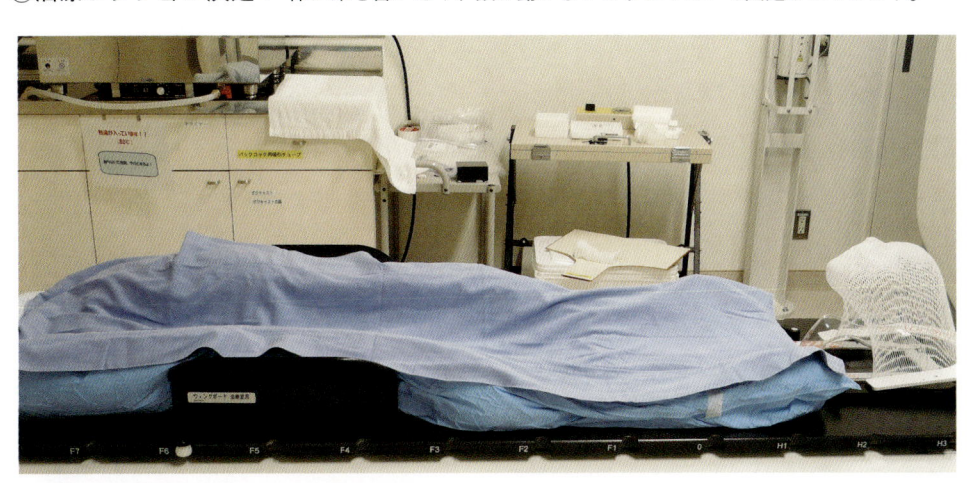

②治療計画用CT撮像

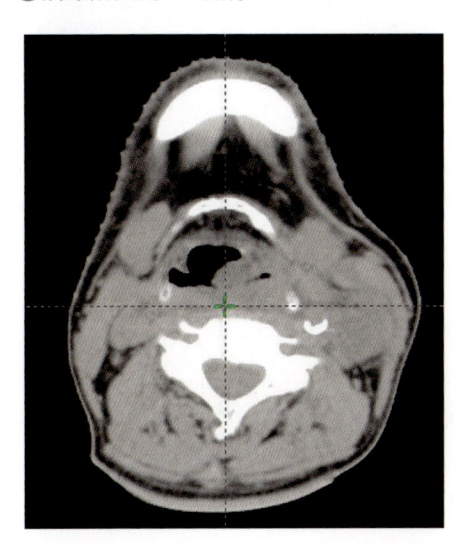

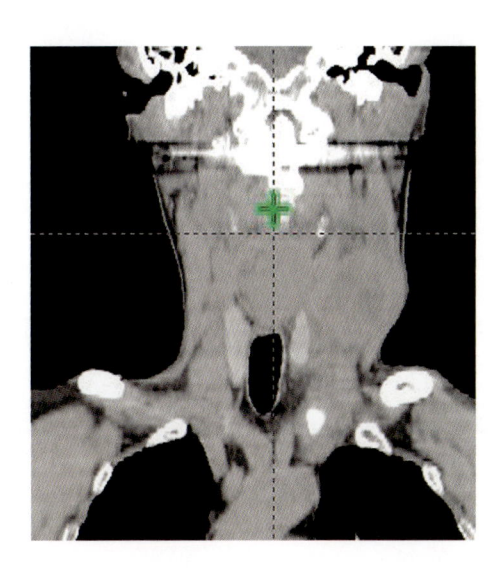

第4章 がんをどうやって治すか

③**治療計画**： 最適な放射線治療が行えるように、放射線照射の方向や角度、強さなどを決定します。線量分布図はCT画像に重ね合わせられ評価されます。

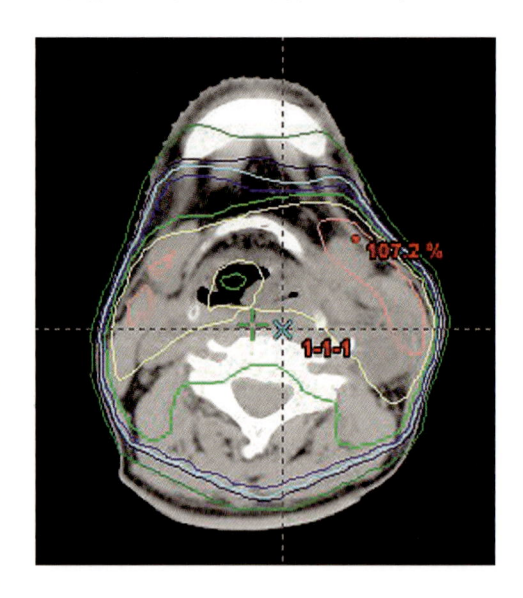

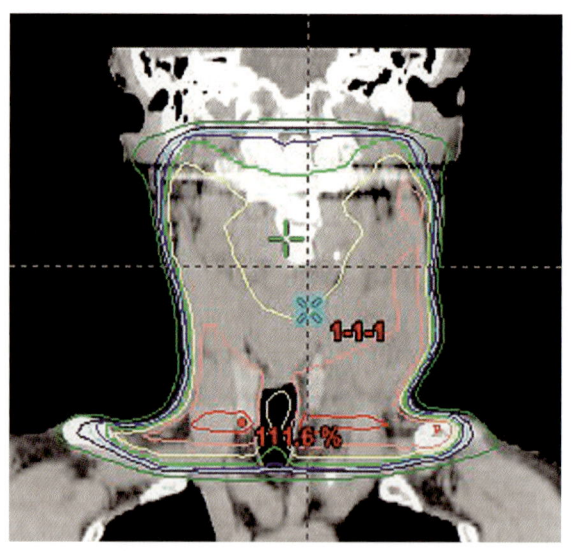

④**照合**： 治療計画通りに放射線照射が行われるかを確認する作業です。

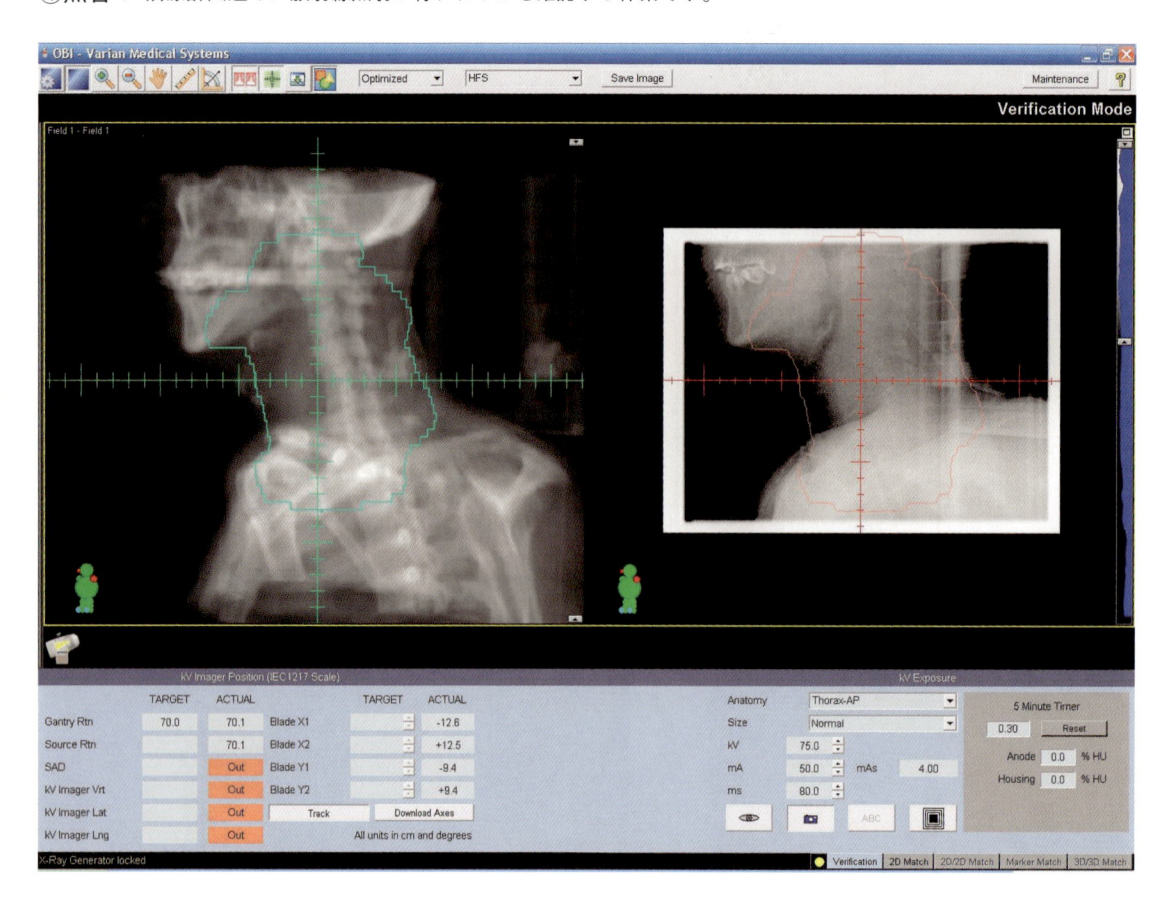

⑤照射開始： 体の位置合わせを行い照射が開始されます。

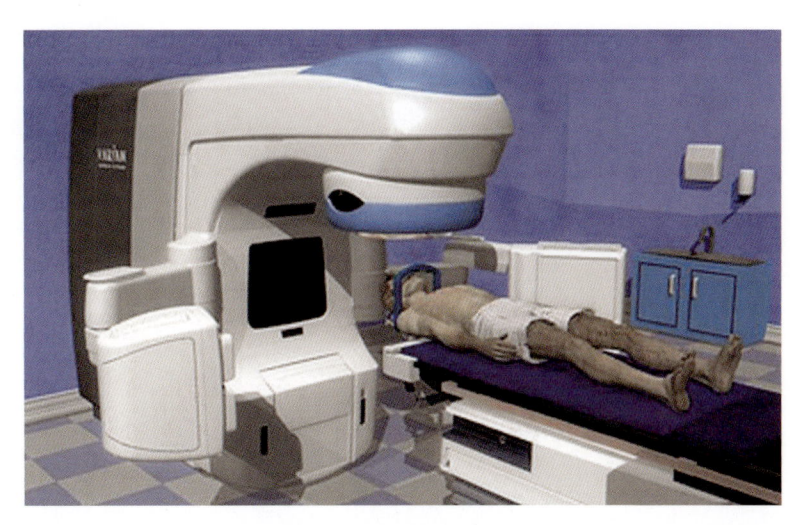

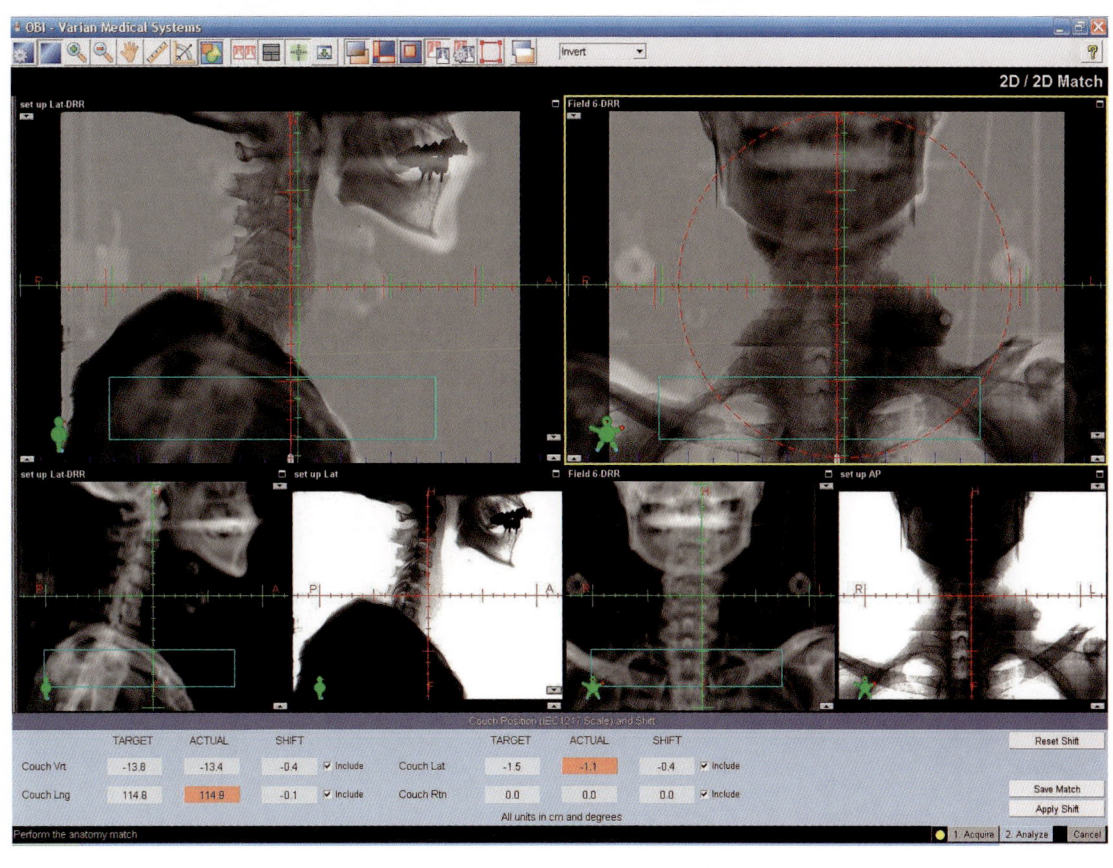

となる場合が多くなります。さらに、正常組織には部位ごとに耐容できる線量の限界があります。これを耐容線量と言います。この耐容線量以上の放射線が照射されると著しい副作用につながり、命にかかわるような場合もあります（表2）。

最近話題の放射線治療法（前立腺がんに対する密封小線源治療）

現在の放射線治療技術の進歩にて、放射線を照射したいがん病巣には正確に多線量の放射線を集中させて照射し、周囲の正常組織では放射線の影響を抑えるという定位放射線治療や強度変調放射線治療などの高精度な放射線治療が可能となってきました。詳細は他項に譲りますが、ここでは最近話題の前立腺がんに対する密封小線源治療について解説します。

前立腺がんに対する密封小線源治療は、ごく微量の放射線を出す小さな「シード線源」とよばれるカプセルを前立腺の中に60〜80個ほど埋め込み、前立腺内のがん病巣へ放射線照射を行うもので、組織内照射とも言われます。前立腺がんの小線源治療は、米国では1990年頃より盛んに行われ、有効性と安全性も確認されています。わが国では、平成15年7月に認可され、国内でも一定の基準を満たした施設で行えるようになりました。前立腺内に限局したがんが密封小線源治療のよい適応で、外科的手術による前立腺全摘出術と治療成績は同等と言われています。さらに、手術に比べて体への負担が少なく、入院期間が3泊4日程度と短いという利点もあります。また、検査の結果、前立腺がんが前立腺内に限局しているが悪性度が高いと判定された場合は、密封小線源治療を行ったあとに外部放射線照射の追加やホルモン療法の追加が必要な場合もあります。一般的に密封小線源治療には大きな副作用はありませんが治療後、早い時期に現れる可能性のある症状は、排尿困難、排尿痛、肛門痛、血尿、血便、頻尿、便意頻回などがあり、多くはあっても軽度のもので、長くは続きません。また、治療後数ヶ月から2年ほどの間に、異常が現れることがまれにあります。これは放射線の組織障害によるもので、強い肛門痛や血便、血尿などがみられ、多くは何らかの治療を要します。これらの障害が発生するかどうか、またその程度の差は個人の放射線に対する感受性の相違によって異なります。前立腺がんに対する密封小線源治療は、金沢医科大学放射線治療センターにて2007年3月より行われています（図7）。

表2　各臓器の耐容線量

臓器	障害	$TD_{5/5}$注）(Gy)	照射野の大きさ
胎児	死亡	2	全身
眼（水晶体）	白内障	5	全体
皮膚	潰瘍	55	100cm²
脊髄	壊死	50	5cm²
肺	肺線維症	40	一葉
腎臓	腎硬化症	23	全体
直腸	潰瘍・狭窄	55	100cm²
卵巣	不妊	2〜3	全体
精巣	不妊	5〜15	全体
子宮	壊死・穿孔	>100	全体

注）$TD_{5/5}$：5年以内に1〜5％の患者に障害発生がみられる放射線量

放射線療法

図7 前立腺がんの密封小線源治療

砕石位とよばれる格好で直腸超音波を肛門内挿入した後、会陰部（陰嚢と肛門の間）から長い針（ニードル）を前立腺まで刺入し、コンピューターを用いて適切に計算した前立腺の位置にシード線源を挿入していきます。これらは、麻酔下で行いますので痛みは感じません。線源刺入後、前立腺内にシード線源が均一に挿入されています。

線源刺入の実際　　　　　　　　線源刺入後のエックス線写真

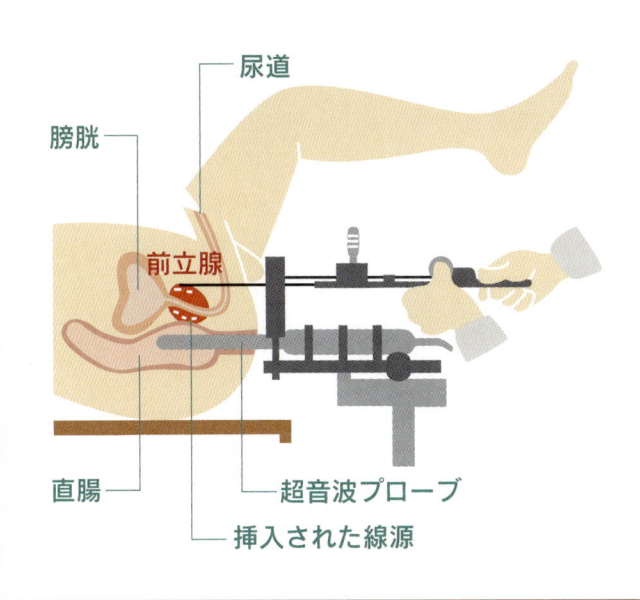

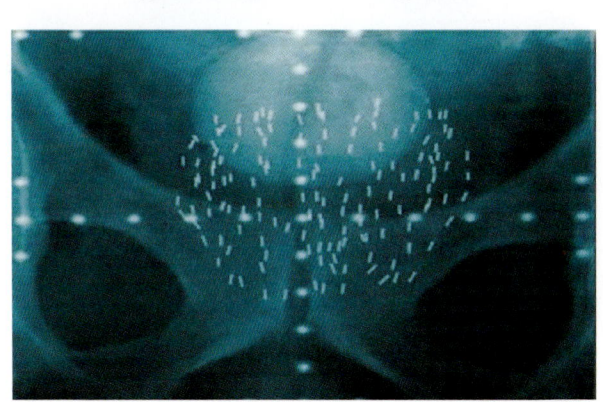

膀胱／尿道／前立腺／直腸／超音波プローブ／挿入された線源

Q&A

問：放射線治療を受けるときは、入院が必要ですか。

答：必ずしも入院の必要はありません。外来通院でも放射線治療は可能です。したがって、仕事を続けながらでも治療は可能です。但し、化学療法と併用して放射線治療を受ける場合は入院が必要な場合があります。

問：放射線治療を受けているとき、家族や周囲の人達に被曝の心配はありませんか。

答：放射線は体内に残ることはありません。したがって、家族や周囲の人達に迷惑がかかることはありません。但し、前立腺がんで密封小線源治療を受けた場合は、ある一定期間は体からごく微量の放射線が放出されるため注意が必要です。その場合、医師から注意事項の説明がありますので、それにしたがってください。

コラム ⑤

最新放射線技術（IMRT, SRT）

玉村　裕保

切らずにがんを治す！

　放射線治療は、がん治療の3本柱の1つですが、放射線治療に伴う有害事象（副作用）があるため、今までは必ずしも積極的に利用されませんでした。ところが近年コンピューター技術の進歩に伴い、がんだけに放射線を集中して治療することが可能となりました。これにより副作用を限りなく抑えてがんのみを治療することが可能となり、一部のがんでは局所へ強く放射線を当てることで、切らずにがんが治せるようになってきています。この方法は3D-CRT（三次元原体照射法）やIMRT（強度変調放射線治療）とよばれ、現在、頭頸部腫瘍や前立腺がんを中心に行われています。

図1　脳腫瘍に対するIMRT（強度変調放射線治療）治療の例

　脳内にある悪性腫瘍に一致するように8方向より175門照射を行う治療計画（IMRT）。脳腫瘍には目的の98〜102％の放射線が集中治療され、周囲の正常脳組織では影響の出ない値まで軽減されています。これらの治療計画はインバースプラン（逆解計算法）によりなされており、コンピューターにより多くの治療計画（数百〜数千）の中から選ばれた治療計画は医学物理士により検証・保証されています。

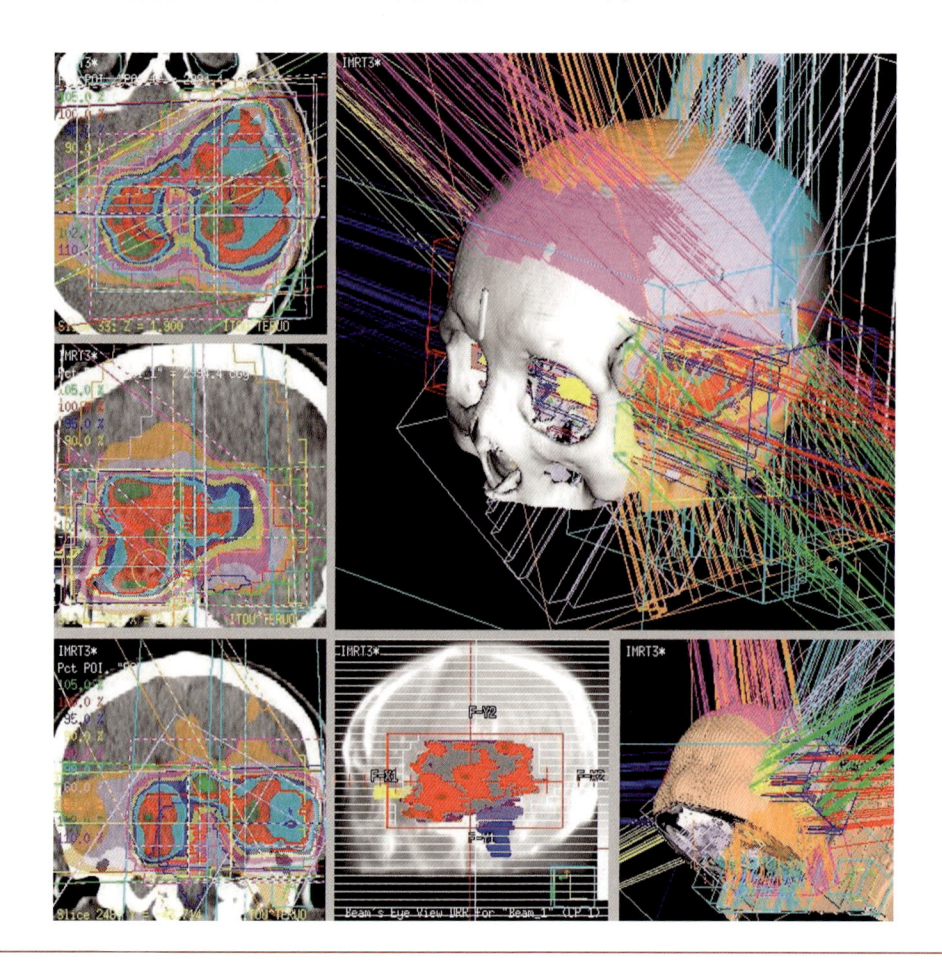

最新放射線技術（IMRI, SRT）

　一方、原発性脳腫瘍や転移性脳腫瘍に対しては脳の定位放射線治療（ラジオサージャリー）が行われています。この治療技術を用いると数ミリの誤差で脳内の腫瘍のみを集中的に治療することができます。この方法を用い脳腫瘍に対し1回（SRS：stereotactic radiosurgery）〜25回（SRT：stereotactic radiotherapy）の治療を行うことで、脳内の腫瘍を完全に消すことが可能となります。

図2　転移性脳腫瘍に対するラジオサージャリーの例

わずか直径6 mmの転移性腫瘍を1回の治療で打ち抜いています。腫瘍（GTV=0.25 ml）は辺縁部で20グレイ、中心部では25グレイの照射を受けています（最大誤差1.18 mm）。

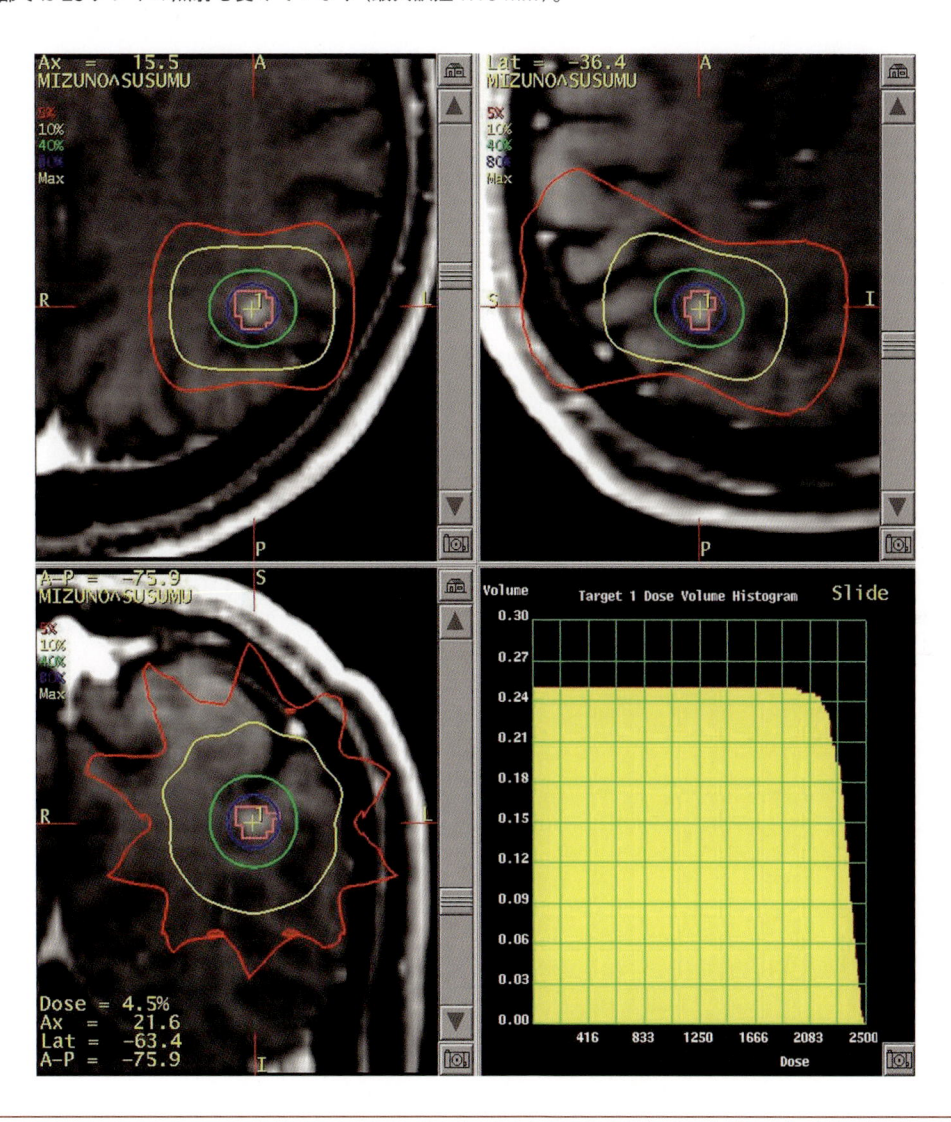

第4章　がんをどうやって治すか

血管内治療（IVR）

西川　高広

　血管内治療（interventional radiology: IVR）とは、針やカテーテルを用いて画像誘導下に行う経皮的診断および治療行為の総称です。近年、画像診断機器の進歩と経皮的処置のための器具の発達により、IVRは目覚しい発展を遂げています。IVRは大きく血管系と非血管系の2つに分けられ、血管系IVRの血管内治療は血管造影の手技を使って病変を治療するものです。さらにがんの血管内治療には動注化学療法、血管塞栓術の2つが挙げられます。

　がんの血管内治療について説明する前に、血管造影の手技について説明します。1953年にSeldingerが発表した経皮カテーテル法は、現在のIVRの基礎となる重要なテクニックです。内套針と外套針からなる穿刺針およびガイドワイヤを使用して、経皮的にカテーテルを血管内に挿入する方法です。この方法が確立されたことにより血管造影を利用して選択的な血管内治療が可能となりました。本項ではがんの血管内治療について紹介します。

動注化学療法

　動注化学療法は化学療法の一領域であり、血管造影を利用して抗がん剤を腫瘍の栄養血管に直接投与するものです。全身化学療法に比べて、注入した抗がん剤のほとんどが腫瘍に到達するため、腫瘍組織内に高い抗がん剤濃度を得られ、高い腫瘍縮小効果が期待できます。また、抗がん剤が腫瘍組織内に多く取り込まれることは全身に回る抗がん剤の量が減ることになるため、抗がん剤による副作用も軽減できます。この2点が動注化学療法の利点です。薬剤の種類や注入方法にもよりますが、動注化学療法における腫瘍内の抗がん剤濃度は全身化学療法の数倍から数十倍であり、動注化学療法はがんが限局している場合にしばしば用いられる治療法です（図1）。

　何度も同じ血管から動注化学療法をする場合にはカテーテル・リザーバー・システムを体内に埋め込むことにより、患者さんの負担を軽減させることが可能です。腫瘍の栄養血管にカテーテルの薬剤注入孔を向かわせて固定し、血管穿刺部にカテーテル尾側と連続したリザーバーポートとよばれる何度も穿刺注入可能な器具を埋め込む方法です。

　これにより動注化学療法が注射の針で皮下のリザーバーポートに穿刺するだけで何度でも行うことが可能となります。毎回動注化学療法時に血管造影して血管を選択しなくてすむのです。

血管塞栓術

　腫瘍における動脈塞栓術は血流が多い腫瘍に対して適応があります。本項では代表として肝細胞がんの血管塞栓術についてお話します。

　肝臓は血行動態的に特異な臓器で、大動脈から分岐する肝動脈と腸管から肝臓へ流れる門脈の2種類の血管系より血流を受けています。これに対し肝細胞がんは動脈からほぼ100％の血流を受けています。したがって肝動脈を塞栓すると腫瘍細胞のみが壊死になり、門脈からも血流を受ける正常肝細胞はほとんど障害を受けないことがわかっています。これにより手術不能例にもこの塞栓術は適応となることがあります。しかしこの手技はあくまでも門脈の血流が保たれていることが前提で、もし、門脈が閉塞してしまった場合は適応外になってしまいます（図2）。

血管内治療（IVR）

図1　子宮頸がんの動注療法

　図Aは骨盤血管造影です。そばくらいの細さのカテーテルを使用して血管造影しています。これにより全体像と腫瘍の栄養血管と腫瘍濃染像からどの栄養血管からどのくらいの抗がん剤を注入するか決定します。

　図Bの真ん中は先ほどのカテーテルの中にそうめんくらいの細さのカテーテルを挿入して内腸骨動脈を選択的に造影しています。これにより腫瘍の栄養血管の分岐を把握します。

　図Cは腫瘍の栄養血管を選択して造影しています。ここより抗がん剤を注入します。対側も同様に腫瘍の栄養血管を選択して動注療法しています。

　図Dは治療前の骨盤MRIです。子宮頸部に大きな腫瘍をみとめます（矢印）。

　図Eは治療後（動注療法＋放射線療法）の骨盤MRIです。腫瘍は縮小しています（矢印）。

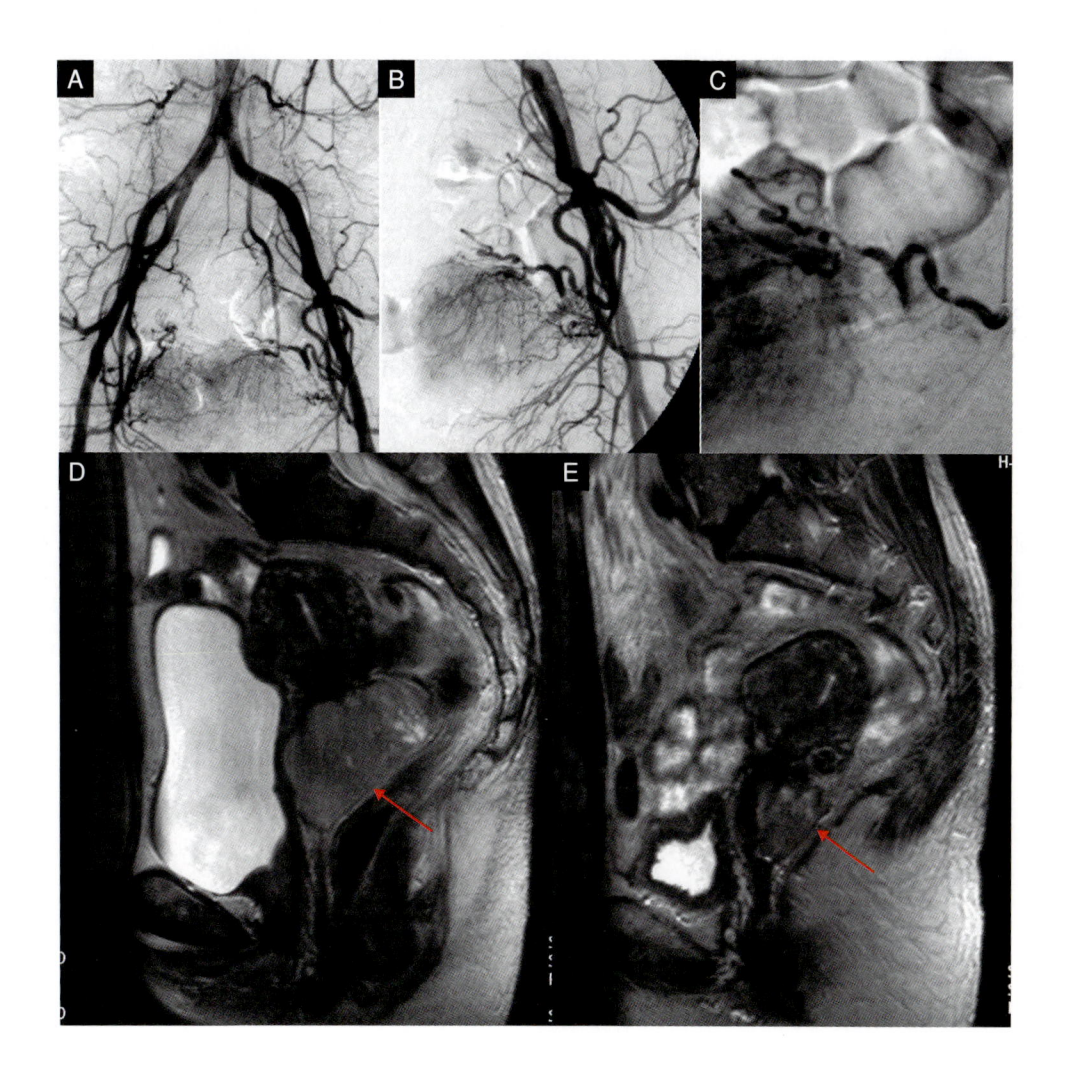

図2　肝細胞がんの血管塞栓術

　図AはCTAPという門脈血流をみたCTです。肝臓の尾状葉に門脈血流が欠損した腫瘍を認めます（矢印）。
　図Bは造影CT動脈相です。同部に動脈血流により濃染した腫瘍を認めます（矢印）。
　図Cは血管造影です。動注療法と同じ手法で腫瘍血管を選択的に造影しています。この血管より油性造影剤と抗がん剤の混合液を注入します。血管内でゼラチン状になる塞栓物質を最後に流して栄養血管を塞栓して終了となります。
　図Dは1ヶ月後のCTです。腫瘍内に油性造影剤の沈着を認めます（矢印）。油性造影剤と混合された抗がん剤はゆっくりとがん細胞内に放出されます。これにより、血管塞栓術と抗がん剤の2つの効果が期待できます。

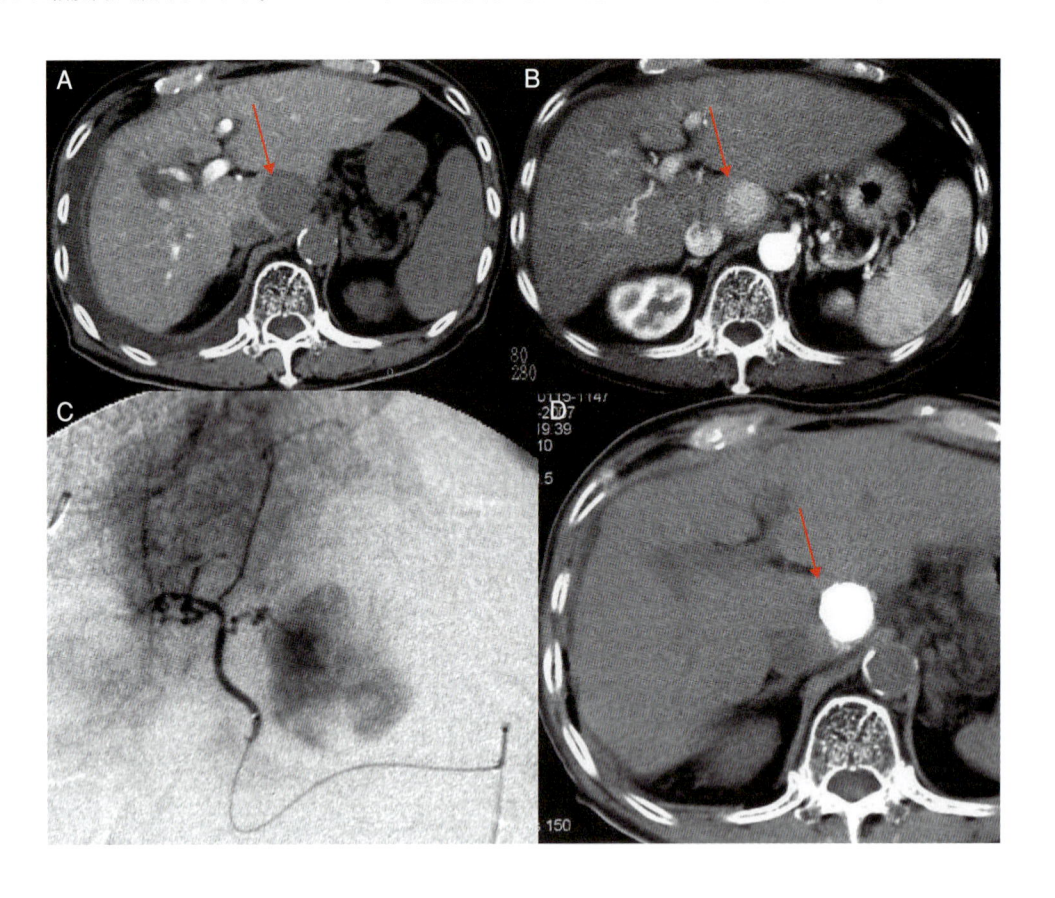

Q&A

問：この治療に痛みは伴わないのですか？

答：痛みは最初に局所麻酔をするときにあります。その他はほとんど痛みはありませんが、人によって造影剤や抗がん剤による血管痛を訴える方がおられます。そのときはこちらで痛み止めや薬剤を希釈して使用することでほとんどが解消されます。

問：時間はどれくらいかかりますか？

答：手技の難易度にもよりますが平均2〜3時間くらいです。ただし、治療後にカテーテルを入れていた動脈から出血しないように3時間ほど圧迫して安静にしてもらいます。歩行するのはさらに数時間後になります。これは止血具合によって異なります。

第4章　がんをどうやって治すか

化学療法

元雄　良治

がんの化学療法とは、抗がん剤を用いる治療法を意味します。本項では「抗がん剤」、「腫瘍制御薬」、「化学療法剤」などを同じ意味で用います。

化学療法はここまで効くようになりました

抗がん剤は「あまり効かない、副作用がひどい」という負のイメージを持たれていましたが、近年とくに21世紀に入ってから、有効な抗がん剤や分子標的薬剤の登場、種々の支持療法（副作用対策）の進歩により、抗がん剤のイメージは好転してきました（図1、2）。そして、がん化学療法は近年、入院から外来へと移行することが可能となりました。外来化学療法は、患者さんが社会生活・家庭生活を送りながら治療を継続できるという利点がある一方、自分で体調を管理する必要があります。本項では、最近の化学療法の進歩と外来化学療法について紹介します。

化学療法に用いられる薬剤と投与法

抗腫瘍制御薬の種類

抗がん剤は基本的に細胞増殖に必須のDNA合成などの過程を阻害する薬剤です。抗がん剤は主に①細胞障害性薬剤と②分子標的薬剤に分類されます（図3）。

細胞障害性薬剤

代謝拮抗剤：増殖の旺盛ながん細胞に多く含まれる酵素を利用して、増殖を抑え込もうとする薬です。それは非活性体として体内に入り、がん細胞内の酵素により活性化されると、抗がん剤としての機能を発揮します。その酵素は正常細胞にも存在するので、ある程度の副作用は避けられません。代表的なものは

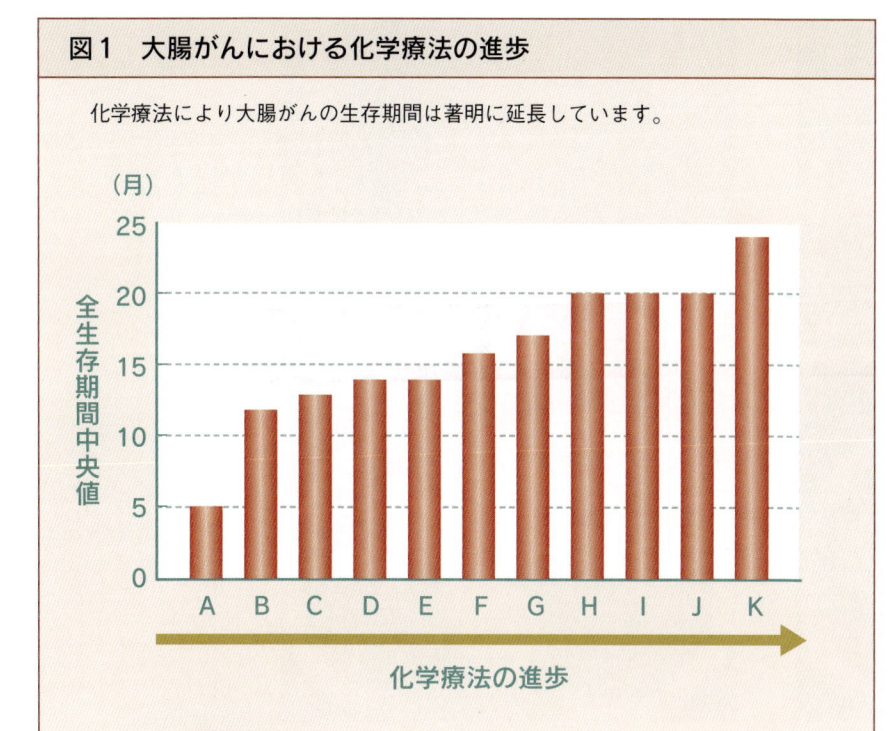

図1　大腸がんにおける化学療法の進歩

化学療法により大腸がんの生存期間は著明に延長しています。

（縦軸：全生存期間中央値（月））

- A：対症療法
- B：5-FU急速投与+ロイコボリン
- C：カペシタビン（ゼローダ®）
- D：5-FU持続投与+ロイコボリン
- E：IFL（イリノテカン+5-FU急速投与+ロイコボリン）
- F：FOLFOX（フォルフォックス：Folate+5-FU+Oxaliplatin、ロイコボリン+5-FU+オキサリプラチン）
- G：FOLFIRI（フォルフィリ：Folate+5-FU+Irinotecan、ロイコボリン+5-FU+イリノテカン）
- H：FOLFOX→FOLFIRI
- I：FOLFIRI→FOLFOX
- J：ベバシズマブ+IFL
- K：ベバシズマブ+FOLFOXまたはFOLFIRI

第4章 がんをどうやって治すか

> **図2　肺がんの化学療法の有効例**
>
> 　金沢医科大学病院集学的がん治療センターでの実施例では、約3ヶ月間の化学療法（TJ療法4コース）でとくに重大な副作用もなく、肺の腫瘍が著明に縮小した患者さんがいます。TJ療法とは、抗がん剤であるタキソール®とパラプラチン®を組み合わせた治療法で、肺がんでよく用いられます。Jはパラプラチン開発時に付いていた記号です。

TJ療法の効果

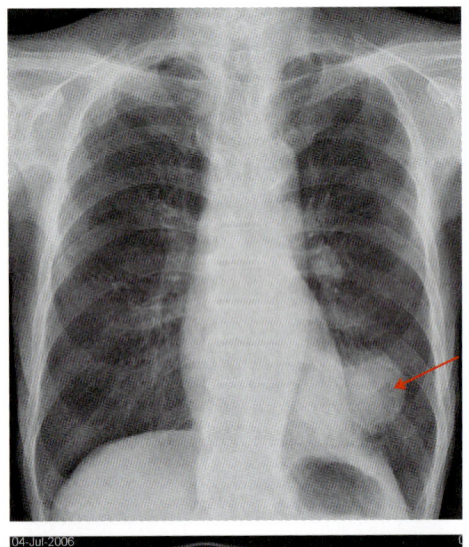

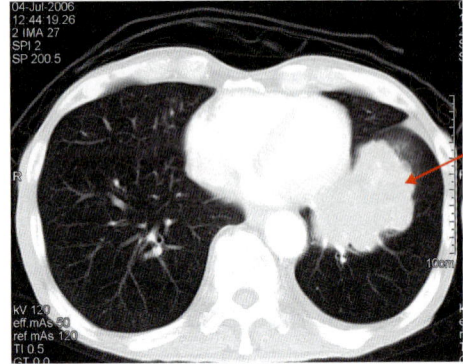

治療前　　　　　　　　　　　　治療3ヶ月後

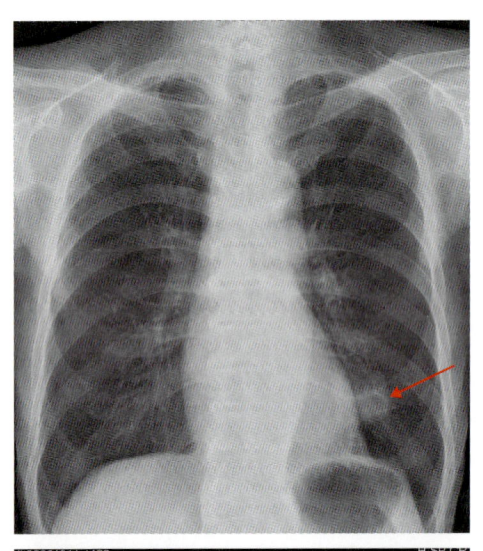

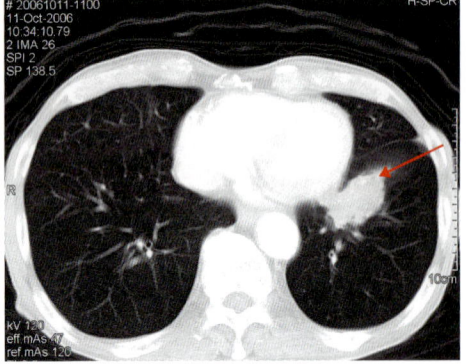

5-FUであり、経口薬のカペシタビン（商品名ゼローダ）やS-1（商品名ティーエスワン）なども5-FUの仲間に入ります。

　アルキル化剤：もともと毒ガス（イペリットガス）の研究から開発された薬で、DNAとの間に強力で異常な結合を作る結果、DNAの遺伝情報が障害され、またDNA自体も損傷を受けます。がん細胞が分裂して増殖する際に、アルキル化剤が結合した場所でDNAがちぎれ、がん細胞は死滅します。

　抗がん性抗生物質：細菌に対してペニシリンのような抗生物質が効くように、がん細胞に対しても選択的に働く抗生物質があるのではとの発想のもとに開発されました。ある種の抗生物質と同じように、土壌に含まれる微生物から作られ、もともと細菌やカビに効く物質の化学構造を変化させることにより、抗腫瘍効果を発揮するようになったものです。ブレオマイシンなど頭頸部がんに著効を示す場合があります。

　微小管作用薬：細胞の分裂に重要な微小管の働きを止めることによ

図3 細胞内における抗がん剤の作用点

（「がん診療レジデントマニュアル第3版」医学書院，2004年，p341より参考に作成）

細胞増殖・蛋白合成の仕組みと各種腫瘍制御薬の作用点を図示します。

いずれも細胞増殖機序に関する種々の増殖因子とその受容体を標的にしています。これらの分子は正常細胞にも存在しますが、とくにがん細胞で発現が増加しているため、分子標的薬が有効です。

細胞増殖・蛋白合成の仕組みと各種腫瘍制御薬の作用点(X)

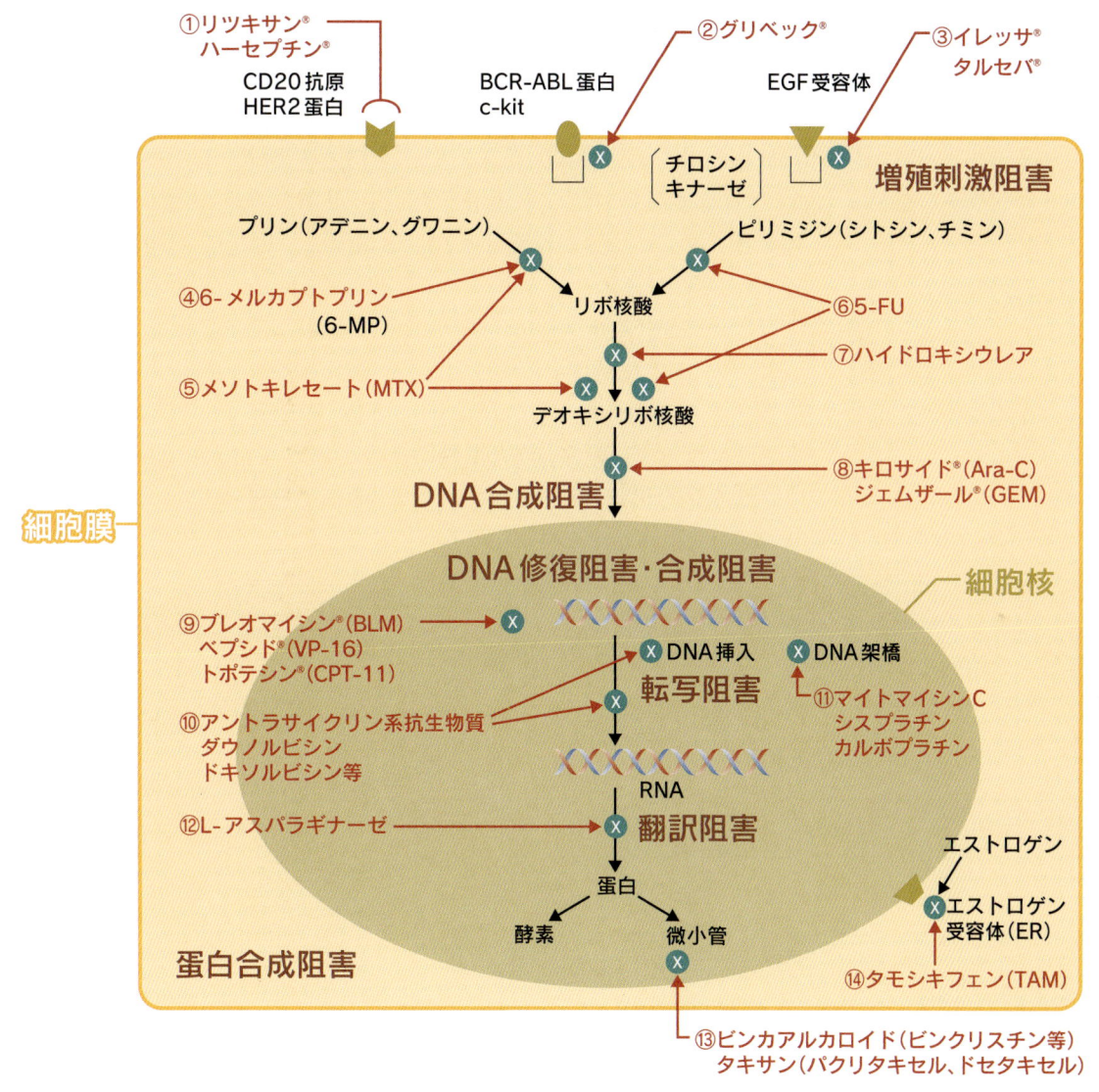

- ①リツキサン®／ハーセプチン® — CD20抗原／HER2蛋白
- ②グリベック® — BCR-ABL蛋白／c-kit
- ③イレッサ®／タルセバ® — EGF受容体
- （チロシンキナーゼ）　増殖刺激阻害
- プリン（アデニン、グワニン）／ピリミジン（シトシン、チミン） → リボ核酸
- ④6-メルカプトプリン（6-MP）
- ⑤メソトレキセート（MTX）
- ⑥5-FU
- ⑦ハイドロキシウレア
- → デオキシリボ核酸 → DNA合成阻害
- ⑧キロサイド®（Ara-C）／ジェムザール®（GEM）
- DNA修復阻害・合成阻害（細胞核）
- ⑨ブレオマイシン®（BLM）／ベプシド®（VP-16）／トポテシン®（CPT-11）
- ⑩アントラサイクリン系抗生物質　ダウノルビシン／ドキソルビシン等 — DNA挿入／転写阻害
- ⑪マイトマイシンC／シスプラチン／カルボプラチン — DNA架橋
- RNA
- ⑫L-アスパラギナーゼ — 翻訳阻害
- 蛋白 → 酵素／微小管
- エストロゲン／エストロゲン受容体（ER）
- ⑭タモキシフェン（TAM）
- ⑬ビンカアルカロイド（ビンクリスチン等）／タキサン（パクリタキセル、ドセタキセル）
- 蛋白合成阻害
- 細胞膜

【図の解説】

- 細胞膜上の様々な細胞増殖因子受容体などが過剰に発現しているがん細胞に対しては、各々の標的分子を阻害する「分子標的薬」が細胞増殖を抑制します（①②③）。最近はEGF受容体に対する抗体薬も登場しました。
- 従来の細胞障害性抗がん剤は細胞質内でプリン・ピリミジンなどからのDNA合成経路を阻害します（④⑤⑥⑦⑧）。
- 細胞核内ではDNA自体に作用する薬剤（⑨⑩⑪）や、DNAからRNAへの転写（⑩）、RNAから蛋白への翻訳（⑫）を阻害する薬剤があります。
- 蛋白合成を阻害する薬剤としては、微小管に作用するビンカアルカロイドやタキサン（⑬）があります。
- ホルモン療法としては女性ホルモンであるエストロゲンの受容体への結合を阻害する抗エストロゲン剤（⑭）が用いられます。
- さらに近年は、アンドロゲンからエストロゲンを作り出すアロマターゼという酵素を阻害する薬剤が用いられます。

り、がん細胞を死滅させます。微小管に対する作用の違いにより、ビンカアルカロイドとタキサンの2種類の化学物質に分類されます。また、微小管は神経細胞の働きにも重要な役割を担っているため、これらの抗がん剤によって、手足のしびれなどの神経障害が出ることがあります。

白金製剤：DNAと結合することにより、がん細胞の細胞分裂を阻害します。代表的な抗がん剤であるシスプラチンや、2005年にわが国でも承認されたオキサリプラチンなどはこの群に属します。

トポイソメラーゼ阻害剤：DNA合成酵素（トポイソメラーゼ）の働きを阻害することにより、がん細胞の分裂を阻害するもので、塩酸イリノテカンなどがあります。

分子標的薬剤

最近登場した分子標的薬剤を表1に示します。

これらはわが国ですでに承認されています。大腸がんの治療薬に関しては、血管内皮増殖因子抗体であるベバシズマブ（商品名アバスチン）や上皮増殖因子受容体抗体であるセツキシマブ（商品名アービタックス）が海外の診療ガイドラインに掲載されており、わが国でも保険適応になっています。

新しい抗がん剤の組み合わせ

近年とくに注目されたのがFOLFOX（フォルフォックス）療法です。これは抗がん剤5-FUの時間依存性抗腫瘍効果を念頭に置いたもので、5-FUの急速静脈内投与を基本とする米国式のレジメン（投薬計画）に対し、5-FUの持続注入を基本としたフランス式（欧州式）レジメンです。わが国でも2005年にオキサリプラチンが使用できるようになり、オキサリプラチンの代わりに塩酸イリノテカンを用いるFOLFIRI（フォルフィリ）療法も使えるようになったことから、大腸がん化学療法が大きく変わりました。

> FOLFOXはFolate+5-FU+Oxaliplatinの略で、Folate（活性型葉酸）、5-FU、オキサリプラチンの3つの薬剤の組み合わせ法を指します。FOLFIRIはFOLFOXのオキサリプラチンをイリノテカン（IRI）に置き換えたもので、いずれも進行大腸がんの標準的化学療法とされ、効果はほぼ同等です。

抗がん剤投与法の進歩

腫瘍の栄養動脈内にカテーテルを留置し、腫瘍に高濃度の抗がん剤を到達させて、全身の諸臓器へ循環する抗がん剤量を軽減させる方法（動注化学療法）が進歩してきました。また周辺臓器への抗がん剤注入を防ぐため、コイルによって周辺動脈を塞栓する方法（血行改変）も発達しています。

外来通院で行う化学療法

がん化学療法は入院から外来へ

これまで、抗がん剤を投与するといえば、入院治療が連想されました。しかし、腎機能に影響を及ぼすシスプラチン投与時のような大量補液を必要としない白金錯体などの抗がん剤の開発、各種制吐剤・コロニー刺激因子などの副作用軽減策の進歩により、外来化学療法が安全にできるようになりました。診療科で個別に実施されていた抗がん剤投与は、がん化学療法専用室にて専任スタッフ（医師・看護師・薬剤師）のもとに行うことが、厚生労働省により推奨されています。

表1　分子標的薬剤の種類・標的分子・適応がんの種類

薬剤（商品名）	標的分子	適応症
トラスツズマブ（ハーセプチン®）	HER2/neu	HER2陽性乳癌
イマチニブ（グリベック®）	bcr-abl, c-kit	CML[注1], GIST[注2]
リツキシマブ（リツキサン®）	CD20	CD20陽性非ホジキンB細胞リンパ腫
ゲフィチニブ（イレッサ®）	EGFR	非小細胞肺癌
エルロチニブ（タルセバ®）	EGFR	非小細胞肺癌
セツキシマブ（アービタックス®）	EGFR	転移性結腸直腸癌（CPT-11併用）
ベバシズマブ（アバスチン®）	VEGF	転移性結腸直腸癌（5-FU併用）

注1）CML: 慢性骨髄性白血病　注2）GIST: 消化管間葉系腫瘍

外来がん化学療法の利点と意義

外来がん化学療法は、患者さん側、病院側、地域医療側のそれぞれに利点があります。

患者さん側の利点は、これまでは一般診療科の外来患者に混ざって採血・診察・点滴を受けるため長時間待つことが多かったのですが、これからは外来化学療法専用治療室で快適に診療を受けられることです。専門スタッフが対応することで安全性が向上し、医療への安心感が生まれ、社会生活・家庭生活を治療前に近い形で過ごせる利点もあります。

病院側の利点は、これまで各診療科でばらばらに、しかもがんに関係のない他の診療業務と並行して化学療法を行っていたものが、専用治療室で集学的に行われることです。薬剤管理面では、抗がん剤の一括管理による安全性の向上が図られ、外科医は化学療法を施行する負担が減ることで、手術に集中できるようになります。外来での抗がん剤投与が一般的になると、入院期間が短縮し、病床回転率が向上して、真に入院が必要な患者さんへの対応が迅速になります。外来化学療法部門にがん化学療法を専門とする院内のスタッフが集結し、互いに切磋琢磨して、専門性への動機付けが高まれば、患者さんに安全ながん治療を提供することにつながります。

地域医療側の利点は、基幹病院に外来化学療法部門ができることにより、地域の病院・診療所・介護サービス等との相互連携を通じて、がん患者さんを支える地域がん診療ネットワークを構築できることです。

外来化学療法の実際（表2）

外来化学療法の実施条件（表3）

通院で化学療法を行うには、以下のような条件が揃うことが必要です。

・組織診または細胞診で悪性腫瘍の確定診断がなされていること
・全身状態が良好であること（PS 0〜2）
・主要臓器機能が保持されていること
・重篤な合併症がないこと

外来化学療法の位置づけ

第一に、手術不能の進行がん（転移例、術後再発を含む）の患者さんが全身状態を良好に保ちながら延命できることを目的とします。第二は、術前・術後の補助化学療法を受ける患者さんが局所療法をより有効にするために行います。第三は、集学的がん治療の一環として手術・放射線照射と並行して実施します。第四に、緩和的化学療法として症状の緩和を主目的に実施する場合もあります。

組み合わせ方法

1970年代に現在のような多剤併用化学療法が確立されました。併用療法には、抗腫瘍効果の増強・多様ながん細胞への対応・耐性細胞の抑制などの利点がありますが、副作用

表2　金沢医科大学病院集学的がん治療センターにおける外来化学療法の流れ

❶ 受付（完全予約制）
❷ 予約注射処方箋を医師・薬剤師・看護師が三重チェック
❸ 採血時に静脈を確保し、1時間以内に結果確認
❹ 採血結果が出たら診察室にて全身的診察を受け、化学療法の可否を決定
❺ 医師の指示が出たら薬剤師がセンター内で無菌的に調剤
❻ リクライニングチェアかベッドにて点滴開始
❼ 看護師が患者の状態を観察・介護
❽ リラックスできるような環境整備
❾ 点滴終了後、センター内で休息し、状態をスタッフが確認して帰路へ

各診療科から外来化学療法目的に紹介された患者さんには、外来の初回治療前に医師・薬剤師・看護師により説明を行い、外来化学療法についての同意書に署名して頂きます。
治療中は各診療科との併診により治療効果の評価や治療方針の検討を随時連携して行います。各診療科担当医とのつながりがなくなるわけではありません。

表3　全身状態（Performance Status：PS）の評価のしかた

PS 0	無症状で社会活動ができ、制限を受けずに発病前と同等にふるまえる
PS 1	軽度の症状がある。肉体労働は制限を受けるが、歩行や軽い家事・事務などの軽労働や座業はできる
PS 2	身の回りのことはできるが、少し介助を要することもある。日中の50％以上は起居している
PS 3	身の回りのことはある程度できるが、しばしば介助を要する。日中の50％以上就床している
PS 4	身の回りのことも自分でできず、常に介助を必要として、終日就床している

に注意する必要があります。

治療の目標

　進行固形がんでは化学療法で根治することは、現時点では非常に難しいのですが、乳がん・小細胞肺がん・卵巣がんなどでは、延命効果・症状緩和効果が期待できます。また治療を続けていれば、将来さらに有効な治療薬の投与を受けるチャンスが巡ってくる可能性があります。

副作用への対策（表4、5）

　副作用はある程度予測可能ですので、前もって患者さんに説明すると同時に、スタッフも病状の観察と検査データを常にチェックして、副作用の早期発見に努めています。

各臓器別副作用対策

　臓器により次のような対策をとります。

　心臓：アドリアマイシンなどの心毒性は有名ですが、最近はパクリタキセルや分子標的薬のトラスツズマブなども注意が必要ですので、心電図モニターによる観察や、定期的な心エコー検査が必要となります。

　肺：間質性肺炎の発見が遅れると致死的となるので、咳・発熱・息切れなどの症状を自覚した患者さんには、とにかく病院に連絡することを徹底します。外来では常に酸素飽和度を測定します。

　肝臓：注射薬・内服薬に限らず、肝機能異常はどのような抗がん剤も起こし得るとの認識で、とくに投与初期は定期的に肝機能をチェックします。

　腎臓：腎機能に影響を及ぼすような薬剤使用中は腎機能のチェックを忘れず実施し、水分補給と尿量確保に努めます。しかし外来で毎回尿量をチェックすることはほぼ不可能なので、体重増加や浮腫の有無を観察することが実際的です。

　骨髄：骨髄抑制では白血球減少（好中球減少）による感染症が問題になるので、日頃の清潔保持が重要で、病院への連絡体制が必要です。コロニー刺激因子の投与により白血球数を回復させ、外来で治療を継続できる場合がほとんどです。血小板減少による出血傾向も血液腫瘍の治療中などに多く、血小板数5万/mm^{3}以下になると、通常は外来化学療法を実施しません。

　消化器：悪心・嘔吐は患者さんが最もつらいと思う副作用でしょう。食欲不振も加わり、脱水や電解質異常を引き起こすので、外来化学療法ではこれらの消化器系副作用をいかに予防するかが成功の鍵を握っています。幸い制吐剤の発達は著しく、グラニセトロンなどの急性嘔吐に有効な既存の制吐剤に加え、2009年には化学療法翌日からみられる遅延性嘔吐にも有用なニューロキニン1受容体阻害剤（アプレピタント）が新しく発売されました。

　皮膚・粘膜：口内炎の予防は困難なことも多いので、口腔内を清潔に保つことが肝要です。また手足症候群のような皮膚症状にも注意し、皮膚科と連携します。

　脱毛：タキサン系やドキソルビシンなどで脱毛の頻度が高く、生命にかかわりませんが、容姿の変化が精神的につらいので、かつら（ウィッグ）・帽子・スカーフなどで外観を整えることが必要です。

　神経：パクリタキセル、オキサリプラチン、ビンクリスチンなどは神経障害を起こしやすく、末梢神経障害は一旦発生すると長く持続することがあり、手足の知覚鈍麻による「箸を持ちにくい」「ボタンをかけにくい」「つまづきやすい」などの症状が出ます。なかなか有効な対処法がなく、休薬することが一般的です。

　アナフィラキシーショック：タキサン系、リツキシマブ、トラスツズマブなどで過敏反応が起こりやすく、パクリタキセルは投与後10〜15

表4　抗がん剤投与でみられる主な副作用（頻度順）

1. 骨髄抑制
2. 消化器症状（悪心，嘔吐，食欲不振，下痢，便秘）
3. 肝機能異常
4. 粘膜障害：口内炎，腸管粘膜障害
5. 間質性肺炎，肺線維症
6. 心筋障害：不整脈，心不全
7. 末梢神経障害，中枢神経障害，難聴
8. 出血性膀胱炎
9. 皮膚色素沈着，脱毛，爪の変化
10. 腎尿細管障害
11. 無月経，乏精子症
12. その他：発熱，結膜炎，注射部位の皮膚壊死，過敏症，二次発がん

これらは同時に出現するわけではなく，次のように出現時期が予測できるので，その時期に細心の注意を払い対処します。副作用の詳細は薬剤添付文書に記載されており，医師・薬剤師・看護師全員が添付文書を読むことが義務付けられています。

表5　抗がん剤の副作用とその出現時期

1. 投与当日：アレルギー反応，頻脈，悪心・嘔吐，血管痛，めまい，頭痛
2. 初期（1～2日目）：発疹，全身倦怠感，食欲不振，悪心・嘔吐
3. 中期（7～14日目以降）：骨髄抑制，下痢，便秘，味覚障害，出血，肝機能障害，腎機能障害，脱毛，神経障害
4. 投与終了以降：肺線維症，うっ血性心不全，末梢神経障害

分，リツキシマブでは1時間で起こすことが多いので，それらを念頭に抗アレルギー薬の前投薬とともに慎重に対処します。

> アナフィラキシーショックはアレルギー反応のひとつで，過剰な免疫応答のために全身に放出された化学伝達物質が毛細血管を拡張させ，ショック状態を引き起こします。ハチに刺された場合などが有名です。

化学療法のさらなる改善に向けて

がん化学療法は、20世紀に開発された細胞障害性薬剤と21世紀に発達した分子標的薬剤を上手に併用することにより、今後のがん医療の重要な役割を担うことになります。現在も世界中で有効な腫瘍制御薬が研究開発されています。化学療法に携わるスタッフは、固形がん治療効果の国際判定基準RECIST（response evaluation criteria in solid tumors）等に照らして、患者さんごとに治療効果を評価しながら、治療法の改善に取り組んでいます。治療効果は著効・有効・不変・増悪に分けられて判定され、その後の治療方針が決定されます（表6）。

表6　化学療法の効果判定（標的病変[注]について）

著効 (Complete Response: CR)	全ての標的病変が、腫瘍による二次的変化も含めて消失した場合
有効 (Partial Response: PR)	標的病変の長径和が、治療開始前の長径和に比し30%以上小さくなった場合
不変 (No Change: NC) または安定(Stable Disease: SD)	PRに該当する腫瘍縮小やPDに該当する腫瘍増大を認めない場合
増悪 (Progressive Disease: PD)	標的病変の長径和が、それまでの最も小さい長径和に比して20%以上大きくなった場合

注）標的病変とは、測定可能な病変を指し、一方向測定で長径の測定値を用いて治療効果を評価します。長径和とは、複数の病変の場合に、ある時点での各腫瘍の長径を合計した値を指します。

コラム ⑥

免疫療法の最先端

中島 日出夫

免疫療法とは

　免疫とは、体にとって有害な異物、病原菌、異常細胞などを監視して排除する仕組みであり、多くの生命現象に関わっている大変重要で複雑なシステムです。がん細胞は増殖に歯止めの効かなくなった異常細胞であり、また、免疫機能の低下する疾患を患っている人で腫瘍の発生頻度が高いことなどから、体の中では何らかの仕組みで免疫系が働いて、がん細胞を発見して排除していると考えられています。一方、がん細胞はその免疫系の監視をすり抜ける能力を獲得して増殖しているとも言われています。例えばがん細胞は、T細胞やNK細胞といった細胞から攻撃されないように細胞表面を発見されにくい構造に変化させたり、免疫系を弱体化させるものを細胞から分泌したり、免疫細胞を細胞死させるものを細胞表面に出したりしています。このようにして、免疫系細胞との闘いに生き残ったがん細胞が、結果的に体内で増殖し病気を引き起こしていると考えられます。

　現在、がん治療の主役は化学療法、外科療法、放射線療法の3つですが、次世代の治療法として、あるいは補助療法として、免疫療法が注目されています。そもそもがんの免疫療法は歴史が古く、100年前のWilliam Coleyによる、連鎖球菌とセラチア菌の死菌を投与するとがんが縮小する、という報告から始まります。発熱など副作用が相当強かったようですが、進行がん患者に効果があったと言われています。その後、数多くの免疫療法が生まれては消えていきました。1980年頃より、結核菌製剤のBCG、溶連菌製剤のOK432、担子菌から抽出したクレスチンやレンチナンなどの製剤ががん免疫療法と称して使われるようになりました。これらは、基本的には細菌のリポ多糖などの成分が免疫機能を賦活するという作用機序を持っていますが、その効果は期待された程ではなく、現在ではこの治療法の適応は限られています。1990年代になると、腫瘍抗原が発見されて、がんに特異的な免疫を刺激することも可能になりました。現在では一口に免疫療法と言っても、がんワクチン、免疫細胞療法、遺伝子治療、抗体療法、サイトカイン療法など、多岐にわたり百花繚乱の感があります。中にはがんが消失した例も報告されるようになりました。ただ、その基本にある考え方は、がん細胞が免疫系にうまく認識されるように工夫す

表　免疫療法で使われる代表的な免疫細胞

B細胞	抗原に対して抗体を産生します。リンパ球の一種です
T細胞	胸腺で作られ、細胞を攻撃するキラーT細胞とサイトカイン[注]を産生するヘルパーT細胞に分類されます。リンパ球の一種です
NK細胞	ナチュラルキラー細胞といわれ、がん細胞などを攻撃します。リンパ球の一種です
樹状細胞	白血球の1つで、T細胞などに抗原を提示する機能を持っています

注）サイトカイン：免疫系の細胞などから産生、分泌される分子です。細胞の増殖や活性を調節する機能があります。

るとともに、個々の免疫能を強くして抗腫瘍効果を高めることにあります。

注目される免疫療法

免疫学の発達に伴いがん免疫の分子機構が次々と解明されて、革新的な治療法が発達してきました。現在注目されている免疫療法として、がんワクチンと免疫細胞療法があります。がんワクチンは、がん細胞そのもの、あるいはその一部のアミノ酸配列（ペプチド）を抗原として、添加物（アジュバント）とともに投与します。アジュバントは免疫応答を強化するためのものでBCGなどがあります。ワクチンによって、がん抗原を免疫系細胞が認識できるようになり、がん細胞を特異的に攻撃するようになります。一方、免疫細胞療法は、患者の免疫細胞を採取して体外で培養・活性化を行い、体内に戻す治療です。培養技術の進歩によって、NK細胞・T細胞・樹状細胞などを目的に合わせて増やすことができます。こうして、体外で増やされ刺激を受けた免疫系細胞が、がん細胞を攻撃することになります（表）。さらに、ワクチンと免疫細胞療法を組み合わせて、がんにより特異的な免疫反応を引き起こすことも可能です。

Q & A

問：**免疫療法が、がん治療の中心となる日が来るのでしょうか？**

答：免疫療法は、化学療法や放射線療法と比べて、副作用が低いというメリットがあります。とくに悪性黒色腫で高い奏効率を得た報告もありますが、臨床試験で有効性を証明された例はなく、標準的な治療として認められるには至っておりません。さらに、限られた施設でしかできず、費用も莫大にかかることから、今後の更なる改良・発展が必要と考えます。

コラム ⑦

温熱療法の最近の話題

中島 日出夫

　温熱療法の歴史は古く、古代ギリシアのヒポクラテスの文献にも見ることができます。日本でも湯治（とうじ）という概念で、古くから治療が行われてきました。19世紀になって肉腫が丹毒（たんどく）による発熱で消失したことが報告され、20世紀後半からは科学的な研究も行われてきました。

　温熱療法の基本的な考え方は、がん細胞は正常細胞より熱に弱い、という性質を利用することにあります。がん細胞組織は正常組織に比べて血流が悪く、乳酸の蓄積によって酸性に傾いており、熱への耐性が低下しています。また、がん周囲の正常組織が温められることで免疫力が増加し、結果的にがん細胞を攻撃することも想像されます。分子レベルでの証明は難しいですが、例えばMICと言われる抗原が温熱によってがん細胞上に発現し、NK細胞による攻撃のターゲットになることもわかっております。さらに放射線治療や化学療法によってDNAに損傷を受けた細胞が、生き残るためにはDNAを修復しようとする働きがあるのですが、42℃以上になるとその修復が効かなくなります。つまり、温熱には、放射線治療や化学療法への増感作用もあるのです。

　温熱療法には全身を加温する全身温熱療法と、がん周囲を選択的に温める局所温熱療法とがあります。局所療法はサーモトロンなどの装置を使って、マイクロ波や電磁波で選択的に組織の温度を41℃以上に上げます。とくに42.5℃以上でがん細胞が死滅していくと考えられています。もちろん、病変の深さや臓器によって加温の効率が違い、効果に差が出る可能性があります。治療は1回が1時間弱、週に1～3回位を目安に行われます。それ以上は、体力的な問題やがん細胞に熱ショック蛋白質が発現して耐性を獲得してしまうと考えられ、意味がないと言われています。副作用は、加温部の火傷や痛みなどがありますが、他のがん治療と違って、骨髄抑制・脱毛・嘔気・食欲低下などがないことが大きなメリットです。

　温熱療法は通常単独で行われることは少なく、放射線治療や化学療法と併用して、その効果を高める目的があります。また、少ない用量で放射線治療や化学療法を行って、その副作用を軽減する働きもあります。したがって現時点では、温熱療法の対象は通常の治療では対処の困難な進行がんや再発がんであり、また、標準的治療というよりは補助療法の選択肢の一つと位置づけられています

Q&A

問：温熱療法のこれからは？

答：温熱療法は1990年代に急速に普及し、1996年には保険適応になりました。一時はがん治療の主役に躍り出る勢いでしたが、近年の化学療法や放射線治療のめざましい発達によって、目立たない存在となってしまいました。確かに殺がん細胞効果は低いですが、科学的に全く根拠のない話ではなく、しかもほとんど無害の治療であり、患者のQuality of Life（生活の質）や緩和医療が重視されてきている中、治療の余地がなくなった高度進行がんに対する補助療法としてもう一度見直されても良いのではないでしょうか？

コラム ⑧

遺伝子治療の展望

石垣　靖人

　がんの研究には先人からの長い歴史と積み重ねがあり、そのおかげでがんの発症や悪性化に関わる遺伝子も次々と明らかにされてきました。がんは遺伝子の変異によって起きる病気であり、正常組織にはない多数の変異が蓄積していることも明らかにされています。これらの研究成果を基礎とし、最新の遺伝子操作技術を駆使することによって、より効果が高く安全な遺伝子治療の開発が進められています。

　がんに対する遺伝子治療技術は日進月歩の勢いで進んでいますが、主要なものは以下の4種類に分けられます（図）。

① 変異により活性化してがんを引き起こした「がん遺伝子」の働きを抑える遺伝子を導入する。

② 本来発がんを抑えている「がん抑制遺伝子」が失われている場合に、その働きを遺伝子導入により補う。

③ がん細胞を自殺に追い込んでしまうような遺伝子を導入して働かせる。

④ 体内でがん細胞を排除している免疫系を遺伝子導入によって活性化する。

　いずれの方法も基礎研究でがん細胞に対する有効性が証明された上で、臨床への検討段階に入っています。

　ただし、現在実現可能と考えられている遺伝子治療は、遺伝子を薬剤のように投与して治療効果をあげるにすぎません。がんは遺伝子の変異によって引き起こされるため、あくまでも理論的には、変異を起こした遺伝子を元に戻すことによってがん細胞を正常細胞に戻すことも可能と思われます。しかし、現時点での遺伝子治療は、人の持つ遺伝子を取り替えることはできず、上に述べたように遺伝子の機能を補ったり抑えたりする段階にとどまっています。遺伝子を入れ替えるような治療法が登場するのは、しばらく先のことになりそうです。

　しかし、臨床に向けた試験が行われている遺伝子治療法全体のうち、がんに対する治療法の割合は実

図　がんにおける遺伝子医療の概要

　遺伝子治療には細胞内へ遺伝子を導入することが必要です。遺伝子の導入は人体に安全なウイルスやリポソームを利用したり、そのまま体内へ導入する方法等が使われています。投与するときには、直接体内へ入れる体内法と細胞に導入してから体内へ戻す体外法があり、それぞれ狙った治療効果に適した方法が選択されます。

遺伝子導入の方法	投与方法	治療効果
遺伝子 → ウイルス / リポソーム / 直接	体内 / 体外	がん遺伝子の不活性化 / がん抑制遺伝子を補う / がん細胞を自殺させる / 免疫能の活性化

遺伝子治療の展望

に6割以上を占めると言われています。実際ほとんど全ての主要ながんに対する遺伝子治療がすでに実用化されつつあります。それぞれのがんの特色に合わせて様々な手法が試みられていますが、単独での利用よりは他の治療方法と併用することによって治療効果を高めることができると一般的には考えられています。がんに対する遺伝子治療は、まずは併用療法として徐々に診療に取り入れられ、将来的には集学的がん治療（第7章281頁参照）における重要な地位を占めることが期待されています。

以上のように遺伝子を治療薬のように用いる遺伝子治療の適用が実用段階へと進んできたのに加えて、患者自身の持つ遺伝子を利用した治療や予防方法も研究が進められています。この研究分野における新しい手法として、いわゆるオーダーメイド医療（Q＆Aコーナー「オーダーメイド医療とは？」参照）の実現に向けた取り組みが盛んに行われています。このように、様々な観点から遺伝子あるいは遺伝情報を活用した技術は新しい治療方法を次々と提供しつつあり、今後ともさらに発展していくと考えられています。

Q&A

問：オーダーメイド医療とは？

答：テーラーメイド医療あるいは個別化医療ともよばれています。従来の治療法（レディメイド医療）よりも、とくに個人の持つ遺伝子の違いに注目して治療方法の最適化を行う場合に、これらの名称がよく用いられています。人間のもつ遺伝子は人それぞれ顔や体型が異なるように少しずつ違っており、その違いの中には病気の治療効果を左右するものもあります。最近では遺伝子のちょっとした違いが病気の罹りやすさや治療効果にどのような影響を与えるかを調べるために、DNAチップ技術等を活用した大規模な調査が行われています。既にがんを含めたいくつかの疾患では、遺伝子を調べることによって効果がより高く副作用の少ない治療方法を選択することが可能になりつつあり、将来的には、がん治療のための遺伝子検査の需要が増えてくるものと予想されます。

問：DNAチップとは？

答：遺伝子を解析するための新しい技術で、DNAマイクロアレイともよばれます。オーダーメイド医療の実現に必須なツールのひとつです。手のひらにのるような大きさの基盤上で、ハイブリダイゼーションとよばれる実験操作を行うことで遺伝子の配列や発現量を調べることができます。その最大の特徴は、3日間程度の実験で何万種類もの遺伝子を一気に解析することができる点にあります。ひと昔前なら何年もかかったような解析です。DNAチップの登場によって人間のもつ遺伝子のほとんど全てを一度に調べることが可能になり、オーダーメイド医療の実現に必要な遺伝情報を迅速に得ることができるようになりました。さらには、特定の疾患に関わる遺伝子のみを検査できるように特化したタイプも開発されていて、この技術も研究開発段階から臨床応用へと移行しつつあります。金沢医科大学では最新鋭のDNAチップ解析機器を設置しており、臨床応用をめざした先端研究のために活発に利用されています。

第4章　がんをどうやって治すか

内視鏡治療

川浦　健、伊藤　透

早期がんの内視鏡治療

　消化管における早期がんは従来の外科切除とリンパ節郭清という外科的手技により、ほぼ完治は可能と考えられています。しかし、食道がん、胃がん、大腸がんといった消化器内視鏡検査において直接観察できる部位にできたがん病巣に対して、内視鏡治療が適応されるようになりました。その治療成績は外科切除と差がなく、低侵襲、機能温存、術後管理が容易であるなどの観点から、患者さんにとっては良い治療方法であると考えられます。ほとんどの症例は全身麻酔ではなく、静脈麻酔のみで施行します。

　この内視鏡治療の適応になるのは、施設間で若干の相違はあるものの、全国的にほぼ同一で、食道表在がん（早期食道がん）、早期胃がん、早期大腸がんです。内視鏡治療はとくに食道、胃、大腸壁の最も表層の粘膜内に存在する早期がんに対して施行され、開腹せずに消化管内視鏡機器を用いてがん病巣を取り除く方法です。しかし、内視鏡ではがんの存在する消化管の壁の外側にあるリンパ節や、他の臓器に転移しているがん病巣は取り除くことはできません。

内視鏡治療の適応

　国立がんセンターなどで手術された5000例を超す、膨大な早期胃がん症例を詳しく調べてみたところ、早期がん病変が①20 mm以下の粘膜内がん　②がんの組織が分化型腺がん　③がん病巣内に潰瘍性変化を伴っていないもの、という条件を満たしていれば、リンパ節転移や他臓器転移は認めないという結果でした。①について分かりやすくいうと、つまり2 cm以下で胃壁の表層（粘膜内）にある早期がんということです。②については、腺がんといっても、がんを形成する腫瘍細胞にもいろいろあります。この腫瘍細胞の性質によってその悪性度は違ってきます。高分化型、中分化型、低分化型というふうに、腫瘍細胞の顔つきが違っています。高〜中分化型がんでは腫瘍細胞は腺管を形成し比較的に固まりとなって浸潤し、拡がっていきます。低分化型がんはがん細胞がばらばらになって浸潤していきます。もちろん、同じような病変でも、低分化型のほうがやや浸潤速度も速く、分化型のがんに比較してもその予後は悪い傾向にあります。また、内視鏡で観察しても病変の範囲が分かりにくく治療に難渋することがあり、同じような病変であっても、分化型がんに比べて病変の大きさが小さいうちから転移する傾向が高いのも特徴です。このことから、内視鏡治療の適応は組織型が分化型がんとなっています。③については、潰瘍変化を伴っていると、同部位が深部の筋層に強固にくっついていたりして、内視鏡では切除が難しく、切除しようとすると胃に穴が開いたり、がん病巣を体内に取り残す危険を伴うため潰瘍性変化を伴わない病変が適応となっています。

　つまり、前述した①②③の条件を満たしていれば、転移の可能性のない胃がんで胃の表層に限局している状態であると考えられます。したがって、内視鏡で病巣だけ取り除けば胃がんの治療が終了するため、①②③の条件を満たせば、内視鏡治療の絶対適応とされています。

内視鏡治療の器具

　20年前に始められた胃がんの内視鏡治療は、当初ステンレスの鋼線を輪にしたスネアというもので、隆起しているポリープ病変の切除（ポリペクトミー）からスタートしました。その後、幾多の開発・改良がなされストリップバイオプシーという、隆起、平坦、陥凹病変に拘らず病変を基本的に一括切除する方法（粘膜切除術EMR）が開発され、さらに内視鏡のスコープ先端にキャップを装着し、病変を吸引する吸引粘膜切除術が開発されました。これらの方法は、20 mm前後の病変であると分割切除となる可能性も比較的高く、再治療や外科的手術が必要なケースも認められ次なる方法が模索されていました。

数年前よりフックナイフ、ITナイフ、フレックスナイフ（図1）などの内視鏡器具が登場し、内視鏡的粘膜下層切開剥離術（ESD）と言われる方法が開発されました。この内視鏡的粘膜下層切開剥離術の登場で、2.0 cm以上のより大きな病変や、潰瘍性変化を伴っていても切除が可能になりました。また、大きさに関わらず、がん病巣が消化管壁の最表層（粘膜内）にとどまっていれば、リンパ節転移や他臓器転移への転移がほとんどないことがさらなる症例検討でわかりました。粘膜内がんであれば、リンパ節転移の確率はほぼ0 %であり、その下の層の粘膜下層に若干浸潤している場合でもリンパ節転移の危険性は10〜20 %という調査結果です。この内視鏡的粘膜下層切開剥離術が出現してから、各施設では、上記の①②③の適応外病変に対しても、内視鏡治療の適応が拡大され施行されていますが、①②③を満たす適応病変であれば、より迅速に、容易かつ安全に治療できることは確かです。

内視鏡的粘膜下層切開剥離術

現在のところ、食道、胃の早期がん病変（粘膜内がん）に対しては、全国的に内視鏡的粘膜下層切開剥離術が標準治療として行われています。この内視鏡治療は病変のみを切除する治療法であるため、リンパ節転移や、他臓器転移がないことを確認しなければなりません。術前に上部消化管内視鏡検査において病変を十分に観察し、その肉眼所見より、粘膜内にとどまっており、リンパ節転移を起こしている危険はないか、病変の拡がりはどうか、組織型（生検組織検査）はどうか、内視鏡的に一括にて切除可能か、などを詳しく検討します。

最近では病変の範囲診断に狭帯域光観察装置（NBI）を用いて同定する方法も研究中です。多くの場合、肉眼的所見で内視鏡切除が可能か否か診断できますが、病変の深達度診断の精度をより高めるために、内視鏡の先端より超音波端子を出して病変の深さを見極める超音波内視鏡検査を行い、より詳しく検討しています。また、腹部超音波検査、腹部造影CT検査などを施行し、リンパ節転移や他臓器転移がないかを画像的に検索します。

内視鏡的粘膜下層切開剥離術は、各施設によって若干その方法が異なりますが、基本的には大きく変わりません。食道がん、胃がんに主に用いられる手法です。

まず、内視鏡で病変を観察します。インジゴカルミンという（ブルーのジーパンの藍色素---人体に影響がない）色素を病変に散布し病変の範囲を見極めます。その所見を基に、高周波装置にて切除する病変外側の粘膜に5 mm程度の安全域を確保しながらマーキングを行います。ここで、切除範囲が間違っていたりすると、せっかく切除しても体内にがん病巣が残ってしまいますので、このマーキングは非常に慎重に行います。病変周囲の全周にマーキングを施行します。

次に局注といって、がん病変周

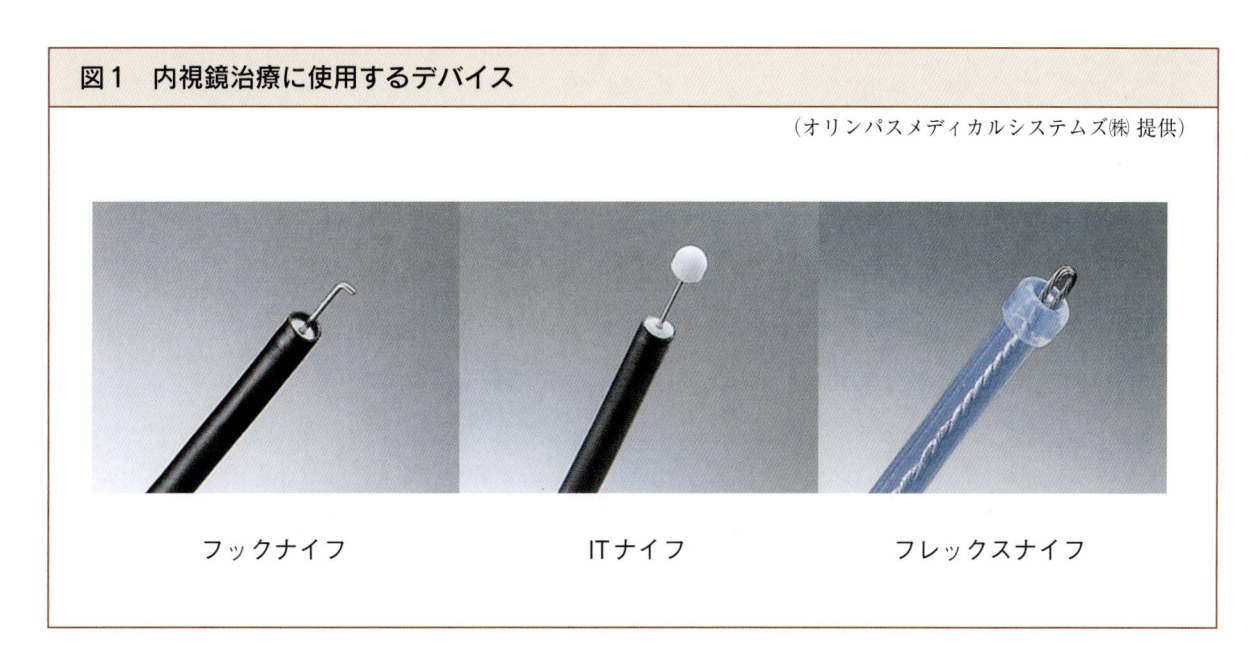

図1　内視鏡治療に使用するデバイス

（オリンパスメディカルシステムズ㈱ 提供）

| フックナイフ | ITナイフ | フレックスナイフ |

第4章　がんをどうやって治すか

図2　内視鏡的粘膜下層切開剥離術（ESD: Endoscopic Submucosal Dissection）

マーキング　　局注　　全周切開

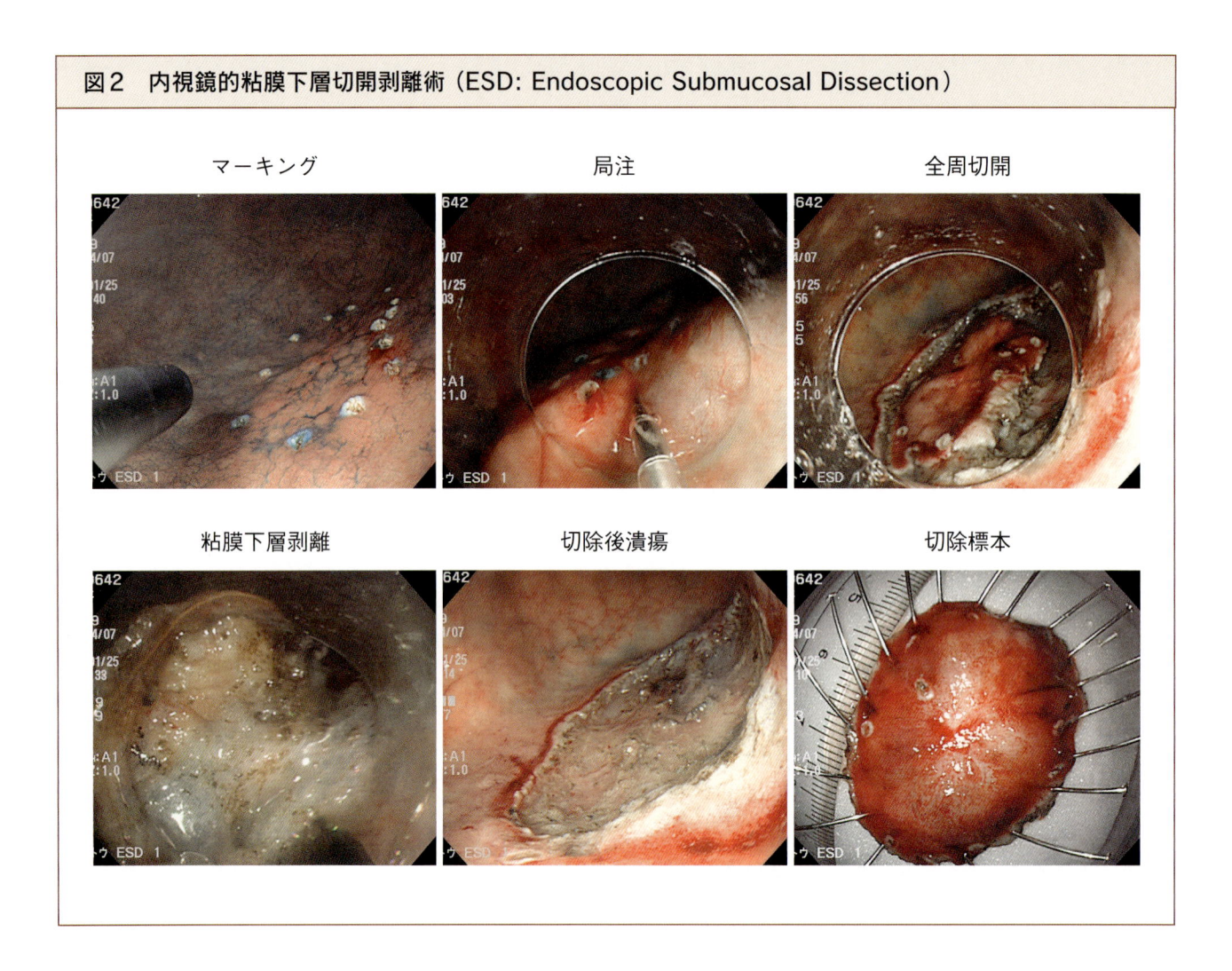

粘膜下層剥離　　切除後潰瘍　　切除標本

囲およびがん病変下に内視鏡の先端から特殊な注射針を用いて生理食塩水、ヒアルロン酸などを注入し、がん病変を十分に持ち上げます。こうすることによって、病変下の粘膜下層を膨張させ病変と筋層の間をあけ、切除するときに消化管壁に穴が開くことをある程度予防できます。また、がん病変が粘膜内のみにとどまっていると病変は十分に持ち上がりますが、粘膜下層にまで浸潤しているがん病巣であるならば、病変は局注しても持ち上がらないことがあります。持ち上がらなければ、内視鏡的粘膜下層切開剥離術はできませんので、内視鏡治療は断念せざるを得ません。

病変を十分に持ち上げたら切開します。先ほどのフックナイフなどのデバイスを内視鏡の先端から出し、マーキングの外側を切開していきます。これは切除の際に、病変の範囲が不明瞭となってがん組織の遺残を残さないように、切除中、切除後にがん病変が目視的に完全切除できていることを確認するためです。デバイスには高周波による電気的エネルギーが伝わるようになっており、このエネルギーで切開していきます。がん病変の外周を全周に渡り切開していきます。全周切開が終了すると、今度は病変周囲および病変下の粘膜下層を剥離していきます。切開面から、がん病変の下にデバイスを

潜り込ませ粘膜下層を少しずつ剥離していき、病変を一括にて切除します（図2）。

がん病変切除後は、人工的に形成された切除後潰瘍病変を観察し、血管の存在や、切りすぎて壁が薄くなっている部位などがあった場合、止血鉗子といわれる鉗子で血管をつまんで焼灼するか、内視鏡の先端からクリップを出して血管を把持し、壁の補強などを行って終了です。

食事は原則的に切除日より数日後（2〜3日後）に再開することができますし、術中の内視鏡治療による痛みも基本的にはありません。時間も上記の①②③を満たす適応病変ならば、がん病巣の部位にもよりますが

30分〜1時間で終了します。また、大きい病変や部位的に難しい部位にある病変（胃体上部後壁など）であれば3〜5時間ほどかかる場合もあります。

実際の注意点

以上、簡単に説明しましたが、実際は出血と穿孔（消化管の壁に穴が開くこと）などの合併症との闘いです。消化管は血流豊富な臓器で血管が密に存在します。切開剥離している最中に太い血管を切ってしまい、出血し止血に難渋することも多々あります。また、消化管壁は想像以上に薄いものです。切開剥離のときに通電し過ぎたり、粘膜下層に当たる角度が悪かったりすると簡単に穴が開いてしまいます。全身麻酔ではないので、術中に患者さんが動いたり、咳込んだりすると、容易に穴があく危険があり、肝を冷やすことも何度もあります。穴が開いた場合、塞がないと穴からお腹の中に細菌がばら撒かれ、腹膜炎という重篤な状態になることがあります。小さな穴が開いたなら、クリップなどで穴を塞いで治療を続行できますが、大きい穴が開いてしまったり大出血を伴ったりした場合には命を優先するため、内視鏡治療を断念し開腹して穴が開いた部位を修復しなければなりません。

大腸がんに対しては、内視鏡治療の適応になる早期大腸がんでは隆起性病変（ポリープ状）のことが多いため、内視鏡的粘膜切除術（EMR）が主な切除方法となります。切開剥離法と同様に、インジゴカルミン液などの色素を散布し病変の範囲を確認し、がん病変の下に注射して病変を十分に持ち上げます。次にスネアという細い鋼線で、持ち上がったがん病変を絞扼して通電して切除します。出血予防のためクリップで切除した痕を閉じて終了です。この治療法でも出血や穿孔などの合併症があります。とくに大腸内には大腸菌などの細菌がたくさんいますので、小さな穿孔でも腹膜炎を起こし重症化しますので、穴が開いた場合は外科手術に移行する場合が多いです。また、早期大腸がんでも、陥凹型の病変や、病変が大きい場合には前述した内視鏡的粘膜下層切開剥離術を行う場合もあります。

食道や大腸内は狭い管腔臓器であり、スペースが十分でなく内視鏡操作が思うようにいかずに、内視鏡治療が困難な場合があります。胃においても、内視鏡治療が困難な部位にがん病変が存在する場合は内視鏡治療が難しいことが多々あります。文章で読むと内視鏡治療は簡単に思われるかもしれませんが、内視鏡的粘膜下層切開剥離術、内視鏡的粘膜切除術は繊細で卓越された内視鏡操作が必要で、内視鏡医にとって高度な技術が要求される治療法です。消化管の薄皮一枚剥ぎ取るために、我々内視鏡医は全身全霊で治療に取り組み、より安全で効率的な内視鏡治療を日夜模索しているのです。

不幸にして、検診やかかりつけの医療機関で消化管にがんが発見されたときは、その病変がどのような病変かを尋ね、食道表在がん、早期胃がん、早期大腸がんと診断された場合、そのがん病変が内視鏡治療の適応病変であるならば、内視鏡治療も治療の選択肢の一つとして、考えてみてはいかがでしょうか。

納得がいかなければセカンドオピニオンを求めてください。ご自分の体はひとつしかありません。

コラム ⑨

内視鏡手術とロボット手術

薄田　勝男

　外科治療では長いその発達の歴史の中で、一貫して侵襲を減らす試みがなされてきました。1990年頃から内視鏡ビデオシステムや周辺機器・内視鏡手術用具の発達により内視鏡手術が急速に発展してきました。ロボット手術はその延長上にあり、現在考えられている手術限界を打ち破り、より高度で低侵襲手術を目指しています。

内視鏡手術

　内視鏡手術は内視鏡を用いて行う手術で、以前の手術に比較し、体に与える負担が大幅に軽減しています。以前の手術は、術者・助手の手が術創に入るように、皮膚・筋肉を切開して病変臓器を露出させ、直視下に切除しました。一方、内視鏡手術では、皮膚・筋肉の切開を最小限に抑え、内視鏡カメラを胸腔内・腹腔内等に挿入し、モニターテレビで観察しながら、細い内視鏡用鉗子および内視鏡用自動縫合器を用いて病変部を切除します。傷が小さいことより、出血は少なく、創痛は少なく、早期に回復します。内視鏡手術は患者さんにとって多くの利点を有しているため、多くの臓器で急速に広まっています。

　呼吸器領域では、胸腔鏡を用いて内視鏡手術を行います。診断目的としては、びまん性肺疾患・肺野腫瘤病変・胸膜病変・縦隔・胸壁腫瘍・縦隔リンパ節腫大等の疾患が対象となります。治療目的としては、自然気胸・巨大肺嚢胞症・肺気腫等の嚢胞性肺疾患、肺がん等の肺腫瘍、縦隔・胸壁腫瘍、手掌多汗症、膿胸等の疾患が対象となります。

　肺がん例に対する標準開胸術と胸腔鏡下手術の皮膚切開を赤のラインで示します（図1）。標準開胸術では、肩甲骨下角近傍に沿って約20〜30 cm皮膚を

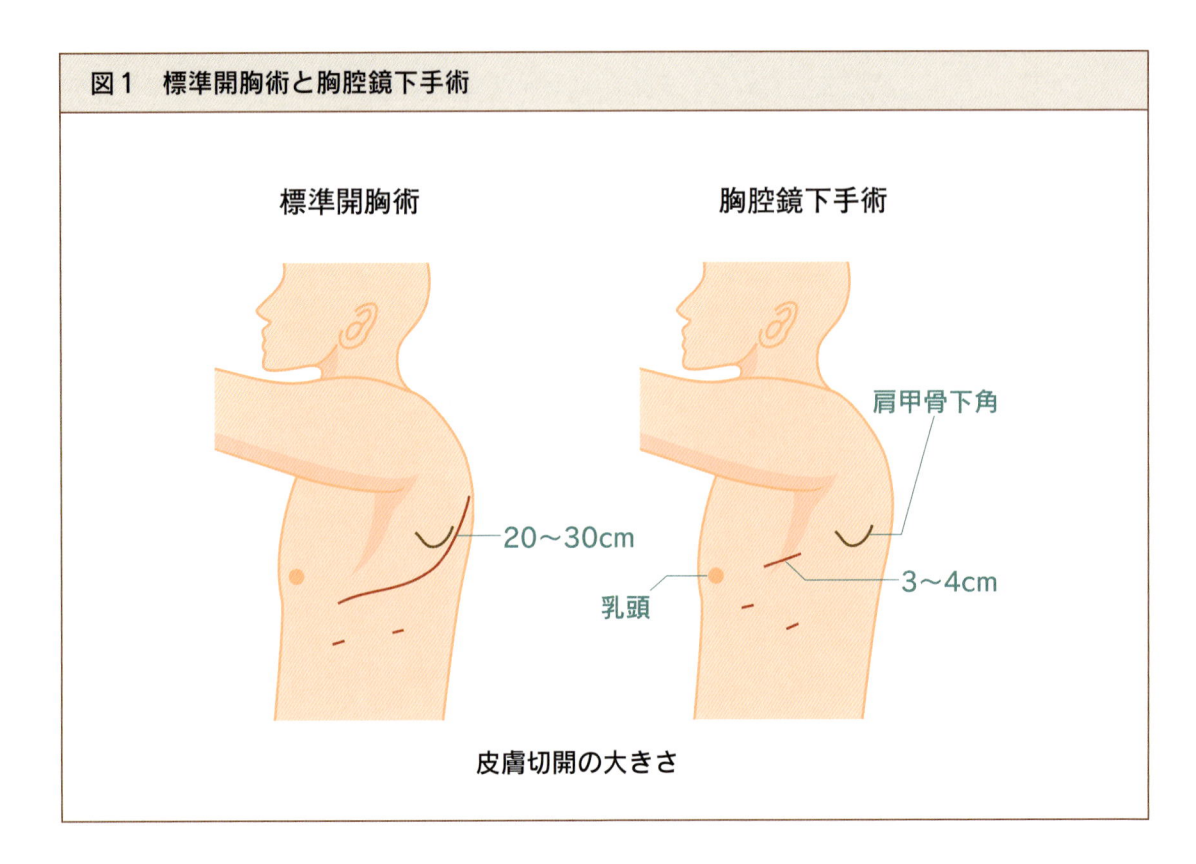

図1　標準開胸術と胸腔鏡下手術

標準開胸術　　　　　　胸腔鏡下手術

肩甲骨下角

20〜30cm

3〜4cm

乳頭

皮膚切開の大きさ

内視鏡手術とロボット手術

切開し、術者・助手の手が術創に入るように、筋肉を切開して病変臓器を露出させ、直視下に切除します。一方、胸腔鏡下手術では、3～4cm程度の小さい皮膚切開と2ヶ所のポート孔のみで手術を行います。当科で行っている胸腔鏡を用いた内視鏡手術の写真を示します(図2)。術者はモニター画像を見ながら手術を行います。術者の手は胸腔内には入らず、特別の内視鏡手術用具および自動縫合器が使用されます(図3・4)。

ロボット手術

ロボット手術というと、ロボットが人間に代わって手術を行うように感じますが、実際は、あくまでも人間が手術道具の一つとしてロボットを使用して、低侵襲で高度な手術をすることを意味しています。「ロボット手術」では、術者が内視鏡カメラを見ながら遠隔操作で手術を行うことで、術者の手の動きを忠実にロボットアームが再現します。日本ではまだ医療機器として認可されておらず、いくつかの大学病院等で臨床治験が進められています。手術術式は、基本的に手で行う内視鏡手術と同じです。不都合があった場合、ただちに従来の手で行う内視鏡手術や、大きく切開する旧来の手術に切り替えることが可能です。

現在稼働中の手術ロボットとしては、米国の「ダビンチ」"da Vinci" Intuitive Surgical社や「ゼウス」"Zeus" Computer Motion社などが知られています。日本でもいくつかの大学等で臨床治験が行われています。

「ダビンチ」は欧米の病院を中心に数百台が導入され、腹部外科・胸部外科・泌尿器科等を中心に、既に多くの手術実績があります。ロボット手術用鉗子には手首の自由度があり、微細で精密な手術操作ができます。体表の1～2cmの3ヶ所の穴からロボットの「アーム」が3本挿入されます。2本のアームが鉗子・電気メスなどの手術具を持ち、残る1本には患部の三次元画像を撮影する内視鏡が装着してあります。術者は、手術台から少し離れた指令装置の前に座り、モニター映像をのぞき込みながらハンドルを動かします。アームの先端は、人の手首と同様で医師の手の動きを忠実に再現します。

図2　胸腔鏡を用いた内視鏡手術

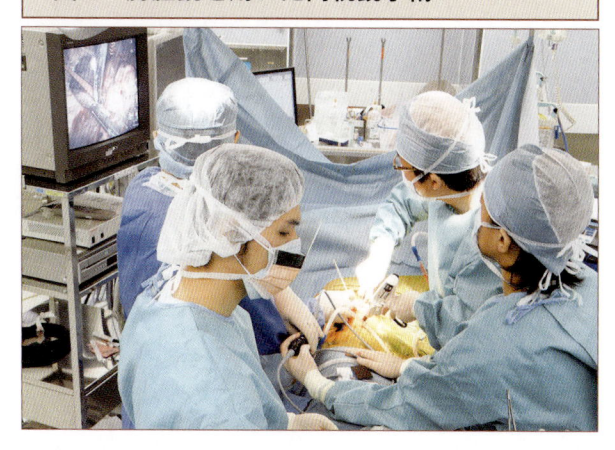

図3　内視鏡手術用具

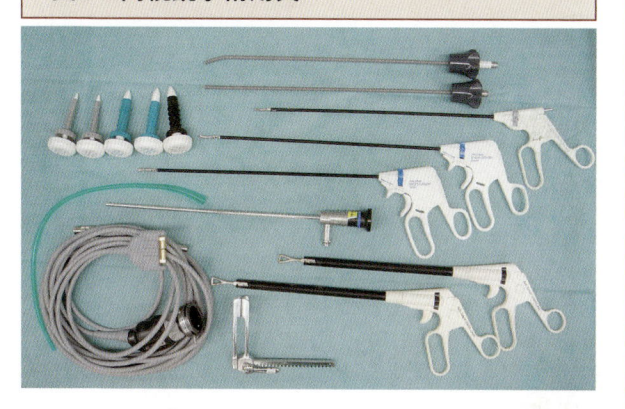

図4　自動縫合器

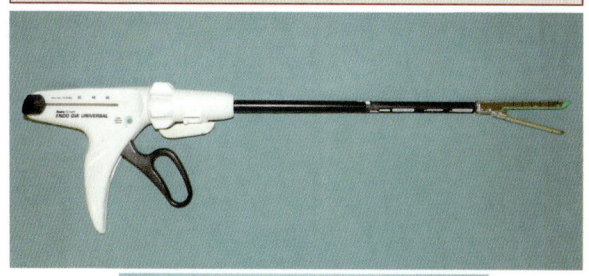

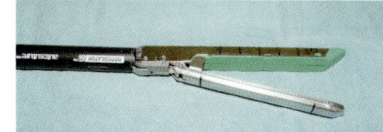

内視鏡手術とロボット手術

「ゼウス」は、米国やドイツを中心に多数の手術実績があります。3本のアームを有しており、内視鏡手術と同様に、患者に1〜2 cmの創を3ヶ所あけアームを体内に誘導します。アームの1本はカメラが装着され、他の2本に手術器具が装着されます。術者のハンドルの動きに連動し、体内のアームがより縮小された同様の動きをします。つまり、術者はハンドルを大きく動かしても、実際には極めて細かな操作が容易にできるのです。

2003年6月Computer Motion社は、Intuitive Surgical社に合併され、「ゼウス」"Zeus"はIntuitive Surgical社により維持管理されています

第4章 がんをどうやって治すか

腫瘍に起因する緊急事態

和籐　幸弘

腫瘍によってもたらされる事態を緊急性によって二段階に分けました。また腫瘍に起因し生命を脅かすような事態発生には表1の機序が考えられます。

超緊急事態

突然発生する最も危険な事態で、気道の閉塞と急激な大量出血が考えられます。

窒息

窒息は気道の閉塞を意味し、最も短時間（数分）で死に至る恐ろしい状態です。声が出せなくなって、頚のあたりを手で押さえて苦しがる（図1）のが特徴でこれをチョークサインといいます。救急車を要請すると同時に自宅でも治療を試みる必要があります。救急隊の到着は2008年の全国平均で7.7分かかります。窒息は腫瘍そのものの圧迫や口腔内の出血、あるいは食物、異物が原因で起こります。ただし、腫瘍による圧迫で突然、気道閉塞をすることはまれです。突然起きるのは食事中や嘔吐の際で、その場合閉塞しているものの除去を試みることが救急隊到着までに行う応急処置です（図2、3）。

出血

急激な大量出血は、腫瘍の浸潤によって大きな血管が破綻したり、肝硬変に合併する食道静脈瘤の破裂などで起こります。意識を消失した場合には呼吸しやすいように、できれば側臥位で頭部を後ろにそらせて気道を確保し、救急隊の到着を待ちます。

緊急事態

数時間以内に処置が必要な状態

吐血、下血、喀血、消化管穿孔による腹膜炎、腫瘍による腸閉塞などは生命の危機に発展する病態です。速やかに医療機関に受診する必要があります。

吐血と喀血の鑑別

どちらも「血を吐く」と表現されますが、吐血は上部消化管（食道、胃、十二指腸）からの出血で通常嘔吐として排出します。黒い血を吐いた場合は数時間以上前に出血したものと考えられますが、鮮血を吐いた場合は活動性の出血を意味するので、内視鏡などで早く止血することが望まれます。

喀血は気道（気管支、肺）からの出血で通常咳とともに比較的少量ずつ繰り返して排出します。出血量は吐血に比べて少ないことが多いですが、呼吸困難を起こしやすいので、処置が必要です。

下血

下血は大腸など下部消化管からの出血で、下痢のように血液が排出されます。量が多い場合は早い止血が必要になります。

腹膜炎

腫瘍の浸潤によって消化管に穿孔を起こすと腹膜炎を発症します。持続的な強い腹痛、腹壁の緊張を伴います。速やかに緊急手術が必要になります。放置すると敗血症となり死

表1　腫瘍による緊急事態発生の原因	
腫瘍による物理的障害	● 気道の圧迫・閉塞 ● 肺の圧迫 ● 心血管系の圧迫 ● 消化管、胆道などの圧迫
腫瘍による物理的障害	● 腫瘍組織自体からの出血、吐血、下血など
その他	● 腸閉塞、消化管穿孔など

第4章　がんをどうやって治すか

に至ります。

腫瘍による腸閉塞

腫瘍による腸閉塞は腸管の血行障害を招き、腸管壊死から穿孔、腹膜炎と進行します。間欠的な腹痛が特徴です。閉塞を解除する手術が必要になります。

図1　窒息のサイン

声が出せなくなって、頸のあたりを手で押さえて苦しがります。

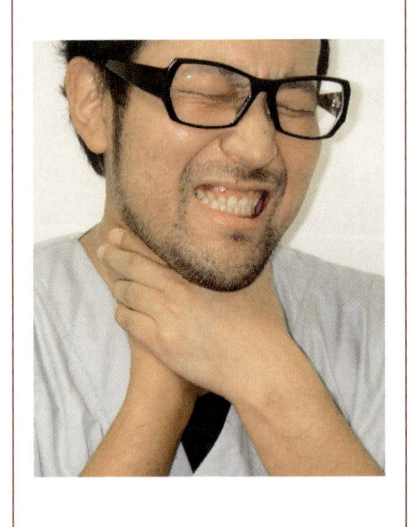

図2　指で異物を取り出す方法

口の中に異物が見えるときは、指で取り出します。指にハンカチや布巾などをかぶせて行うと有効です。

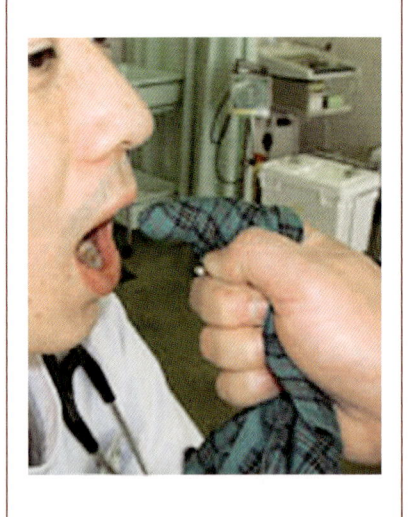

図3　ハイムリッヒ法

口の中に異物が見えないとき、見えるが取れないときは、意識があればみぞおちにこぶしをつくり、背部から勢いよく持ち上げるようにし、この動作を繰り返します。

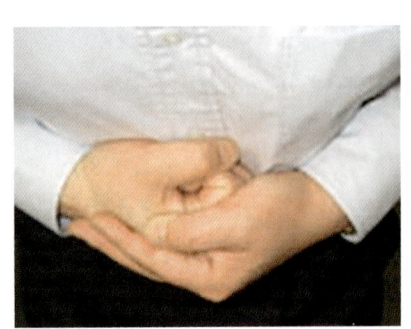

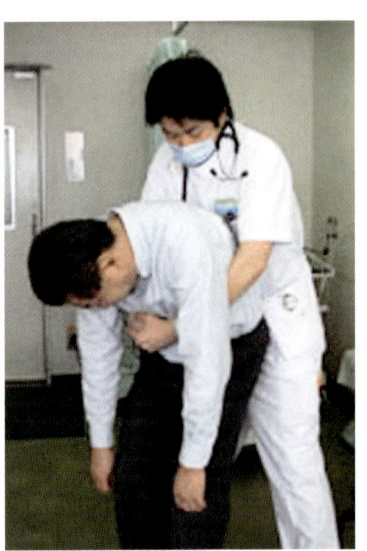

図4　背部叩打法

意識がなく、ぐったりしていれば横向きにして、繰り返し背中を叩きます。

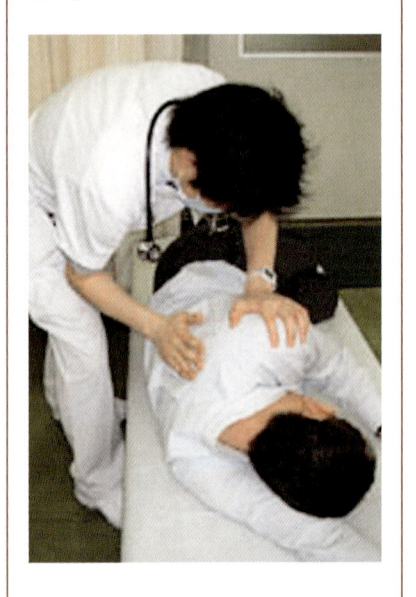

第5章

いろいろな がん

脳腫瘍	134
頭頸部がん	141
甲状腺がん	146
肺がん	151
縦隔・胸膜腫瘍	164
食道がん	167
胃がん	173
大腸がん	187
肝がん	196
胆道がん	201
膵がん	209
腎がん・膀胱がん	218
前立腺がん	228
子宮がん・卵巣がん	234
乳がん	240
白血病・悪性リンパ腫	246
皮膚がん	251
骨と筋肉の腫瘍	254
小児がん	256
コラム⑩ 消化管間質腫瘍（GIST）	261

第5章 いろいろな がん

脳腫瘍

立花 修、飯塚 秀明

　脳では厳密な意味で他臓器から転移した「がん」以外は、「がん」は発生しません。しかし、腫瘍とよばれるものは発生し、生物学的には悪性も良性もあります。脳腫瘍の約15％が悪性であり、85％が良性ですので、悪性脳腫瘍が「がん」という概念で一般の皆様に捉えられるとすれば、脳腫瘍には「がん」は少ないことになります。良性の脳腫瘍が多いということは、手術により完全に摘出できれば治癒するということに他なりません。しかし、脳は人間の最も重要な機能を持つ臓器ですので、腫瘍の周囲を含めて摘出することは

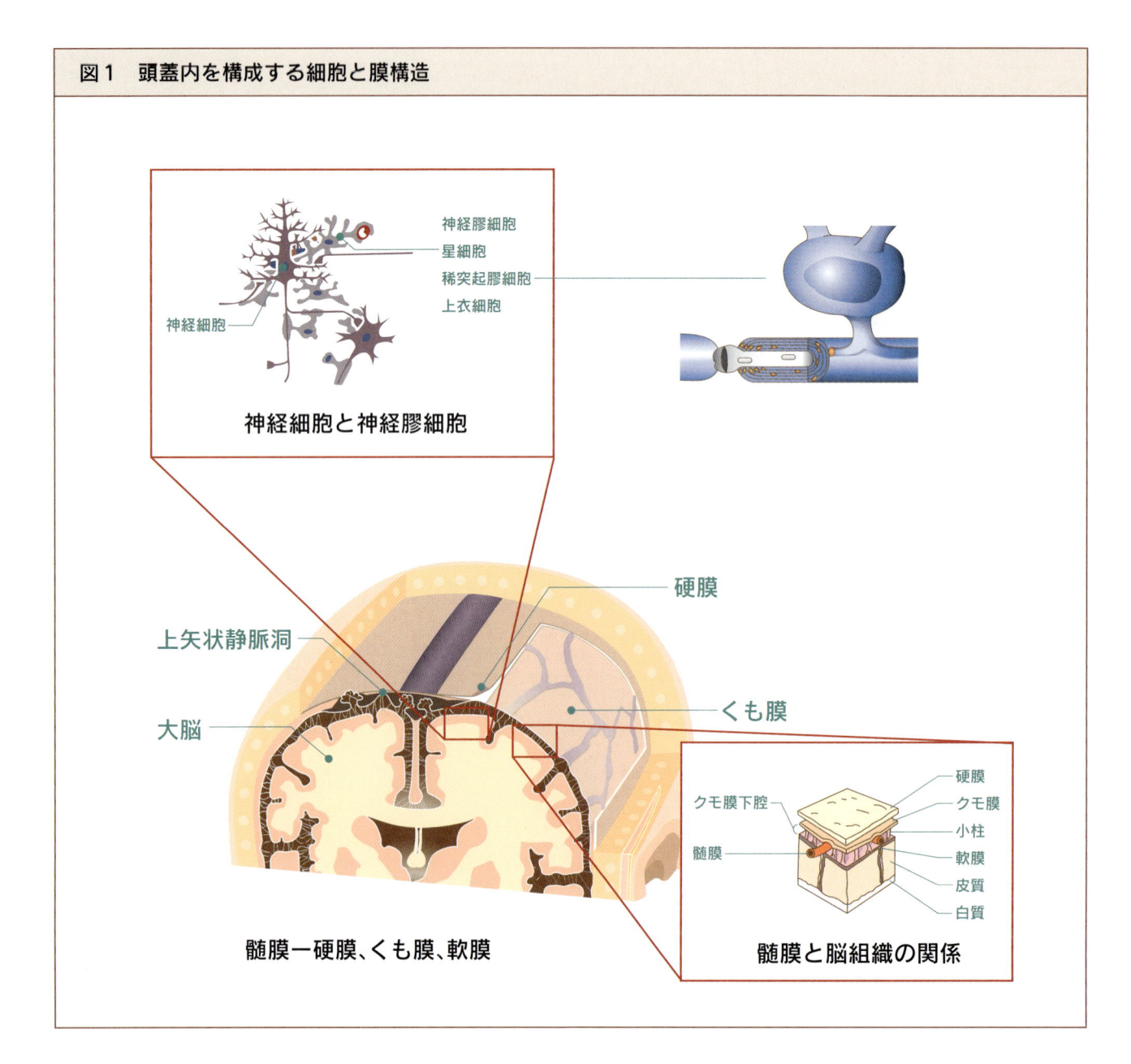

| 図1　頭蓋内を構成する細胞と膜構造 |

神経膠細胞
星細胞
稀突起膠細胞
上衣細胞
神経細胞

神経細胞と神経膠細胞

硬膜
上矢状静脈洞
大脳
くも膜

クモ膜下腔　硬膜
　　　　　　クモ膜
髄膜　　　　小柱
　　　　　　軟膜
　　　　　　皮質
　　　　　　白質

髄膜―硬膜、くも膜、軟膜　　**髄膜と脳組織の関係**

脳腫瘍の発生と分類

脳腫瘍は人口10万人に年間8〜10人の割合で発生し女性にやや多い傾向にあります。腫瘍には必ず、発生起源となる細胞があります。頭蓋骨の中を構成する細胞は、脳においては「神経細胞」と「神経膠細胞（グリア）」であり、その脳を覆う「髄膜」、末梢神経の髄鞘をつくる「神経鞘細胞」、脳からぶらさがるように存在する「下垂体」があります（図1、2）。脳腫瘍の分類はこの発生起源の細胞により命名され、それぞれは「神経細胞腫」、「神経膠腫（グリオーマ）」、「髄膜腫」、「神経鞘腫」、「下垂体腺腫」、とよばれます。脳腫瘍組織分類別発生頻度は1位が神経膠腫で28％、2位が髄膜腫の26％で、3位に下垂体腺腫が17％、4位神経鞘腫10.8％と続きます（表1）。脳内では神経細胞から発生する腫瘍はきわめて少ないといえます。神経膠細胞は神経細胞自体ではなく、神経細胞を助ける役割を担っています。以上の腫瘍は発生部位によって、脳実質内発生腫瘍と脳実質外発生腫瘍に分類することができますが、脳実質内発生腫瘍は発生母地組織や隣接組織を壊しながら発育するのに対して、脳実質外腫瘍は周囲組織を圧迫しながら発育します（図3）。脳実質内発生腫瘍はグリオーマであって、他の腫瘍は脳実質外腫瘍です。このグリオーマの中に悪性のものが約半数あり、他の腫瘍は良性といえます。また、脳腫瘍は多臓器に転移することはほとんどありません。したがって、病理組織学的に良性といえる髄膜腫、下垂体腺腫、神経鞘腫などは、全摘出されれば治癒が可能になるわけです。一方、悪性神経膠腫は周囲

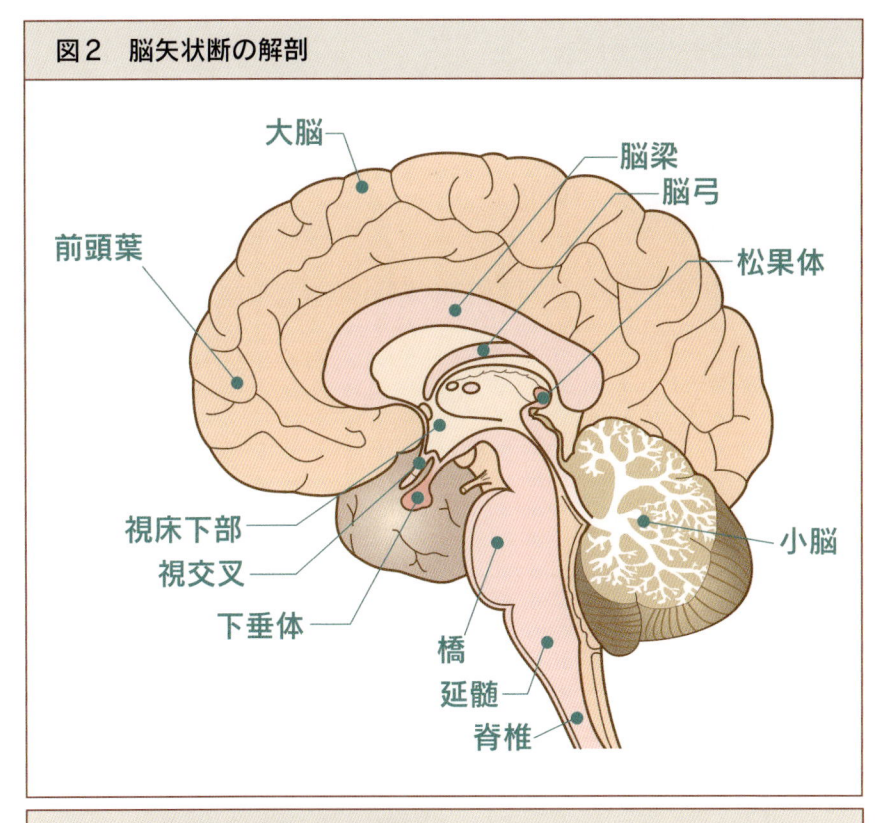

図2　脳矢状断の解剖

表1　脳腫瘍の病理分類と頻度

脳腫瘍の病理学的分類	発生頻度	生物病理学的悪性度
神経膠腫（グリオーマ）	28％	悪性（一部良性）
星細胞腫	（28％）	比較的良性
悪性星細胞腫	（18％）	悪性
膠芽腫	（32％）	悪性
髄芽腫	（ 4％）	悪性
その他	（18％）	
髄膜腫	26％	良性（一部悪性）
下垂体腺腫	17％	良性
神経鞘腫	11％	良性
先天性腫瘍	6％	比較的良性
その他	12％	

重大な後遺障害をもたらすため、周囲を一切傷つけずに腫瘍のみを摘出することが望まれます。これらの困難は顕微鏡や内視鏡などの器具の発展、神経ナビゲーションシステムやモニタリングシステムによる手術支援装置の開発などにより、飛躍的に手術成績を向上させ、多くの脳腫瘍が治癒する病気になりました。ここでは、脳の構造や構成細胞を理解しながら、脳腫瘍について理解を深めたいと思います。

第5章　いろいろながん

の脳組織を破壊しながら発育するため、手術などで腫瘍体積を減少させたうえで、放射線治療や抗がん剤による化学療法を併用して治療することになります。

脳腫瘍の症状

　脳腫瘍にはゆっくりと発症する症状と、突然発症する症状があります。脳自体は軟らかいものですが、丈夫な頭蓋骨で囲まれることにより外部からの衝撃には十分保護されています。しかし、そのため体積は常に一定に制限され、頭蓋骨内に腫瘍や出血などが発生した場合、圧を逃がすことができず、頭蓋内圧は上昇し、脳が障害をうけます。脳圧が上がるときには、頭痛、吐き気、嘔吐が発生し、やがて物が見にくくなります。これを専門的には頭蓋内圧亢進症状とよび、脳腫瘍でも発生する症状です（図4）。いきなり発生する出血とは異なり、腫瘍はゆっくりと大きくなるため、これらの症状もゆっくりと発症します。次に腫瘍による脳への圧迫症状があります。これは、腫瘍が発生する場所により様々な症状がでます。手足を動かす部位の脳を圧迫すると、麻痺が発生し、言葉を話す機能を持つ脳を圧迫するとうまく話せなくなります。目の神経が脳内で交叉する場所を圧迫すると両脇が見にくくなり、バランスをとる機能をもつ小脳を圧迫するとふらつきや歩行障害が発生します。これらの症状もゆっくりと発症します（図5）。腫瘍による脳の刺激症状では痙攣をきたし、多くの場合は意識障害を伴います。痙攣は、突然発症しますので救急車で搬送されることが多いのですが、この場合は必ずCTや

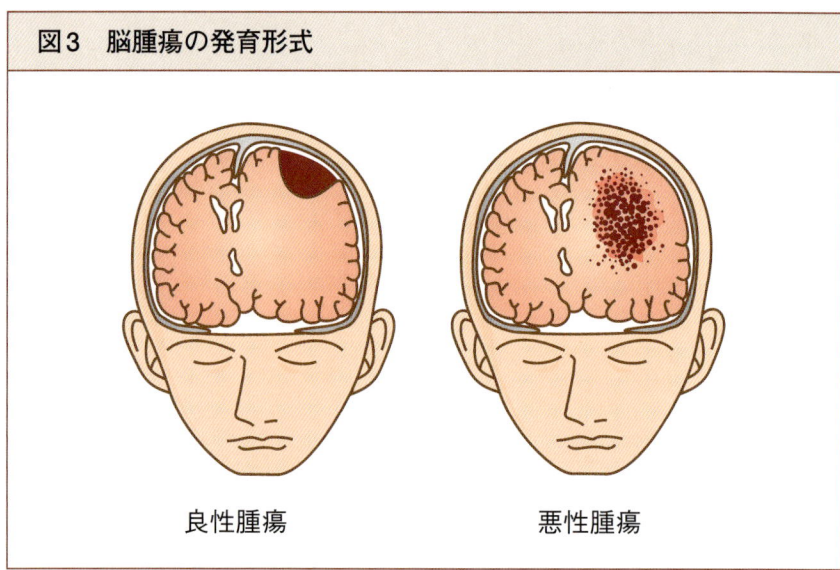

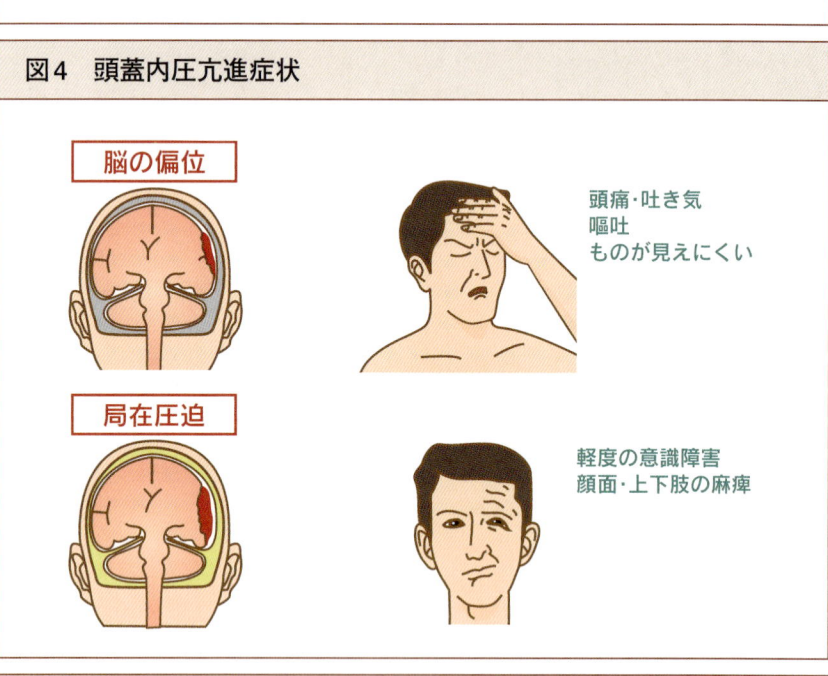

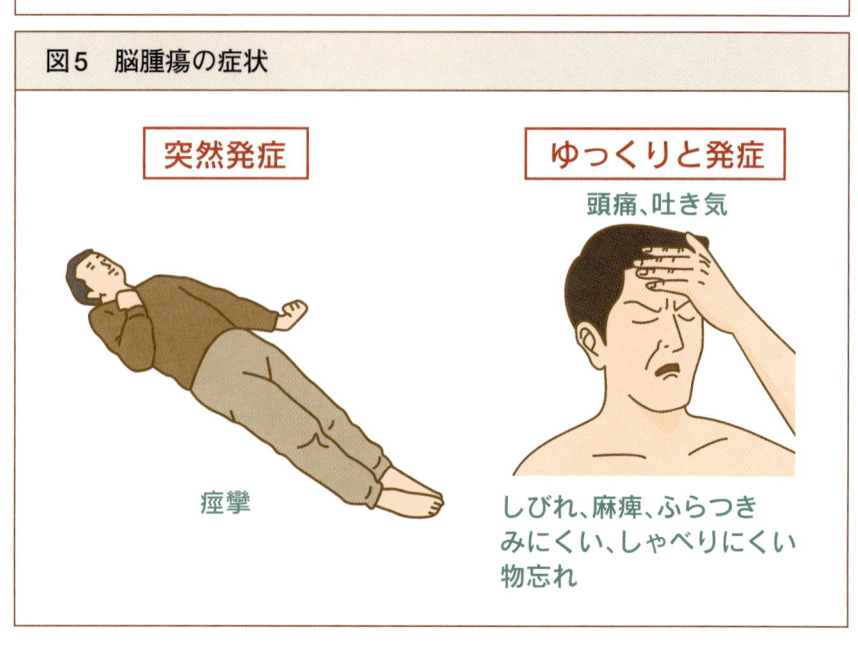

図3　脳腫瘍の発育形式

良性腫瘍　　　　　悪性腫瘍

図4　頭蓋内圧亢進症状

脳の偏位

頭痛・吐き気
嘔吐
ものが見えにくい

局在圧迫

軽度の意識障害
顔面・上下肢の麻痺

図5　脳腫瘍の症状

突然発症　　　　　ゆっくりと発症

頭痛、吐き気

痙攣

しびれ、麻痺、ふらつき
みにくい、しゃべりにくい
物忘れ

図6 MRIで描出される脳腫瘍

髄膜腫　　　　　　　神経鞘腫

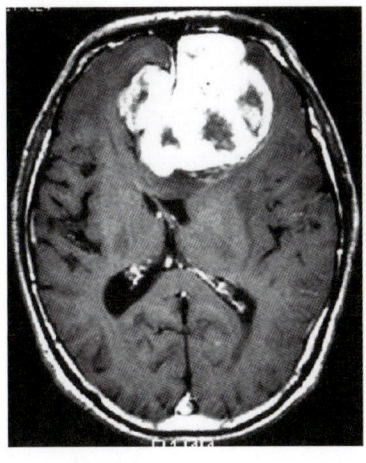

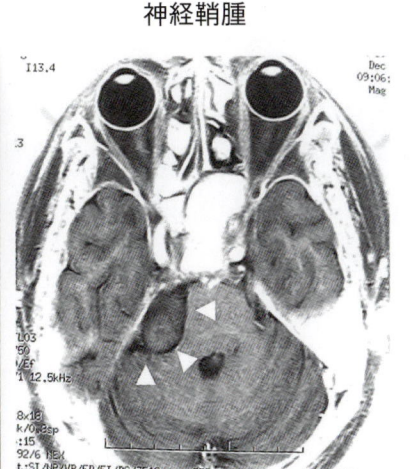

図7 手術シミュレーション画像

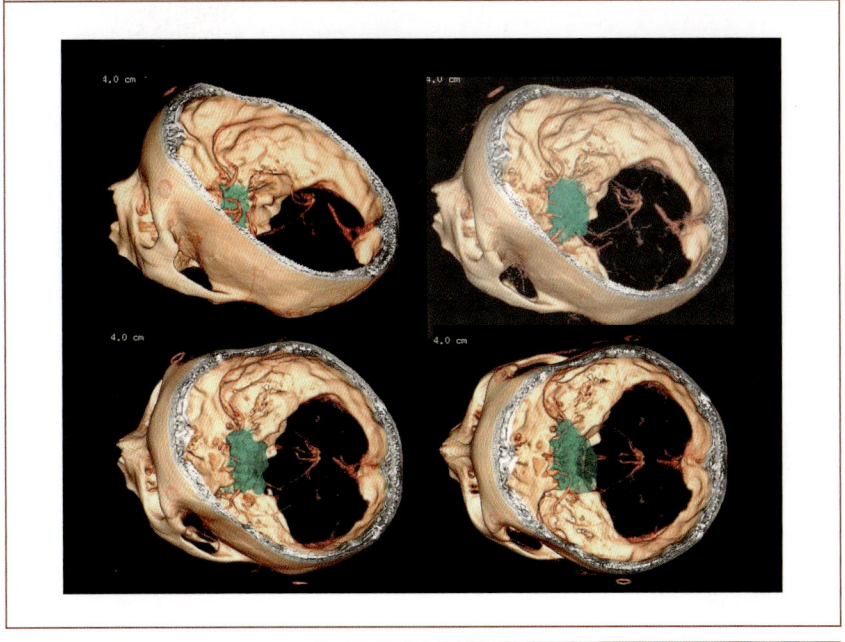

図8 脳腫瘍に対する手術

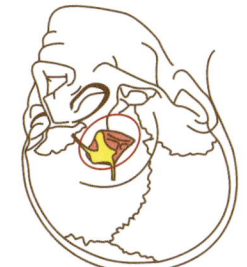

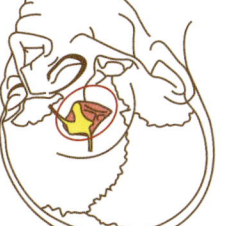

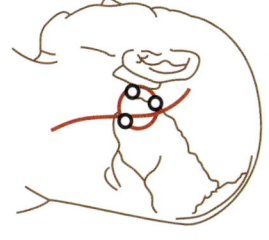

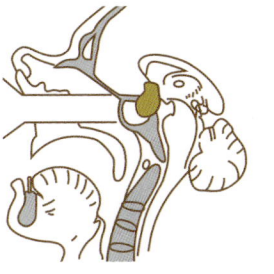

右前側頭開頭術　　左後頭下開頭術　　経蝶形骨洞手術

MRIで脳の検査を行うべきでしょう。

脳腫瘍の検査方法

ほとんど脳腫瘍はMRI（造影剤を使用することが多い）で診断することができます（図6）。MRIではミリ単位で大きさや脳実質から発生したものか実質外から発生したかもわかります。さらに診断を確定したり（CTで石灰化の程度をとらえる）、手術方法を決定したり、手術中の出血などのコントロールをしやすくするためにCTや脳血管撮影を行うことがあります。現在のCTやMRIでは実際の手術のシミュレーション（仮想体験）ができるようになっています（図7）。CTやMRIは受けられた方も多いと思いますが、痛みのない比較的簡単な検査です。脳血管撮影は太ももや腕の血管からカテーテルを挿入して脳内まで誘導して行います。

脳腫瘍の治療方法

脳腫瘍の治療方法には、手術による外科摘出、放射線療法、化学療法があります。

手術は全身麻酔をかけた状態で行います。頭蓋骨を開き、脳を覆っている硬膜を開いた後の操作は顕微鏡を使用して行います（図8）。とくに脳の表面から深い場所（頭蓋底部）にあるときなどは、ナビゲーションシステムを使用し操作部位をミリ単位で正確に誘導してくれます（図9）。また、腫瘍に隣り合った神経の機能が、腫瘍をはがす際に傷害されないかどうかを電気刺激モニターで観察しながら行うこともありま

第5章　いろいろながん

図9　髄膜腫に対するナビゲーション手術

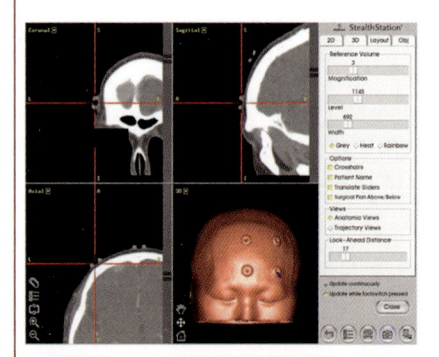

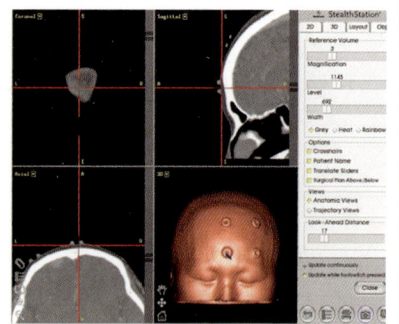

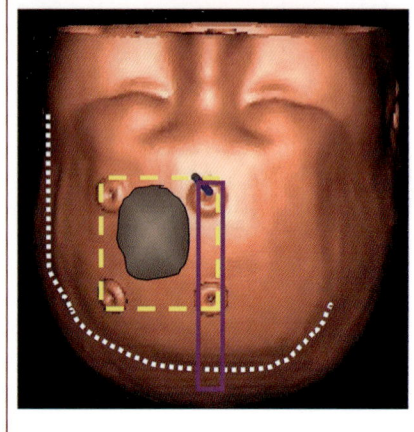

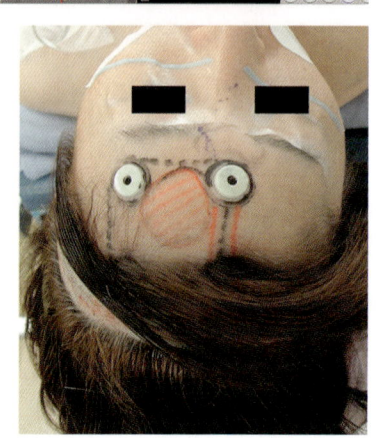

図10　ナビゲーション誘導内視鏡手術

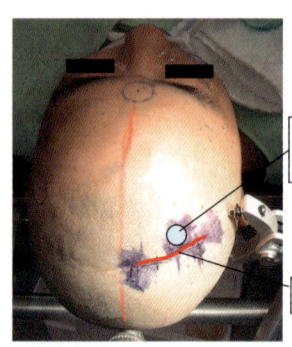

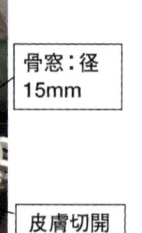

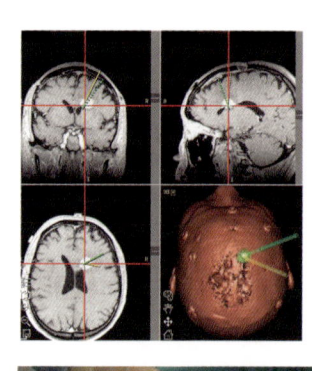

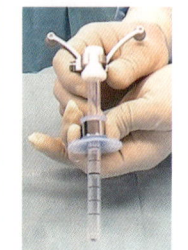

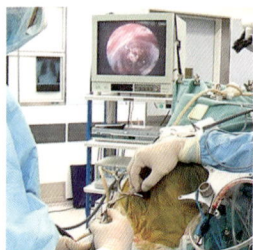

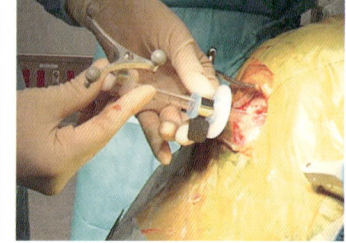

骨窓：径15mm
皮膚切開

す。顕微鏡で見えない横や裏側を内視鏡で確認しながら行うこともあります。また、15mmほどの穴を頭蓋骨に開けるだけで、ナビゲーションと内視鏡を使用して最小の傷で深部の腫瘍を摘出することもできます（図10）。多くの科学的な機械の進歩が医学の外科治療に応用され、手術室はさながら高性能機器に取り囲まれた劇場のようになってきました（図11）。しかし、最終的に手術は人間が行うものですから、脳腫瘍の手術経験の多い熟練した外科医に、高度な手術支援機器を使用できる環境で行ってもらうのが、一番よい結果を皆様にもたらすでしょう。

　放射線治療は、良性の脳腫瘍で周囲の脳神経や重要な役割を果たす部分（機能としては意識、記憶、言語、運動、視覚、体温調節）の脳からの剥離が困難で残存したり、悪性の脳腫瘍（悪性神経膠腫）の残存、浸潤部分や他臓器からのがんの脳への転移の場合に行います。どの脳腫瘍でも大量の放射線をあてれば消えるわけですが、腫瘍のみに放射線をあてて、周囲の脳には全くあてないですむということはできません。また、放射線の脳への影響は5年10年たっても消えないし、一旦おこった放射線による脳細胞（中枢神経）の死はもとにはもどりません。したがって、いかに放射線を腫瘍のみに多くあてるかということが求められるわけです。ガンマナイフ（商品名）は今から約20年前に開発され、数年後に臨床応用された脳腫瘍に対する治療装置です。201個の小さな穴から標的にそれぞれ少量のガンマ線をあてるわけですが、少量の照射でも201発が一点に集まれば標的には大量の放射線が照射されることになり

ます。これは、虫眼鏡のレンズで太陽光線を一点に集めて紙を焼くのと似ています。この原理を利用したものを定位的放射線装置とよび、一回（一日）で照射するのを定位的放射線手術といい、複数回にわけて治療を行う場合を定位的放射線治療といいます。現在はX線で照射する装置や、複雑な形をした腫瘍にうまく照射できる装置などが開発され使用されています（図12）。この定位的放射線療法は標的が小さければ小さいほど周囲の脳への余分な照射が少なくてすむわけですから、小さな神経鞘腫や複数個ある小さな脳へ転移したがんに効果を発揮します。下垂体腺腫の場合は、熟練した下垂体外科医の成績のほうが定位放射線療法よりよいため、治療方法としては二番目以降の選択になります。また、浸潤性腫瘍の場合や大きな良性腫瘍、あるいは液体成分を多く含む腫瘍の場合も定位的放射線治療の適応とはなりませんので注意を要します（表2）。

化学療法は本治療方法が最も効果を発揮すると考えられる特別な種類の腫瘍があるので、できるだけ診断を確定して行うことが大前提になります。診断には、手術による生検術、髄液採取による細胞診や腫瘍マーカー測定などがあり、脳内原発悪性リンパ腫や頭蓋内胚細胞腫は化学療法で腫瘍は消失します。外科治療と

図11　現代の脳神経外科手術

顕微鏡、内視鏡、ナビゲーションシステムなどの高度精密機器を多数使用しています。

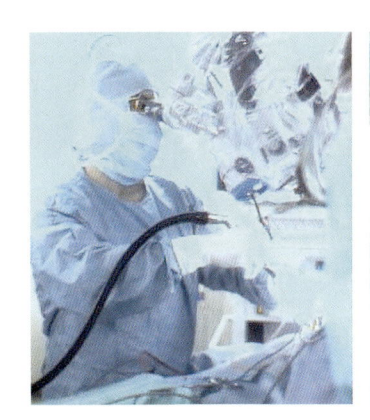

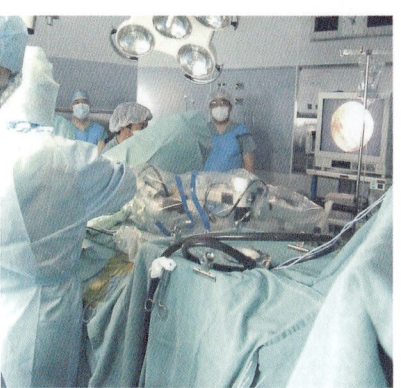

図12　定位的放射線装置

コンピューター制御により放射線を必要な部位にのみに限局してあてることで、開頭することなしに頭の病変を治療することができます。

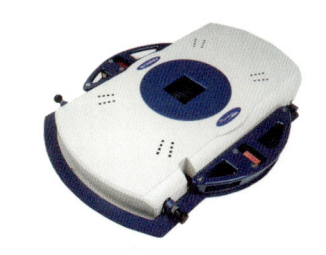

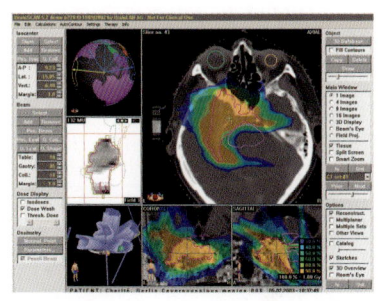

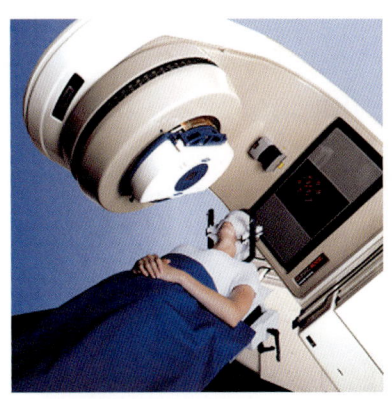

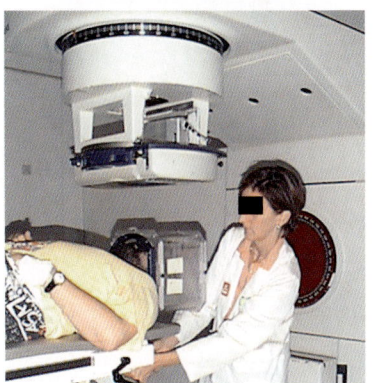

表2　脳腫瘍の病理学的分類と放射線への感受性

著　　効	頭蓋内胚細胞腫、悪性リンパ腫
有　　効	小細胞癌の脳転移、頭蓋咽頭腫、神経鞘腫、下垂体腺腫
やや有効	小脳血管芽腫、稀突起膠細胞腫、転移性脳腫瘍、髄芽腫髄膜腫

第5章　いろいろながん

表3　脳腫瘍に対する化学療法の感受性

著　効	頭蓋内胚細胞腫、悪性リンパ腫、プロラクチン産生下垂体腺腫
有　効	小細胞癌の脳転移、成長ホルモン産生下垂体腺腫、髄芽腫
やや有効の場合がある	神経膠腫、転移性脳腫瘍

放射線治療のみではコントロールできない悪性神経膠腫に対しては補助および維持療法として行います。最近は外来通院で内服薬のみで行うことができる薬剤も開発され使用されるようになりました。良性腫瘍である下垂体腺腫の一部（乳汁分泌ホルモン産生下垂体腺腫）にはドーパミン受容体作動薬を服用することにより腫瘍を治療することができます。薬で治療できる脳腫瘍の一覧を示します（表3）。

それぞれの脳腫瘍について

ここでは脳腫瘍の発生頻度で最も多い髄膜腫と神経膠腫（グリオーマ）、4番目に多い神経鞘腫の治療について説明します。なお、下垂体腫瘍（下垂体腺腫、頭蓋咽頭腫、頭蓋内胚細胞性腫瘍）はホルモンの関係と発生部位が特別であるため別項に譲ることといたします。

髄膜腫：クモ膜より発生する良性腫瘍で、50～70歳代に好発し、女性に多い傾向があります（3～4倍多い）。発育がゆっくりであるため、症状を発現する頃には数cm以上の大きさになっています。頭痛、脳神経麻痺、片麻痺、痙攣などで発症します。治療の原則は、手術による全摘出ですが、全摘できない場合は、定位脳的放射線治療を行います。発生部位を含めて全摘出された場合の予後はきわめて良好です。

神経膠腫（グリオーマ）：脳実質内腫瘍で細胞学的に良性の星細胞腫（アストロサイトーマ）と悪性の神経膠芽種（グリオブラストーマ）があります。中間型のものもあり、全部で悪性度ごとに4段階に分類されています。星細胞腫（アストロサイトーマ）は浸潤性腫瘍で、成人では大脳半球に、小児では小脳に発生しやすく、頭痛、吐き気、嘔吐や、痙攣で発症します。治療は手術による全摘出が可能な部位ならば全摘します（図13）。予後は、全摘した場合の5年生存率は50～80％であり、全摘出できなかった場合は、手術と放射線治療で5年生存率が50～70％と報告されています。死因は再発、腫瘍の悪性転化によるものです。最近は残存腫瘍に対して化学療法を併用することによりさらに生存率が上昇することが期待されています。

神経鞘腫：内耳神経の髄鞘をつくる神経鞘細胞から発生し、30～70歳代の女性に多い傾向を示します。聴力障害で発症することが多く、ふらつき、頭痛などもみられます。大きい腫瘍の場合は手術が第一選択になりますが、1cm以下の小さい場合は、経過観察することもあります。また、2cm以下の腫瘍に対しては、定位脳的放射線手術を行うこともあります。基本的に良性腫瘍であり全摘出されれば予後良好です。

図13　星細胞腫の摘出例

痙攣で発症した星細胞腫の男性。術前みられた前頭葉の腫瘍は手術により全摘出されています。

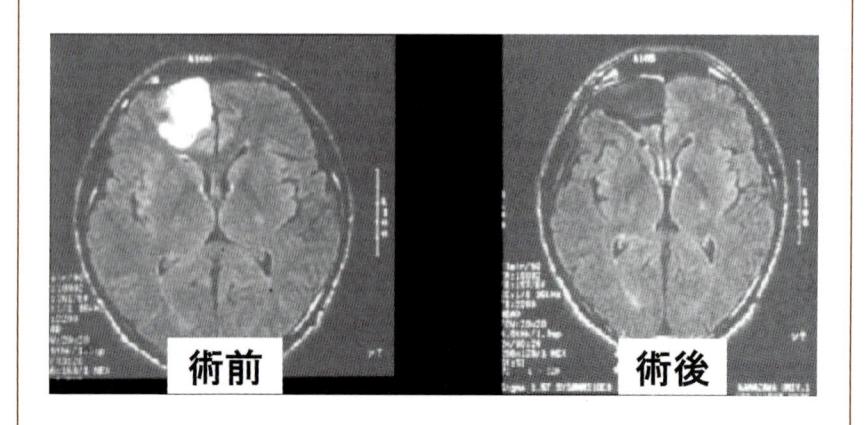

第5章　いろいろながん

頭頸部がん

辻　裕之

頭頸部がんの種類

頭頸部がんとは、耳、鼻、のど、頸部、顔面などに発生するがんの総称で、主なものとして、次のようなものがあります（図1）。
1）口腔がん（舌がん、口腔底がん、歯肉がん、頬粘膜がん、硬口蓋がん）
2）喉頭がん（声門上がん、声門がん、声門下がん）
3）咽頭がん（上咽頭がん、中咽頭がん、下咽頭がん）
4）鼻・副鼻腔がん（上顎洞がん、篩骨洞がん、鼻腔がん）
5）頸部食道がん
6）唾液腺がん（耳下腺がん、顎下腺がん、舌下腺がん）
7）甲状腺がん
8）聴器がん（外耳がん、中耳がん）

頭頸部には、容貌のほかに、話す、噛む、呼吸をする、飲み込む等という生きること自体に大切な機能や、匂いをかぐ、味わう、聴く、視るという感覚器があります。頭頸部がんの頻度は、がん全体の約5％ですが、がんのためやその治療のために大切な機能が損なわれないよう、早期に診断して治療をすることが望まれます。それには患者さんと医師の協調が大切です。

組織学的には、頭頸部にできるがんの約90％は「扁平上皮がん」とよばれるタイプです。これに次いで多いのが「腺がん」とよばれるタイプです。扁平上皮がんは進行が早いですが放射線治療がよく効くものが多く、一方、腺がんは進行が比較的おそいが、放射線治療はあまり効果がありません。

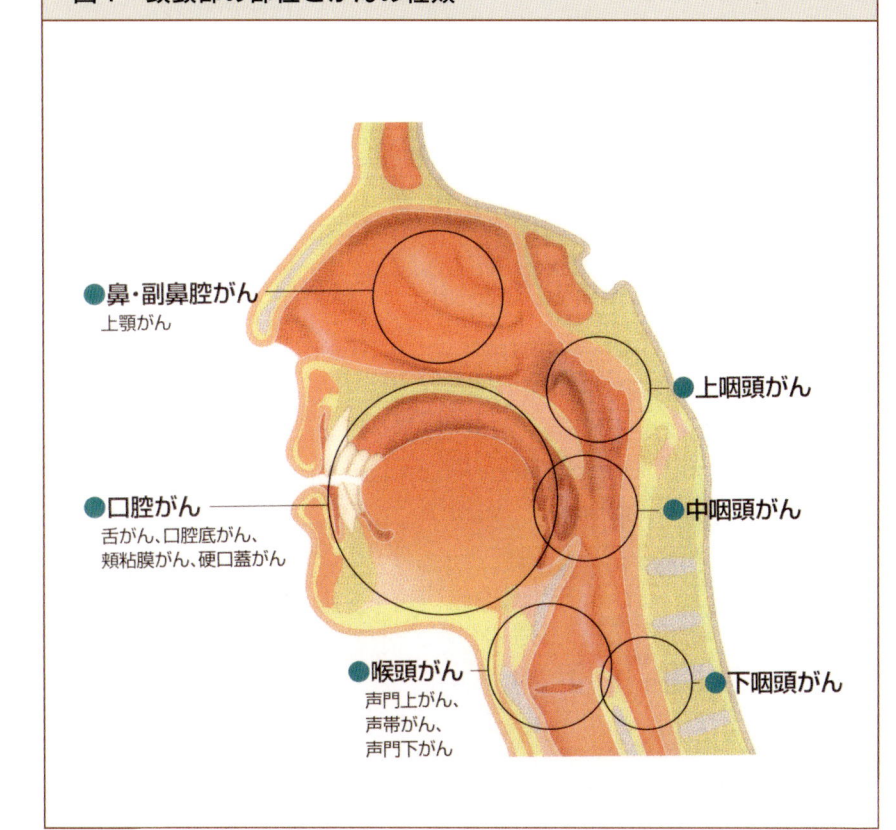

頭頸部がんの症状

頭頸部がんの症状は、発生した場所により様々です。

主な症状としては、一側の耳がつまった感じが続く（上咽頭がん）、血液のまじった鼻汁がでる（上咽頭がん、上顎がん）、口内炎様の症状が治らない（舌がん）、飲み込むときに異物感、痛みが続く（中咽頭がん、下咽頭がん）、声のかすれが治らない（喉頭がん、下咽頭がん）、首に固いしこりを認める（頭頸部がん全般）などがあります。

これらの症状は絶対的ではありませんが、このような異常を認めるときは、早めに専門医にかかることが大切です。

図1　頭頸部の部位とがんの種類

- 鼻・副鼻腔がん（上顎がん）
- 口腔がん（舌がん、口腔底がん、頬粘膜がん、硬口蓋がん）
- 喉頭がん（声門上がん、声帯がん、声門下がん）
- 上咽頭がん
- 中咽頭がん
- 下咽頭がん

頭頸部がんの治療

頭頸部がん治療の特殊性

がんそのものによって、またその治療のために発声、嚥下、呼吸などの大切な機能が損なわれることがあります。したがって治療に際しては、根治性を重視しながらできるだけ機能を温存するように配慮して治療をします。

治療の原則

手術治療（切除手術、再建手術）、放射線治療（外部照射、小線源照射）、化学療法（抗がん剤投与）が治療手段です。

「早期がん」に対しては、放射線治療や狭い範囲の切除で治療が可能です。この場合は、発声、嚥下などの機能が温存できます。

「進行がん」に対しては、放射線治療、化学療法（抗がん剤治療）、外科的治療を組み合わせて治療を行います。近年、放射線治療と化学療法を併用する放射線化学療法が効果的であるとされています。当科では、まず放射線化学療法を行い、ある程度の治療が終了した時点で治療効果を判定します。がんが完治あるいは完治に近い状態の場合は、外科的治療を行わず放射線化学療法を続けて行い、臓器を温存するような治療をします。また、その時点で効果の乏しい場合は、外科的治療を行います。

進行がんに対して手術を行う場合、ほとんどが広範囲の切除が必要になります。その結果、術後に話す、飲み込むなどの重要な機能が損なわれます。それらの機能をできるだけ改善するために頭頸部再建術が大きなウエイトを占めます。再建にはいろいろな方法がありますが、組織欠損部に適合した血流の良い組織を栄養血管ごと身体の他の部分から採取して、手術用顕微鏡下で欠損部において血管吻合を行う遊離移植再建術がよく用いられます。身体の他の部分（前腕、腹部の皮膚、小腸など）を切除した欠損部に安全かつ確実に移植することにより、術後合併症の減少、治癒までの期間の短縮、良好な形態・機能の獲得が可能になり、手術後の生活の質（QOL: Quality of life）の向上をめざします。

頭頸部がんの誘因と予防

頭頸部がんは喫煙と過度の飲酒がその発生に強い誘因として関わっています。

さらに重要なことは頭頸部がんの多くは食道、胃、肺に重複多発する傾向があることです。

このように、共通の誘因によりいくつかの領域にまたがって広く発がんする現象を広域発がんとよばれています。また、むし歯、合わない義歯や金属冠が口腔がんの原因になることがあり、早期の歯科治療が大切です。頭頸部がん予防の第一原則として、喫煙、飲酒のコントロールと、緑黄色野菜や果物の摂取を適正化することがきわめて重要です。

種々の頭頸部がん

口腔がん

口の中にできるがんは口腔がんとよびますが、「口腔がん」と書いて医学的には「こうこうがん」と読まず「こうくうがん」と読みます。この中には舌のがん（舌がん：ぜつがん）、舌と歯ぐきの間にできるがん（口腔底がん：こうくうていがん）、歯ぐきのがん（歯肉がん：しにくがん）、頬の内側の粘膜にできるがん（頬粘膜がん：きょうねんまくがん）、口の上ブタ（天井）の部分にできるがん（硬口蓋がん：こうこうがいがん）が含まれます。これらの中でもっとも頻度の多いものは舌がんですが、全て合わせても全体としては全がんの1～2％しかありません（図2）。

早期がんでは限られた範囲での切

図2 舌がん

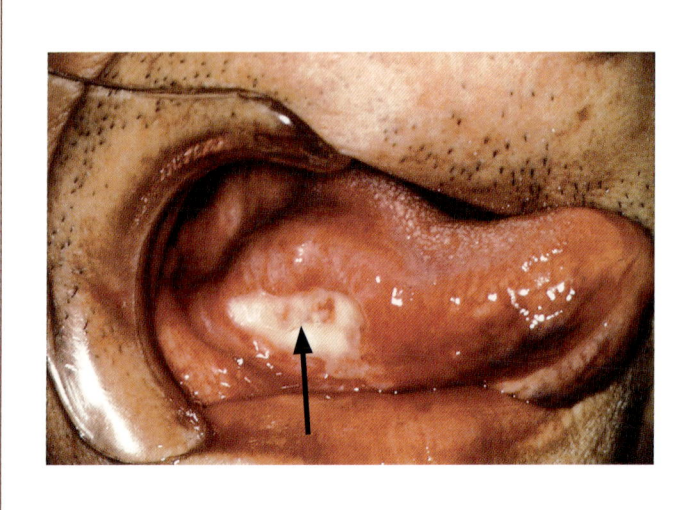

頭頸部がん

除で対応でき、切除後に機能もほとんど温存されます。

進行がんになると手術単独ではなく、放射線治療、化学療法（抗がん剤治療）、外科的治療を組み合わせて治療を行います。手術における切除が広範囲になるため、切除後の機能障害を最小限におさえるように通常再建手術もあわせて行います。

必要に応じてがんの切除の際に頸部のリンパ節郭清を同時に行います。

喉頭がん

声を出すところにできるがんです。声帯のある部分を声門と言い、それを境に上を声門上、下を声門下と3つのタイプに分類され、それぞれ初期症状や根治性などが違います（図3）。

早期がんは放射線治療が中心となります。喉頭が温存されますので発声に関しても一番自然の声が残ります。部位によっては放射線に効果が認められない場合があり、そのようなときでも声を残す目的として声帯の一部を残す喉頭部分切除術を行います。

進行がんに対しては、原則として喉頭を全て摘出する喉頭全摘術が行われ声が失われます。そこで当科では特殊な器具を使ったシャント発声法を術後の代用発声として行っており、良好な結果を得ています。また、場合によっては進行がんでも発声機能を残す可能性を探るために、放射線化学療法や喉頭亜全摘術を考慮することがあります。

必要に応じてがんの切除の際に頸部のリンパ節郭清を同時に行います。

上咽頭がん

上咽頭がんは台湾や中国南部、東南アジアなどに多く、日本ではまれです。その発症には、特殊なウイルスが関与していると考えられていますが、いまだ確定的なことはわかっていません。現在、日本全国で1年間の上咽頭がん発生数は、約500例と考えられています。男女比は3：1で男性に多く、年齢的には40〜70歳代に多発しています。若年者にもみられることがあります。

組織学的には、ほとんどの場合が扁平上皮がんで、たまに悪性リンパ腫がみられます。同じ扁平上皮がんでも、なぜか、上咽頭にできる扁平上皮がんだけは放射線治療が非常に効果的なのが特徴です。また、頸部リンパ節転移が非常に多いのも特徴です。

原則として手術ではなく、放射線療法が主な治療法です。

頸部リンパ節転移を伴わない早期がんでは、根治的放射線療法を施行します。

しかし、放射線治療単独では進行がんを制御するのが困難であるために、近年では抗がん剤を併用することが一般的です。進行がんの場合は、放射線療法と抗がん剤投与を同時に行う方法や放射線療法の前に抗がん剤を投与する方法を行います。

中咽頭がん

扁桃腺（口蓋扁桃）や舌の付け根（舌根）に生じやすく、多くは扁平

図3　喉頭がん

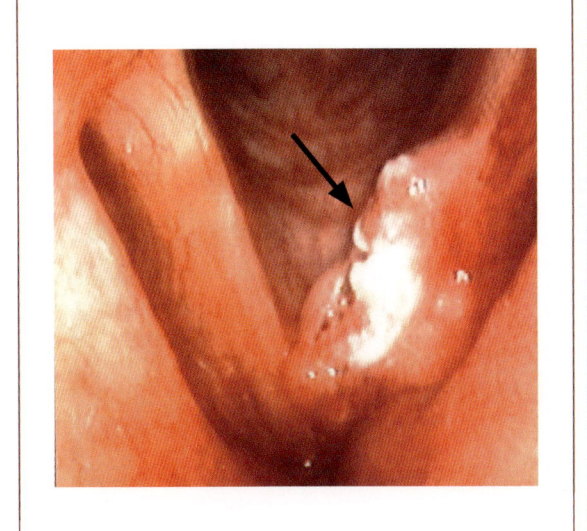

図4　下咽頭がん

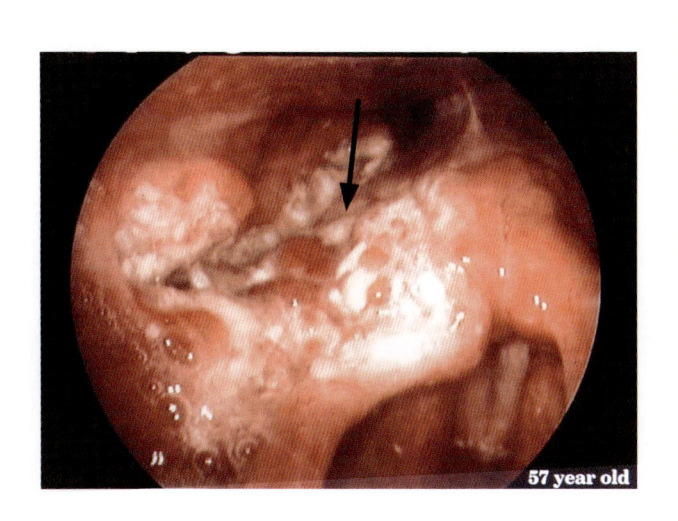

上皮がんといわれるタイプのがんです。唾液分泌腺などの腺組織から生じる腺がんおよびそれに類するがんもまれに発生することがあります。また、この部位には悪性リンパ腫がしばしばみられますが、中咽頭がんとは別に取り扱われます。

基本的に早期であれば放射線治療、進んだ状態であれば手術が必要です。

早期がんの中で表在性で境界が明瞭なものは口の中からメスやレーザーを使って切除するだけで十分な場合があります。扁桃腺に生じたものは多少大きくても放射線治療が効果があることが多いために、進行がんに対しても手術の前後に行われています。

進行がんに対する手術は、がんのある扁桃腺や舌根とともに周囲の健常組織も切除されるますので、その欠損部に体の他の部分の組織を移植してするような再建手術も同時に行われます。

化学療法（抗がん剤による治療）は、進行がんに対して手術や放射線治療の前後に行われます。ある程度の効果は得られるものの、単独でがんを根治するだけの力はないので、現在のところ手術や放射線治療に比べると補助的な治療と位置づけられています。最近では放射線治療と抗がん剤の同時併用療法が注目されています。

下咽頭がん

食道への入り口で飲み込む部分にできるがんで、頭頸部がんの中で最も予後の悪いもののひとつです（図4）。

早期がんに対しては、放射線治療が主体で臓器温存を計ります。

進行がんでは、放射線治療、化学療法（抗がん剤治療）、外科的治療を組み合わせて治療を行います。当科では、まず放射線化学療法を優先し効果の少ない場合は、手術を行います。

手術の多くは、喉頭および下咽頭の全部、頸部食道を切除する下咽頭・喉頭・頸部食道切除術とよばれる術式になります。切除後の欠損部には、空腸を移植し食物道をつくる再建術を行います。結果、発声機能が喪失するために、術後の代用発声は電動の人工喉頭が一般的ですが、当科では発声の質を高めるために特殊な器具を使ったシャント発声法を試みています。必要に応じてがんの切除の際に頸部のリンパ節郭清を同時に行います。

上顎がん

鼻腔（びくう）の中は鼻中隔（びちゅうかく）で左右に別れています。左右の鼻腔は外側にある3つのひだで入り組んだトンネル状になっています。その外側に左右4つずつ空洞があり、これを副鼻腔（ふくびくう）と言います。上顎洞（じょうがくどう）は副鼻腔のなかで最大の空洞で鼻腔の外下方に位置し、この上顎洞に発生した悪性腫瘍を上顎がんとよびます（図5）。

上顎がんは、胃がんや子宮がんなどに比べるとずっと少なく、かつては耳鼻咽喉科領域の悪性腫瘍の約1/4を占めていましたが、副鼻腔炎の減少とともに上顎がんは減ってきています。病理組織学的には扁平上皮がんという種類がほとんどです。

頸部リンパ節転移は少なく、最初から転移のある症例も20％以下です。

上顎がんの治療を考える上で重要なポイントがあります。

一般的に進行がんには広範囲の外科切除で対処しますが、腫瘍近傍には眼球等の重要臓器があり、むやみに切除を大きくするわけにはいきません。治癒率を下げずに顔面形態や視機能を損なわないような工夫が

図5　上顎洞がん

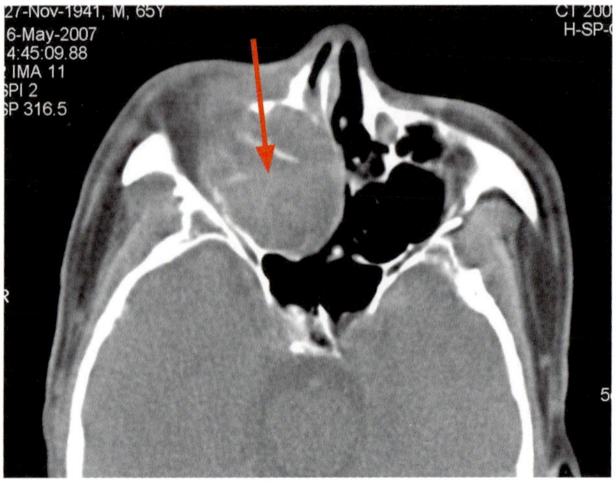

必要となるのです。そこで上顎がんの治療では手術療法、化学療法、放射線療法のよいところを組み合わせた三者併用療法が広く行われています。当科での治療は病期と患者さんの年齢、全身状態（合併症）、社会的背景を総合的に判断して決められます。一方法を挙げれば、化学療法を併用してある程度の放射線照射を行い、その治療効果に応じて追加の手術治療を検討します。

腫瘍を含んだ上顎骨を摘出した場合は、欠損部に応じて腹直筋皮弁や骨を用いて、整容面を考慮し顔面形態の保存を図ります。頸部リンパ節に転移が出現した場合は頸部郭清術（周囲組織とともに決められた範囲のリンパ節を一塊として取り除くこと）を施行します。

術後は上顎腫瘍の拡がりに応じて化学療法・放射線治療を追加することがあります。

唾液腺がん

唾液腺というのは名前のとおり、唾液（つば）を作る組織のことです。

唾液腺には大唾液腺と小唾液腺があります。さらに大唾液腺には耳下腺、顎下腺、舌下腺の3つがあり、ここで作られた唾液は管を通じて口腔内に導かれます。

一方、小唾液腺は口腔粘膜やのどの粘膜の一部に存在し、直接口腔内に唾液を分泌しています。したがって、唾液腺がんとはこれら唾液腺組織を構成する細胞から発生したがんのことを指しています。唾液腺がんのほとんどは耳下腺がんと顎下腺がんで占められ、舌下腺がんはきわめてまれです。

唾液腺がんの治療の基本は手術であり、治癒するのに一番確実な方法です。手術ではがんに安全域をつけて完全に取りきることがきわめて重要です。かなり進行した例でも手術で取りきれることが多いです。一般に唾液腺がんに対する放射線治療や化学療法（抗がん剤治療）はそれほど有効ではないと言われています。しかし、放射線に感受性があるといわれるがんも数種類あり、それらでは治療の一環として選択される場合があります。また、手術後に悪性度が高いがんでは補助治療として行った方がよいという報告もあります。

一方、化学療法の効果に関しては現在のところは不明な点が多いようです。現在のところ、上述したように唾液腺がんの治療の柱は手術になっています。

Q & A

問：頭頸部がんの診断法は？

答：頭頸部がんは、他の部位と比べて体の表面に近く、外部からまたは内視鏡などで直接目で確認できるものも多いので、診断法としては、まず頭頸部領域すなわち鼻腔、口腔、咽頭、喉頭の内視鏡所見を含めた視診により詳細に病変の有無と状況を観察します。同時に触診により、頸部のリンパ節腫脹などの有無を調べます。この時点で、がんかどうかの判断が可能なので、がんの疑いがある場合は、その日に組織を少し切除し調べる組織生検あるいは細い注射針による細胞診を行い、病理部に組織検査を依頼します。さらに、がんに深部への進展の可能性がある場合は、CTあるいはMRIの検査を行います。また、組織生検ができるような所見はないが、がんの疑いが否定できない場合には、PET-CTを適用して白黒をつけます。

問：頭頸部がんは増えていますか？

答：頭頸部がんは全がんの約5％を占めており、この割合の変化はあまりありません。しかし、部位別では喉頭がん、鼻・副鼻腔がんが減少しているのに対し、口腔、咽頭がんは増加傾向が認められます。とくに下咽頭がんの増加が目立っています。これは、喫煙の有害性の啓蒙によって喫煙者は減少しているものの、飲酒の習慣については変化がないことに原因があるかもしれません。

第5章　いろいろながん

甲状腺がん

中川　淳、下出　祐造

甲状腺とはどのような臓器か？

　甲状腺は頚の前面、喉仏の下の高さで中央部分（峡部）が気管の前面に張り付き、両側（左葉・右葉）が側方へ張り出した蝶のような形をした臓器です。皮下にあるので、大きくなると触ることができます。顕微鏡で見ると、甲状腺は濾胞とよばれる小さな嚢よりできています。濾胞は一層の濾胞上皮細胞で囲まれ、内部にはコロイドとよばれる物質を貯留しています（図1）。

　甲状腺は"体の活発さ"＝代謝レベルを調節する甲状腺ホルモン（T_4/T_3）を分泌します。材料のヨード（海藻に多く含まれる）が甲状腺へ取り込まれ、濾胞内部で甲状腺ホルモンへと合成されます。合成されたホルモンはコロイドに含まれた状態で保存され、必要時に分泌されます。甲状腺細胞の増殖、ヨードの取り込み、甲状腺ホルモンの合成・分泌は、"脳からの命令"＝下垂体から分泌される甲状腺刺激ホルモン（TSH）により調節（促進）されます。

図1　甲状腺の位置と顕微鏡で見た甲状腺組織

　正常の甲状腺は、喉仏（甲状軟骨・輪状軟骨）の下、第2～3気管軟骨の高さで中央部分（峡部）が気管の全面に張り付き、左葉と右葉が側方へ広がる蝶のような形をしています。顕微鏡で見ると、濾胞上皮で囲まれ内部にコロイドを貯留する濾胞からできています。

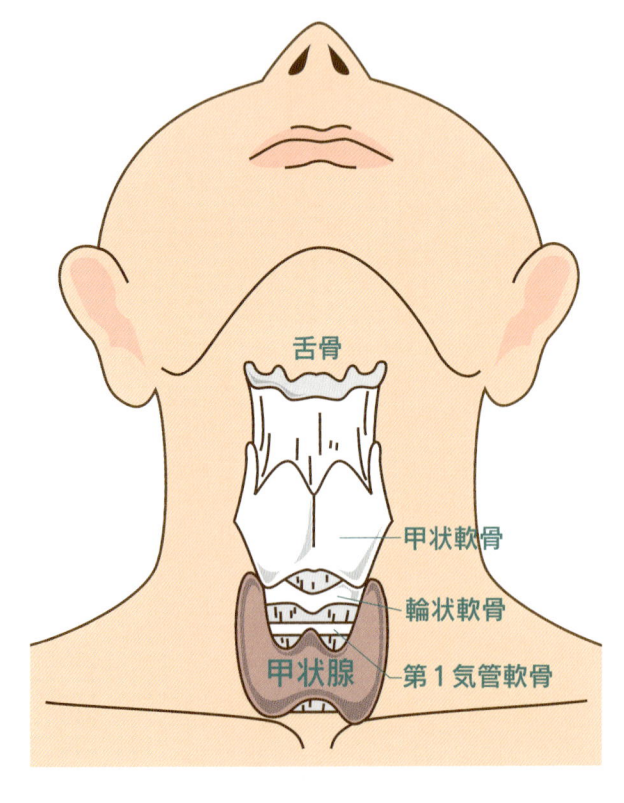

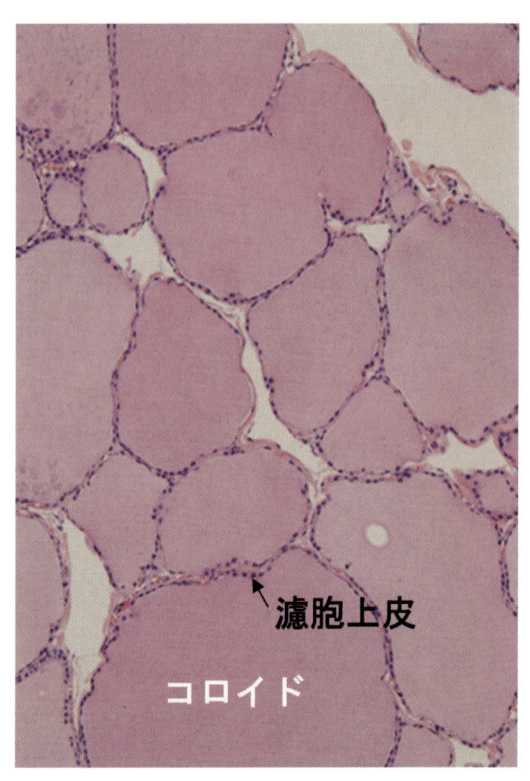

甲状腺組織（顕微鏡写真）

甲状腺腫と甲状腺腫瘍

頸の前面を触っても通常は甲状腺を触れることはありません。しかし、何らかの原因で甲状腺が大きくなると指に触れ、さらには眼で見てわかるようになります。このように、腫大した甲状腺が甲状腺腫です。甲状腺全体が大きくなるものをびまん性甲状腺腫とよび、通常は内科的な病気でみられます。

一方、甲状腺に一つ以上の結節を触れる場合があり、結節性甲状腺腫とよばれます。多くが甲状腺腫瘍で、良性（甲状腺腺腫）と悪性があります。甲状腺の悪性腫瘍が甲状腺がんです（図2）。

甲状腺がんには幾つかの種類があり、それぞれの特徴を有しています。濾胞上皮細胞から発生してその性状を保っているものが分化がんで、乳頭がんと濾胞がんに大別されます。甲状腺がんの大部分を占め、すべてのがんの中で最も予後良好ながんの一つです。一方、同じく濾胞上皮細胞由来でありながら、未分化がんは最も予後不良ながんの一つです。傍濾胞細胞（カルシトニンというホルモンをつくる）に由来する髄様がんは、しばしば家族性に発生し、副腎褐色細胞腫や副甲状腺腫瘍を伴う場合があります（多発性内分泌腫瘍II型）。慢性甲状腺炎を背景として、甲状腺原発の悪性リンパ腫が発生します（表）。

甲状腺がんの検査

甲状腺腫の患者さんが受診し、触診により甲状腺腫瘍の可能性が否定できない場合（一般に良性は柔らかく悪性は固く触れ、周囲と癒着していれば悪性の可能性が高くなります）、超音波検査で甲状腺の内部を調べます。超音波検査で形態不整、不定形を示し、内部エコーは低く、しばしば微細あるいは粗大石灰化を認め、甲状腺固有被膜欠損像などが認められると、悪性が強く疑われます。これらの所見が認められると、超音波ガイド下に穿刺吸引細胞診を行い、腫瘍部位に針を刺して採取してきた細胞を顕微鏡で観察してがんを診断します。とくに乳頭がんの細胞は特徴的で、吸引細胞診の診断率は9割以上です。一方、濾胞がんは細胞にがんの特徴が乏しく、細胞診のみでは診断は困難です。このような場合、腫瘍が大きいというだけで（通常4cm以上）手術を勧める場合があります（図3、4）。

甲状腺がんと診断されるか、その可能性が高い場合、隣接臓器との関係や転移の有無を調べるために喉頭ファイバーで声帯の動きを確認したり、CTやMRI、PETを含むシンチ

図2　甲状腺腫大

びまん性甲状腺腫では甲状腺全体が大きく腫大しています。この患者さんは慢性甲状腺炎で、甲状腺腫の表面は幾分凹凸しています。一方、甲状腺の一部が結節様に腫大するのが結節性甲状腺腫です。この患者さんは乳頭がんにより甲状腺左葉の大部分ががん組織に置き換わり（矢印）気管が反対側へ圧排されています。

びまん性甲状腺腫　　　結節性甲状腺腫

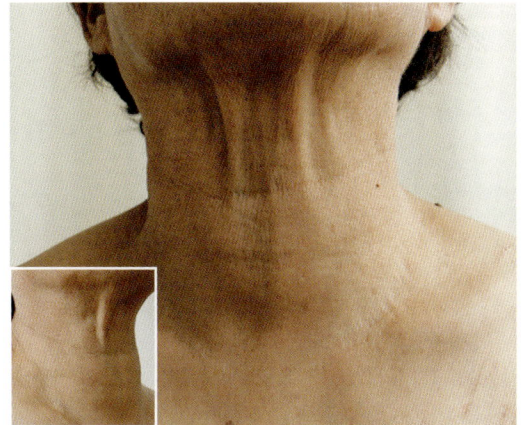

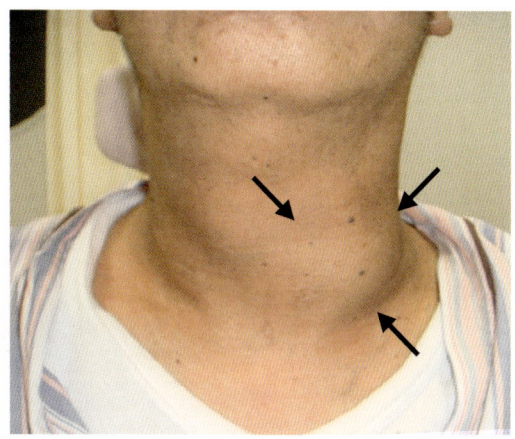

第5章　いろいろながん

表　甲状腺がんの種類と特徴

種類	発生のもととなる細胞	甲状腺がん中に占める割合	好発年齢	転移	治療法	予後	その他の特徴
乳頭がん	濾胞上皮細胞	80〜85%	10歳代から高齢者まで	頸部リンパ節局所浸潤	手術 転移あれば術後に内照射	10年生存率85%以上	吸引細胞診により確実に診断される
濾胞がん	濾胞上皮細胞	約10%	30, 40歳代が多い	血行性に肺や骨へ	手術(全摘術)術後内照射	10年生存率65〜85%	濾胞腺腫(良性腫瘍)との術前鑑別は困難
未分化がん	濾胞上皮細胞(分化がんから移行)	2〜4%	60歳以降	局所浸潤性末期には全身に	手術＋化学療法	ほとんどが1年以内に死亡	急速発育による炎症反応両側反回神経麻痺(窒息)
髄様がん	傍濾胞細胞	1〜2%	家族性の場合は幼年期より	頸部リンパ節	手術(全摘術)	10年生存率60〜75%	約30%が家族性発症血中カルシトニン高値
悪性リンパ腫	リンパ球(橋本病から移行)	2〜4%	60歳以降	頸部リンパ節縦隔リンパ節	放射線照射＋化学療法	5年生存率60〜85%	ガリウムシンチグラフィで高度集積

図3　甲状腺乳頭がんの検査所見

甲状腺乳頭がんの超音波所見

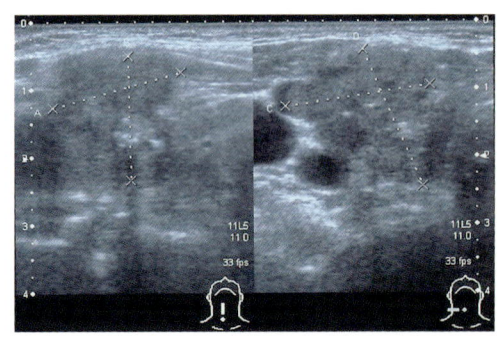

腫瘍内部はモザイク状で甲状腺固有被膜外へ浸潤、微小、粗大石灰化を認める。

乳頭がんの細胞診所見

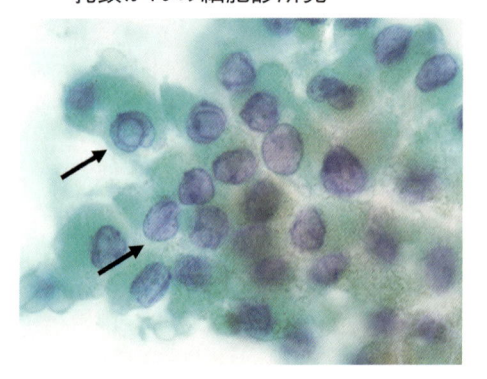

核内封入体や核が長軸に並行する溝が認められる（矢印）。

乳頭がんの病理組織診所見

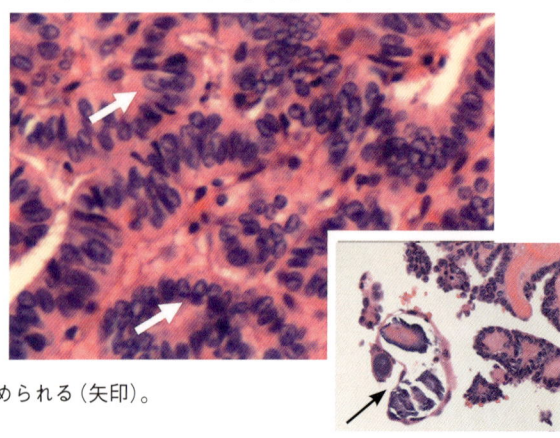

砂粒体が認められる（矢印）。

甲状腺がん

図4　穿刺吸引細胞診の風景

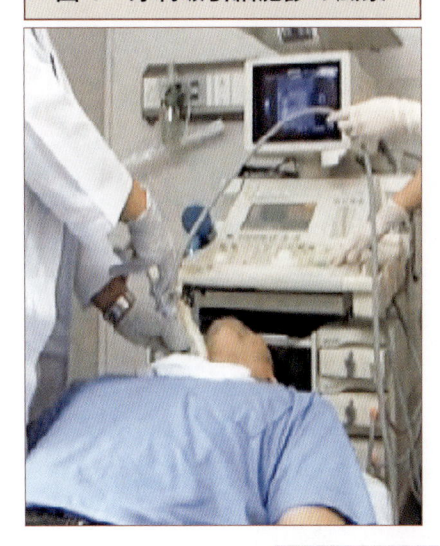

グラフィーを行います。これらの検査に基づき病期を決定、治療方針を検討します。

甲状腺がんの治療と予後

甲状腺がん、とくに分化がんの治療は外科手術を基本とします。2 cm以下の腫瘍は早期がんとされ、1 cm以下の微小乳頭がんでは、患者さんとの話し合いの上、直ちに手術を行わず経過観察することもあります。

外科手術では甲状腺を切除しますが、将来的な再発の可能性を考え、全摘出か部分切除かを選択します。乳頭がんは周辺のリンパ節に転移することが多く、転移が疑われた場合は頸部リンパ節郭清術を追加します。濾胞がんは遠隔転移が多いため、甲状腺全摘出を行い、以下に述べる内照射治療に備えます。

甲状腺分化がんは多少なりとも濾胞上皮細胞の性格をとどめており、この特徴が治療に応用されます。甲

図5　左反回神経麻痺の喉頭ファイバー所見

正常症例は両側声帯が開閉します。左反回神経麻痺症例では、左側声帯は固定し声門が閉鎖しません。

正常例　　　　　　　　左反回神経麻痺症例
（発声時）　　　　　　（発声時）
　　　　　　　　　　　声門が完全に閉まらないため声がかすれる。

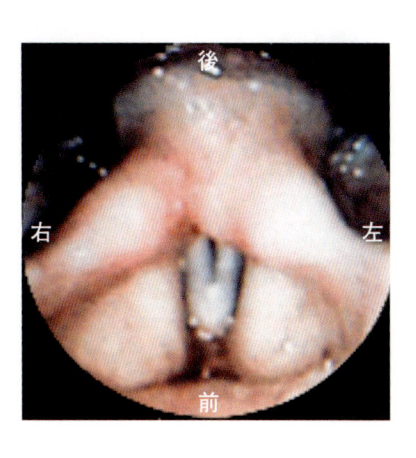

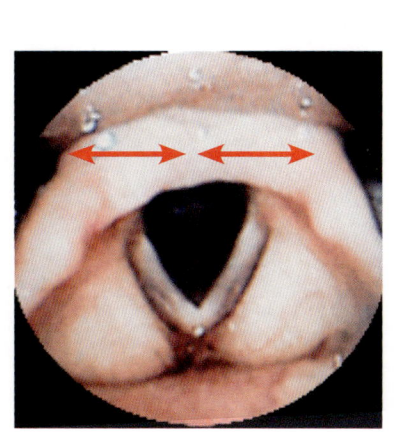

（声門開大時）　　　　（声門開大時）
　　　　　　　　　　　左声帯が動かない。

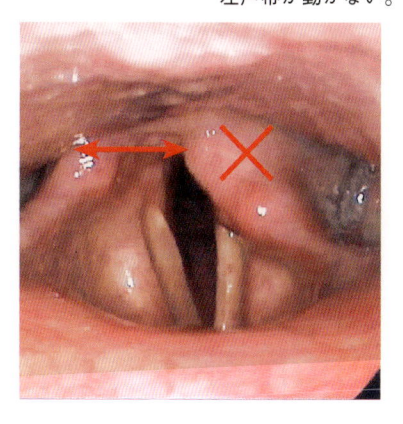

状腺摘出後には甲状腺ホルモンを薬剤として補うことが必要ですが、やや多めに服用することでTSHを低下させ、再発防止に役立てます。また、放射性ヨードを体内に入れると甲状腺に取り込まれますが、甲状腺が全摘出されていて分化がんの転移が体内のどこかにあると、放射性ヨードは転移部位に集積、シンチグラフィーで検出できるとともに転移巣を放射能で"焼き払い"ます（内照射治療）。

金沢医科大学病院の甲状腺分化がんの10年生存率は95％以上であり、"治って当たり前のがん"とも言えます。しかしときには、発見時に既に、がんが隣接臓器へ浸潤していることもあります。このような場合、根治をめざし、浸潤している臓器や血管の合併切除＋再建術を行います。また完治しやすいがんだけに、治療は患者さんのQOL（生活の質）にも重きをおきます。たとえば、がんの進行により反回神経が障害され声帯麻痺を生じた場合（図5）、しゃがれ声になります。この場合は耳鼻咽喉科で神経移植、リハビリテーション、改善手術などで声の回復を図ります。また、女性に多い疾患であり、傷口ができるだけ目立たないよう、術式や術後管理に工夫がなされています（図6）。

図6　術後創部

ネックレスの位置に傷痕が（矢印）あります。

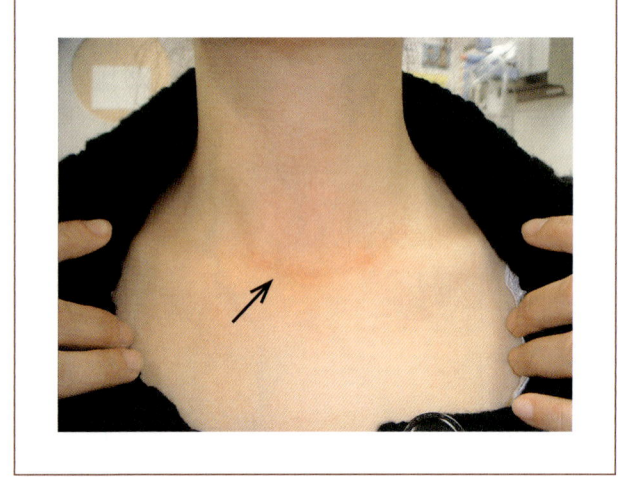

Q & A

問：腫瘍以外の甲状腺の病気にはどのようなものがありますか？

答：甲状腺に対する自己免疫によりリンパ球が浸潤、びまん性甲状腺腫を来すのが慢性甲状腺炎（橋本病）です。女性に多く、成人女性の12〜25人に1人発症すると言われていますが、その約1/3で甲状腺ホルモン不足がみられます（甲状腺機能低下症）。
合成亢進による甲状腺ホルモン過剰（甲状腺機能亢進症）のうち、自己免疫（刺激型TSH受容体抗体）によりTSHの"スイッチが入りっ放し"となるのがバセドウ病です。一方、急激に甲状腺が壊れ、甲状腺ホルモンが漏れ出て過剰となる場合があり（破壊性甲状腺中毒症）、亜急性甲状腺炎が代表です。
甲状腺ホルモン不足では、寒がりとなり脈は遅く、皮膚は乾燥し体重は幾分増加、表情もボーとして精神面でもテンポが遅くなります。過剰の場合は暑がりとなり脈は速く（少し動くだけで動悸を感じます）、皮膚は汗ばみ体重は減少、表情はイキイキとしますが精神面では神経質でイライラしがちとなります。

第5章　いろいろな がん

肺がん

佐久間　勉

肺に発生した悪性腫瘍が肺がんです。本来「がん」とは上皮細胞に発生した悪性腫瘍を意味する言葉ですが、肺がんは肺の上皮細胞に発生した原発性肺がん、上皮細胞以外の細胞に発生した肉腫などの悪性腫瘍、肺以外の臓器や組織に発生した悪性腫瘍が肺に転移した転移性肺腫瘍の総称です。

疫学

年齢別にみた肺がんの罹患（りかん）率と死亡率は、ともに40歳代後半から増加しはじめ、高齢ほど高くなります。罹患率と死亡率は男性のほうが女性の3倍から4倍です。肺がんの疾患別死亡数は男性で第1位、女性で第2位、男女合わせると第1位です。がんの組織型では、近年、扁平上皮がんに比べ、腺がんの割合が増加しています（国立がんセンターがん情報）。呼吸器外科で手術を実施した疾患は肺がんが第1位です（表1）。

分類（組織型による分類）

肺がんの組織型は、がんの特性、治療法、予後と密接に関連します。小細胞肺がんと非小細胞肺がんに分類され、主な非小細胞肺がんは腺がん、扁平上皮がん、大細胞がんです。

小細胞がんは小型の細胞からなる悪性上皮性腫瘍です（図1）。

腺がんは腺管への分化あるいは粘液産生が認められる悪性上皮細胞です（図2、図6、図7）。

扁平上皮がんは角化あるいは細胞間橋を示す悪性上皮性腫瘍です（図3、図7、図8）。

大細胞がんは未分化な悪性上皮性腫瘍で、小細胞がんの細胞学的特徴や腺や扁平上皮への分化を欠き、大きな核をもつ上皮性悪性腫瘍です（図4）。

特殊な肺がんとしてカルチノイドがあります（図5）。

組織型による詳しい組織型分類は肺癌取り扱い規約　改訂第6版（2003年）を参照してください。

病因

喫煙（ベンツピレン）、アスベスト、他職業性吸入物質が発がんと関連します。遺伝子異常は発がんの多段階で発生します。

症状

肺がんには、腫瘍に由来する病状群、腫瘍に随伴する症候群、転移に由来する病状群の三種類があります。

腫瘍に由来する病状群は、咳嗽、喀痰、血痰、胸痛、息切れ、喘鳴、

表1　呼吸器外科治療の全国統計（2007年）

（日本胸部外科学会より引用）

手術症例（全国52,967例）		肺癌（全国24,816例）	
肺癌	46.9%	腺癌	67.7%
気胸	21.8%	扁平上皮癌	21.2%
転移性肺腫瘍	9.1%	大細胞癌	3.1%
縦隔腫瘍	6.6%	小細胞癌	1.9%
炎症性肺疾患	5.5%	多発癌	1.8%
転移性肺腫瘍（全国4,797例）		**縦隔腫瘍（全国3,503例）**	
大腸癌	49.0%	胸腺腫	40.5%
腎癌	8.3%	嚢腫	16.1%
乳癌	6.6%	神経性腫瘍	12.4%
肺癌	5.8%	リンパ性腫瘍	6.7%
耳鼻咽喉癌	5.4%	胚細胞性腫瘍	5.4%

発熱、嗄声などです。

腫瘍に随伴する症状群は、バチ指、Eaton-Lambert症候群、Cushing症候群、尿崩症、Carcinoid症候群、女性化乳房、高カルシウム血症、顆粒球増多症などです。

転移に由来する症状群は、脳転移、骨転移、腹部臓器転移などで、検診による発見例では無症状のことが多いのです。

診断

肺がんの診断に際しては診断名（組織型）、進行度（TNM病期分類）、治療法を迅速に決定します。肺がんの高危険群（日本肺癌学会の肺癌集団検診の手びき）によれば、50歳以上で喫煙指数（1日の喫煙本数×年数）が600以上、40歳以上で6ヶ月以内に血痰、その他（職業性など）では肺がんを疑って検査を進めることが重要です。

検査方法

原発巣に対しては、①胸部エックス線 ②胸部CT ③血液検査（腫瘍マーカー）④喀痰細胞診 ⑤気管支鏡検査 ⑥MRI ⑦核医学検査（FDG-PET）⑧CT下経皮針生検 ⑨開胸肺生検（VATS）等の検査方法があります。

転移巣に対しては、①脳：CT、MRI ②骨：FDG-PET、骨シンチ ③腹部臓器：FDG-PET、超音波、CT、MRI などです。

代表的な検査は次の通りです。

CT検査：必要かつ最も重要な検査です。細部を調べるには高分解能CTを撮影します。肺がんには幾つかの特徴的な所見があります。

気管支鏡検査：中心型肺がんの内視鏡的早期肺がんの診断基準は胸部エックス線写真（CTを含む）が正常で、リンパ節および遠隔転移がありません。気管から亜区域支までに限局し、病巣長径が2 cm以下で末梢辺縁が可視できます。扁平上皮がんです。多発することがあります。

核医学検査（FDG-PETポジトロン断層撮影）：ブドウ糖の取り込みの違いを利用します。

CT下経皮針生検：CTにて陰影があり、気管支鏡検査にて診断が確定できなかった場合に適応となります。細胞診と組織検査を施行します。

開胸肺生検：最終的な診断方法です。生検標本を迅速病理診断に提出し、悪性であれば肺葉切除術とリンパ節郭清を実施します。

肺がんの進行度を示すTNM分類を表2に示します。

治療

治療方針は肺がんの進行度に基づいて、①外科治療 ②化学療法（化学療法の頁参照）③放射線治療（放射線治療の頁参照）④緩和医療（緩和医療の頁参照）が決定されます。

非小細胞肺がんの治療は表3のごとくです。ⅢA期ではまず化学療法を実施して、効果を認めた患者さんに手術を実施するようになってきました。

小細胞肺がんの治療は、①I期：手術／化学療法、②限局型：化学療法／放射線療法、③進展型：化学療法 です。

肺がんの手術術式は、①肺全摘術 ②肺葉切除術 ③区域切除術 ④部分切除術 ⑤気管切除術 ⑥気管支切除術 ⑦試験開胸術 ⑧審査開胸術です。

転移性肺腫瘍の手術適応は、①原発病巣が治癒している ②肺以外に転移はない ③肺転移の数が少ない（数個）の3項目を満たした場合です。

緩和医療（気道開大）は、緩和医療の中心は痛みを除く治療です。しかし、肺がんに対してはがんによる気道の閉塞を解除する方法が重要な緩和医療となっています（ステント、レーザー治療、高周波治療、放射線治療）。

まとめ

肺がんの予後は依然として不良です。しかし、早期発見・早期治療がなされれば、寿命を全うすることができます。

図1　小細胞がんの画像診断

A：胸部エックス線画像
B：CT画像
C：気管支鏡画像
D：組織写真

矢印はがんを示します。右中心型（図A）で気管分岐部に浸潤しています（図B、C）。
小細胞がんとは小型の細胞からなる悪性上皮性腫瘍です。

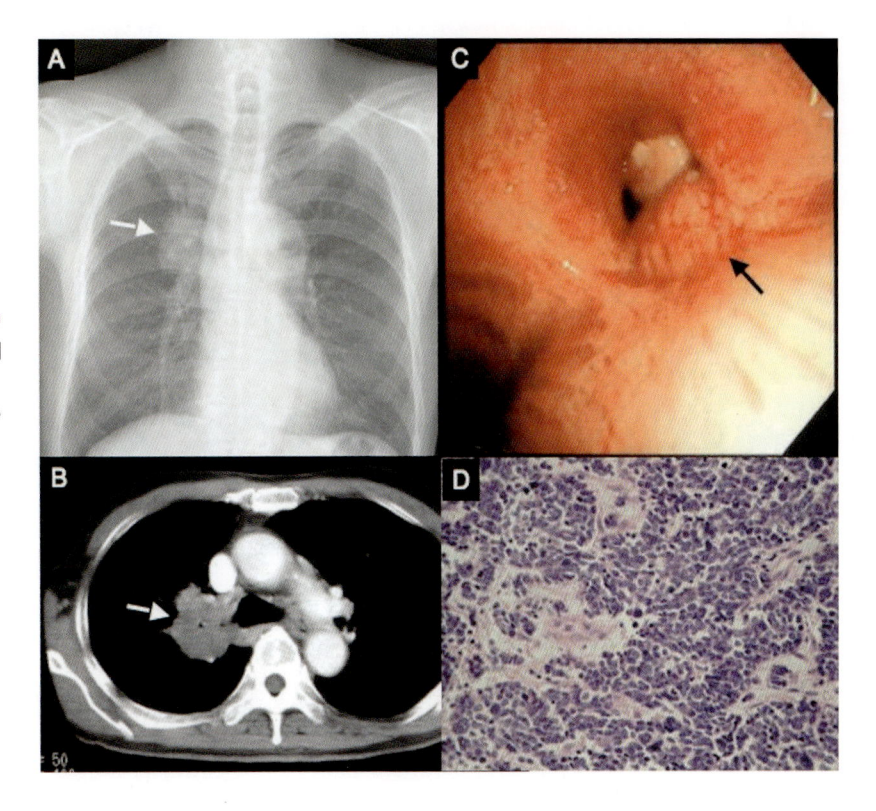

図2　腺がんの画像診断

A：胸部エックス線画像
B、C：CT画像
D：組織写真

矢印はがんを示します。末梢型で右中葉S^4にあります。

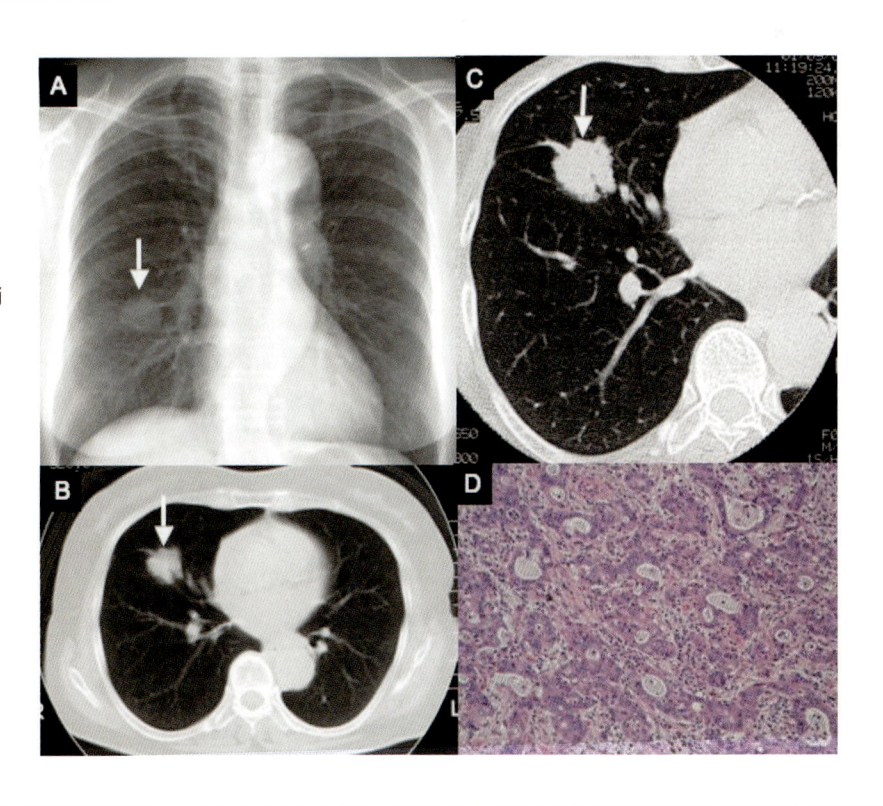

第5章　いろいろながん

図3　扁平上皮がんの画像診断

A：胸部エックス線画像
B：CT画像
C：気管支鏡画像
D：組織写真

　矢印はがんを示します。左中心型（図A）で区域気管支S10を閉塞し（図C）、下行大動脈壁に浸潤しています（図B）。

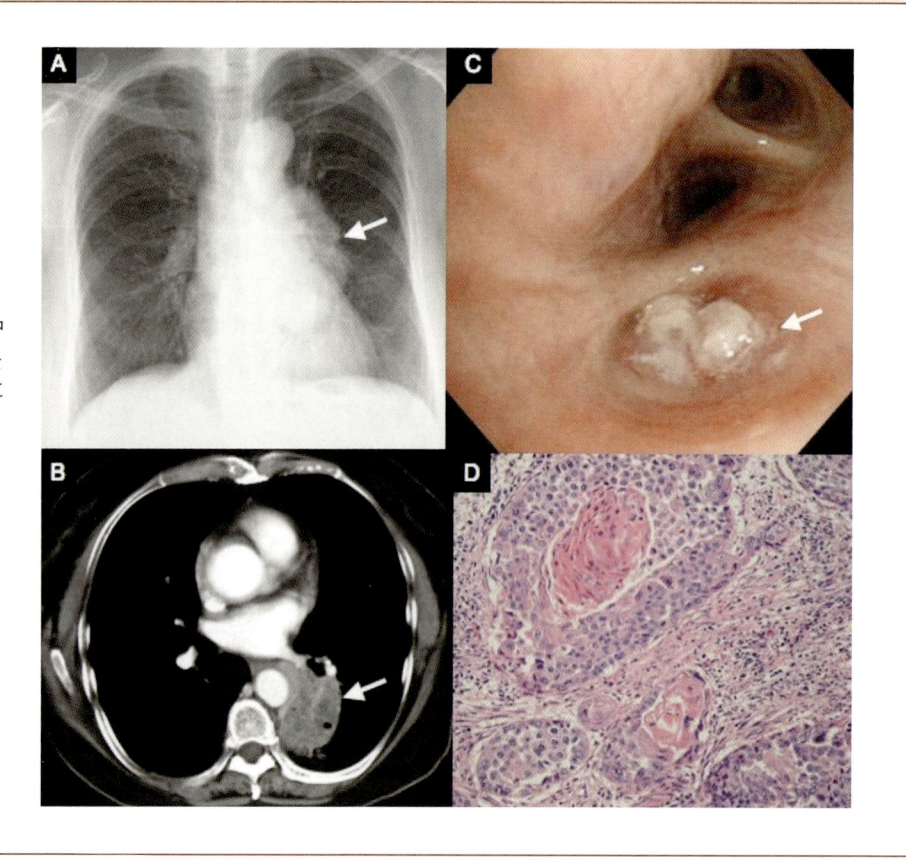

図4　大細胞がんの画像診断

A：胸部エックス線画像（正面）
B：胸部エックス線画像（側面）
C：CT画像
D：摘出標本
E：組織写真

　矢印はがんを示します。左下葉S10のがん、横隔膜に浸潤しています（図B、C）。横隔膜合併下葉切除術を実施しました（図D）。術後6年を経過しましたが再発はなく健在です。

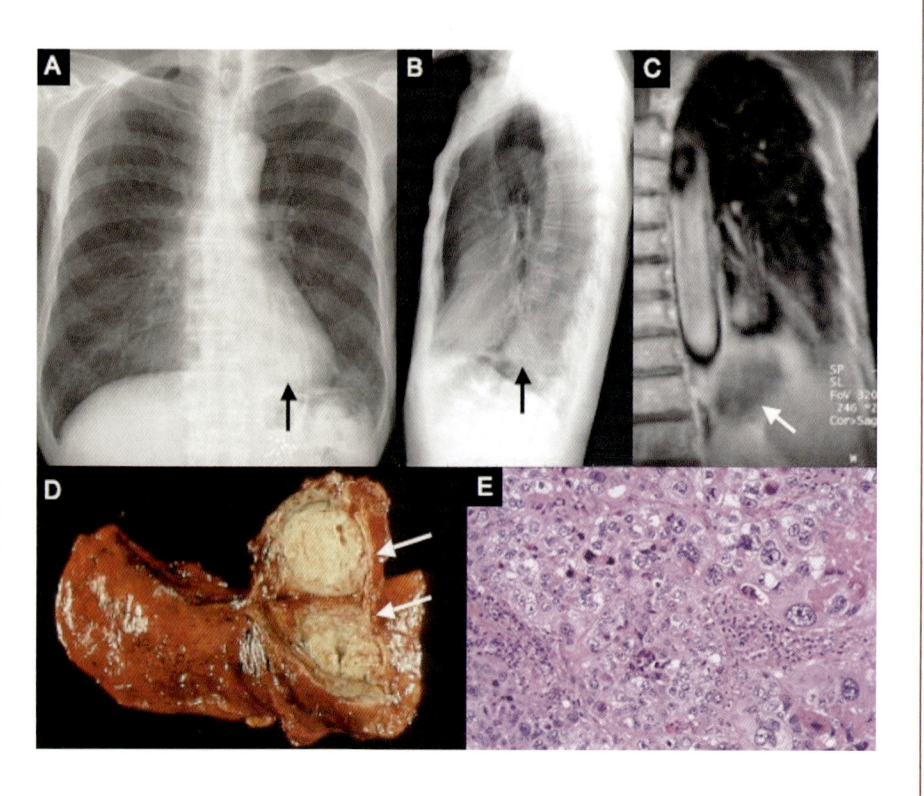

肺がん

図5　気管支カルチノイドの画像診断

A：胸部エックス線画像（正面）
B：CT画像
C：摘出標本

矢印はがんを示します。主訴は血痰で右中間幹を閉塞腫瘍でした。

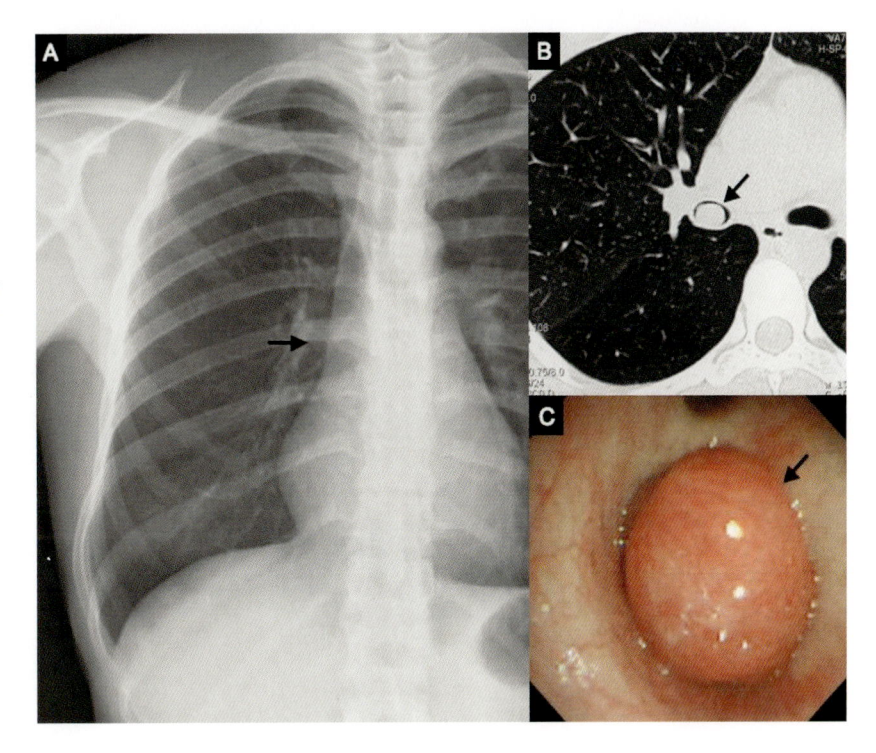

図6　腺がんの画像診断

A-C：胸部CT画像
D：組織写真

すりガラス濃度（GGO: ground-glass opacity, 図A-C）の部分は細気管支肺胞上皮がん（BAC: Bronchioloalveolar carcinoma）でした。胸膜陥凹像（図B）、棘状（図C）、周囲構造の集束像（図C）があります。

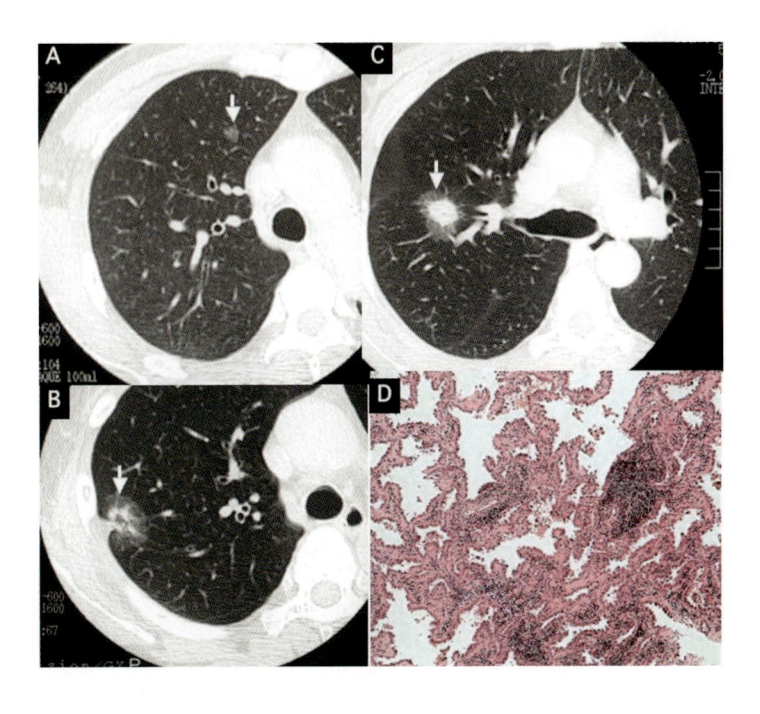

第5章　いろいろながん

図7　肺がんのCT画像

A-E：腺がん　　F：扁平上皮がん

すりガラス濃度と胸膜陥凹像と軟部組織濃度（図A）、棘状（図B）、気管支透亮像（図C）、凹凸（図D）、粘液産生（図E）、空洞（図F）。壁の厚い空洞では扁平上皮がんと大細胞がんと結核の鑑別が必要です。

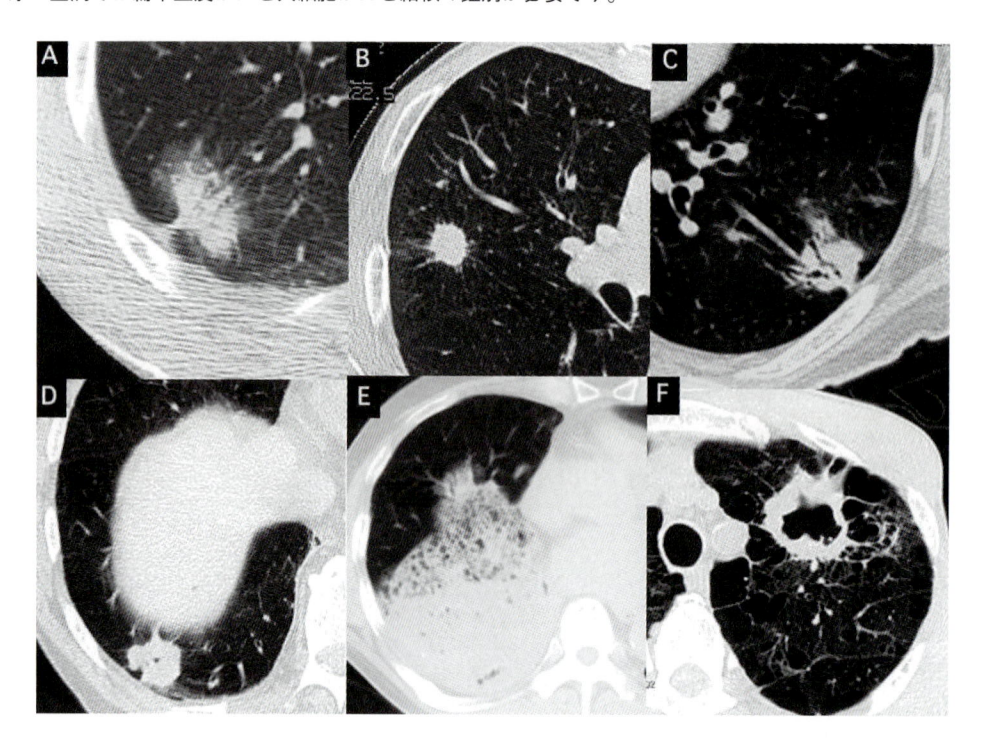

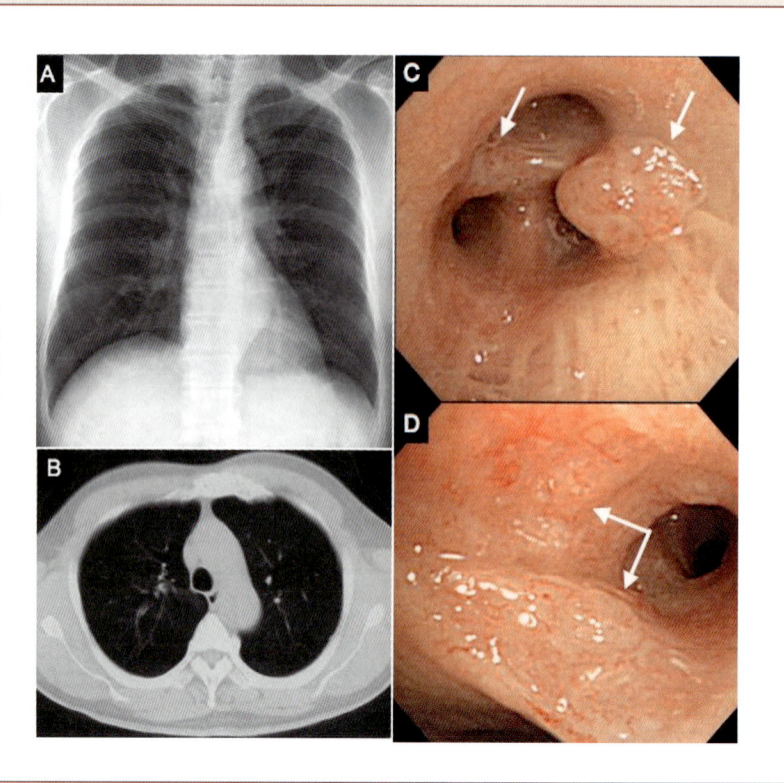

図8　中心型早期肺がん（扁平上皮がん）の画像診断

A：胸部エックス線画像
B：CT画像
C、D：気管支鏡検査画像

エックス線とCTでは異常はありません。右上幹とB^{1}B^{3}分岐部（図C）と左B^{6}入口部（図D）に多発した早期がんを認めます。

図9　FDG-PET陽性の肺がんの画像診断

A：胸部エックス線画像
B：CT画像
C：高分解能CT画像
D：FDG-PET画像

エックス線とCTでは原発巣（黄色矢印）は小さくT1ですが、FDG-PETでは原発巣のみならず縦隔リンパ節が描画されました（黒矢印）。低分化扁平上皮がんでした。

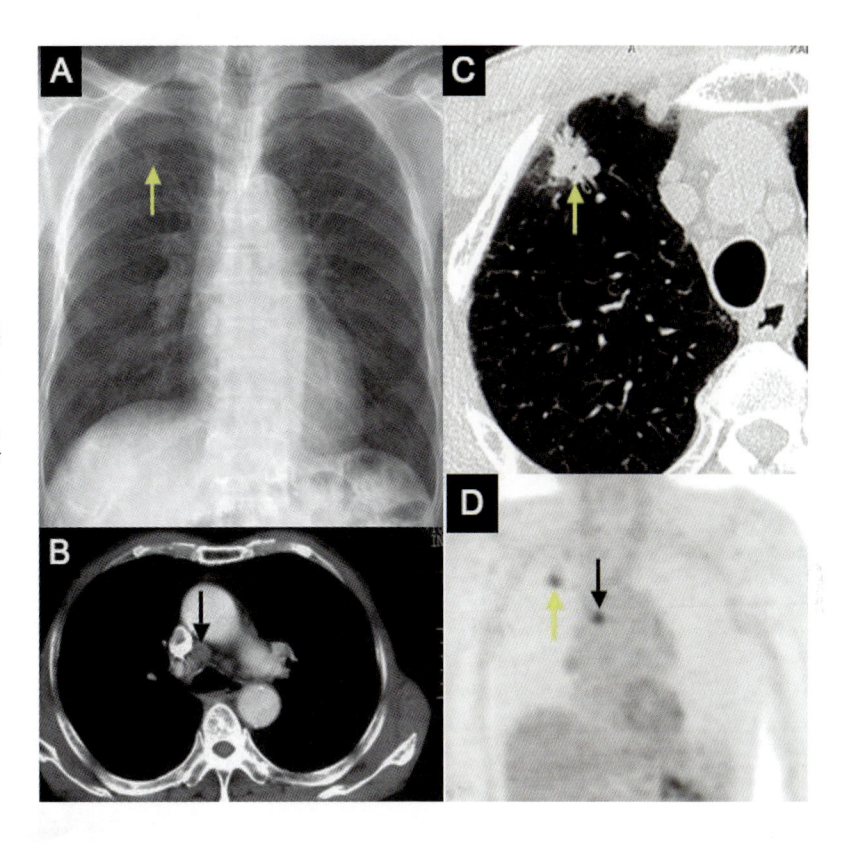

図10　経皮針生検画像

A：胸部エックス線画像
B：CT画像
C：CT下生検画像

心臓血管から離れ、胸壁に近い肺腫瘍が良い適応となります。腫瘍（黄色矢印）に生検針が刺さった状態でCTを撮影しました（図C）。気胸が発症します。

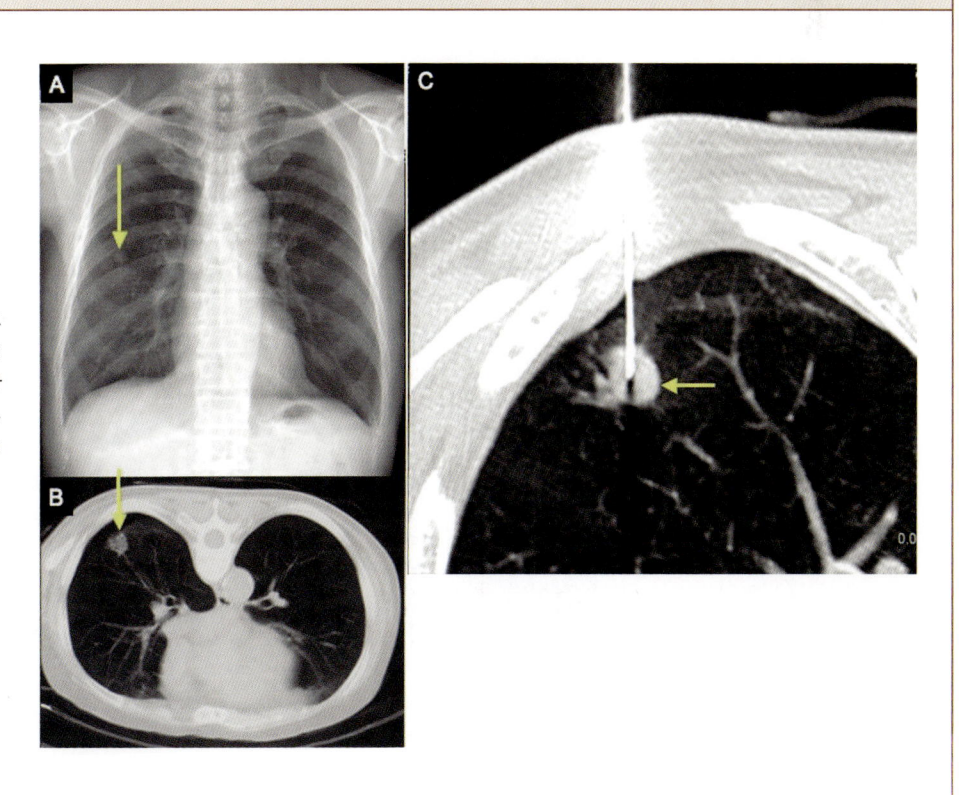

第5章　いろいろながん

図11　VATS (video assisted thoracoscopic surgery: 胸腔鏡下手術)

A：胸腔鏡セット　　B：自動縫合器　　C：生検組織　　D：上葉切除

VATSにて部分切除し（図C）、病理迅速診断にて肺がん（白矢印）と診断されたため、上葉切除（図D）と縦隔リンパ節郭清術を実施しました。

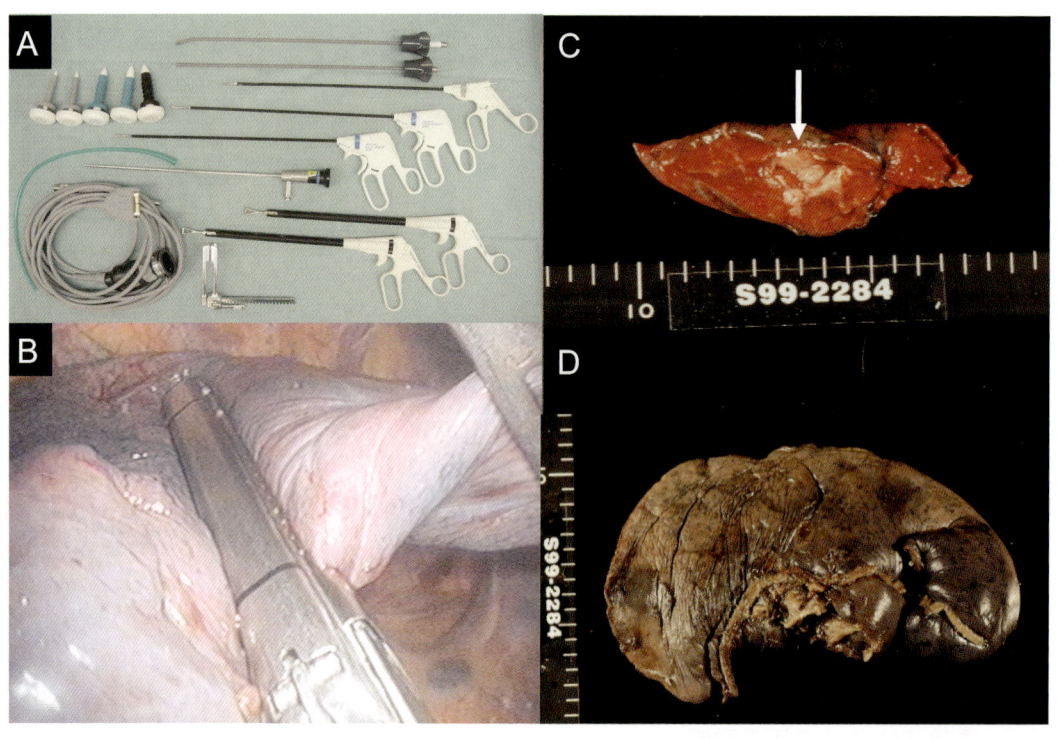

図12　胸壁浸潤（T3）画像診断

A：胸部エックス線画像
B：CT画像
C：MRI

右上葉の肺がん（図A）は胸壁に浸潤（T3）しています（図B、C）。右上葉切除術兼胸壁合併切除術を実施しました。

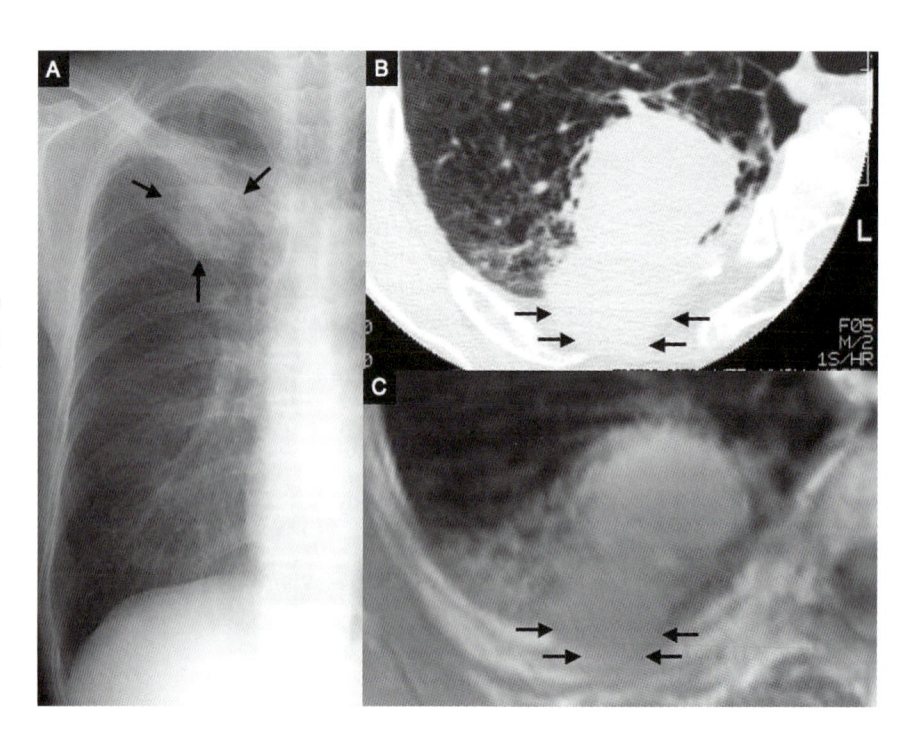

肺がん

図13 縦隔リンパ節転移（N2）画像診断

1ヶ月半でリンパ節が腫大しました（矢印）。

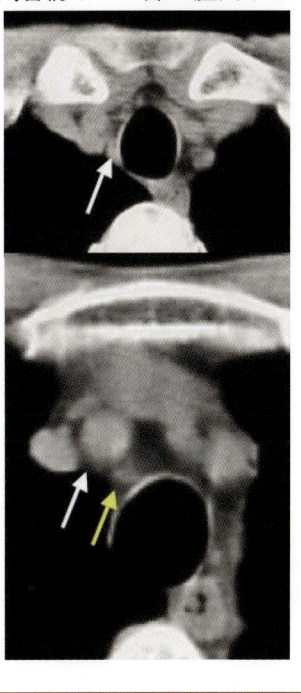

気管傍リンパ節の腫大なし　　A撮影の1ヶ月後　　B撮影の2週間後

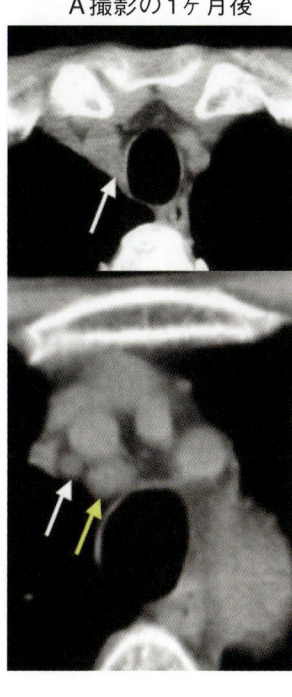

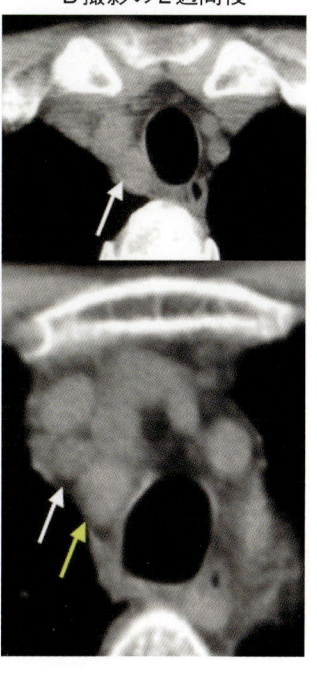

図14 遠隔転移（M）の画像診断

A：右肩甲骨烏口突起と仙腸関節骨シンチ　　A：頚椎CT画像　　C：左大脳CT画像

それぞれ肺がんの転移を認めます（矢印）。

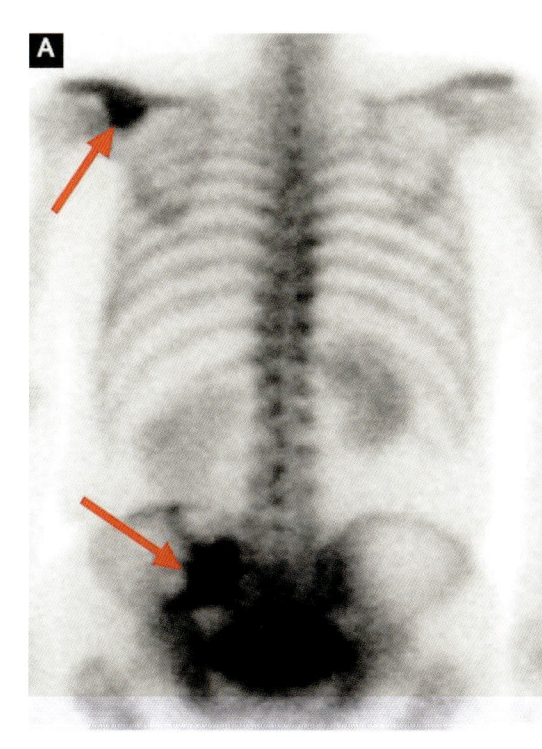

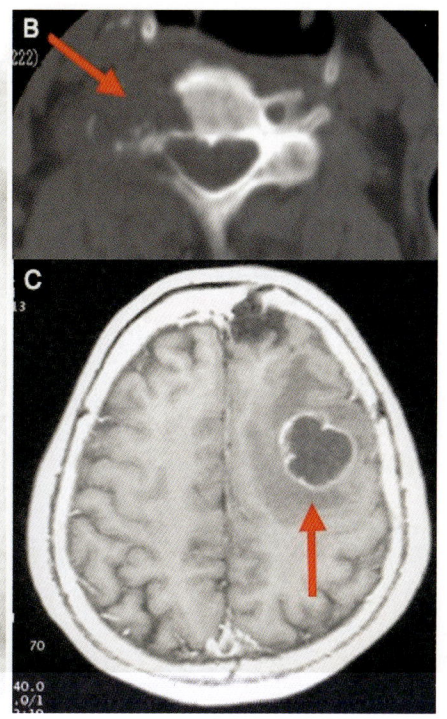

第5章　いろいろながん

図15　肺の手術による胸部エックス線写真の変化

A：肺葉（右上葉）切除術の術前
B：　〃　　　術後
C：右肺全摘術の術前
D：　〃　　　術後

黄色矢印は肺がん。

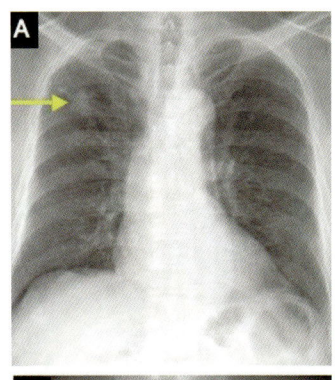

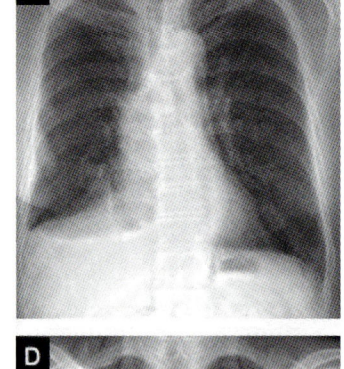

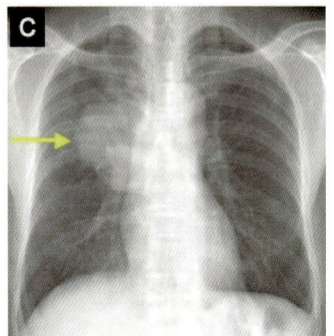

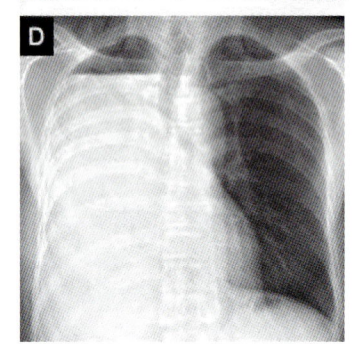

術前　　術後

図16　肺がん手術切開創の比較

後側方切開に比較して胸腔鏡法では傷口が小さいことが最大の利点です。
胸腔鏡肺悪性腫瘍手術：切開創は縮小しますが、切除する肺葉とリンパ節郭清は従来法と同じです。

後側方切開（従来法）　　胸腔鏡法

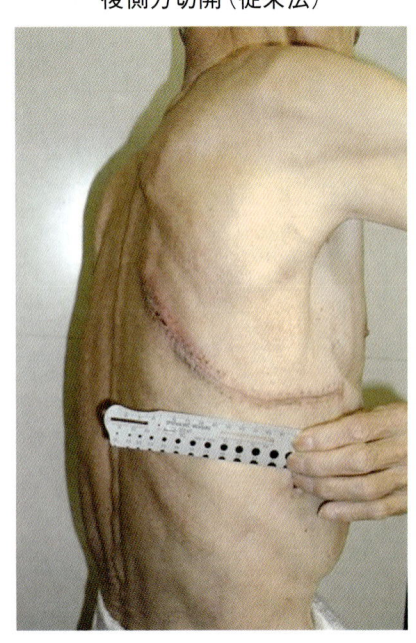

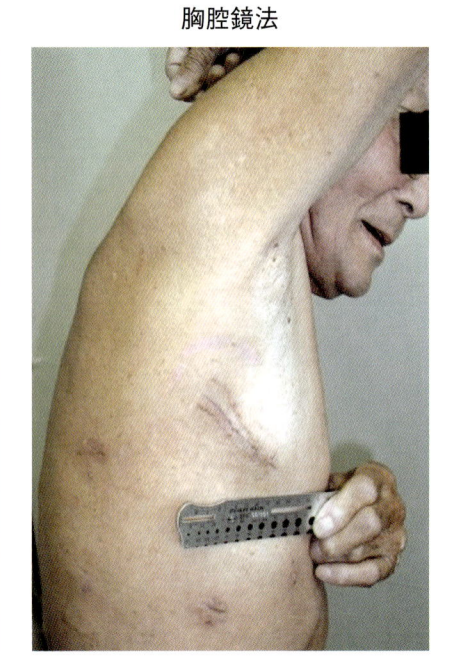

肺がん

図17　転移性肺腫瘍の手術

A：胸部エックス線画像
B：CT画像
C：左下葉切除後の胸部エックス線画像
D：8 cmの切開創

直腸がんからの転移を示す。

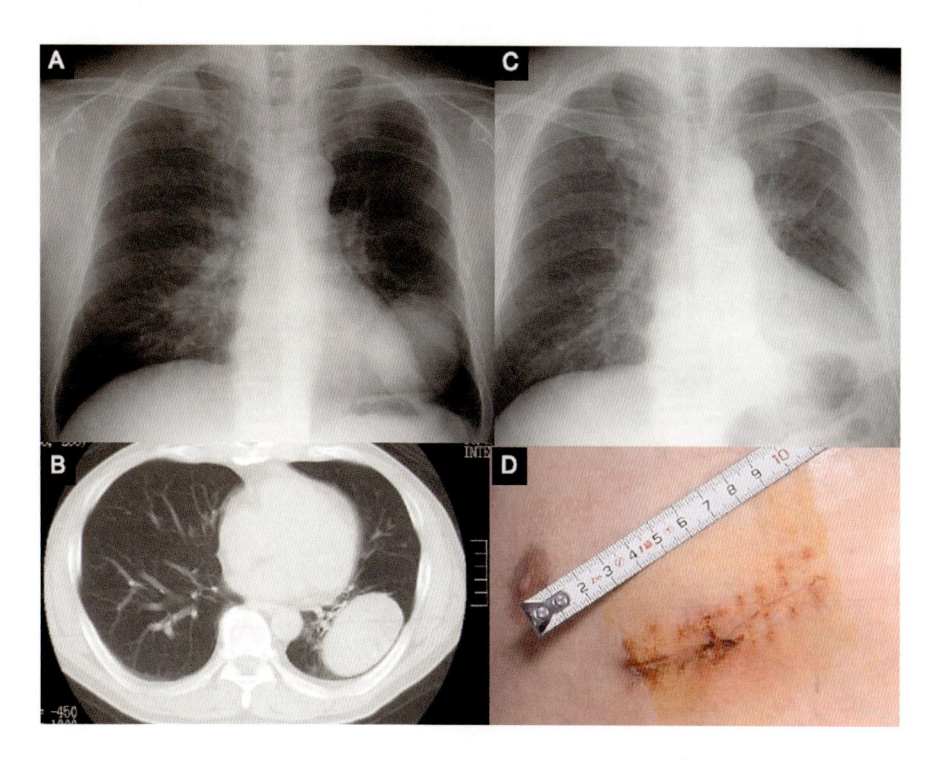

図18　ステント治療

　肺がんのため主気管支が閉塞する直前ですが（図B）、ステント（図A）挿入後に気道は開大し（図C：黄色線）退院することができました。

メタリックステント

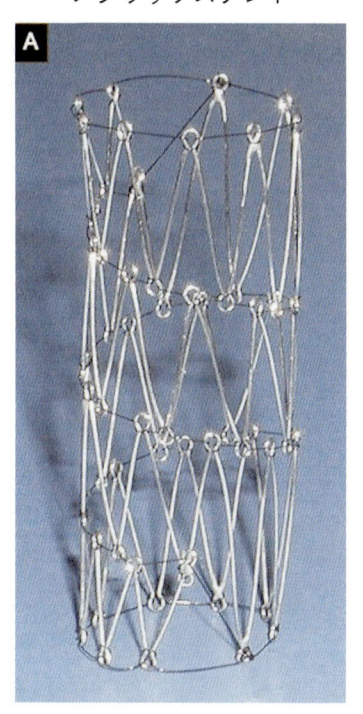

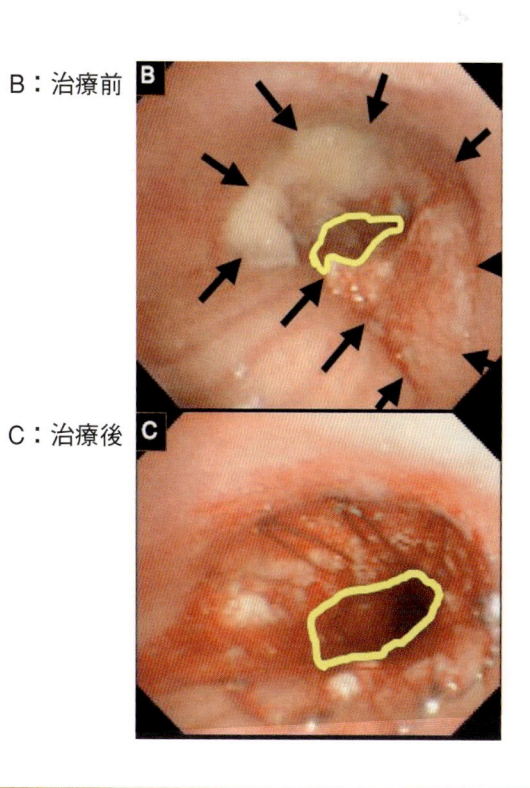

B：治療前
C：治療後

第5章　いろいろながん

表2　肺がんのTNM分類

(肺癌取扱い規約, 日本肺癌学会編より)

Tx	潜伏癌
Tis	上皮内癌（carcinoma in situ）
T1	腫瘍の最大径≦30mm
T1a	腫瘍の最大径≦20mm
T1b	腫瘍の最大径＞20mm かつ≦30mm
T2	腫瘍の最大径≦70mm、気管分岐部≧20mm、臓側胸膜浸潤、部分的無気肺
T2a	腫瘍の最大径＞30mm かつ≦50mm あるいは腫瘍の最大径≦30mm で臓側胸膜浸潤
T2b	腫瘍の最大径＞50mm かつ≦70mm
T3	腫瘍の最大径＞70mm、胸壁、横隔膜、心膜、縦隔胸膜への浸潤、気管分岐部＜20mm、一側全肺の無気肺
T4	縦隔、心臓、大血管、気管、反回神経、食堂、椎体、気管分岐部、同側の異なった肺葉内の腫瘍結節
N1	同側肺門リンパ節転移
N2	同側縦隔リンパ節転移
N3	対側肺門、対側縦隔、前斜角筋前または鎖骨上窩リンパ節転移
M1	対側肺内の腫瘍結節、胸膜結節、悪性胸水、悪性心囊水、遠隔転移
M1a	対側肺内の腫瘍結節、胸膜結節、悪性胸水、悪性心囊水
M1b	他臓器への遠隔転移

表3　非小細胞肺がんの病期分類

(肺癌取扱い規約, 日本肺癌学会編より)

潜伏癌	TX	N0	M0
0期	Tis	N0	M0
ⅠA期	T1a または T1b	N0	M0
ⅠB期	T2a	N0	M0
ⅡA期	T1a または T1b	N1	M0
	T2a	N1	M0
	T2b	N0	M0
ⅡB期	T2b	N1	M0
	T3	N0	M0
ⅢA期	T1a または T1b	N2	M0
	T2a	N2	M0
	T2b	N2	M0
	T3	N2	M0
	T3	N1	M0
	T4	N0	M0
	T4	N1	M0
ⅢB期	AnyT	N3	M0
Ⅳ期	T4	N2	M0
	AnyT	AnyN	M1a または M1b

Q & A

問：同じ組織型の肺がんでも良いがんとわるいがんがありますか？

答：日本肺癌学会の旧分類では高分化・中分化・低分化を分類していましたが、新分類では使用されなくなりました。高分化度肺がんは中・低分化度肺がんに比較して予後良好と考えられています。

問：肺がんの発生する場所で違いはありますか？

答：発生部位により、中心型肺がんと末梢型肺がんに分類されます。中心型肺がんとは区域気管支より中枢側に発生した肺がんと定義されます。中枢型早期肺がんは喫煙などの発癌危険因子の長期暴露との関連が指摘されています。扁平上皮がんと小細胞がんが多く発生します。末梢型肺がんの代表は腺がんと大細胞がんです。

問：高齢者肺がんと若年者肺がん？

答：高齢者肺がんの年齢は決まっていませんが、化学療法の安全性の面からは70歳あるいは75歳と考えられています。最近の外科治療は80歳以上を高齢者とみなす傾向にあります。同じく、若年者肺がんの年齢は決まっていませんが、45歳をこえると罹患者数が増加し、かつ男女差があらわれてくるため、現時点では45歳以下を若年者としてよいと考えられます。ちなみに若年者肺がんの特徴は女性に多く、腺がんで予後が不良であるとされます。しかし、エビデンスには欠けます。

第5章　いろいろながん

縦隔・胸膜腫瘍

佐川　元保

縦隔腫瘍

縦隔腫瘍とは？

「縦隔」とは聞きなれない言葉だと思います。これは右の肺と左の肺を「縦に」「隔（へだ）てる」部分という意味です。すなわち胸部の真ん中辺り、心臓、大血管、気管などが存在する場所のことで、そこにできた腫瘍（できもの）を縦隔腫瘍とよんでいます。縦隔腫瘍には様々なものがありますが、部位によって、おおむねできやすい腫瘍がわかっています。本書は「がん」についての本ですので、「悪性」の性質を持つものを中心に述べます。

胸腺腫

縦隔腫瘍の中で、もっとも多くを占めるのが胸腺腫です。「胸腺」という組織は、生まれる前には大きいのですが、生まれてからは徐々に小さくなり、成人では痕跡程度しか残っていないのが普通です。胸腺腫はその胸腺組織からできます。胸腺は前胸部にありますので、胸腺腫は縦隔のうち体の前に近いほう、前縦隔にできます。

「良性腫瘍」とは「単なるできもの（腫瘍）」で「取れば治る」「命にかかわることは少ない」ものですが、「悪性腫瘍」とは「がん」あるいはそれに近いもので、「取りきれても転移や再発の可能性がある」「命にかかわることが少なくない」ものです。ところが、胸腺腫は「良性」「悪性」の中間的な性格を持っています。「良性」と思われても再発するような場合がある反面、広汎に広がっていて「悪性」と思われても治療により長期生存する例もあり、遠隔転移も起こしにくいなど、普通のがんとは異なった性格を持っています。

胸腺腫の治療は、第一には手術です。肺がんなどと異なり不完全切除であっても延命効果があると考えられています。次善の策としては、放射線治療や抗がん剤による治療です。周囲臓器へ進展している場合には、最初に抗がん剤や放射線を行い、その後に手術する方法もあります。

胸腺がん

胸腺組織から発生することは胸腺腫と同じですが、はっきりとした悪性所見をもつものが胸腺がんです。胸腺腫と異なり、遠隔転移なども起こしやすい性格があります。治療法としては、胸腺腫と同じく手術療法が主ですが、大静脈へ浸潤している場合には人工血管を用いる必要があります。手術が困難な場合には、抗がん剤や放射線を用いた治療になります。これらと手術を組み合わせることもあります（図1）。

悪性胚細胞性腫瘍

比較的まれな腫瘍ですが、急速に増大する性質があり、セミノーマとよばれるものと非セミノーマの2種類に分類できます。セミノーマは放射線治療が、非セミノーマは抗がん剤がそれぞれ良く効くため、それらが治療の中心になりますが、手術を追加することもあります。診断はあらかじめ前胸部から針を刺して組織を採取し、病理学的に確定します。非セミノーマではAFP、CEA、HCGなどの腫瘍マーカーやホルモンが上昇することがあり、診断や治療効果判定に有用です。

その他の腫瘍

良性腫瘍で比較的多いものに、「嚢（のう）腫」「嚢（のう）胞」とよばれる、袋状で中に液体が溜まっているものがあります。できる場所やもともとの由来した組織によって、「気管支原性嚢腫」「心膜嚢腫」「胸腺嚢腫」などとよばれます。増大するようでしたら手術をお勧めしています。胸腔鏡下に摘出することも行われています。

縦隔のうち背中に近いほう、後縦隔に多い腫瘍に、「神経原性腫瘍」があります。脊髄のそばにできると、大きくなった場合に手術が難しくなるという問題があります。ほとんどが良性ですがまれには悪性のものもありますので、手術をお勧めしていることが多いです。良性であっても、重要な神経の近傍にある場合には慎重な手術が必要です。

縦隔・胸膜腫瘍

図1　胸腺がんの画像診断

胸部エックス線写真では、矢印のように縦隔から患者さんの右肺（向かって左）に向けて腫瘍が飛び出しています。
MRIでは矢印のように、腫瘍が認められます。

胸部エックス線画像　　　　　　　　胸部MRI

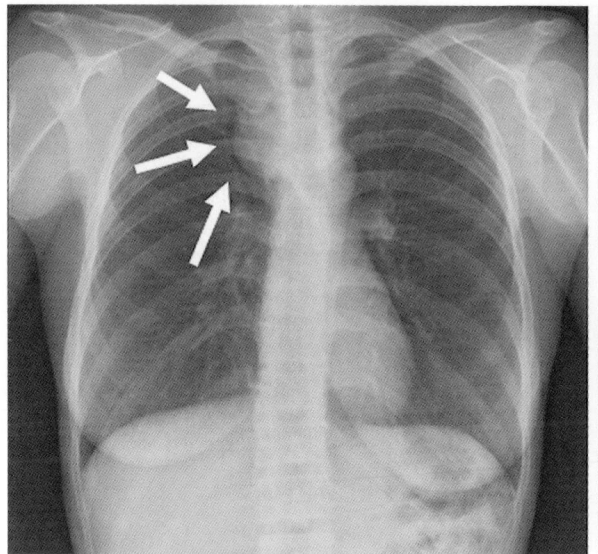

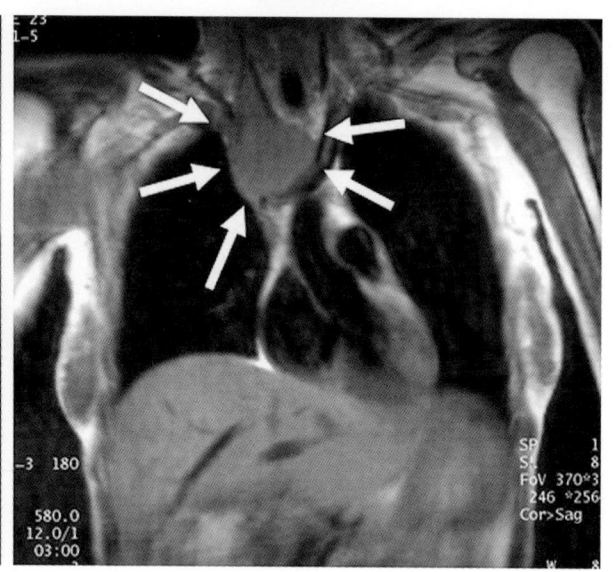

図2　びまん性胸膜中皮腫の画像診断

胸部エックス線写真では、右胸腔内（向かって左）に胸水が貯留し、白くなっています。肺は胸水でつぶされていますが、一部残存した肺が矢印のように透けて見えます。
CTでは、矢印のように胸膜が著明に厚くなっており、その中に胸水が貯留しています。

胸部エックス線画像　　　　　　　　胸部CT画像

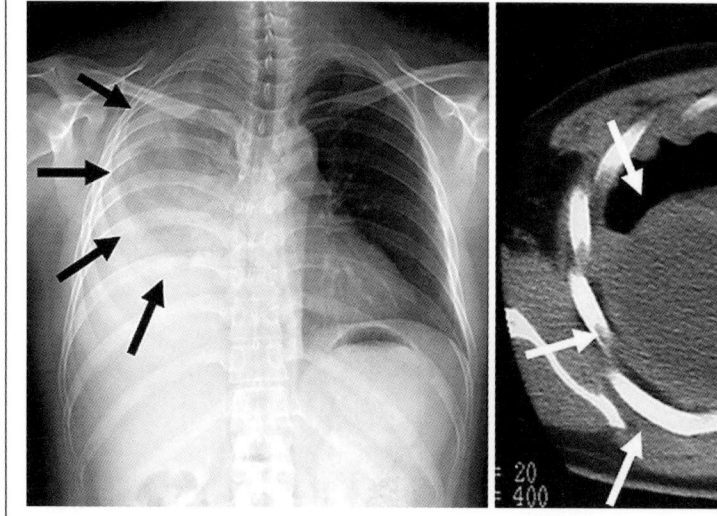

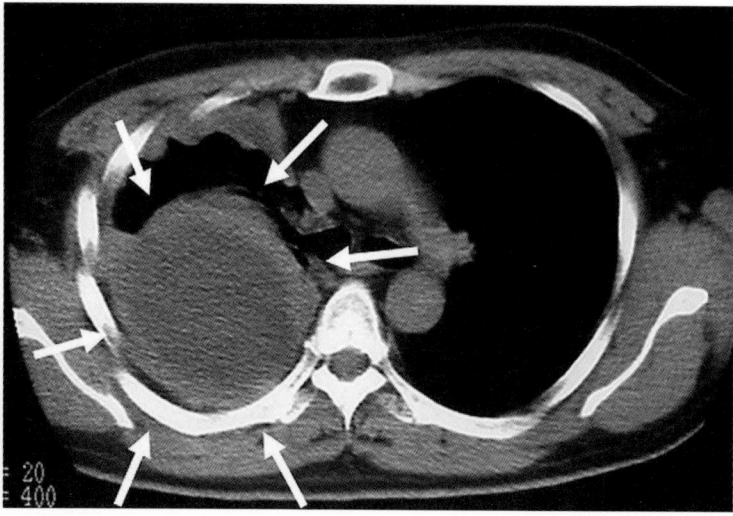

165

胸膜腫瘍

びまん性（悪性）胸膜中皮腫

アスベスト（石綿）の話題で一躍有名になりました。主たる原因はアスベストですが、それ以外でできる場合もあります。胸腔全体にびまん性に広がることが多く、息切れ、気胸、原因不明の胸水などで発見され、発見時にすでに進行していることも少なくありません。手術・抗がん剤・放射線などが行われますが、治療効果は十分ではありません。最近、新しい抗がん剤が日本で使用できるようになり、効果が期待されています（図2）。

限局性（良性）胸膜中皮腫

びまん性のものと異なり、限局して存在するもので、手術により切除する治療が一般的です。その多くは切除により完治しますが、まれに再発してびまん性胸膜中皮腫と同じような経過をたどることがあります。

孤立性線維性腫瘍

比較的まれな腫瘍ですが、良性から悪性まで幅のある性格を有しています。切除により完治するものから再発を繰り返すものまであり、早期の手術をお勧めしています。

Q&A

問：縦隔にできものができて水が溜まっていると言われました。がんではないかと心配です。

答：おそらく「嚢胞（のうほう）」と言われるもので、悪性ではない可能性が高いです。ＣＴなどの検査でしっかり診断されれば、フォローアップのみで良いこともありますし、大きくなるようでしたら、手術したほうが良いでしょう。専門の医療機関でしっかり検査を受けてください。

問：胸膜に石綿（アスベスト）に関係のある「胸膜プラーク」があると言われました。胸膜中皮腫になるのではないかと心配です。

答：胸膜プラークは石綿に関連はありますが、それがあったからといって胸膜中皮腫ができやすいわけではありません。心配しすぎる必要はないですが、検診は受けたほうが良いでしょう。息切れなどの症状が出たらすぐに医療機関を受診しましょう。

第5章　いろいろな がん

食道がん

木南　伸一

食道がんの特徴―治すには高度な技術が必要

　口から飲み込まれた食物は、食道を通過して胃に運ばれます。食道の大部分は胸の中にありますが、一部は首、一部は腹部にあります。食道には消化機能はなく、食物の通り道にすぎません。飲み込まれた食物は、重力で下に流れるとともに、筋肉でできた食道の壁の動きで胃に送り込まれます。食道の出口には、胃内の食物の逆流を防止する機構があります。食道の壁は外に向かって粘膜、粘膜下層、固有筋層、外膜の4つの層に分かれています。

　食道の粘膜から発生する悪性腫瘍を「食道がん」とよびます。粘膜以外から発生する悪性腫瘍を肉腫とよび、食道には平滑筋肉腫・悪性黒色種・リンパ肉腫・がん肉腫などが発生しますが、ごくまれな病気です。また、他の臓器に発生した悪性腫瘍が食道に転移することも、きわめてまれです。食道の悪性腫瘍のほとんどが、食道自体から発生した「原発性食道がん」と考えてよいでしょう。

　食道がんの特徴として、「できやすい人がいる」「診断が難しい場合がある」「早期発見すれば完治する」「進行した症例では治すのが難しい」「化学放射線治療が有効」などが挙げられます。また、治療技術の進歩が著しい分野でもあります。以下に詳しく説明しますが、総じて「診断にも治療にも高度な技術が必要で、専門施設での治療が望ましいがん」というのが、食道がんの特徴です。

食道がんの疫学―こんな人は要注意

　食道がんは比較的頻度の低いがんです。日本では胃がんの約1/10の発生率とされています。高齢の男性に発生しやすいという特徴があります。喫煙・飲酒・刺激の強い食物（熱いものや辛いもの）が発生誘因とされています。したがって、深酒と熱いものが好きなヘビースモーカーの男性は要注意です。こういった方に発生する食道がんのほとんどが扁平上皮がんとよばれるタイプのがんですが、そういう方は、食道の他にも、咽頭（のど）や口、喉頭などにもがんができやすいことがわかっています。

　一方で欧米の食道がんは、その半数が胃の近くの食道下部に発生する腺がんです。生活習慣、食生活の欧米化により、今後はわが国でも腺がんの増加が予想されます。このタイプの食道がんは、通常の扁平上皮がんとは一部で病態が異なることがわかっています。肥満・飲酒・逆流性食道炎・高脂肪食などが、このタイプの食道腺がんの発生誘因です。

食道がんの診断―こんな症状に要注意

　食道がんは、進行すると様々な自覚症状が出現します。主な症状は嚥下困難とつかえ感です。がんが大きくなると食道の内側が狭くなり、食べ物がつかえてこれらの症状が発生します。まる飲みしやすい食物を食べたときや、よくかまずに食べたときに、突然つかえ感が生じます。このような状態になってもやわらかいものは食べられるので、食事は続けられます。また、胸の中でつかえているのに、のどがつかえるように感じることがあります。

　がんがさらに大きくなると食道を塞いで水も通らなくなり、唾液も飲み込めずにもどすようになります。こうなると食事量が減り、低栄養となり体重が減少します。また、がんが食道の壁を貫いて外に出て、まわりの肺や背骨、大動脈を圧迫するようになると、胸の奥や背中に痛みを感じるようになります。さらに進行して気管、気管支、肺へ及ぶと、むせるような咳が出たり血のまじった痰が出るようになります。

　一方で、初期の食道がんは無症状のことが多いです。胃カメラで偶然に発見される場合があります。あるいは、食べ物を飲み込んだときに胸の奥がチクチク痛んだり、熱いものを飲み込んだときにしみるように感じるといった症状が認められる場合

もあります。これらの自覚症状は、早期発見する上で重要です。

声のかすれも大切な自覚症状です。食道のすぐわきに声を調節している神経があり、これががんで壊されると声がかすれます。耳鼻科の検査だけでなく食道も検査してもらう必要があります。

食道がんを発見するのに最も有益な検査は、上部消化管内視鏡検査、いわゆる胃カメラです。進行した食道がんは内視鏡で100%診断できます。一方で、早期食道がんの診断は時折難しい場合があり、正確に診断するには高度の技術と経験が必要です。苦痛なく検査を行いうる細い胃カメラが普及していますが、これで早期食道がんを正確に診断しうるかはまだ明確ではありません。近年の内視鏡の進歩は目覚ましく、拡大内視鏡・Narrow band imagingなどの新技術が開発され、早期食道がんの診断精度がかなり向上しました。早期食道がんの診断は専門施設での検査が望ましいです。

食道がんが発見された場合、治療法を決めるために様々な検査が必要になります。食道造影・X線CT・PET-CTなどが必要です（図1）。

食道がんの進行度─病態に応じた治療が大切

食道がんは、初期には粘膜の表面に広がっているだけで命に別条のない状態ですが、放置すると次第に進行し、粘膜下層から筋層、さらには食道の壁を貫いて周りの気管や心臓にがん細胞が入り込みます（浸潤）し、また転移して全身に散らばっていきます。食べられなくなって衰弱するだけでなく、気管への浸潤から肺炎を起こしたり、転移のために体の大切な機能が奪われて、最終的には死に至ります。食道がんと診断されたら、放置せず、すみやかに治療を受ける必要があります。

食道がんの治療法には、内視鏡治療・手術療法・放射線療法・化学療法などの方法があります。それぞれ特徴があり、得意不得意があるので、治療効果を最大限に高めるには、これら治療法を病気の進み具合に応じて使い分けたり組み合わせたりする必要があります。したがって、食道がんの治療を行うには、がんがどこまで進行しているのか、その進行度（病期）を見極める必要があります。

わが国では日本食道学会の「食道癌取扱い規約」に基づいて進行度分類を行っています。また、国際的な分類であるUICCのTNM病期分類も使われています。これらの分類に

図1　食道がん

左の食道透視では、がんが飲んだバリウムをはじいて映っています（水色矢印）。隆起性病変の特徴です。右が同じ病変の食道色素内視鏡の画像です。右奥の水色矢印が透視と同じ隆起性病変ですが、その手前側に平坦な病変が広がっていました。色素をはじいて白くなって映し出されています（緑矢印）。

食道透視　　　　　食道内視鏡

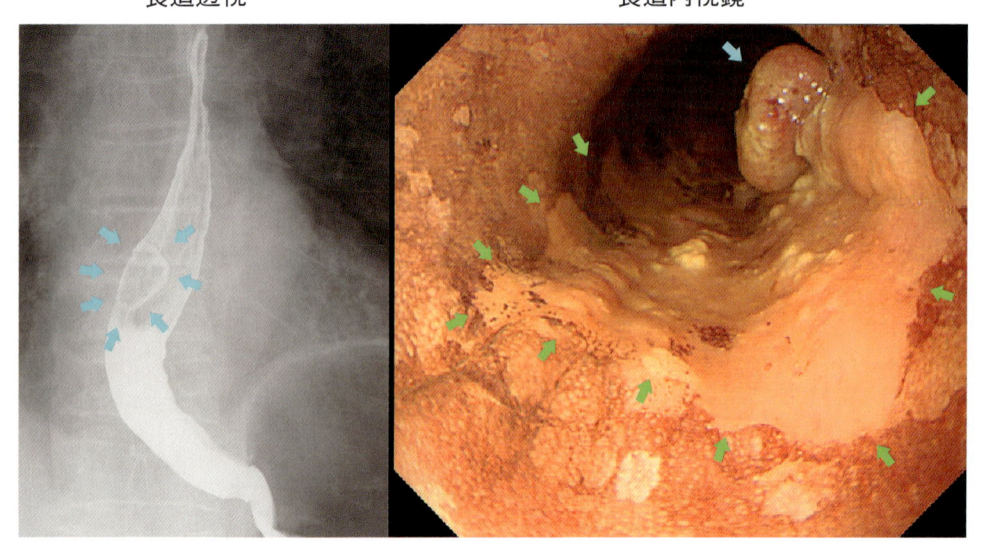

は一部違いがあります。各検査で得られた所見、あるいは手術時の所見により、深達度、リンパ節転移、他の臓器の転移の程度にしたがって病期を決定します。

0期とは、がんが粘膜にとどまっており、転移のない状態です。

I期は、がんが粘膜にとどまっているが近くのリンパ節に転移があるものか、粘膜下層まで浸潤しているが転移のない状態です。

II期とは、がんの浸潤が筋層もしくは筋層を越えて食道の壁の外にわずかに出ていると判断されるがリンパ節転移のない状態のとき、あるいは筋層にとどまるがんで食道のがん病巣のごく近傍に位置するリンパ節のみにがんがあるとき、もしくは粘膜下層までのがんで少し遠方のリンパ節に転移があると判断された状態です。

III期は、がんが食道の外に明らかに出ていると判断されるが、リンパ節転移が切除可能な範囲に収まっているとき、あるいは、がんが他の隣接臓器にまで浸潤しているが、リンパ節転移がないと判断された状態です。

最後にIV期ですが、がんが食道周囲の臓器に及び、かつリンパ節に転移のある状態か、がんから遠く離れたリンパ節にがんがあると判断されたとき、あるいは他の臓器や胸膜・腹膜にがんが認められる場合です。

食道がんの治療法——様々な方法がある

食道がんの治療には大きく分けて、4つの治療法があります。それは、内視鏡治療・手術療法・放射線療法・化学療法です。これら治療法を組み合わせて行う集学的治療が一般的になりつつあります。

内視鏡治療

食道がんを、内側（管腔側）から、

図2　早期食道がんに対する内視鏡的粘膜下層剥離術

病変は浅くて小さな早期食道がんでした。色素で染めだして範囲を確認した後（上左）、周囲に電気メスで印を付け（上中）、粘膜の下に粘稠な液体を注入し、専用の電気メスで粘膜を切開（上右）、さらに粘膜の下を剥離して（下左）、粘膜を切除します。切除した後は広い潰瘍になりますが（下中）、これは自然に治癒します。右下は切除粘膜で、中央に病変が認められます。

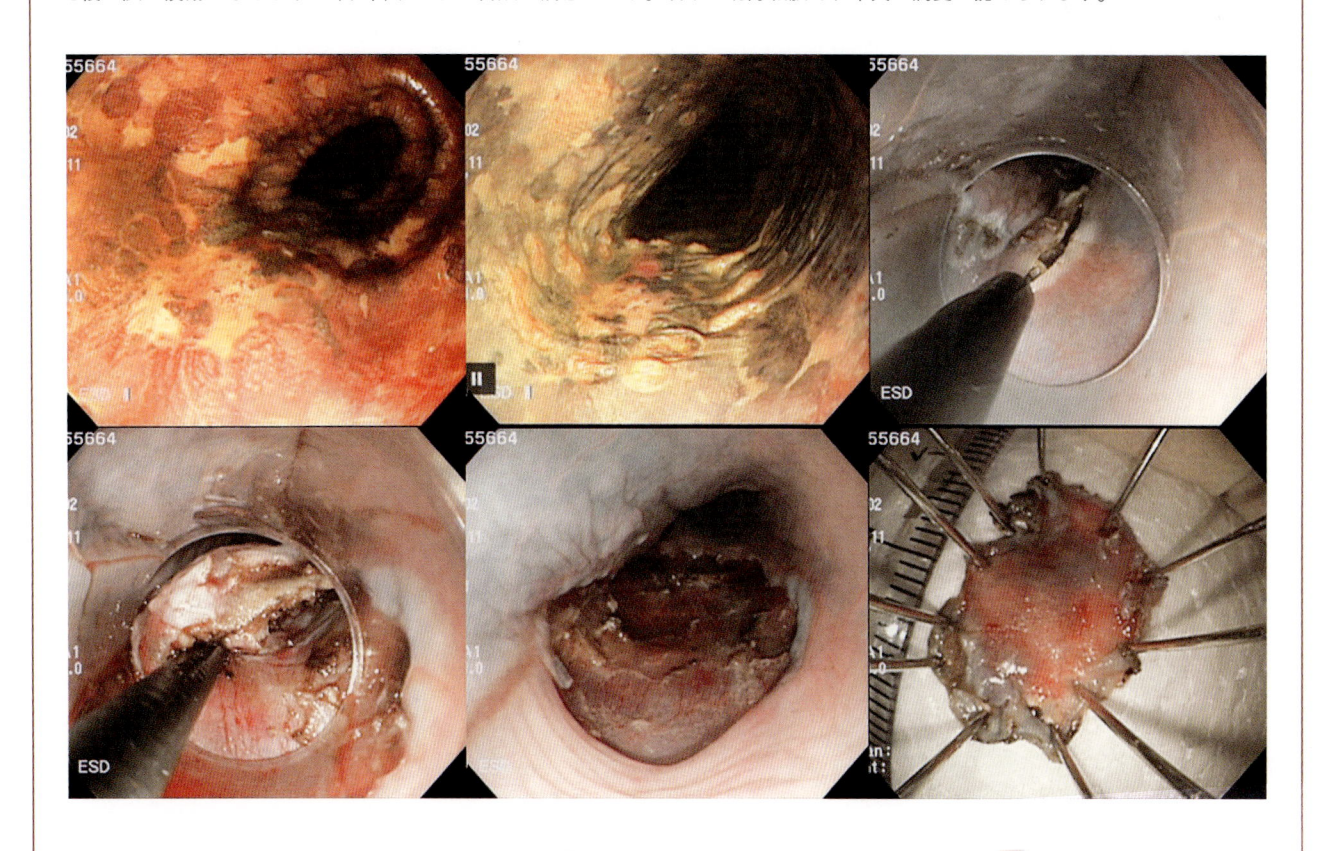

消化管内視鏡と専用電気メスを用いて切除する治療法です。内視鏡的粘膜切除術（EMR）や、内視鏡的粘膜下層剥離術（ESD）とよばれています。体に傷をつけることはありませんし、入院も短期間ですみ、体に与える影響も少なく、治療後は治療前と同様の生活ができます。きわめてすぐれた方法です（図2）。しかし内視鏡で切り取れるのは粘膜だけなので、がんの深さが粘膜にとどまっている場合にしか行えません。また、管腔内しか治療できないので、管腔外のがん、すなわち転移には無力で、転移の可能性のあるがんには行うことができませんし、切り取った病変を顕微鏡で検査した結果、転移の可能性が見つかった場合には、追加の手術や化学放射線療法が必要になる場合があります。切り取る広さにも限界があります。技術的に難易度が高く、誰もが行いうる治療ではないことも欠点です。すぐれた方法ですが、その適用は慎重に決める必要があります。

手術療法

がんを手術で切り取る方法です。内視鏡治療と異なり、がんが粘膜を越えていても、リンパ節に転移していても、手術では切除することができます（図3）。手術の利点は、進行した食道がんでも完全切除できれば治癒する見通しが得られることです。ただ、大動脈や気管といった重要な隣接臓器にがんが及んでいた（直接浸潤）場合には切除しきれない場合もありますし、遠くのリンパ節や遠隔臓器に転移があった場合には切除しても治りません。手術で切除して治る食道がんは、がんが切除可能な範囲の浸潤にとどまり、かつリンパ節転移も一定の範囲内に収まっている場合だけです。また、体に大きなダメージを与えるのも手術の欠点で、体の状態が悪い場合には手術を断念しなければならないこともあります。

手術では、がんを含め食道を切除します。同時にリンパ節を含む周囲の組織を切除します（リンパ節郭

図3　食道切除術で得られた食道がんの標本

図1と同じ病変の切除標本です。上は摘出した胸部食道で、水色矢印の部分に隆起性病変が認められます。下は標本の色素染色で、普通に観察してもわからなかった平坦な病変が水色矢印の隆起の周りに広がっているのがわかります（緑矢印）。

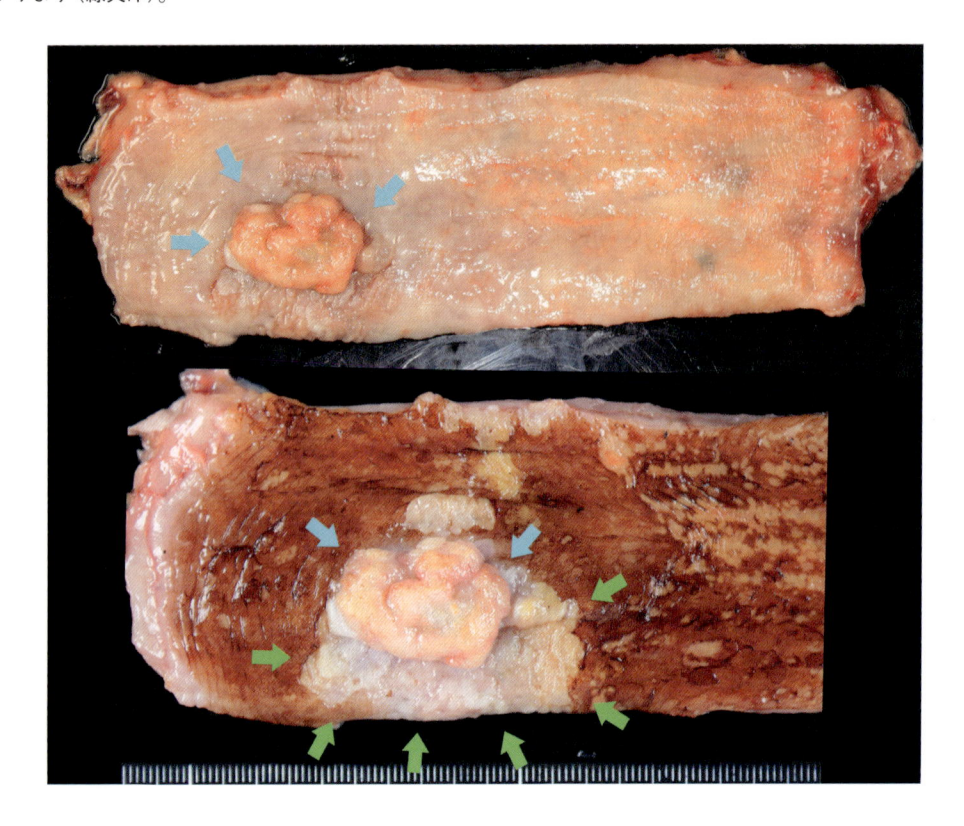

清)。食道を切除した後には食物の通る新しい道を再建します。食道は頸部、胸部、腹部にわたっているので、がんの発生部位によって選択される手術術式が異なります。

頸部食道がん

がんが小さく頸部の食道にとどまり、周囲へのがんの広がりもない場合は、のどと胸の間の頸部食道のみを切除します。切除した食道の代わりに小腸の一部を移植して再建します。

胸部食道がん

胸部食道を全部切除します。胸の中にある食道を切除するために、右側の胸を切開します。最近では胸腔鏡を使って開胸せずに食道を切除する方法も試みられています。食道を切除した後、胃を引き上げて残っている食道とつなぎ、食物の通る道を再建します。胃が使えないときには大腸または小腸を使います。これら再建臓器を引き上げる経路には、前胸部の皮下を通す方法・胸骨の下を通す方法・もとの食道のあった経路を通す方法の3通りがあります。

また、リンパ節郭清の必要がない場合には、開胸を行わずに頸部と腹部を切開し食道を引き抜く術式(食道抜去術)も行われます。

腹部食道がん

腹部食道のがんに対しては、左側を開胸して食道の下部と胃の噴門部を切除します。

放射線療法

高エネルギーのX線などの放射線を当ててがん細胞を殺す治療法です。放射線を身体の外から照射する方法(外照射)と、食道の腔内に放射線が出る物質を挿入し身体の中から照射する方法(腔内照射)の2通りがあります。また治療の目的により、がんを治してしまおうと努力する治療(根治治療)と、がんによる痛み、出血などの症状を抑えようとする治療(姑息治療、対症治療)の2通りに分けられます。根治治療の対象は、がんの広がり方が放射線を当てられる範囲にとどまっている場合です。毎日少量ずつ、6～7週間にわたって放射線を照射します。食道がんは扁平上皮がんの場合が多く、扁平上皮がんは放射線の感受性が高いので、食道がんは放射線治療がよく効きます。ただ、放射線治療は照射できる放射線の量に限界があり、照射しきった後にがんが残っていても追加の放射線治療が難しいこと、また根治的に放射線を照射した後では手術が大変困難になることが放射線治療の欠点です。体に与えるダメージも結構大きく、後に様々な障害が発生することにも注意しなければなりません。

化学療法

抗がん剤を投与する方法です。抗がん剤には注射薬と飲み薬がありますが、食道がんには注射薬がよく用いられます。注射された抗がん剤は血流に乗って全身に行き渡るので、手術では切り取れないところや放射線の当てられないところにもいって治療効果を発揮します。つまり、遠隔転移や全身に散ったがん細胞を退治するのに有効な治療法です。また、放射線治療の効果を増強する働きもあります。欠点は、現状の抗がん剤ではまだ効果が不十分で、抗がん剤のみでは生存期間の延長は得られても根治は期待できないこと、その上、無視できない毒性をもつことです。

抗がん剤治療は通常、何種類かの抗がん剤を組み合わせて行います。現在、フルオロウラシルとシスプラチンの併用療法が最も有効とされています。副作用を予防する点滴を同時に行う必要があるので、入院治療が必要とされる場合が多いです。

化学放射線療法

食道がんは、放射線療法単独よりも、放射線治療と化学療法を併用して行ったほうが、より治療効果が高く、根治する症例もあることが判明しました。現在、病変がすべて放射線照射野に入る場合に、放射線照射を外照射にて28回～30回行いながら、フルオロウラシルやシスプラチンといった抗がん剤を同時に投与し、根治をめざす方法が一般的に行われています。その成績として、手術単独治療に迫るほどの効果が報告されたこともあります。ただ、治療の副作用も増加すること、治療後晩期発生の副作用が重篤なことなど、欠点も明らかになってきました。有効な治療法ですが、まだ改善の余地があります。根治的な化学放射線療法を行っても食道がんが完治しなかった場合、手術を試みるという治療方針(salvage手術)も報告されていますが、治療成績の向上が期待されるものの、合併症が多く困難な治療法と考えられています。

食道がんを治すには？

食道がんの治療法には様々な特徴があり、また長所短所があります。食道がんを治すには、病期によって適切な治療法を選択する必要があります。

0期の食道がんは、転移がないため粘膜の切除で完治します。化学療

法や放射線療法より、切除することが優先されます。内視鏡治療のよい適応です。ただ、がんの広がりやサイズによっては内視鏡治療が困難な場合があり、その際には手術療法が選択されます。手術は、リンパ節郭清を伴わない食道抜去術が適切でしょう。

I期のがんは、内視鏡治療では根治しない場合があります。手術療法が適切です。ただ、化学放射線療法でも良好な治療成績が報告されており、手術療法がためらわれる場合の選択肢として化学放射線療法を行うのも誤りではありません。

II期やIII期のがんでは、手術療法が標準的な治療法です。ただ手術単独治療では、根治切除を行い得ても半数近くが再発するため、手術を他の治療と組み合わせる集学的治療が望ましいと考えられています。手術してから再発予防の化学療法を追加する方法（補助化学療法）、化学療法を行ってから手術する方法（術前化学療法）、化学放射線療法を行ってから手術する方法（術前化学放射線療法）があります。術前化学療法の効果は明確ではないものの、補助化学療法は再発予防に一定の効果があり、また術前化学放射線療法は長期成績を向上させると考えられています。根治的な化学放射線療法も有効な治療法と考えられていますが、手術成績に匹敵するか否かはまだ不明なので、手術療法がためらわれる場合の選択肢として考えるのがよさそうです。根治的化学放射線療法の良好な治療成績に重点を置いて、まず化学放射線療法を行い、がんが完治しない場合に手術で切除する方法（salvage手術）も試みられていますが、安全性の点で問題が多く、研究的な治療と考えておくのがよさそうです。

IV期のがんは、手術で完全切除できないか、あるいは、取り切れたとしても高率に再発するような病状です。一般的には手術治療の対象にはなりません。肺転移・肝転移・胸膜転移などの遠隔転移のないIV期の場合、化学放射線療法がよい適応と考えられます。一方で遠隔転移が認められる場合には、抗がん剤の治療が主体となります。抗がん剤治療では、明らかながんの縮小を認めることもありますが、すべてのがんを消失させることは困難です。IV期ではがんによる症状を認めることが多く、通過障害を解除して食事摂取を可能にしたり、痛みや呼吸困難などの症状を緩和するための治療が重要になります。症状緩和の治療技術はかなり進歩してきており、多くの症状を軽減することが可能となっています。

食道がんの治療法は日々進歩しており、治療成績も向上していますが、一定の状態を越えてしまうと治療は困難になります。食道がんを治す最大のポイントは、早期発見に尽きます。また、治療内容の難易度が高いこと、集学的治療が必要なことなどから、診断されたなら、がん拠点病院などの専門施設で治療を受けることが望ましいと思われます。

第5章　いろいろながん

胃がん

小坂　健夫、表　和彦、木南　伸一

　胃がんは60歳以上から高率で、加齢にしたがい増加します。近年、日本の胃がんの年齢調整罹患率や死亡率は減少しています（図1）。2000年の推計では、世界で年間約87万人が胃がんに罹り、約65万人が亡くなり、日本では年間約10万人が胃がんに罹り、約5万人が亡くなっています。世界の地域では、東アジア・南米アンデス・東欧などで胃がんの死亡率が高く、北米・北欧・アフリカ・南東アジアなどでは低率です。日本では東北地方・日本海側などで高く、中国・四国・九州地方などで低率です。

胃がんの原因

　胃がんの原因として、ピロリ菌感染、高塩分食、喫煙などが関与すると言われています。胃がんに予防効果のある食材としては、果物、野菜、お茶などが示されています。たとえば喫煙は多くの研究から1.5〜2.5倍

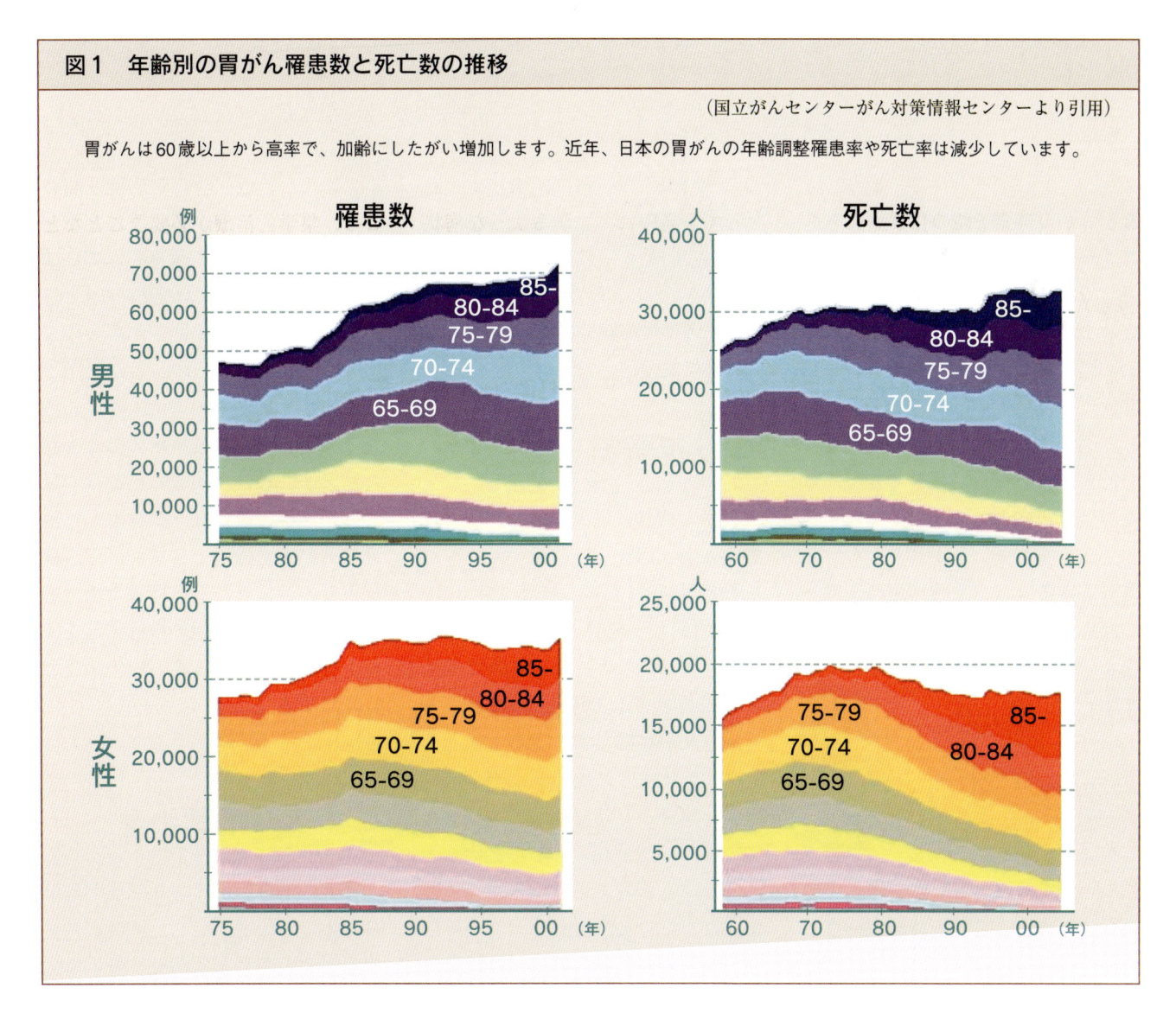

図1　年齢別の胃がん罹患数と死亡数の推移

（国立がんセンターがん対策情報センターより引用）

胃がんは60歳以上から高率で、加齢にしたがい増加します。近年、日本の胃がんの年齢調整罹患率や死亡率は減少しています。

第5章　いろいろながん

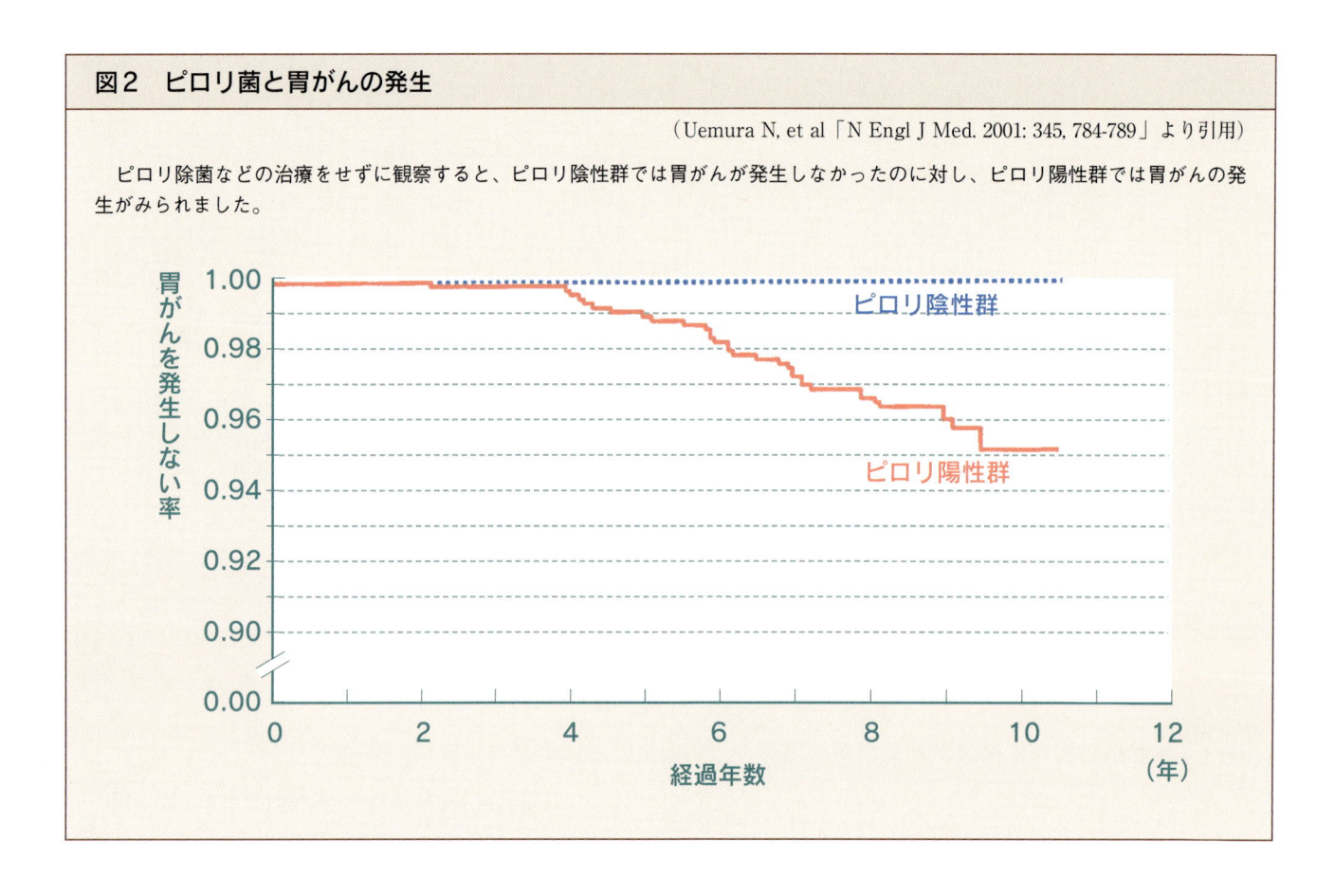

図2　ピロリ菌と胃がんの発生

（Uemura N, et al「N Engl J Med. 2001: 345, 784-789」より引用）

ピロリ除菌などの治療をせずに観察すると、ピロリ陰性群では胃がんが発生しなかったのに対し、ピロリ陽性群では胃がんの発生がみられました。

胃がんのリスクを増加させると言われています。一方、野菜やお茶の効果はないとする報告もみられます。ピロリ菌については、7～10年の観察で陽性群では陰性群に比べ胃がん発生率が高いという結果が得られました（図2）。さらにピロリ菌感染者で除菌ができた群では、できなかった群より胃がんの頻度が少ないと報告もされました。しかしながら、除菌にかかるコストや除菌後の合併症の問題があり、ピロリ菌陽性者の全例を除菌することはためらわれています。

胃がんの症状

最近胃がんの手術を受けた250人について受診のきっかけを調べますと、85％の方が症状を訴えていました。その内訳は腹痛（35％）、食欲低下（22％）、吐く（11％）、貧血（10％）、体重減少（9％）、出血（6％）、だるさ（4％）などでした。また、6％の症例は無症状で19％の方は胃がん検診で発見されました。

胃がんの診断

胃がん検診は従来からバリウム造影が主体です。平成16年度に胃がん検診をうけた約586万人中5,529人に胃がんが発見され、胃がん発見率は0.094％でした。検診で発見された胃がんには早期胃がんが多く、予後が良好です。胃がん検診受診者は非受診者に比べ死亡率が低いので、検診が有効であると報告されています。しかし、もともと検診受診者は非受診者より健康を気づかう傾向にあることが検診受診者の死亡率が低い原因である可能性も指摘さ

れています（図3）。最近では血液検査を併用した検診も試みられています。内視鏡胃検診では胃がん（とくに早期胃がん）の発見率が高いのですが、コストや設備面での問題があります。偽陰性率は低くなく、内視鏡検査医の精度維持が必要とも言われます。胃がん診断の中心はやはり内視鏡で、組織を一部採取し、病理学的に確定診断をします。内視鏡挿入時の苦痛をやわらげるため、静脈麻酔で眠った状態で施行することや、鼻から挿入する細い内視鏡などが用いられることもあります（図4～図8）。

胃がんの内視鏡治療

胃がんは進行度により予後が異なるため、進行度に応じた治療が必要です。金沢医科大学病院一般・消化

図3　胃がん集団検診の成績－平成16年度－

(平成16年度消化器集団検診全国集計資料集，日本消化器集団検診学会全国集計委員会 平成18年10月より引用)

平成16年度に胃がん検診をうけた約586万人中5,529人に胃がんが発見され、胃がん発見率は0.094％でした。

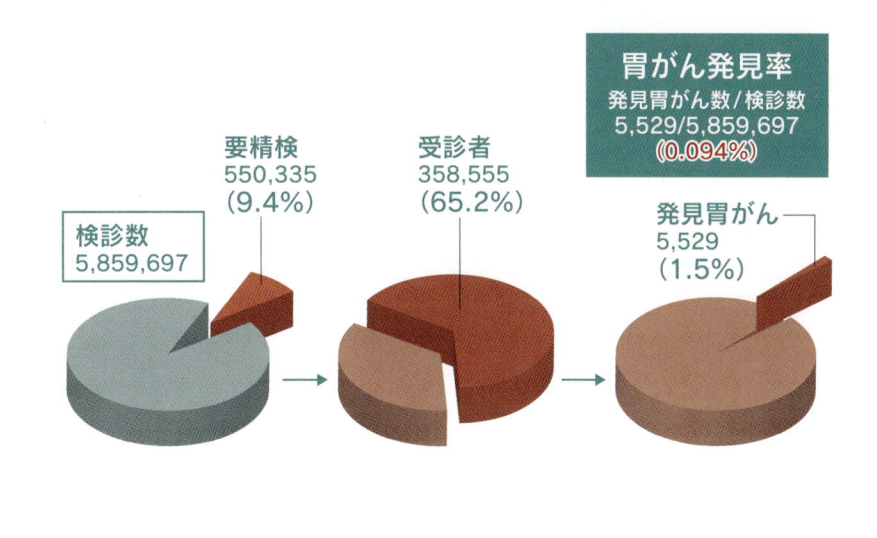

- 検診数　5,859,697
- 要精検　550,335（9.4％）
- 受診者　358,555（65.2％）
- 発見胃がん　5,529（1.5％）

胃がん発見率
発見胃がん数/検診数
5,529/5,859,697
(0.094％)

図4　早期胃がんのバリウム造影写真

胃の中部・後壁に浅い陥凹があり、胃ヒダが集中しています。ヒダの先端の癒合・先細り・虫食いなどの悪性所見があります。

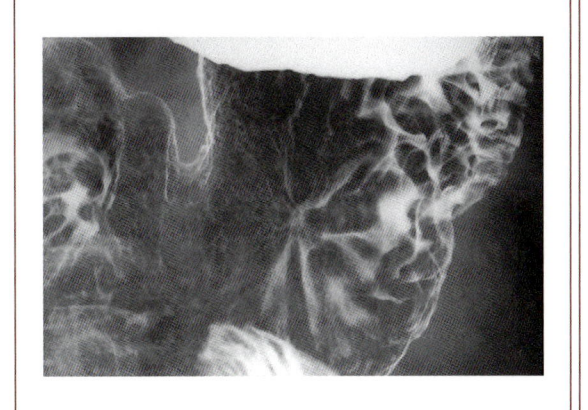

図5　陥凹型早期胃がんの内視鏡写真

図A：小さな潰瘍はんこんがみられ、周囲に発赤部があります。
図B：色素コントラスト法では陥凹型早期胃がんの範囲が明瞭となります。

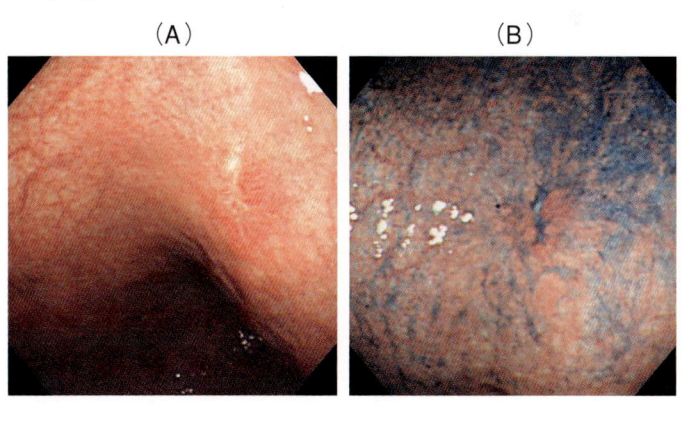

(A)　(B)

器外科で1984年～2000年に手術された症例では、40％が早期胃がん、37％が治癒手術できた進行胃がんでしたが、23％は完全切除できない進行胃がんでした（図9）。進行度別の5年生存率は、早期胃がんが97％、治癒手術できた進行胃がんが55％、完全切除できない進行胃がんが4％でした（図10）。

日本胃癌学会から医師用『胃癌治療ガイドライン』と一般用『胃がん治療ガイドラインの解説』が出版されています。この中で胃がんの程度に応じた標準的な治療法が示されています。早期胃がんで広がりが浅くて小さい場合には、おなかに傷をつけずに内視鏡で胃がんを取り除いてしまう治療がされるようになって

第5章　いろいろながん

図6　早期胃がんの内視鏡写真

図A：わずかな色調の変化がみられますが、範囲はあいまいです。
図B：色素コントラスト法では隆起型早期胃がんの範囲が明瞭となります。

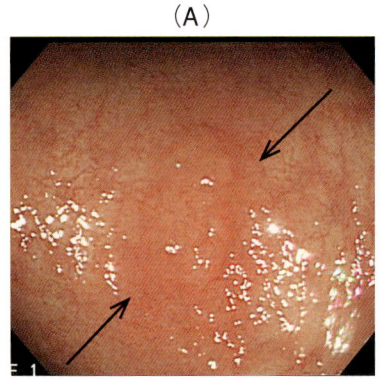

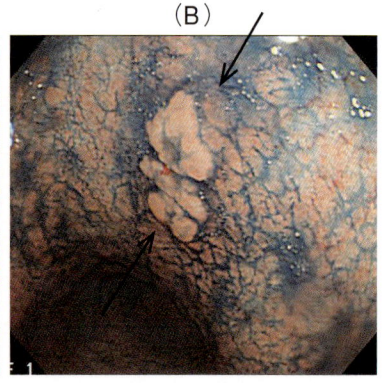

（A）　　　　　　　　（B）

図7　進行胃がんのバリウム造影写真

図A：中心に深い潰瘍があり周りが盛り上がり、ドーナツのような形を示します。
図B：胃の中央部がくびれ、砂時計のような形を示すスキルス胃がんです。

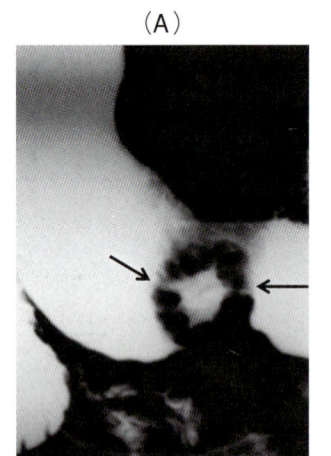

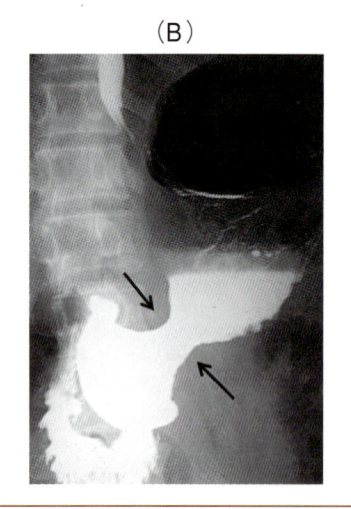

（A）　　　　　　　　（B）

図8　進行胃がんの内視鏡写真

図A：膨張型の発育を示します。図B：浸潤型の発育を示します。

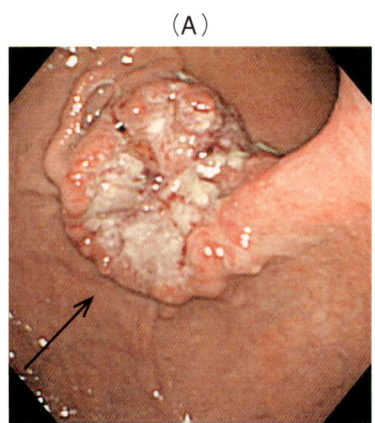

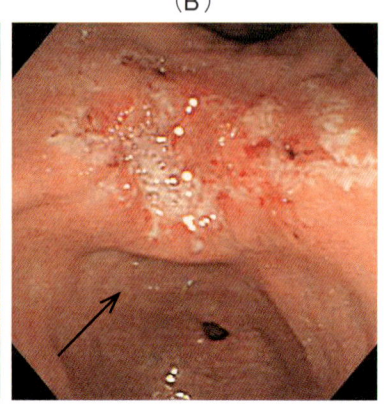

（A）　　　　　　　　（B）

図9　胃がん進行度別の割合（金沢医科大学病院）

　金沢医科大学病院一般・消化器外科で1984年〜2000年に手術された症例では、40％が早期胃がん、37％が治癒手術できた進行胃がんでしたが、23％は完全切除できない進行胃がんでした。

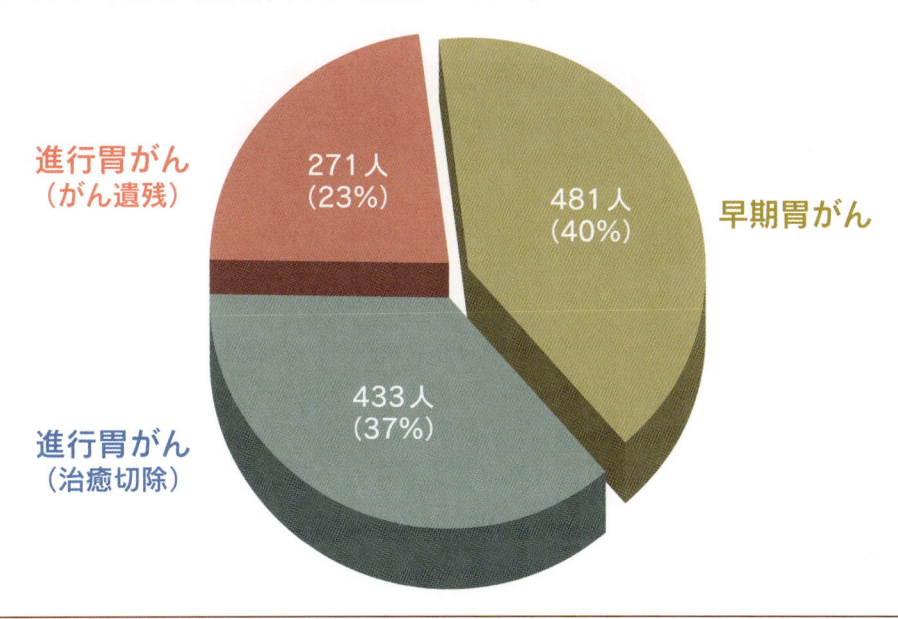

- 進行胃がん（がん遺残）　271人（23％）
- 早期胃がん　481人（40％）
- 進行胃がん（治癒切除）　433人（37％）

図10　胃がん進行度別の5年生存率（金沢医科大学病院）

　金沢医科大学病院一般・消化器外科で1984年〜2000年に手術された症例において、進行度別の5年生存率は、早期胃がんが97％、治癒手術できた進行胃がんが55％、完全切除できない進行胃がんが4％でした。

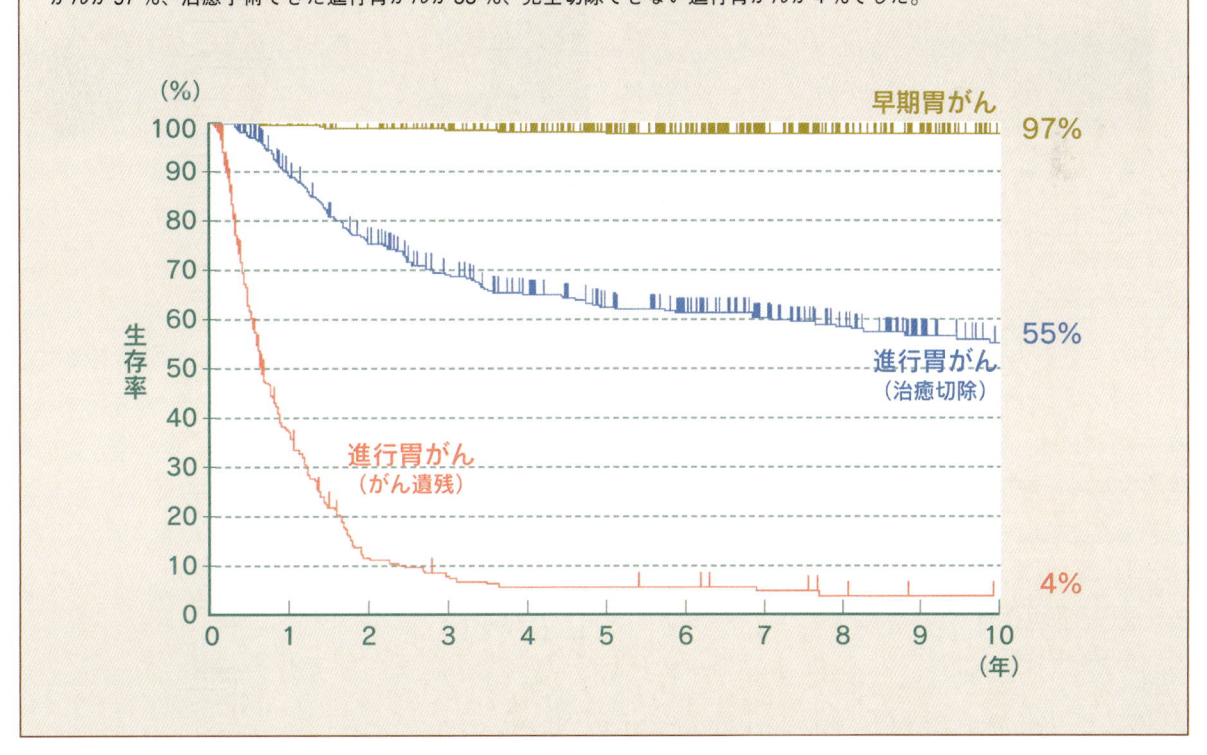

- 早期胃がん　97％
- 進行胃がん（治癒切除）　55％
- 進行胃がん（がん遺残）　4％

胃がん

第5章　いろいろながん

図11　早期胃がんの内視鏡的粘膜下層剥離術

色素コントラスト法で早期胃がんの範囲を確認（図A）、高周波メスで粘膜下層を切開剥離（図B）します。早期胃がんを完全切除（図D）したあと、切除された病変（図D）を病理学的に検討します。

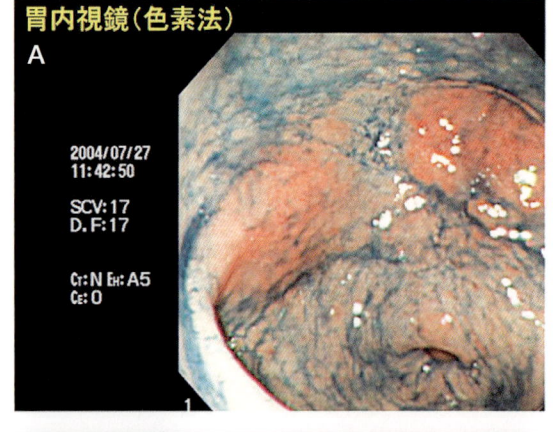

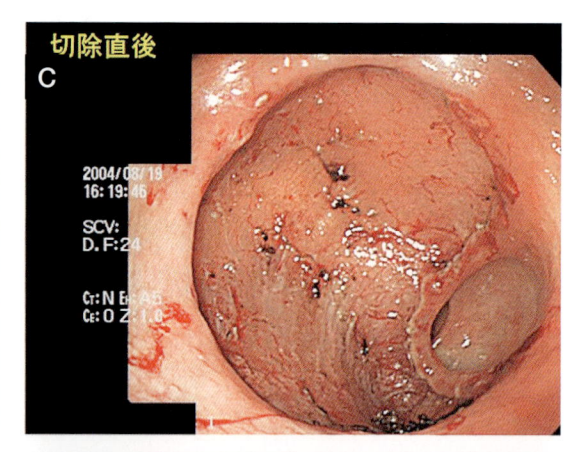

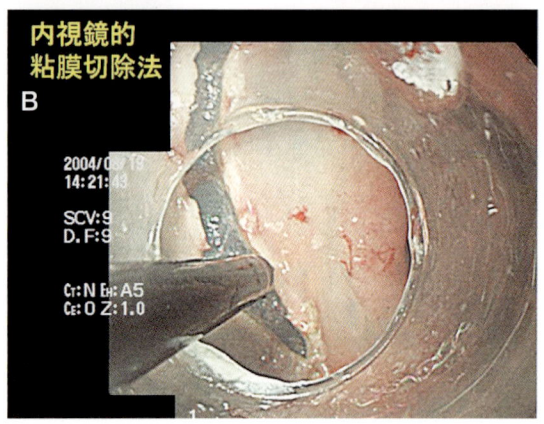

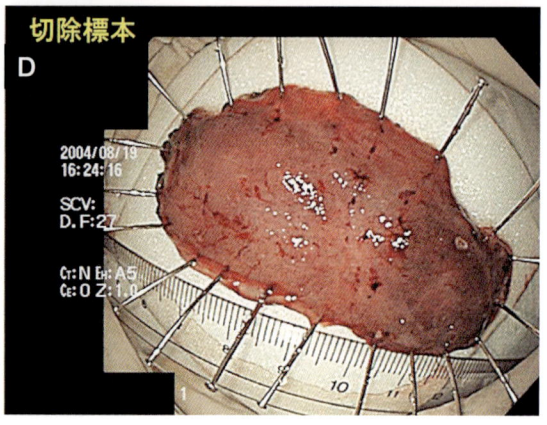

A　胃内視鏡（色素法）
B　内視鏡的粘膜切除法
C　切除直後
D　切除標本

います。ガイドラインでは大きさ2cm以下などの厳しい条件がつけられていますが、近年は、より大きな早期胃がんを内視鏡で治療する試みが多くなされています。しかし合併症として出血が2〜10％、穿孔が1％程度、再発が1％程度と報告されています（図11）。

胃がんの手術治療

進行胃がんの標準手術は、ガイドラインでは胃の約3分の2以上の切除と第2群までのリンパ節郭清を合わせて行うこととされています。標準手術後の5年生存率は胃がん全体では73.7％ですが、進行度ⅠA期では93.4％、ⅢA期では50.1％、Ⅳ期では16.6％という具合に、がんの広がりにより大きく異なります。

早期胃がんでも内視鏡での治療ができないときには縮小手術が行われます。これは胃を大きめに残したり、リンパ節の郭清を縮小したり、胃の近くにある神経や大網などを傷つけないようにすることを言います（図12）。たとえば、胃の出口には幽門があり、胃の内容をゆっくり十二指腸側に出し、また、十二指腸の内容が胃に逆流しにくくしています。幽門を切除しますと食後の不快感で代表されるダンピング症候群や逆流性胃炎・食道炎が起きやすくなります。縮小手術の1つである幽門保存手術を行うと、これらの後遺症

図12　定型手術と機能温存手術

標準手術（幽門側胃切除術）

標準的な幽門側胃切除術では幽門を含めて胃が切除され、自律神経も切断されます。

機能温存手術（幽門保存胃切除術）

機能温存手術では幽門と自律神経の一部が温存されます。

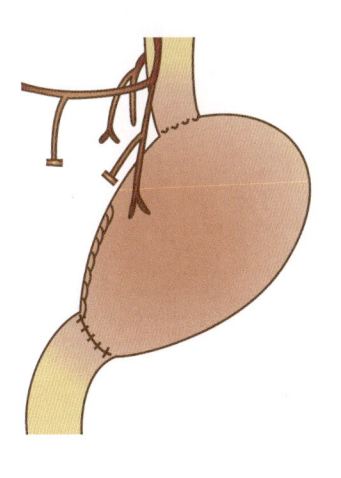

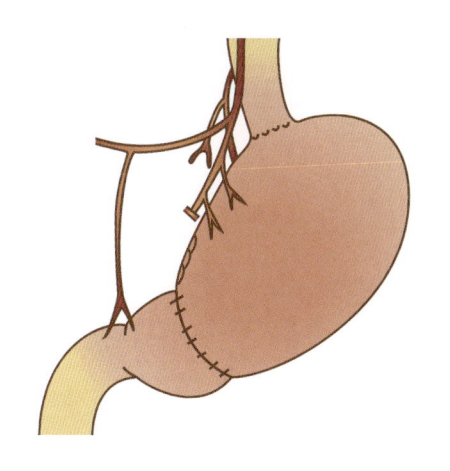

図13　胃切除術後の内視鏡所見

標準手術（幽門切除）

上：標準手術後には幽門が切除されています。
下：標準手術後にはしばしば胃炎がみられます。

機能温存手術（幽門保存）

上：幽門が温存されています。
下：幽門温存手術後には胃炎の所見は軽度です。

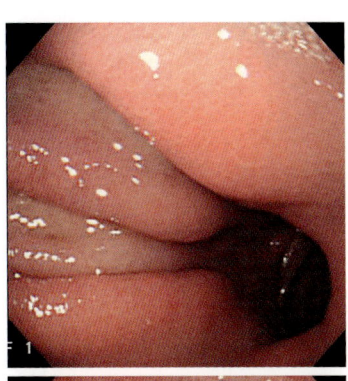

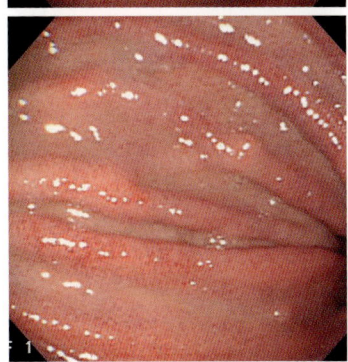

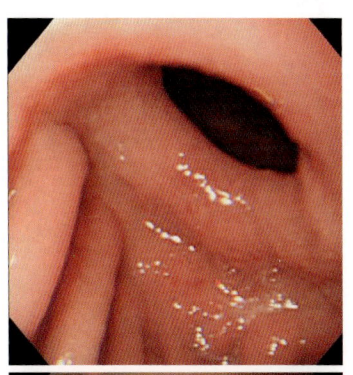

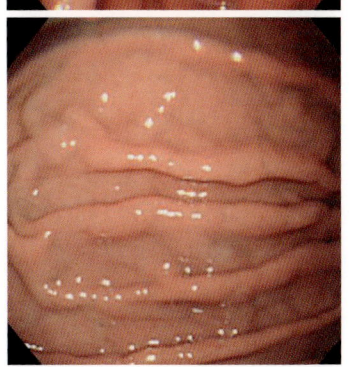

第5章　いろいろながん

図14　胃がんのリンパ節転移の治療－拡大郭清術

腹部大動脈周囲のリンパ節を郭清した手術所見を示します。

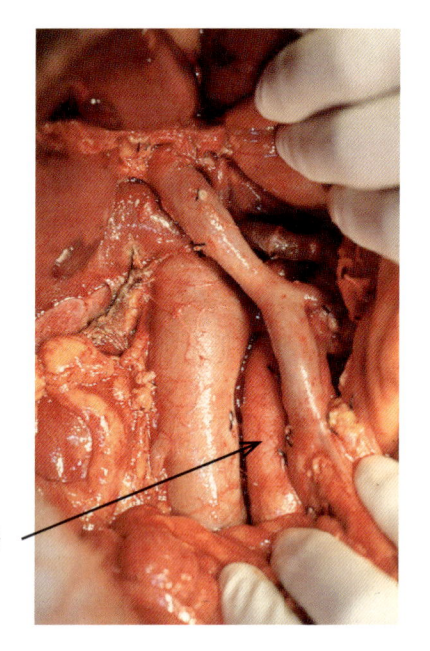

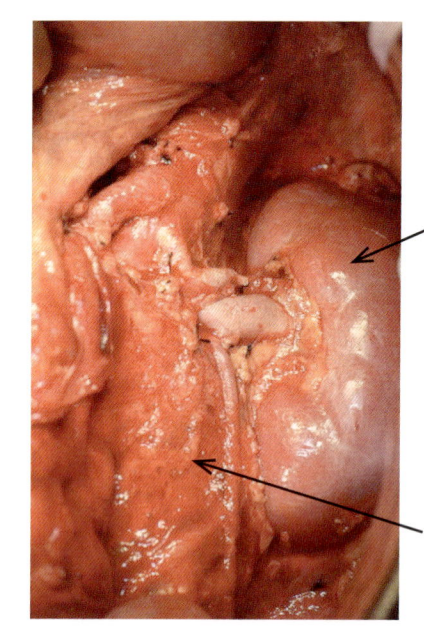

腹部大動脈

腎臓

腹部大動脈

図15　胃がんの肝転移の治療－肝切除術

肝臓への転移のCT所見を示します。切除された肝臓への転移を示します。

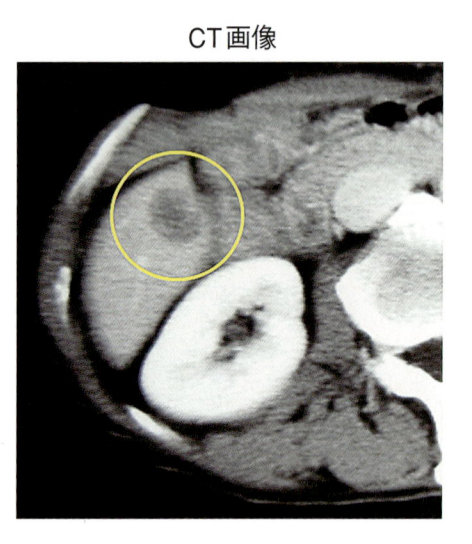

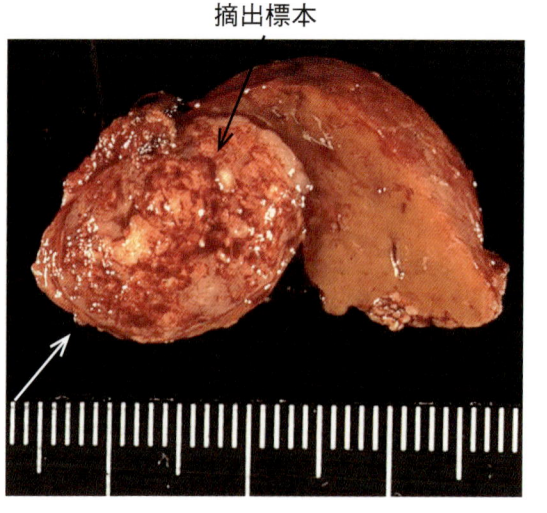

CT画像　　　　　　　　摘出標本

は起きにくくなります（図13）。胃がんが周りの臓器に直接浸潤するとか、リンパ節転移の範囲が遠くまで及んでいるときには、拡大手術を行います。具体的には腹部大動脈周囲リンパ節郭清術、膵臓などの合併切除術、肝転移に対する肝切除術などがあります。腹部大動脈周囲リンパ節にまで転移が及んでも拡大手術で治る症例もみられます（図14、15）。外科切除が困難な場合には、ラジオ波などで治療ができる場合もあります（図16、17）。

胃がん

図16　肝転移の治療－ラジオ波焼灼術

外科切除が困難な場合には、ラジオ波などで治療ができる場合もあります。

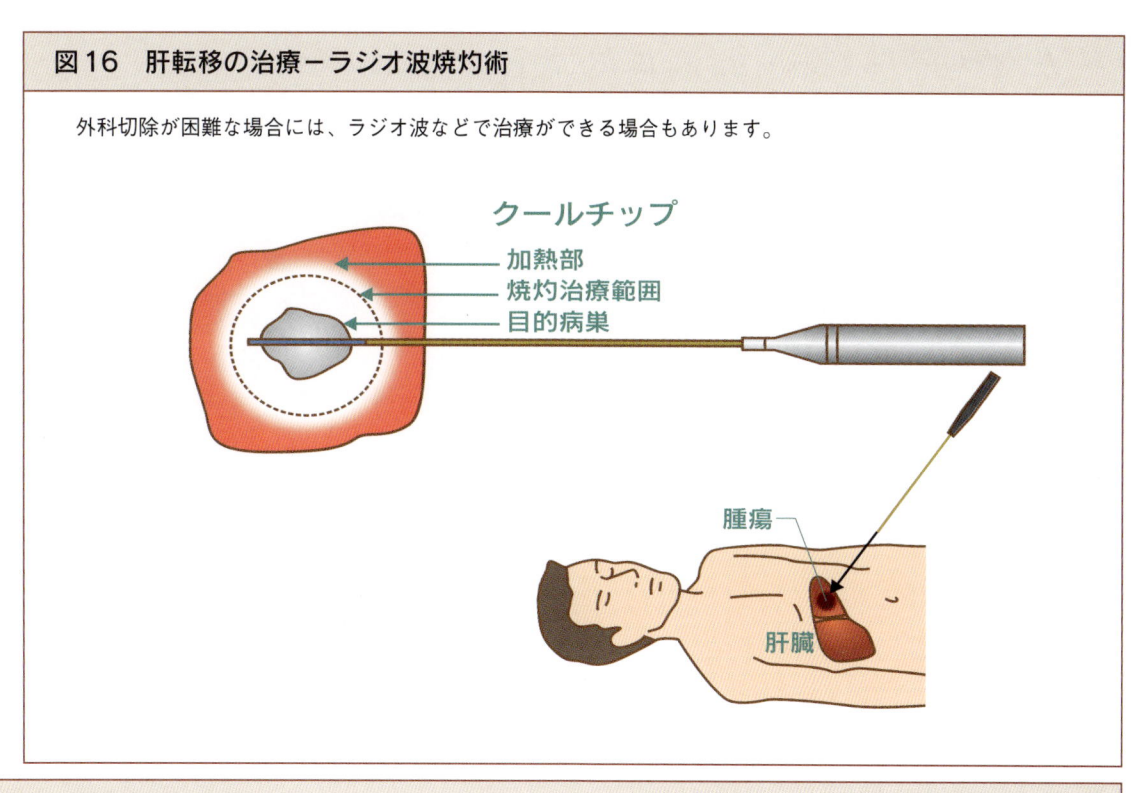

クールチップ
- 加熱部
- 焼灼治療範囲
- 目的病巣

腫瘍
肝臓

図17　ラジオ波焼灼術の効果

治療前のCT所見では周囲が造影される腫瘍が描出されます。組織所見ではがん細胞がみられます。
治療後のCTでは腫瘍のあった部位が均一な低吸収域に変化しています。組織所見では変性した細胞だけがみられます。

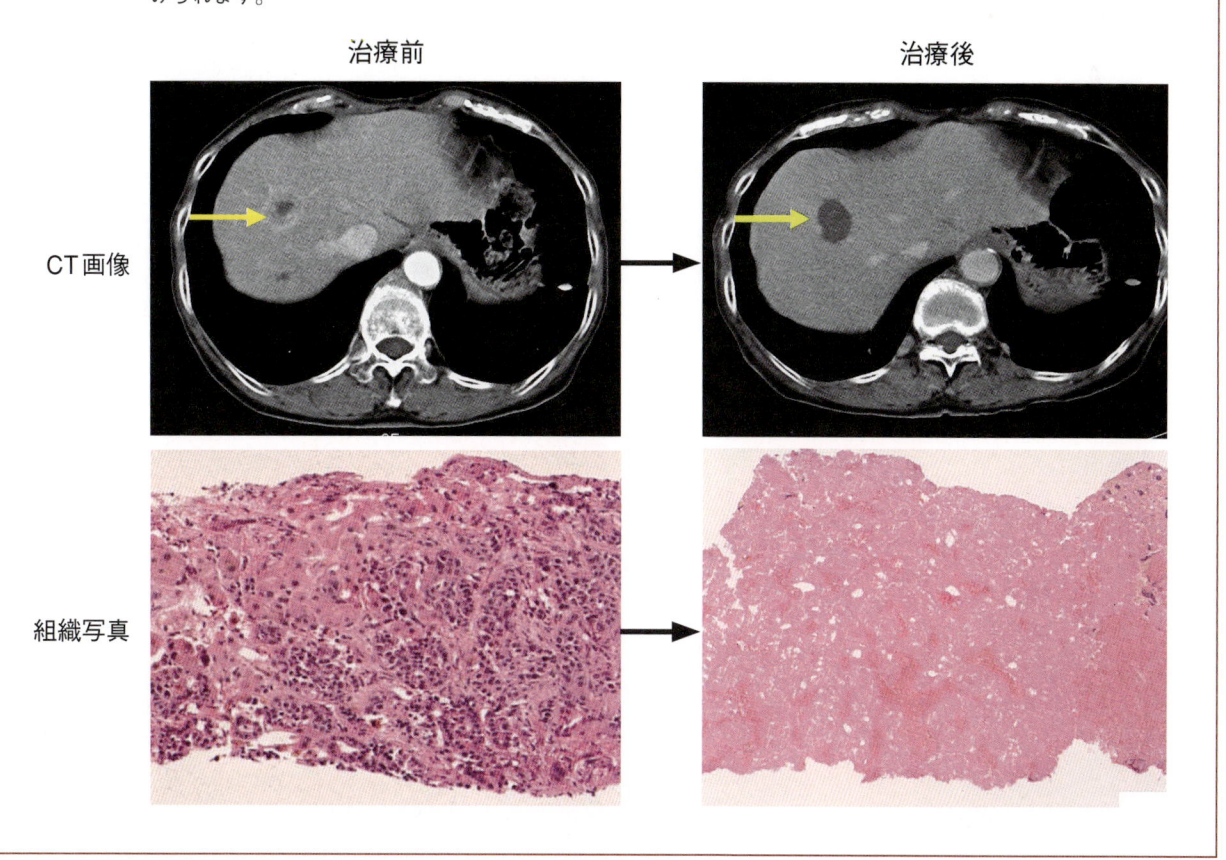

治療前　　　　　　　　　　治療後

CT画像

組織写真

第5章　いろいろながん

胃がんの腹腔鏡手術

　胃がんの腹腔鏡手術は、福岡ソフトバンクホークスの王貞治前監督が腹腔鏡手術で胃をすべて摘出したことで話題になりました。腹腔鏡手術は、日本では1990年に胆石症に対する胆のう摘出術で初めて実施されましたが、翌1991年に胃がんでも行われました。それ以降、大腸がんや前立腺がん、腎臓がんなど様々な臓器のがんに対する外科治療の1つとして普及しており、最近では健康保険が適用されています。

　腹腔鏡手術では、腹部に開けた数ヶ所の小さな穴（5～12 mm）から腹腔鏡という小型カメラを腹腔内に入れ、それから得られる腹腔内の拡大映像をモニター画面に映し出します。その映像を見ながら別の穴から入れた電気メス、超音波メスや各種鉗子（かんし）など、専用の手術器具を用いて胃やリンパ節を切除します。開腹手術に比べて傷が小さく出血も少ないので、患者さんにとっては術後の痛みが少なく、回復が早いことが特徴だとされています。したがって術後の社会復帰も早くなりますし、さらに傷跡も目立たないというメリットがあります。また、術中は周りの他の臓器が外部の空気にさらされないので術後の腸管運動の回復が早く、術後合併症である腸閉塞の発生の頻度が少ないとも言われています。

　一方、腹腔鏡手術は開腹手術よりも手術時間がかかるため、心臓など別の病気がある人には体の負担が増える可能性があることが指摘されています。加えて腹腔鏡手術は、その特殊性ゆえ手術技術の習得に時間がかかること、腹腔内での操作範囲に限界があること、臓器・血管の損傷が起こりうること、またその損傷に気づきにくいことなどの問題があり、医師にとっては難しい手術とされています。そのため胃がんに対する腹腔鏡手術件数は全体としてはまだまだ少ないのが現状です。

　2004年版の胃がん治療ガイドラインでは、胃がんの腹腔鏡手術はステージⅠの胃がんへの臨床研究として行うべき治療として位置づけられています。したがって胃がんの腹腔鏡手術は多くの場合、早期胃がんを対象に行われています。しかし、腹腔鏡手術の適応や技術習熟度には病院や医師により格差がありますので、胃がんの腹腔鏡手術を受ける際には、経験が豊富な専門医とよく相談してから治療を受けることをお勧めします。（表 和彦）

図18　胃がんに対する腹腔鏡手術

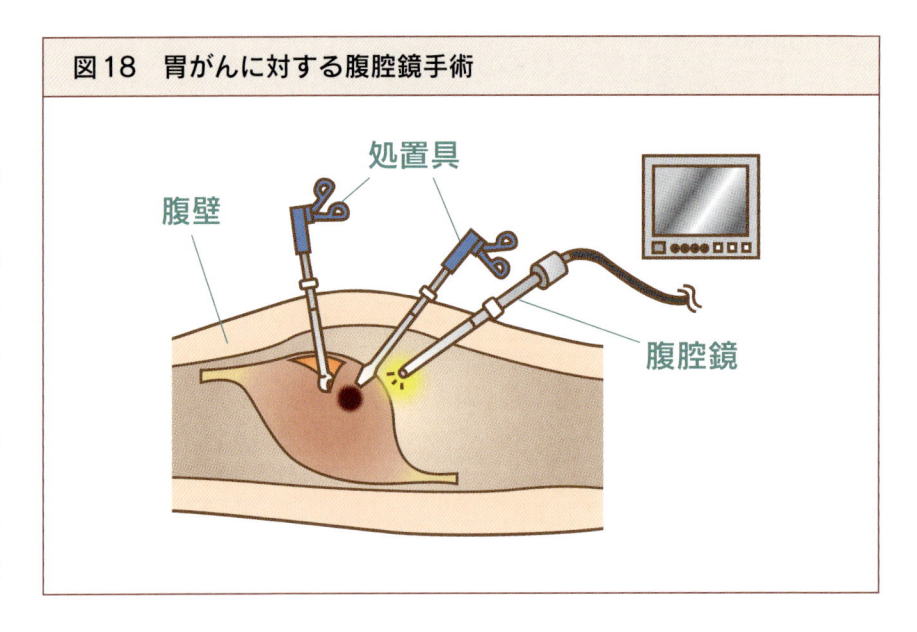

図19　腹腔鏡手術風景

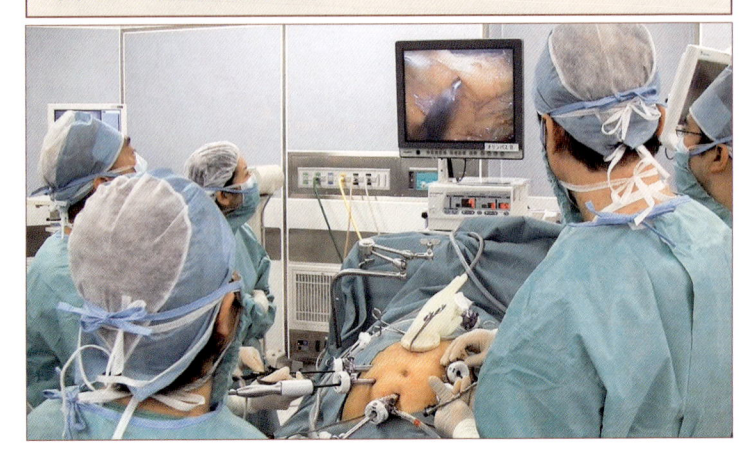

図20　腹腔鏡手術痕（術後1週間）

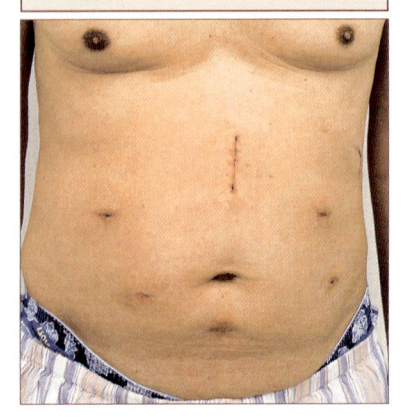

胃がんのセンチネルリンパ節ガイド手術

胃がんはよくリンパ節に転移します。早期胃がんでも、粘膜にとどまるがんで2〜3％、粘膜下層に深達するがんでは15〜20％の症例にリンパ節転移があります。リンパ節の転移は、きれいに切除（郭清）すれば治せる転移なので、胃がん治療においてリンパ節転移の診断はきわめて重要です。進行胃がんのリンパ節転移は、がん細胞が増殖して大きな塊を形成し腫れ上がり、明らかに転移と診断できるような場合（肉眼的転移）が多いのですが、しかし早期胃がんのリンパ節転移のほとんどは、顕微鏡で診断しないとわからないような、微細な転移（組織学的転移）です。

組織学的転移を診断することは、術前はもちろんのこと、術中でも困難です。したがって、内視鏡治療の適応外の早期胃がんの治療は、疑わしきは罰する、という方針で、一定の領域のリンパ節を転移の可能性が高いものとみなして切除する方針がとられてきました。

20数年前、胃がんの有効な治療法は手術療法しかありませんでした。一般的に行われていたのは、胃を大きく切除し、リンパ節も「2群」と分類される範囲まで「郭清」する、いわゆる「定型手術」でした。これは「D2胃切除」とよばれ、現在は進行胃がんの標準治療として行われている手術です。リンパ節は、そのほとんどが胃を栄養する血管に沿って位置し、脂肪の中に埋まっています。リンパ節郭清とは、リンパ節のみならず周囲の脂肪も一塊にして掃除する手術なので、必然的に胃を栄養する血管は切除され、血管に沿って分布する自律神経も切除されてしまいます。結果として「D2胃切除」では、胃の切除範囲は胃の出口側2/3〜3/4もしくは胃全部となり、腹部内臓に広く分布する迷走神経も根元から切られてしまいます。

早期胃がんにもかつてはD2胃切除が行われていましたが、しかし詳細に検討すると、2群までのリンパ節の中には、とても転移を来たしやすいリンパ節と、めったに転移しないリンパ節とがあることがわかってきました。めったに転移しないリンパ節なら、郭清しなくても治療成績に影響しないこともわかってきました。

その結果を踏まえ、10年前に発行された胃がん治療ガイドラインでは、早期胃がんの胃切除術として、縮小手術Aと縮小手術Bが提唱されました。これらは、転移を来たしている可能性の低い一部の2群リンパ節の郭清を省略する、という手術です。縮小手術A・Bともによく考えられた手術ですが、しかしこの術式も、疑わしきは罰するという従来の外科手術の発想の延長にあり、一部のリンパ節の郭清は省略されるものの、胃を栄養する血管は1群リンパ節と共に切除されてしまうため、切除胃の切除範囲は必ずしも大きくは縮小されない（胃を大きく残せない）、という問題点が残ります。そのため、縮小手術A・Bの後には、様々な「胃切除後後遺症」が発生します。食べられる量が減った、すぐお腹が張って苦しくなる、胸やけがする、食べ物がつかえる、食後に気持ち悪くなったり眠くなったりする、すぐ下痢をする、体重が戻らない、などの症状です。もっとも、これら後遺症は、社会生活に支障を来たすほどの深刻なものではありませんし、全例に発生するものでもありません。しかし詳細に検討すると、おおむね2/3の症例に何らかの障害が生じていることがわかっています。これら自覚症状には、次第に軽

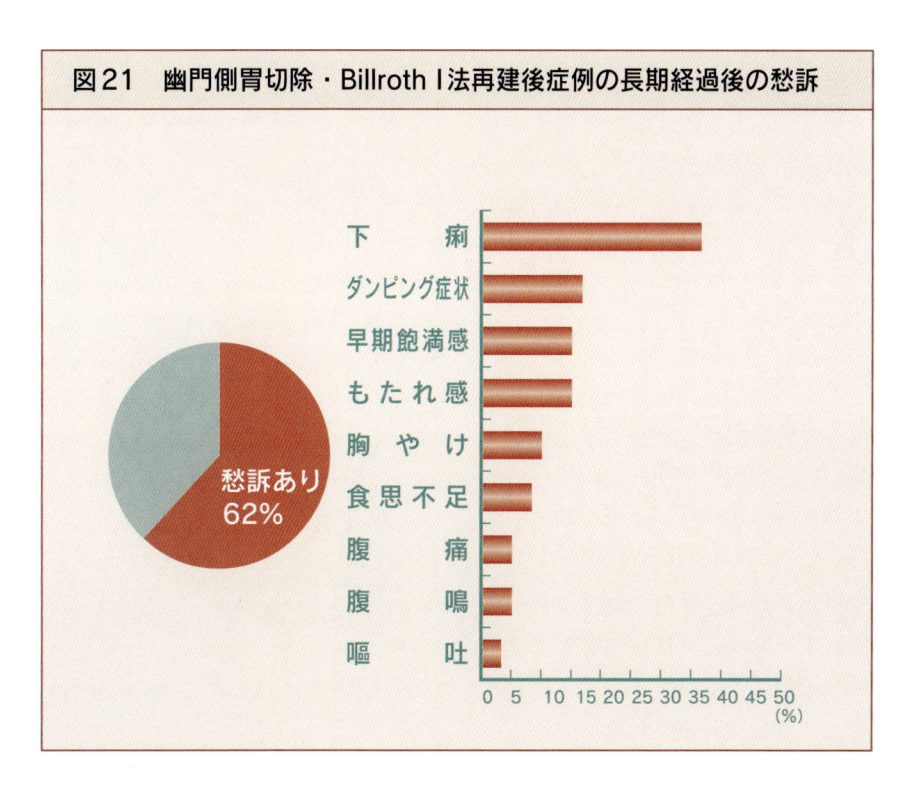

図21　幽門側胃切除・Billroth I 法再建後症例の長期経過後の愁訴

愁訴あり 62%

下痢
ダンピング症状
早期飽満感
もたれ感
胸やけ
食思不足
腹痛
腹鳴
嘔吐

第5章　いろいろながん

快するものもありますが、術後何年経過しても残存する場合も少なくありません（図21）。

後遺症を減らすには、大きく胃を温存する、とりわけ胃の出口（幽門）と、ある程度の出口側の胃の部分（幽門洞）を温存する必要があります。それには、胃を栄養する血管を残さなければならず、リンパ節郭清を縮小手術A・Bよりさらに手控える必要があります。したがって、後遺症を減らすためには、リンパ節転移がないときちんと診断する必要があります。

現在もっとも有望なリンパ節転移診断法は、「センチネルリンパ節生検」とよばれる方法です。

「センチネルリンパ節」とは、がん巣から直接にリンパ流を受けるリンパ節のことを指します。がんのリンパ節転移は、がん細胞がリンパ管の中に入り込み、その中を流れ、リンパ管の中継ステーションであるリンパ節に取り付き、そこで増殖して転移を形成すると考えられています。それなら、がんから直接にリンパ流を受けるセンチネルリンパ節こそが、もっとも転移を生じやすいリンパ節のはずです。この、「がんの転移はセンチネルリンパ節への微小な転移から始まる」という仮説を、「センチネルリンパ節概念（sentinel node concept）」とよびます。

センチネルリンパ節がどこにあるかを突き止めるのは容易ではありませんが、がんの周囲にリンパ液に流れ込みやすい物質（トレーサー）を投与し、がんから流れ出るリンパ管を追い、最初に流れ込むリンパ節を突き止めれば、それをセンチネルリンパ節の候補とみなすことは可能です。こうして同定されたセンチネルリンパ節を切除し、顕微鏡的に（もしくは遺伝子診断で）転移診断を行う方法が、「センチネルリンパ節生検」です（図22）。

様々ながんでセンチネルリンパ節生検が試みられ、センチネルリンパ節概念が成立しているか、センチネルリンパ節生検で転移の有無が診断できるかが検討されてきました。直腸がんのように、センチネルリンパ節概念の成立自体が疑わしいがんもありますが、悪性黒色種や乳がんでは、がんの転移はセンチネルリンパ節への微小転移から生じることが実証され、現在これらのがんではセンチネルリンパ節生検の結果を指標に治療方針が決定されています。この、センチネルリンパ節生検の結果を指標に外科治療を行う治療戦略は、Sentinel node navigation surgeryとよばれています。

胃がんにセンチネルリンパ節概念が成立するか否かは、近年Sentinel node navigation surgery研究会の多施設共同研究で科学的に実証されました。

早期胃がんにセンチネルリンパ節生検を行い、転移陰性と術中診断できれば、その症例のリンパ節の郭清範囲は縮小手術A・Bの範囲よりも手控えることができ、血管の温存と胃の温存（とくに幽門と幽門洞の温存）を行う「機能温存根治手術」が、根治性に影響することなく可能となり（図23）、胃切除に伴う後遺症がぐっと軽減されるものと考えられます（図24）。

2009年の時点では、胃がんセンチネルリンパ節生検は、難易度が高く、人的物的資源を必要とし、また術中転移診断の精度の問題もあって、いまだ研究的な治療に位置付けられています。しかし近い将来、機器の進歩により難易度が軽減され、遺伝子診断の進歩で術中転移診断の精度が向上すれば、一般的な方法となり、早期胃がん治療を大きく変革するブレイクスルーになるものと期待されています。（木南伸一）

図22　早期胃がんのセンチネルリンパ節同定法

内視鏡で色素を注入すると、リンパ流に流入します。初めて染まるリンパ節がセンチネルリンパ節です。

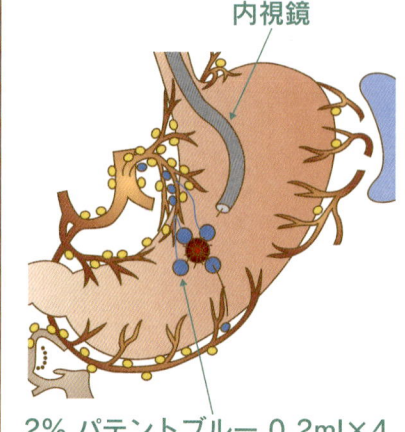

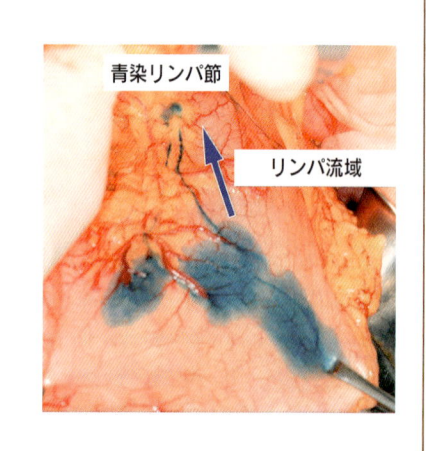

2% パテントブルー 0.2ml×4

図23 早期胃がんのセンチネルリンパ節ナビゲーション手術−機能温存根治手術

早期胃がんにセンチネルリンパ節生検を行うことにより、胃切除範囲とリンパ節郭清範囲を縮小できます。

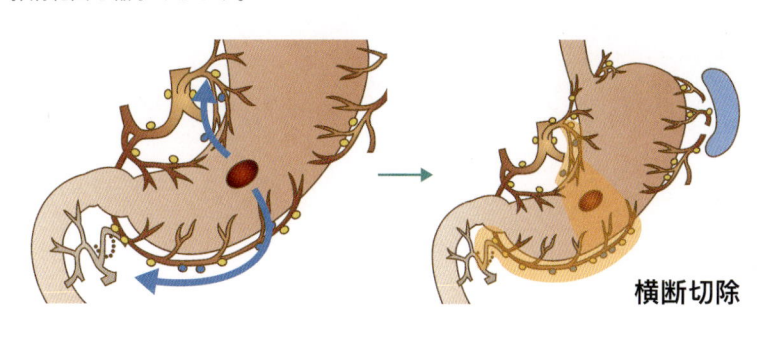

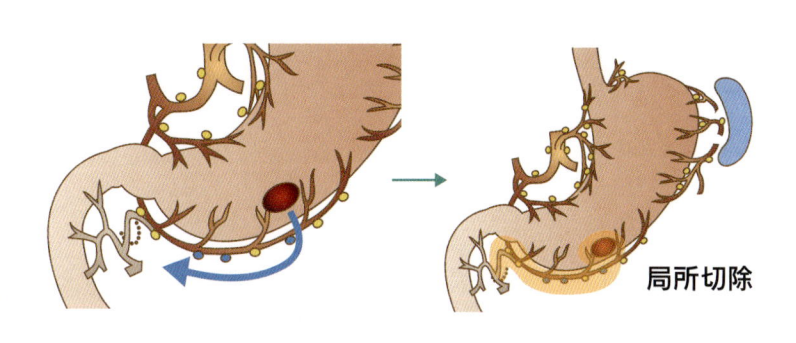

横断切除

局所切除

図24 機能温存根治手術の治療成績—術前値と比較して

機能温存手術により、食事摂取量の減少や体重減少などの胃切除に伴う後遺症が軽減されます。

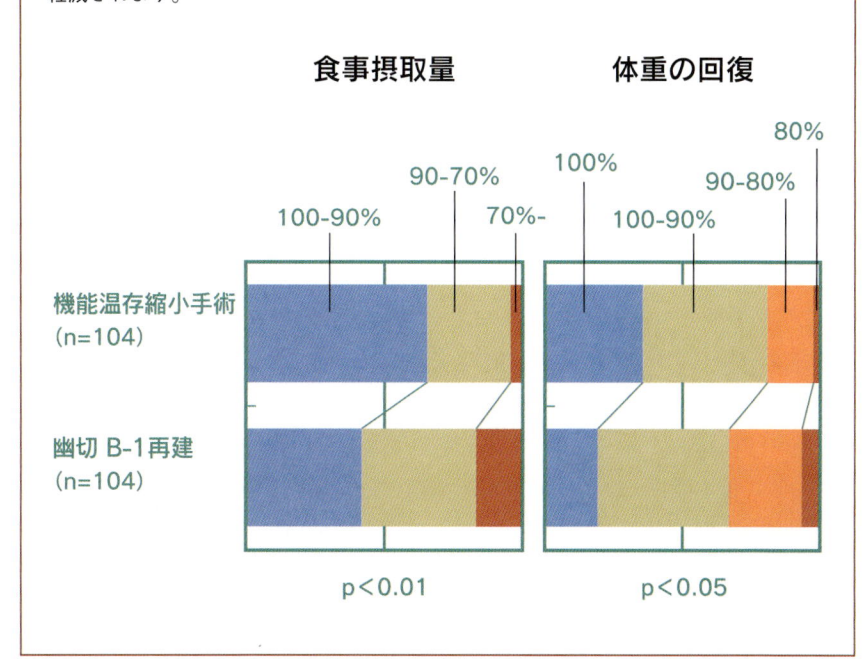

食事摂取量　　体重の回復

100-90%　90-70%　70%-　　100%　100-90%　90-80%　80%

機能温存縮小手術（n=104）

幽切 B-1再建（n=104）

p<0.01　　p<0.05

胃がんの抗がん剤治療

切除ができなかったり、再発したりした胃がんに対する治療は抗がん剤が中心となりますが、その内容はここ数年で大きく様変わりしています。1980年代の5-FUを中心とした抗がん剤の組み合わせでは、平均生存期間は約8ヶ月でした。1990年代には白金製剤のシスプラチンを中心とした併用療法が広く行われ、40～50％の症例に効果を示すまでになりましたが、平均生存期間は10ヶ月以内とまだ不良でした。1990年代末に複数の新薬が登場して、胃がんに対する縮小効果を落とさず、しかも平均生存期間は12ヶ月を超すようになり、最近の報告では14か月以上とするものまでみられます。将来的には、より安全でもっと効果のある抗がん剤の組み合わせが開発されていくでしょう（表）。

第5章 いろいろながん

表　切除不能進行胃がんの抗がん剤成績

1980年代の5-FUを中心とした抗がん剤の組み合わせでは、平均生存期間は約8ヶ月でしたが、最近の平均生存期間は12ヶ月をこすようになりました。

報告者	報告年	抗癌剤の組合せ	症例数	奏効率(%)	生存期間中央値(月)
村上	1987	MTX+5-FU	37	41	7.6
Wilke	1990	ELF	51	53	11.0
Koizumi	1993	5'-DFUR + CDDP	43	50	8.9
Findlay	1994	ECF	139	71	8.2
Ohtsu	1994	5-FU + CDDP	55	43	7.0
赤沢	1995	5-FU/l-LV	70	30	9.2
Boku	1999	CPT-11 + CDDP	44	48	9.7
Sakata	1998	S-1	51	49	8.9
Koizumi	2000	S-1	43	44	7.4
Roth	2000	TXT + CDDP	48	56	9.0
Koizumi	2003	S-1 + CDDP	25	76	12.6
Iwase	2005	S-1 + CDDP	42	50	11.5
Hyodo	2005	S-1 + TXT	46	45	14.2
Yoshida	2006	S-1 + TXT	48	56	14.3
Inokuchi	2006	S-1 + CPT-11	51	61	14.8

Q&A

問：ピロリ菌を除菌したら胃がんにならないでしょうか？

答：ピロリ菌は1982年WarrenとMarshallによって分離培養に成功してから注目されました。ピロリ菌に以前かかったことがある人の割合が、胃がんでない人に比べ胃がんの方で3～6倍高かったことから、1994年にWHOによってピロリ菌が胃がんの原因のひとつとされました。これをうけて日本でも、内視鏡で8年間観察する臨床研究が行われました。その研究によると、ピロリ菌感染者1,246人中36人（2.9％）に胃がん発生がみられましたが、非感染者からは1例も胃がんの発症はありませんでした。また中国ではピロリ菌陽性者1,630人を7年間追跡する調査が行われました。その結果、全体では除菌に関わらず胃がんの発生に差はありませんでしたが、調査開始時に萎縮性胃炎がない例では非除菌群のみに胃がんが発症しました。萎縮性胃炎は胃がんを発症しやすい状態と考えられています。したがって、胃がんにはいろいろなリスク因子があり、ピロリ菌もその1つで、除菌の効果は確かにあるが、萎縮性胃炎の状態が継続している場合はピロリ菌除菌のあとも注意が必要であるなど、除菌には限界もあると言えるでしょう。

第5章　いろいろな がん

大腸がん

吉谷　新一郎

大腸がんとは

　大腸は小腸に続いて右下腹部の盲腸から肛門まで約1.5 mの管腔臓器です。大きく結腸と直腸に分類しますが、この大腸の粘膜から発生した悪性腫瘍を大腸がんと言います。

大腸がんの疫学

　本邦では、大腸がんの罹患数および死亡数は著しく増加しています。人口10万対年齢調整死亡率でみると大腸がん死亡率は1950年には男性8.6人、女性7.5人でしたが、2002年には男性23.0、女性13.4人まで増加し、男性では肺がん、胃がん、肝がんについで4位、女性では2003年に胃がんを抜いて大腸がんが死亡率のトップになっています。また、死亡数は1950年が男性1,819人、女性1,909人であったのに比べ2002年では男性20,568人、女性17,100人と約10倍に増えています。さらに罹患率は2015年には男女ともに大腸がんが1位となると予想されています。

　大腸がんの発生要因として、アメリカに移住した東洋人の大腸がん罹患率はアメリカ人と同程度に高まるという疫学調査が示すように、大腸がんの発生には環境因子が強く作用していると思われます。本邦における食物摂取量の推移を観察した結果、大腸がんが増加した期間に食物繊維摂取量が40 %減少したと報告され食物繊維は大腸がんの発生に抑制的に作用することが示唆されています。

　また、疫学研究の包括的レビューによれば、大腸がんの予防因子のなかで、確実なものとして野菜と運動、可能性のあるものとして食物繊維があげられています。

　大腸がん発生に危険因子とされているものはたくさんあります。疑われるものとして肉類とアルコール、可能性のあるものとして肥満と脂肪があげられています。とくに大腸がんは60歳代から70歳代に多く発症しています。また家族の方に大腸がんに罹った人がいる場合や他のがんに罹ったことがある人も高危険群と言われています。また、家族性大腸腺腫症、遺伝性非ポリポーシス大腸がんなどの遺伝性の病気や潰瘍性大腸炎などに大腸がんが発生することもあります。

大腸がんの病態

　大腸の発がんには2つの経路が唱えられてきました。1つは腺腫とよばれるポリープを前駆病変として発がんする経路で、大腸がんのほとんどはこの腺腫に由来し発生すると言われています(adenoma-carcinoma sequence)。もう1つは粘膜から直接がんが発生する経路で、このタイプの特徴は腺腫を経ずに発生するがんのため平坦な病変が多く早期から小型の早期がんを経て進行がんに至る特徴があります。これらのがんをde novoがんといいます(図1)。

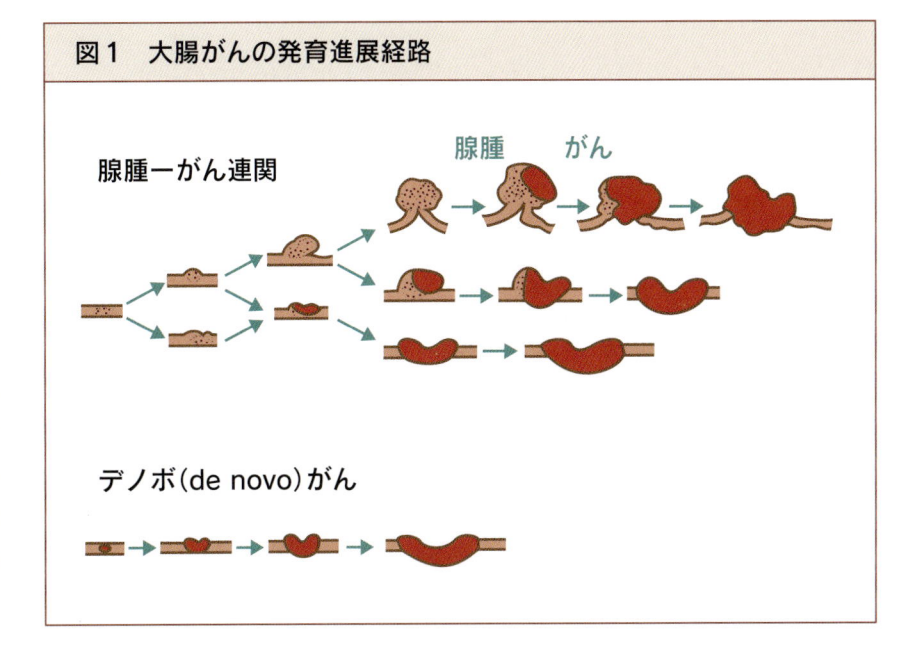

図1　大腸がんの発育進展経路

腺腫－がん連関

デノボ(de novo)がん

大腸がんの症状

　一般に早期大腸がんは自覚症状がなく、健康診断や人間ドックで発見されます。進行大腸がんでも腫瘍が大きくなるまで症状はなく、大腸の内腔が閉塞してくると腸内容の通過障害を起こします。大腸がんの発生部位によって症状は異なり、左側結腸に存在すると便通異常、腹痛、腹部膨満感などが多く、血便を伴うことがあります。右側結腸ではこれらの症状は乏しく腫瘍が大きくなってはじめて貧血、体重減少、腫瘤触知などの症状がみられます。これは右側結腸では便がまだ液状で閉塞を来しにくいためと言われています（図2）。

大腸がんの検査・診断

　大腸がんは、早期であればほぼ100％近く完治できますが、自覚症状はありません。無症状で発見するには大腸がんの検診が重要です。便の免疫学的潜血反応は一般的に普及している大腸がんのスクリーニング検査です。また、血液検査で腫瘍マーカー（CEA、CA19-9など）の異常値で見つかることもあります。

便潜血検査

　便中の微量な血液の有無を調べる検査で、大腸がんのスクリーニングとして広く行われている検査です。以前行われていた化学法は、ヒト以外の血液（食物中に含まれる魚肉の血液）にも反応してしまうため、現在では通常ヒトヘモグロビンにのみ反応する免疫法を用いて検査が行われています。通常、感度を高めるために2日法（2日分の便をそれぞれ検査する）が推奨されています。このうち1回でも潜血反応陽性の場合には、出血を来す病気が存在する可能性があり、内視鏡検査あるいは造影X線検査を受けることをお勧めします。ただし、早期がんの場合便潜血検査が陽性になることは少なく約50％の頻度です。進行がんでも必ずしも陽性になるとは限らず、5～10％は偽陰性となり見逃す危険性があります。このため、便潜血反応が陰性だからといって安心というわけではありません。便潜血検査による検診は死亡率を減少させ、受診によって予後を改善することができると言われております。

腫瘍マーカー

　体内に腫瘍ができると、健康なときにはほとんどみられない特殊な物質が、その腫瘍により大量につくられ、血液中に出現してきます。この物質を「腫瘍マーカー」と言います。大腸がんでは、特異的なマーカーはありませんが、CEAとCA19-9がもっともよく用いられるマーカーです。これらのマーカーは大腸がんを疑う症例の診断の補助や大腸がんに罹患する危険性の高い人、病期や進行度の予測、切除後のモニタリングや再発の予測のために使用され重要です（図3）。

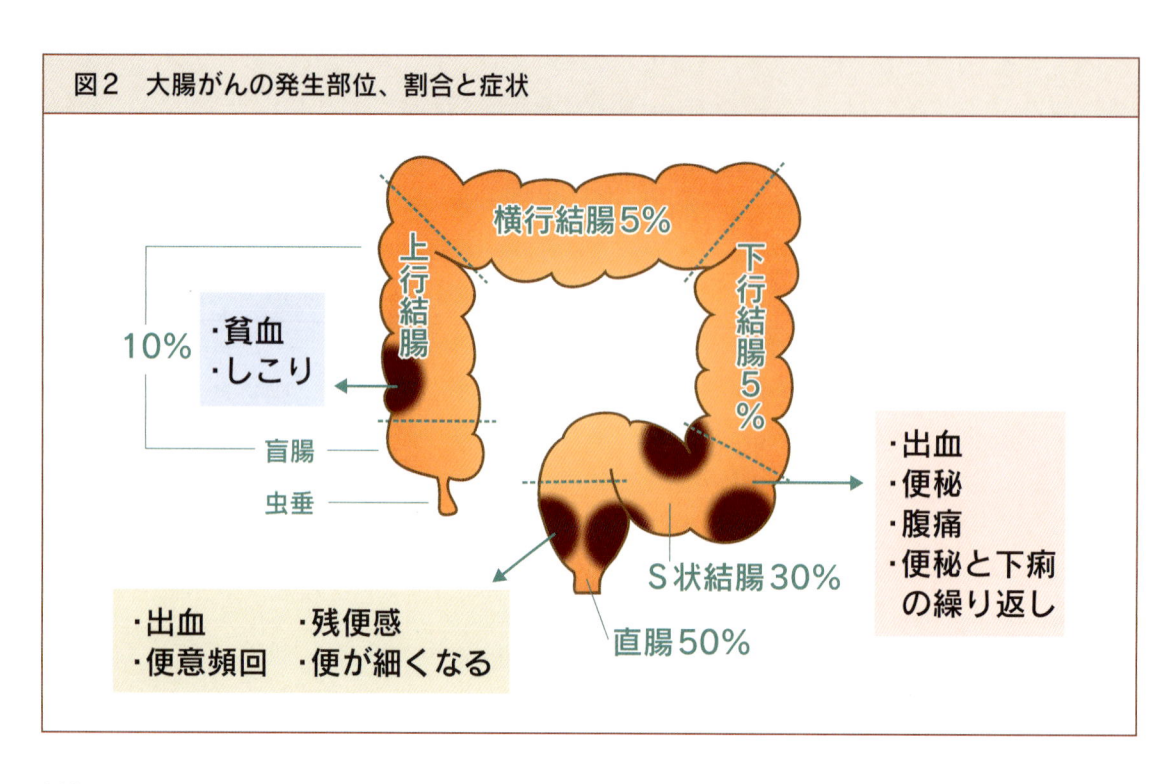

図2　大腸がんの発生部位、割合と症状

- 横行結腸 5%
- 上行結腸 / 下行結腸 5%
- 10%：・貧血 ・しこり
- 盲腸
- 虫垂
- S状結腸 30%
- 直腸 50%
- ・出血 ・便秘 ・腹痛 ・便秘と下痢の繰り返し
- ・出血 ・残便感 ・便意頻回 ・便が細くなる

注腸造影検査

肛門からバリウムと空気を注入し、X線写真をとる検査です。この検査ではがんの位置や大きさなどがわかります（図3）。

大腸内視鏡検査

肛門から内視鏡を挿入して、直腸から盲腸まで調べる検査です。ポリープや腫瘍等の病変を認めた場合、病変の一部を採取して調べたり、内視鏡的切除を行うことが可能です（図4）。

画像検査（CT、MRI、超音波検査、PETなど）

これらの検査は大腸がんの進行度や転移・再発を調べ病期を決定し、以後の治療方針を決めるうえで重要な検査です（図5、6）。

大腸がんの病期分類

発生したがんの深達度（がんが大腸壁のどの程度まで深くくい込んでいるか）により早期がんと進行がんに大別されます。早期がんは、がんが粘膜内あるいは粘膜下層にとどまっています。がんが粘膜下層を超えて、腸壁の固有筋層にまで浸潤しているものが進行がんです。大腸がんの病期は腫瘍の壁深達度、リンパ節転移、肝や肺への遠隔転移の有無

図3　注腸造影所見

直腸Rs部に壁の不整像を認めます。

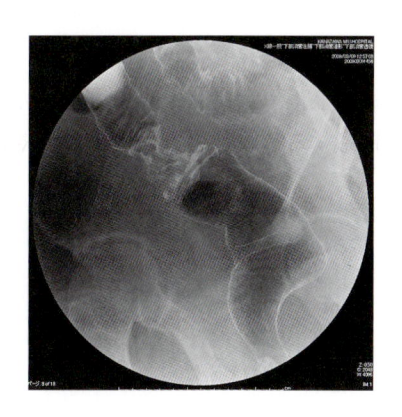

下部直腸に壁の不整像を認めます。

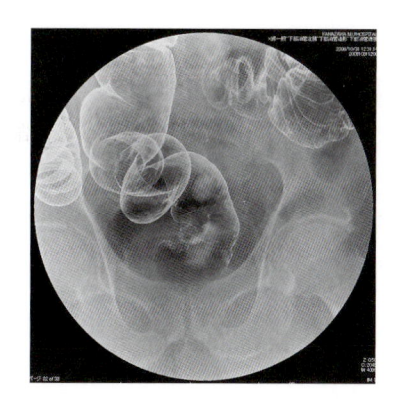

上行結腸、肝弯曲部にApple core signを認めます。

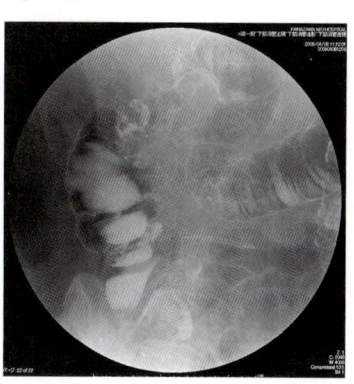

図4　下部消化管内視鏡所見

S状結腸に全周性の規約2型の腫瘍を認めます。内視鏡は口側へ挿入できず易出血性です。

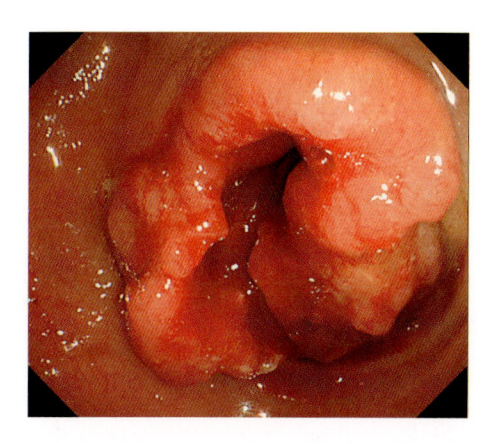

図5　腹部CTスキャン

肝臓の両葉にわたり多発性の転移を認めます。

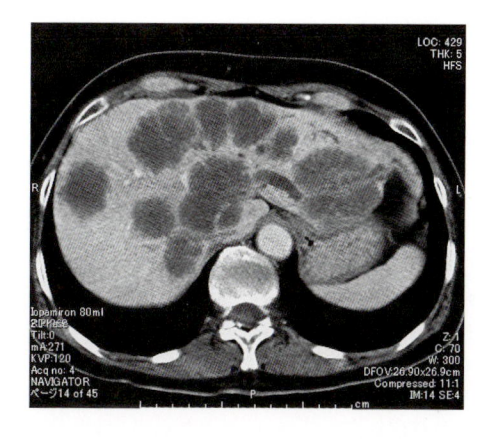

第5章 いろいろながん

図6 腹部MRI所見

直腸に腫瘍性病変を認め周囲リンパ節の腫脹がみられます。

MRI T1強調像　　　　RI T2強調像

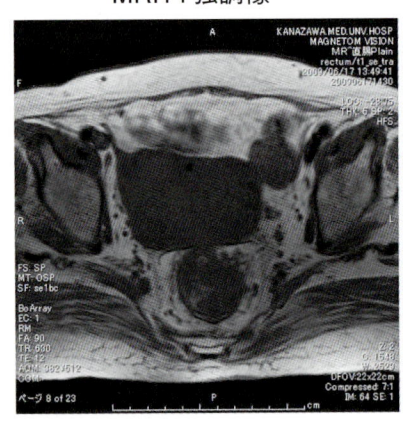

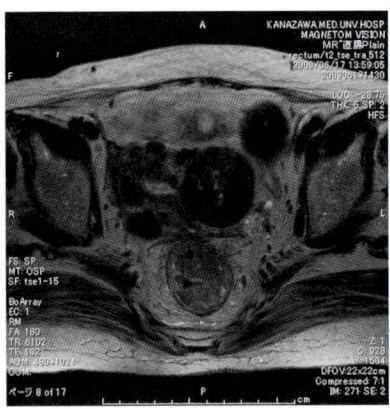

図7 病期分類

大腸癌取扱い規約による分類

	H0, M0, P0			H1, H2, H3, M1 P1, P2, P3
	N0	N1	N2, N3	M1（リンパ節）
M	0			
SM MP	Ⅰ	Ⅲa	Ⅲb	Ⅳ
SS, A SE SI, AI	Ⅱ			

リンパ節転移
NX：リンパ節転移の程度が不明である
N0：リンパ節転移を認めない
N1：腸管傍リンパ節と中間リンパ節の転移総数が3個以下
N2：腸管傍リンパ節と中間リンパ節の転移総数が4個以上
N3：主リンパ節または側方リンパ節に転移を認める

肝転移
HX：肝転移の有無が不明
H0：肝転移を認めない
H1：肝転移巣4個以下かつ最大径が5 cm以下

H2：H1、H3以外
H3：肝転移巣5個以上かつ最大径が5 cmをこえる

腹膜転移
PX：腹膜転移の有無が不明
P0：腹膜転移を認めない
P1：近傍腹膜にのみ播種性転移を認める
P2：近傍腹膜に少数の播種性転移を認める
P3：近傍腹膜に多数の播種性転移を認める

肝以外の遠隔転移
MX：遠隔転移の有無が不明
M0：遠隔転移を認めない
M1：遠隔転移を認める

によって決まります。国際的にはTNM分類、本邦では大腸癌取り扱い規約を用いて病期分類します。この病期分類によって治療計画を立てたり再発防止のための補助療法を行うために重要です。切除したがん病巣やリンパ節を顕微鏡で詳しく調べることで、組織学的な進行程度が決まります。病期Ⅰはリンパ節に転移のない、比較的がんの壁深達度が浅いもので、病期Ⅱは壁深達度がより深いもののリンパ節転移がないもの、病期Ⅲは、リンパ節転移が陽性のもので、リンパ節転移の拡がりの程度によりⅢaとⅢbに区別されています。リンパ節転移が局所に限局していない場合や腹膜転移や遠隔臓器に転移がある場合は病期Ⅳと分類されます（図7）。

大腸がんの治療

大腸がん治療の原則は手術であり切除効果の高いがん腫です。よって根治的治療として手術による切除をめざします。しかし治癒切除されても約30％に術後再発がみられるため、それぞれの病期によって補助療法を行うなど治療法は個別に異なるのです。

外科治療

早期がんで粘膜内にとどまっておりリンパ節転移がないと判断された腫瘍は内視鏡手術により切除が可能です。がんが粘膜下に浸潤するかリンパ節転移が疑われる腫瘍では手術によって腫瘍とリンパ節の郭清を行います。手術方法として腹腔鏡下に切除する方法と従来の開腹する手術法がありますが、腫瘍の部位や進行度、手術既往の有無などで治療法が

選択されます（図8）。

結腸がんの手術

結腸は右側は上腸間膜動脈が、左側は下腸間膜動脈が栄養血管であるため手術術式は腫瘍の占居部位によって異なります。腫瘍から口側・肛門側ともに10 cm離して腸管を切除し吻合します。最近では吻合にステイプラーを用いた機能的端々吻合が行われています（図9）。

直腸がんの手術

直腸は骨盤内の深く狭いところにあり、直腸の周囲には前立腺・膀胱・子宮・卵巣などの泌尿生殖器があります。排便、排尿、性機能など日常生活の上で極めて重要な機能

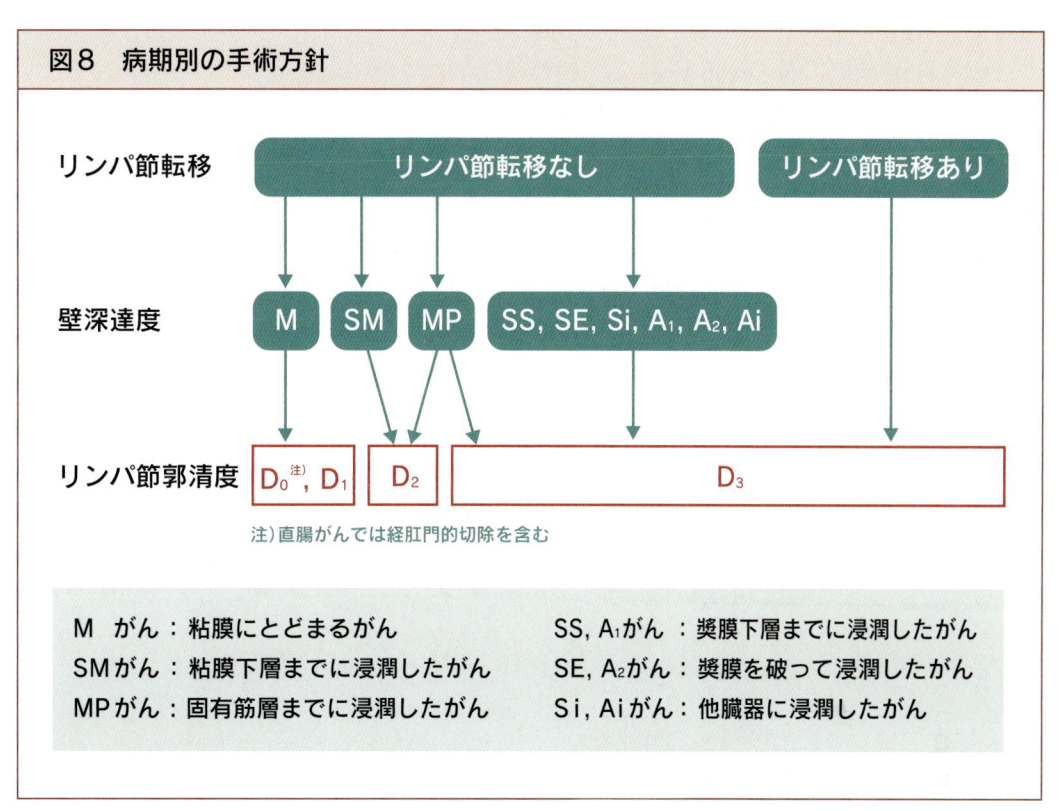

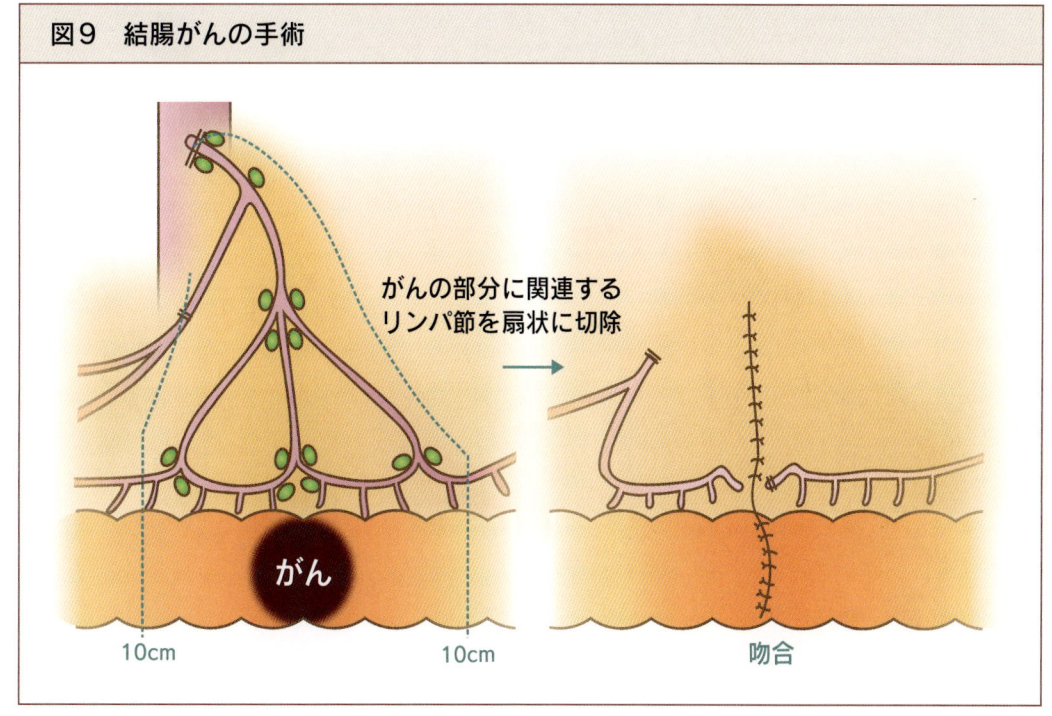

図8　病期別の手術方針

リンパ節転移	リンパ節転移なし				リンパ節転移あり
壁深達度	M	SM	MP	SS, SE, Si, A₁, A₂, Ai	
リンパ節郭清度	D_0(注), D_1	D_2		D_3	

注）直腸がんでは経肛門的切除を含む

- M がん：粘膜にとどまるがん
- SMがん：粘膜下層までに浸潤したがん
- MPがん：固有筋層までに浸潤したがん
- SS, A₁がん：漿膜下層までに浸潤したがん
- SE, A₂がん：漿膜を破って浸潤したがん
- Si, Aiがん：他臓器に浸潤したがん

図9　結腸がんの手術

がんの部分に関連するリンパ節を扇状に切除

10cm　　10cm　　吻合

は、骨盤内の自律神経によって支配されています。手術によってこれら神経を損傷すると排尿障害や性機能障害を起こしQOLが著しく低下します。そこで、直腸がんの手術は病期の進行に準じ根治切除と機能温存を行わなければなりません（図10）。

自律神経温存術：排尿機能と性機能を支配する自律神経を確認し温存する手術法です。

肛門括約筋温存術：以前は肛門に近い直腸がんの多くに人工肛門がつくられていましたが、最近では自動吻合器を使い、直腸と結腸を縫合することで肛門を温存する肛門括約筋温存術が行われ、排便機能を保つことが可能となりました。さらに肛門の歯状線にかかるような直腸がんでも適応があれば肛門括約筋を部分的に切除して肛門を温存する手術を行うことができるようになりました。

腹腔鏡手術

腹腔鏡手術はお腹の数ヶ所に5mm～1cm程度の穴を開け、炭酸ガスで腹部を膨らませて、腹腔鏡でテレビ画像を見ながら手術を行う方法です。小さな傷口で切除が可能ですので、術後の疼痛も少なく、術後早期に退院できるなどのメリットがあります。

化学療法（抗がん剤治療）

大腸がんは従来、抗がん剤が効かないがんとされていました。近年、FOLFOXやFOLFIRIといった抗がん剤治療や分子標的治療薬の登場によって、抗がん剤の治療成績が飛躍的に向上しました（図11）。

しかし、これらの治療はあくまでも補助療法ですので再発の危険が高いがんや手術で切除不可能であったもの、また再発した症例などが適応となります（図12）。

放射線療法

放射線療法は手術の前に行う場合、病期を低下させ、より根治切除

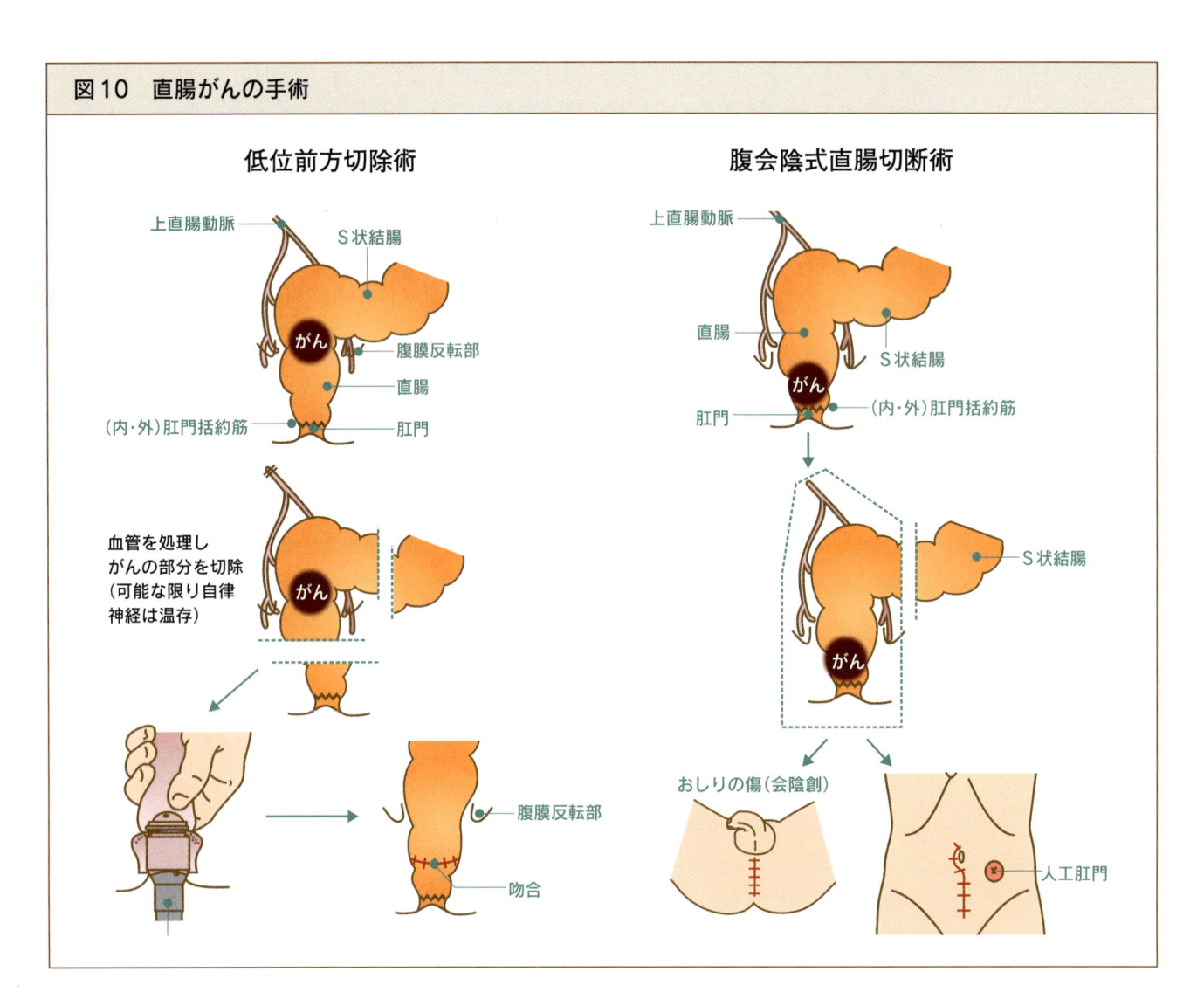

図10　直腸がんの手術

大腸がん

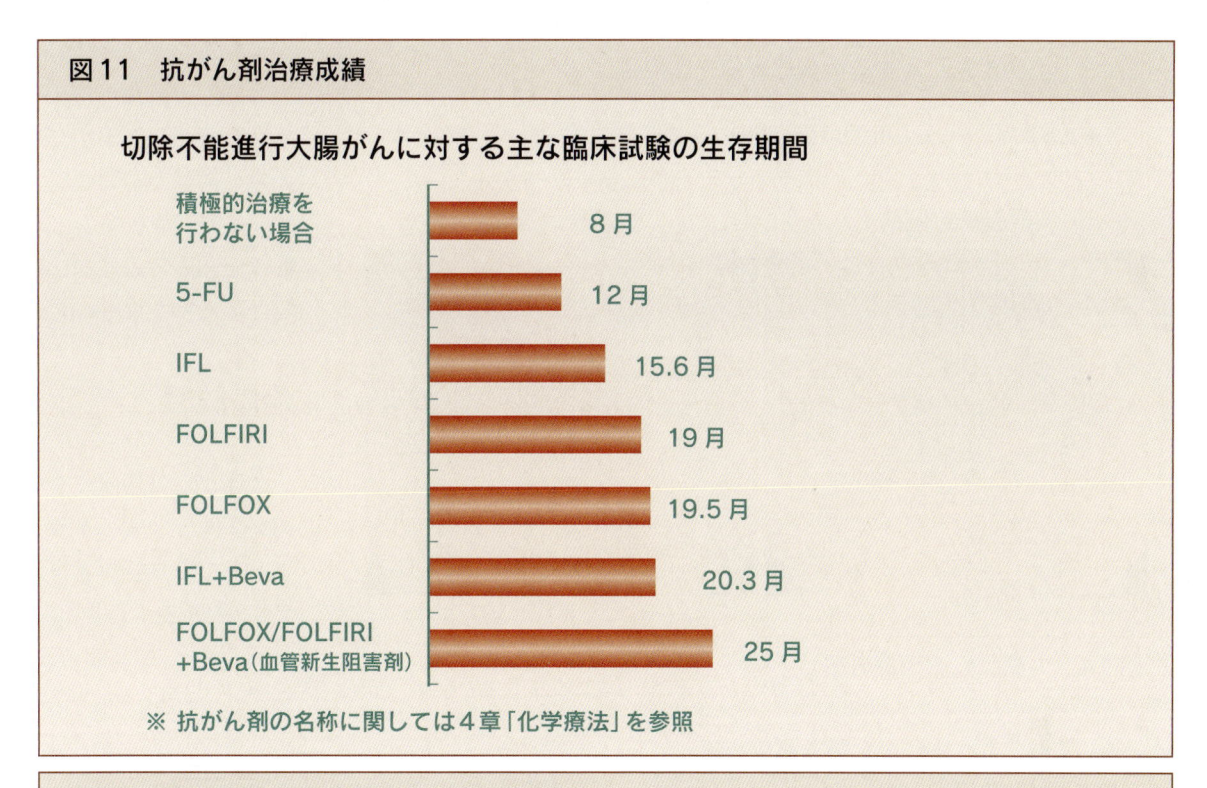

図11 抗がん剤治療成績

切除不能進行大腸がんに対する主な臨床試験の生存期間

治療	生存期間
積極的治療を行わない場合	8月
5-FU	12月
IFL	15.6月
FOLFIRI	19月
FOLFOX	19.5月
IFL+Beva	20.3月
FOLFOX/FOLFIRI+Beva（血管新生阻害剤）	25月

※ 抗がん剤の名称に関しては4章「化学療法」を参照

図12 進行再発大腸がんに対する化学療法

多発肝転移を認めた症例に対しmFOLFOX6療法を施行したところ6ヶ月後には病変は縮小し著効（CR）が得られました。

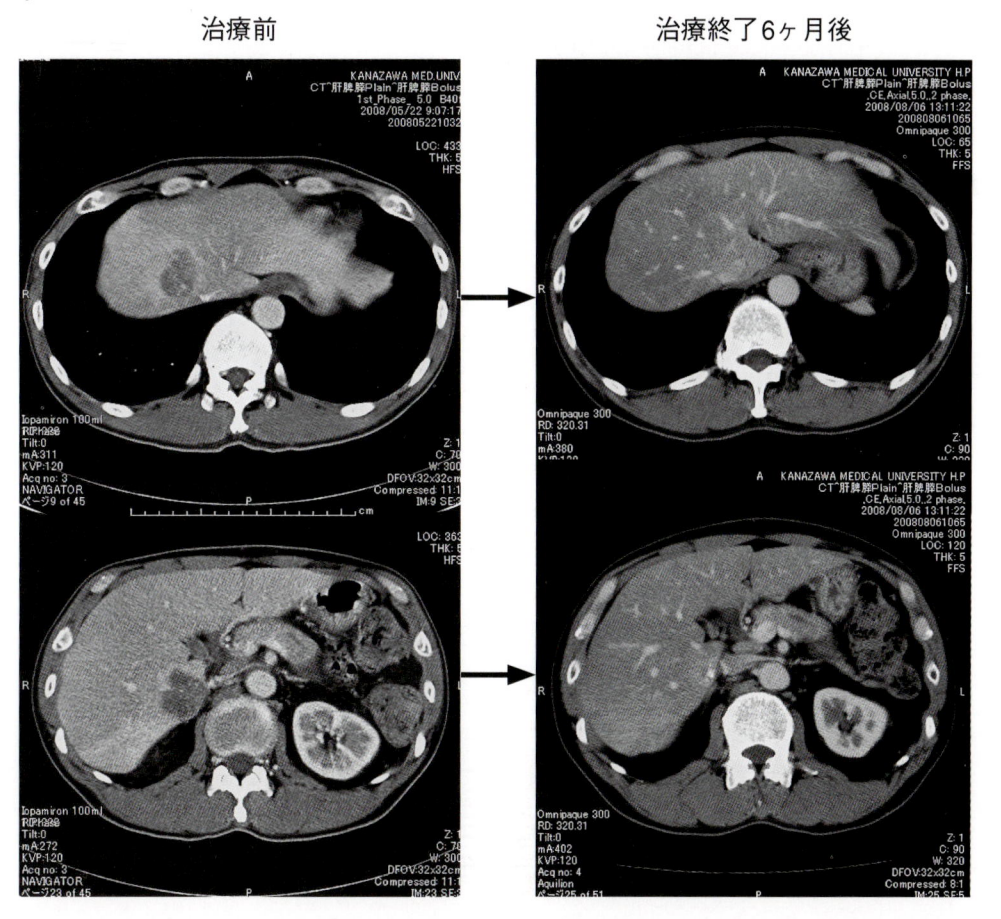

治療前　　　　　　　　治療終了6ヶ月後

第5章　いろいろながん

図13　大腸がんに対する術前放射線化学療法

下部進行直腸がんに対し術前放射線化学療法を施行したところがんの縮小効果を認めました。

放射線治療前　　　　　　　放射線治療後

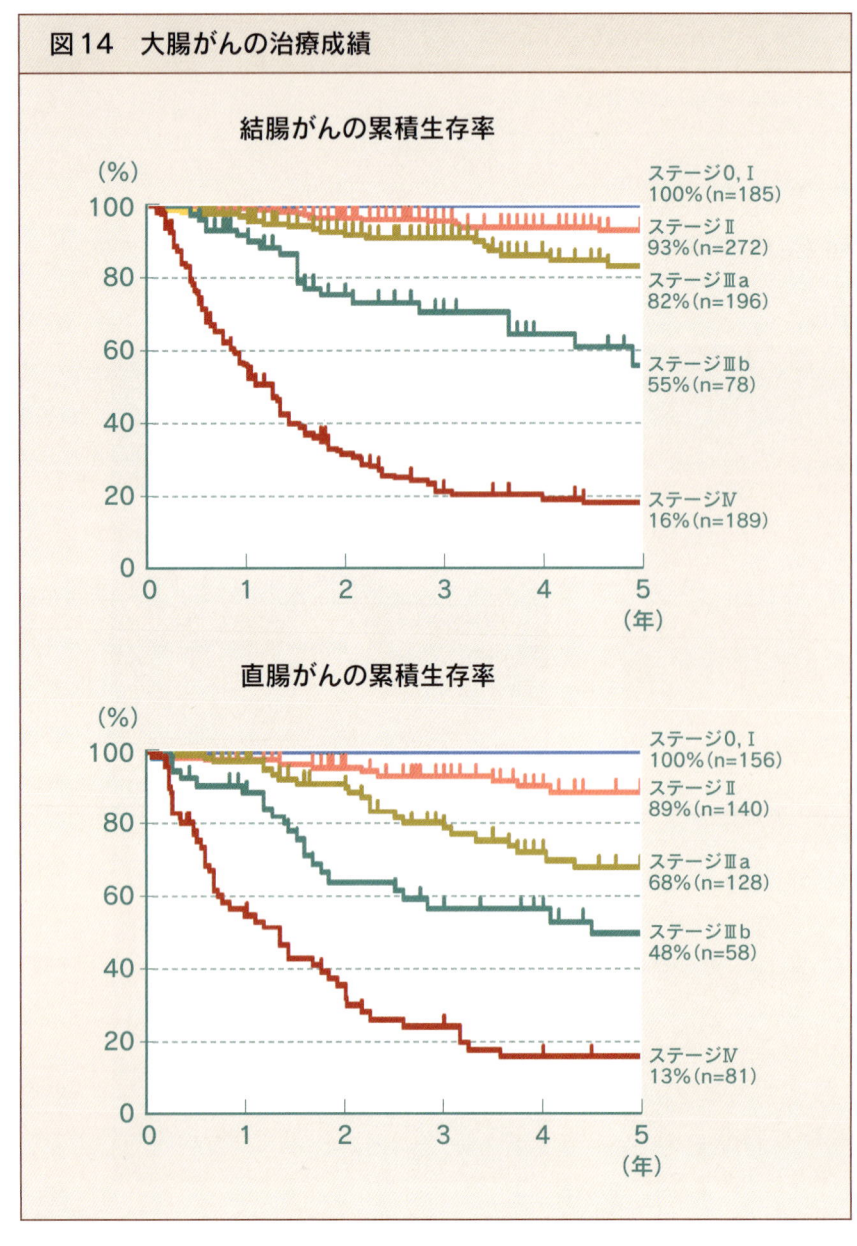

図14　大腸がんの治療成績

結腸がんの累積生存率

- ステージ0, I　100%（n=185）
- ステージII　93%（n=272）
- ステージIIIa　82%（n=196）
- ステージIIIb　55%（n=78）
- ステージIV　16%（n=189）

直腸がんの累積生存率

- ステージ0, I　100%（n=156）
- ステージII　89%（n=140）
- ステージIIIa　68%（n=128）
- ステージIIIb　48%（n=58）
- ステージIV　13%（n=81）

が可能となるように行ったり、手術後にがんの遺残や再発の危険が高い場合に行われる治療です。抗がん剤治療と同様、補助療法とされています。また、骨転移などの疼痛に対し痛みを和らげる緩和治療として行う場合もあります（図13）。

治療成績

大腸がんは切除による治療効果が高いがんですが、病期別の5年生存率をみても良好な成績が得られています。大腸癌研究会による調査では、1995年から1998年の登録で5年生存率は、結腸で病期Iは90.6％、病期IIは83.6％、病期IIIaは76.1％、病期IIIbは62.1％、病期IVは14.3％と報告されています。また、直腸では病期Iは89.3％、病期IIは76.4％、病期IIIaは64.7％、病期IIIbは47.1％、病期IVは11.1％となっています（図14）。

術後の後遺症

消化・吸収能への影響

大腸は消化・吸収という観点からはさほど重要ではなく、大腸を部分的に切除しても、ほとんど影響はありません。

排便機能への影響

直腸切除の場合は、残る直腸の長さにもよりますが、多少は、排便への影響が残ります。軟便の傾向になったり、排便回数が増えたりすることがあります。高齢者や肛門括約筋の機能が低下している場合には、肛門に近い部位で吻合を行うと術後に便失禁に悩まされることがあります。

排尿機能障害

直腸がんのうち肛門に非常に近い部位に発生する下部直腸がんでは、がんを根治するために骨盤壁のリンパ節を広範囲に切除することがあります。この場合、排尿機能に関与している骨盤内臓神経を損傷することがあり、術後に排尿機能の障害を来すことがあります。障害が重症の場合は、自己導尿が必要となります。最近は、これらの神経を温存しながらリンパ節郭清を行う手術をすることで排尿障害は減少しています。しかし神経を温存した場合でも、術後早期には排尿障害が生じることもあります。

性機能障害

排尿に関与する神経に比べ、男性の性機能に関与する神経はさらに繊細・複雑であると考えられており、術後に何らかの性機能障害が残る場合があります。

人工肛門を造設した場合

下部直腸がんや肛門がんでは、直腸を切断し人工肛門を造設します。最近は、なるべく肛門括約筋を温存し人工肛門を造設しない術式が選択されるようになってきています。人工肛門の装具や管理は進歩しており、人工肛門があっても、術前と同じように生活し社会復帰しています。

手術後の経過観察

大腸がん治療の原則は手術であり、切除された大腸がんのうち70〜80％は根治可能で、大腸がんは他のがんに比べ治りやすいがんの1つです。しかし、20〜30％の方に再発が起こる危険性があり、そのために少しでもこの危険性を減らす目的で術後補助療法（抗がん剤治療）を行います。手術後は再発を早期に発見するために定期的に検査を行います。大腸がんでは肝臓や肺・骨盤内に転移・再発する場合が多く、早期に診断できればこれら転移巣も切除が可能です。切除不可能な場合でも化学療法や放射線療法を行うことで、より長期間生存が可能です。手術後3年間は3〜6ヶ月ごとに、X線検査、CT、超音波検査、腫瘍マーカー、さらにPET-CTなどの検査を行います。再発の8割は2年以内に発生するとされておりますが、手術後5年間は経過を見るために通院していただきます。

第5章 いろいろながん

肝がん

福羅 匡普

肝臓がんには、肝臓を構成する細胞から発生した原発性肝がんと、肝臓以外の臓器にできたがんが転移してできる転移性肝がんがあります。原発性肝がんは肝細胞を起源とする肝細胞がんと、胆管細胞を起源とする胆管細胞がん、およびその他のものに分類することができます。これらのなかで肝細胞がんの占める割合が95％と最も多いので、一般的に肝がんというと肝細胞がんのことを指します。日本は世界的にみて肝細胞がんの多発地域の一つであり、その約95％はB型肝炎ウイルス（HBV）、またはC型肝炎ウイルス（HCV）の持続感染により、慢性肝炎ないし肝硬変を母地として発生します。日本における肝細胞がんによる死亡数は、年間およそ3万5千人です。

本稿では、肝細胞がんの肝発がん機構、ならびに肝がんの診断・治療を概説するとともに、発がん予防が期待されている治療について紹介します。

肝発がん機構

B型肝炎からの発がんは、無症候性キャリアや非肝硬変からも比較的多く報告されています。HBVによる発がん機序に対する考え方は、免疫系を介した間接的な肝細胞障害から始まり、ウイルス遺伝子の組み込みによるホストゲノムのシス活性化、また、ウイルスタンパクによるトランス活性化やシグナル伝達経路の調整など、様々な因子が関与しています。

HCV感染による発がんはHBVと異なり、ホストの遺伝子に組み込まれることなく発がんを来すことから、そのメカニズムには不明な点が多いのですが、HCVを構成する各遺伝子の機能が検討され、現時点ではミトコンドリアを中心とした活性酸素と発がんの密接な関連が指摘されています。

肝がんの症状

肝臓は予備能力がきわめて大きいので肝がんが発生しても自覚症状に乏しく、慢性肝炎や肝硬変による症状のために病院を受診した際や、その後定期的に通院している間の検査で肝がんが見つかる場合が多くみられます。慢性肝炎や肝硬変の症状としては、食欲不振、全身倦怠感、腹部膨満感、便秘・下痢などの便通異常、尿の濃染、黄疸、吐下血、貧血症状（めまい・冷や汗・脱力感・頻脈など）などがあります。肝がんによる自覚症状としては、右上腹部のしこり、右上腹部痛、原因不明の発熱、黄疸等をあげることができますが、これらはかなり病状が進んでからの症状のため、症状出現前の早期発見が大切です。稀に、初発症状が肝がんの腹腔内破裂による激烈な腹痛とショック状態であることもあり、これは命にかかわる重大な症状です。

肝がんの診断

腫瘍マーカー

AFP（α-fetoprotein）

AFPは肝細胞がんの代表的な腫瘍マーカーです。しかし、AFPは肝細胞が再生するときにも産生されるので、急性肝炎の回復期や、肝細胞がんのない慢性肝炎や肝硬変でも上昇することがあります。

AFP-L3分画

AFPの一部であるAFP-L3は肝細胞がん診断に対する特異性が高く、がんの悪性度が高い、がんの個数が多い、がんが大きい場合に高値になります。

PIVKA-Ⅱ

肝細胞がんに特異性の高い腫瘍マーカーですが、AFPとの関連がないため、AFPでの見落としをカバーするために使われることがあります。肝がんがない場合でも、長期の黄疸や薬剤（ワーファリンや抗生物質など）でビタミンKが欠乏したときに上昇することがあります。

画像診断

腹部超音波検査（図1）

肝がんを診断するのに最も簡便な画像検査ですが、がんが存在する部位や腹部の状態（肥満、腸管ガスが多いなど）によっては診断が難しい

ことがあります。超音波造影剤を併用し、がんの血流動態を評価することも可能です。

腹部CT検査、腹部MRI検査

肝がんの診断にとってCTやMRIによる画像診断は不可欠です。肝がんのCT診断の最も重要な所見は、造影剤を用いたdynamic CTによる増強パターンです。典型的な肝がんは動脈相で肝実質より高吸収に描出され、門脈層では肝実質より低吸収に描出されます。MRIにおいても、dynamic studyが診断の基本となることはCTと同様です。最近では「がん細胞に取り込まれない」という特徴を利用した、肝特異性造影剤（超常磁性酸化鉄：SPIOやGd-EOB-DTPA）が用いられ、診断精度がさらに向上してきています。

腹部血管造影検査

肝がんの診断において、現時点で最も感度の高い画像診断がCTHA/CTAPです。右大腿の動脈より肝臓を栄養する動脈にカテーテルを挿入し、そこから造影剤を注入しながらCT撮影を行います。dynamic CTやMRI検査を行っても診断に苦慮する場合や、肝硬変症における境界病変と肝細胞がんとの鑑別が困難な場合、ならびに局所治療の術前評価などの目的で行われます。

針生検

少数例ではありますが、上記の画像診断や血液検査によっても肝がんの確定診断がつけられないことがあります。このような場合には、超音波で観察しながら細い針を腫瘍部分に刺し、少量の腫瘍組織を採取することにより組織学的に診断が可能です。しかし、肝表面からの出血や、がん細胞を周辺に播種する危険性もあり、施行には充分な検討が必要です。

肝がんのステージ分類

肝がんの進行度は表1のように分類されており、T因子（腫瘍の病態）、N因子（リンパ節転移の有無）、M因子（遠隔転移の有無）の3つの因子によって決定されます。T因子は、①腫瘍が1個だけ ②大きさが2 cm以下か？ ③門脈・肝静脈・胆管へのがんの浸潤がないの3項目によって評価され、T1：3項目合致、T2：2項目合致、T3：1項目合致、T4：すべて合致せず、と取り決められています。また、ステージⅠはT1N0M0、ステージⅡはT2N0M0、ステージⅢはT3N0M0、ステージⅣはⅣAとⅣBとさらに2つに分類され、遠隔転移があれば自動的にⅣBとなり、ⅣAはT4N0M0、またはT1、2、3、4のいずれか、かつN1M0ということになります。

一方、肝予備能を評価するのが「肝障害度」分類（表2）です。肝障害度は、A、B、Cの3段階に分けられ、AからCの順で肝障害の程度が強いことをあらわします。

肝がんの治療

肝がんの治療には外科的切除、経皮的エタノール注入療法やラジオ波焼灼療法などの局所的治療、腫瘍を栄養する動脈から治療を行う経カテーテル治療があります。どの治療法を選択するかは、腫瘍の大きさ、個数、多臓器への転移の有無、および肝予備能を考慮して総合的に判断されます。また、いくつかの治療法を併用することもあります。究極の治療法は肝移植ですが、この適応に

図1　肝がんの超音波画像

黒い部分（→）が肝がんです。

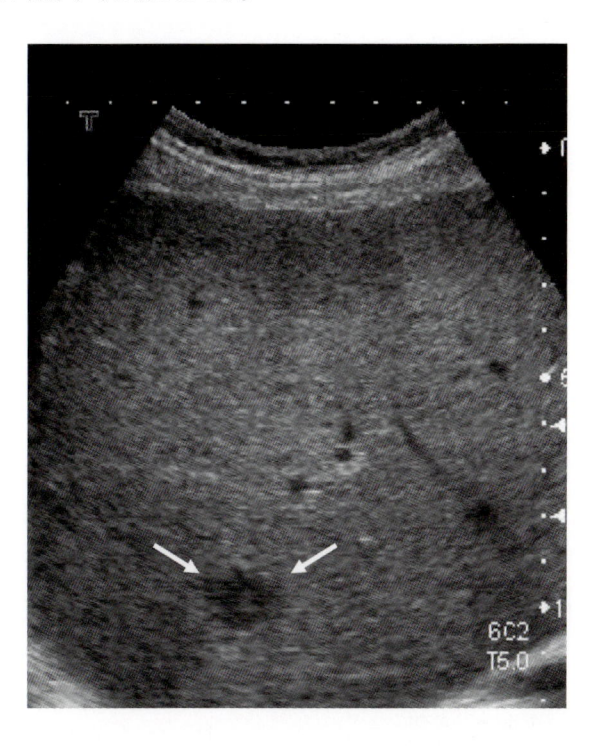

ついては正確な病態診断が必要です。また、本邦では肝臓提供者を得ることは容易ではありません。

外科的切除

肝切除は、がんを含めて肝臓の一部を切除する治療法で、最も確実な治療法の一つといえます。しかし、その適応は限定されており、一般に、単発あるいは少数の腫瘍の場合で、かつ背景となる肝病変は肝予備能が良好な慢性肝炎や初期の肝硬変に限られます。実際には様々な肝機能の検査を行って、安全に肝切除が行われる基準を参考にしながら、肝切除の適応や術式が決定されます。術後の入院期間はおおよそ2週間で、合併症としては出血、胆汁漏、肝不全などが挙げられます。

肝移植

わが国で施行される肝移植の大多数は生体部分肝移植です。肝がんに対する肝移植は、遠隔転移や血管侵襲を認めない肝がんで、①単発ならば5 cm以下 ②3 cm以下で3個以内の場合に合致する患者さんについては、2004年1月から保険適応となっています。肝機能が著しく悪く、肝がんが進行していないにもかかわらず、治療ができない症例が肝移植の比較的よい適応です。

局所治療

前述したように、肝がんは肝機能の低下した慢性肝炎や、肝硬変に発生することが多く、また早期に治療してもまた別の部位に新たに再発してくるため、肝機能を温存するという意味で局所治療の役割が大きくなっています。2 cm程度の肝がんであれば肝切除による治療成績と変わりません。

経皮的エタノール注入療法（PEIT）

超音波やCTの画像をみながら、腫瘍内に直接細い針を挿入し、無水エタノールを注入する方法です。無水エタノールを注入することで、腫瘍を凝固・壊死させることができます。一般に腫瘍の大きさが3 cm以下、3個以内が適応です。超音波で描出が困難な位置にある場合は実施できません。これは以下のRFAの場合も同様です。

表1　肝がんのステージ分類

病期	T因子	N因子	M因子
Ⅰ期	T1	N0	M0
Ⅱ期	T2	N0	M0
Ⅲ期	T3	N0	M0
ⅣA期	T4	N0	M0
	T1, T2, T3, T4	N1	M0
ⅣB期	T1, T2, T3, T4	N0, N1	M1

表2　肝障害度分類

AからCの3段階で肝障害の強さを示します。各項目ごとの重症度を求め、2項目以上があてはまる肝障害度に分類します。

	肝障害度A	肝障害度B	肝障害度C
腹水	ない	治療効果あり	治療効果少ない
血清ビリルビン値（mg/dl）	2.0未満	2.0以上、3.0以下	3.0超
血清アルブミン値（g/dl）	3.5超	3.0以上、3.5以下	3.0未満
ICG R15注（%）	15未満	15以上、40以下	40超
プロトロンビン活性値（%）	80超	50以上、80以下	50未満

注）ICGR15:ICG（インドシアニン・グリーン）負荷試験値、肝機能を測定するための検査の値

ラジオ波焼灼療法（RFA）（図2）

PEITと同様に超音波やCTの画像をみながら、腫瘍内に直径1.5 mくらいの金属製の針を挿入し、針先からラジオ波（480KHz）を放出し、腫瘍を約100℃の温度で誘導過熱させることによってがんを壊死させる方法です。RFAはある程度の疼痛を伴うために、術前に鎮痛剤や安定剤の注射が必要です。合併症としては、出血、胆道感染症、胸・腹水、発熱、肝機能障害、肝膿瘍、胆嚢炎、腸穿孔、門脈血栓症などが報告されています。現在、肝がんに対するRFAは局所治療の中心的方法となっています。

経カテーテル治療

肝動脈塞栓術（TAE）（図3）

肝がんがある程度大きくなると、腫瘍を栄養している血管は肝動脈のみとなります。この栄養血管をゼラチンスポンジなどの塞栓物質で塞栓することによって、局所的にがんを兵糧攻めにして壊死させる治療法です。右大腿動脈よりカテーテルを挿入し、腫瘍のすぐ手前の栄養血管まで選択的に進め、治療を行います。通常、塞栓する前に栄養血管から水溶性抗がん剤とリピオドール（油性物質）の混合液や、微小血管の塞栓効果のある抗がん剤（スマンクス®）を投与します。塞栓により非がん部への影響が無視できない場合や、腫瘍の個数が多い場合には、塞栓をしないで上記薬剤のみを注入する方法（リピオドリゼーション）もあります。1回の治療に要する入院期間は約10日間です。副作用としては腹痛・吐気・食欲不振・発熱などがありますが、通常は2、3日でおさまります。TAEの単独治療でがんが完全に治ってしまう確率はあまり高くないので、半年から1年ごとに繰り返し行うことが必要です。

リザーバー動注化学療法（図4）

肝切除や局所治療、TAEなどが適応とならない高度の進行肝がんが対象となります。皮下埋め込み型動注システム＝リザーバーを使用して、肝動脈から持続的に抗がん剤を投与します。全身投与に比べて少量の抗がん剤で効果を期待できるので、薬剤による副作用の少ないことが利点です。合併症としてカテーテルの逸脱、肝動脈閉塞、胃・十二指腸潰瘍などがあります。

肝がんの発がん予防

肝発がんを予防する戦略には、ワクチンやインターフェロン（IFN）、ラミブジンなどの抗ウイルス療法、肝庇護療法にいる肝炎の抑制など多方面からのアプローチがあります。実際の臨床の場では、これらを組み合わせて総合的な対策が行われます。以下に、現在有効性が認められている代表的な治療法を紹介します。

C型慢性肝炎に対する肝発がん予防

インターフェロン（IFN）治療が行われたC型慢性肝炎例のコホート研究によると、肝がん併発の危険率は、IFN治療によってウイルス排除が認められた例では、未治療例の

図2　肝がんのRFA（ラジオ波焼灼療法）治療後画像

白く写っている部位（→）が肝がんです。RFA治療により白く写っていた部は黒くなり（⇒）、完全に焼灼されています。

治療前のCTA画像　　　　　治療後のCT画像

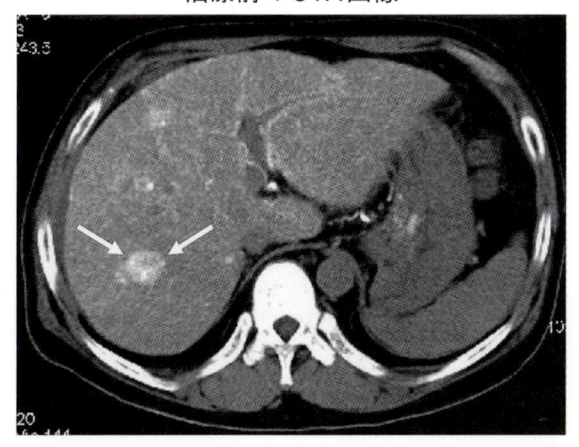

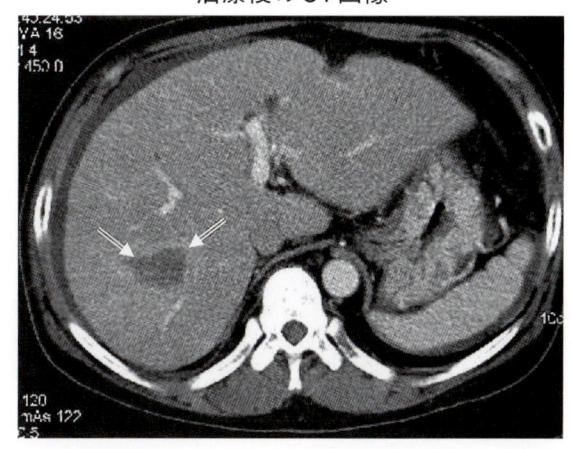

1/5〜1/6に低下することが明らかにされています。また、たとえウイルスの排除が認められなくても、再燃例やIFN終了後6ヶ月以上持続的にALT値の正常化が認められる血清学的著効例でも、未治療例と無効例に比して1/4〜1/2に低下します。なお、2006年4月からインターフェロン治療が肝硬変でも保険適応となり、肝発がん予防が期待されています。

肝庇護療法による肝発がん予防

IFN不適応症例、および無効例に対して、ウルソデオキシコール酸、強力ミノファーゲンC、小柴胡湯などの肝庇護療法により、ALT値を低下させることができれば、肝発がん予防に有用であることが報告されています。

B型肝炎、肝硬変における肝発がん予防

B型慢性肝炎、肝硬変患者に対してラミブジン投与によりウイルス抑制が維持できた症例では、できなかった症例に比して肝がん発生が少ないことが報告されています。現在ではエンテカビルによるウイルス増殖抑制が新しい治療法ですが、B型肝炎における肝発がん予防にはウイルスの増殖を抑え、肝炎の沈静化を維持することがきわめて重要です。

図3　TAE（肝動脈塞栓術治療）前後の血管造影

黒く写っている部位（→）が肝がんです。TAE治療により黒く写っていた部位は消失（⇒）しています。

治療前　　　　　　　　　　治療後

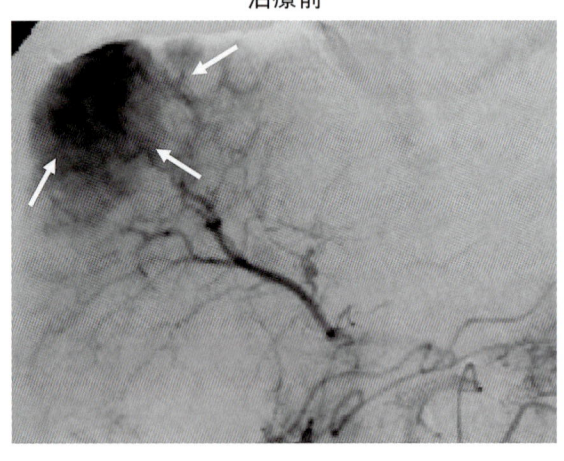

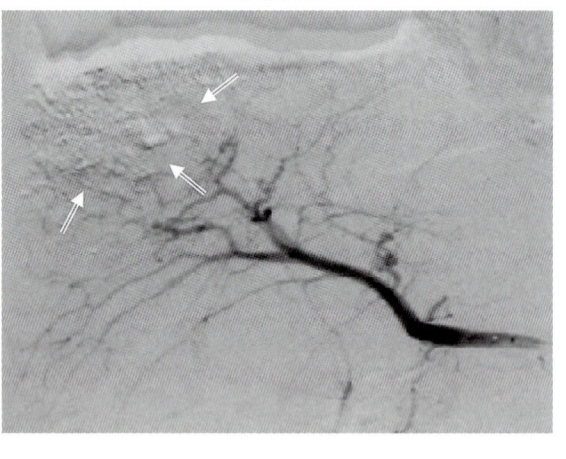

図4　リザーバー挿入直後と8ヶ月後の血管造影

黒く写っている部位（→）が肝がんです。リザーバー治療により黒く写っていた部位は消失（⇒）しています。

直後　　　　　　　　　　8ヶ月後

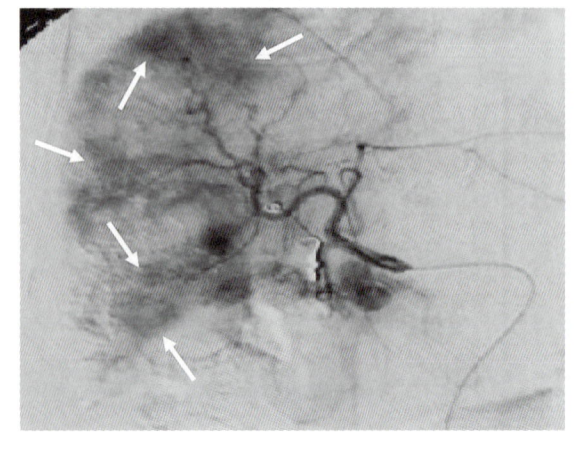

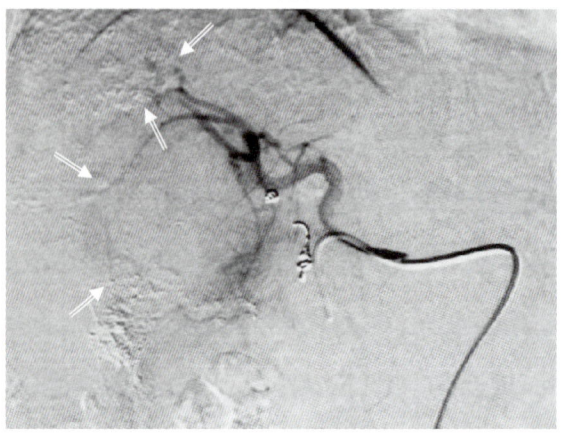

第5章　いろいろながん

胆道がん

上田　順彦

胆道とは

解剖

胆管は肝臓内の細い枝にはじまり、次第に合流して2本の太い管（左肝管・右肝管）になり、肝門部で1本に合流し（総肝管・総胆管）、その後膵臓を貫いて十二指腸乳頭部に開口します。このうち左右の肝管から十二指腸乳頭部までを肝外胆管とよびます。肝外胆管は肝門部・上部・中部・下部胆管の4つに区分されます。肝外胆管の途中で胆汁を一時的に貯めておき、濃縮する袋が胆嚢（たんのう）です。また十二指腸乳頭部（ファーター乳頭部ともよばれる）とは胆管と膵管が合流して十二指腸に開口する部位を指します。これら肝内外胆管と胆嚢、十二指腸乳頭部をあわせて胆道とよびます（図1）。

はたらき

胆管は肝臓でつくられた胆汁を十二指腸へ流す導管です。また胆嚢は胆汁を一時的にためておき、胃で消化された食物が十二指腸に運ばれてきたときに収縮し、濃縮した胆汁を排出させます。

胆道がんとは

胆管がんは胆管の上皮から発生する悪性腫瘍です。その発生した部位の胆管により、肝内胆管がんと肝外胆管がんの2種類に分けられますが、一般に「胆管がん」の場合は、主に肝外胆管に発生したがんを指します。胆道がんは発生する場所によって「胆管がん」「胆のうがん」「十二指腸乳頭部がん」とよばれます。胆管がんは次第に増大して胆管を閉塞し、黄疸や胆管炎を引き起こします。進行すると肝臓や膵臓など近接臓器に浸潤したり、リンパ節や肝臓へ転移します。胆嚢は先に述べたように胆汁をためる胆管のわき道ですから、胆嚢にがんができたとしても、すぐに胆汁の流れ道がつまるわけではありませんから、黄疸などの症状が比較的出にくいがんです。ただ胆嚢結石を合併することも多いので、胆石による痛みや発熱などが契機となって胆嚢がんが発見されることもあります（図2）。一般的には

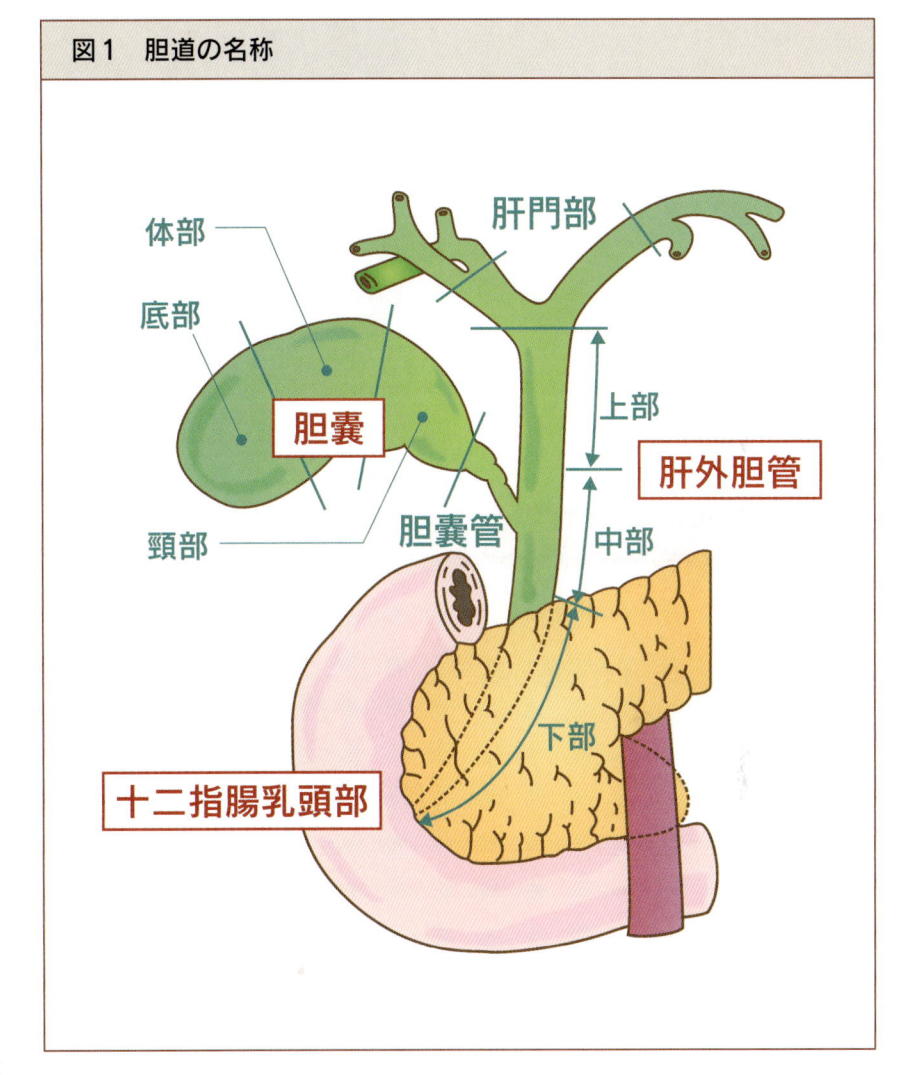

図1　胆道の名称

第5章　いろいろながん

早期発見のむずかしいがんで、発見されたときには周囲臓器に浸潤していたり、肝臓に流入する重要な血管（肝動脈や門脈）に浸潤したり、がん細胞が腹腔内にこぼれおちて腹膜播種となっている症例も多いです。

乳頭部がんは胆管と膵管が合流して十二指腸に開口する部位に発生するため、胆管閉塞を来し黄疸や胆管炎などの症状で発症することがほとんどです（図3）。胆道がんの中では最も予後の良いがんです。

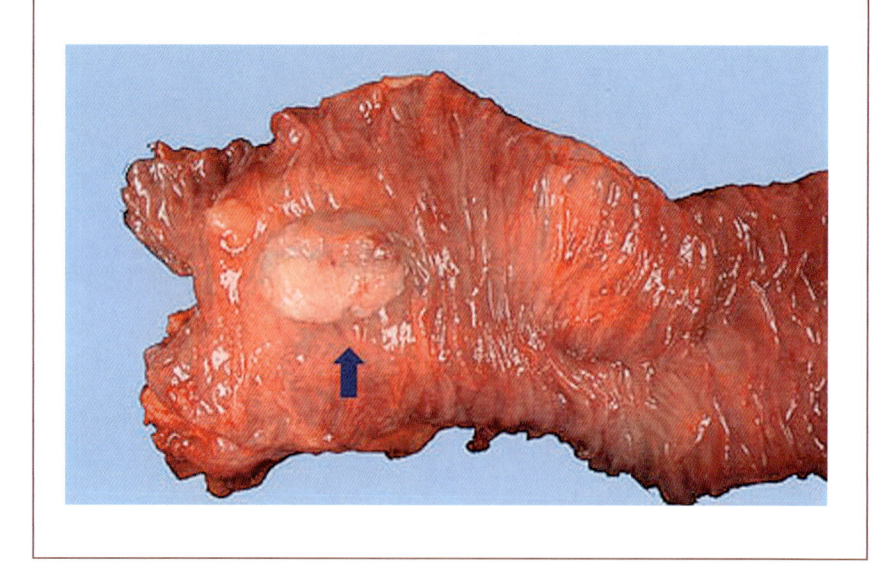

疫学および要因

疫学

胆道がんは世界的にみて日本を含めた東アジアと南米のチリに多いといわれています。年齢では50歳以上に多く、本邦においては男性で9番目、女性で7番目に頻度の多いがんです。2005年の集計では死亡者数は男性が約7,600人、女性が約9,000人であり女性の方が多いです。また罹患数に対して死亡数が高く、予後は不良ながん種として知られています。

要因

胆道がんの発生のリスク要因としては胆石や胆嚢・胆管炎、潰瘍（かいよう）性大腸炎、クローン病、原発性硬化性胆管炎、膵管・胆管合流異常症などの胆道系疾患の既往が知られています。膵管・胆管合流異常症がある場合には合流異常による膵液の胆道内への逆流が発がんの原因のひとつと考えられています。膵管・胆管合流異常症のうち胆管拡張型では胆嚢がんが約60％、胆道がんが約30％の比率であり、非拡張型では90％以上が胆嚢がんとの調査報告があります。

胆嚢がんは、高い確率で胆石を合併することがよく知られており、その頻度は60％前後です。胆嚢がんと胆石の合併率が高いことから、胆石による何らかの影響が発がんに関与していると言われています。しかしながら胆石症で胆嚢がんができる確率は5％未満にすぎません。したがって、胆石そのものよりも胆石症による胆汁の変化や胆嚢の炎症が発がんに関与すると考えられています。

図2　胆嚢がんの摘出標本

胆嚢内に乳頭状に隆起する腫瘍を認めます。

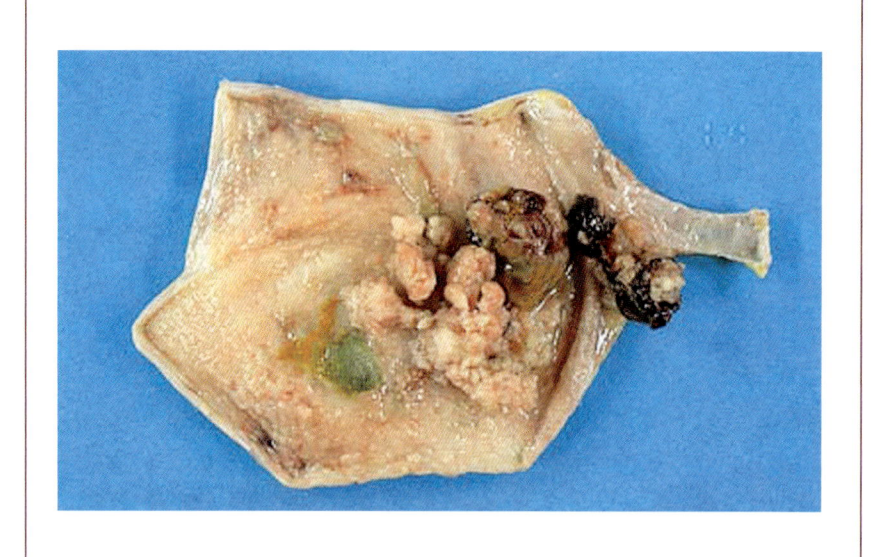

図3　十二指腸乳頭部がんの摘出標本

十二指腸乳頭部に露出する腫瘍を認めます（矢印）。

症状と診断

症状

食欲不振、全身倦怠感、腹痛、黄疸などが主な症状です。また右の肋

骨の下に腫瘤として胆嚢を触れることもあります。ただ無症状で偶然検診で肝機能障害を指摘され発見されることもあります。

この中でとくに重要な症状は黄疸です。胆管にがんができることによって胆管内腔は閉塞し、胆汁が流れなくなります。閉塞部分より上流（肝臓側）の胆管は圧が上がって拡張し、ついには胆汁が胆管から逆流して血管の中に入るようになると、胆汁中に含まれるビリルビンという黄色い色素のために皮膚や目の白い部分が黄色くなります。これを閉塞性黄疸といいます。胆汁が腸内に流れてこなくなると便の色が白っぽいクリーム色になります（白色便）。血液中のビリルビン濃度が高くなると尿中に排泄されるようになり、尿の色が茶色っぽく濃くなります（褐色尿）。また黄疸が出ると皮膚のかゆみも同時にあらわれることが多くみられます。また、胆管内に胆汁がうっ滞すると細菌が加わり悪感を伴う発熱を認めることがあります。これら閉塞性黄疸の症状は胆道がんの中でも胆管がんや乳頭部がんは胆汁の流れ道や出口にがんが発生するため比較的早期に黄疸がでます。一方胆嚢がんは初期の段階では胆汁の流れ道を閉塞することはありません。胆嚢がんの初期では、併存する胆石症や胆嚢炎による腹痛や発熱などの症状が出現することはあっても、がん自体による特徴的な症状はありません。しかし、胆嚢がんが進行して、他の臓器（総胆管、十二指腸、肝臓など）に進展すると、その程度と進展方向により黄疸、腹痛、腫瘤触知など種々の症状が出てきます。

診断

血液検査

胆管がんによって出現する血液検査の異常所見としてはAST、ALT、ALP、γ-GTPなどの肝胆道系酵素およびビリルビン値の異常などがあります。これは胆管閉塞に起因するもので胆管がんに特有なものではありません。胆嚢がんの初期では血液検査で異常は出ません。しかし、がんが進行し胆道を圧迫するようになると、血清ビリルビンやアルカリフォスファターゼ（ALP）が異常高値となり、さらに進むと黄疸が出ることがあります。また乳頭部がんは胆管と膵管の出口にできるので、肝胆道系酵素およびビリルビン値の異常のほかに、アミラーゼ、リパーゼ、トリプシン、エラスターゼ1など膵逸脱酵素も異常値を示すことがあります。腫瘍マーカーとしてはC19-9、CEAなどがあります。ただし腫瘍マーカーは他のがん腫でも異常値を示すこともありますし、がん以外の病気でも上昇したり、逆に進行がんでもほとんど異常値を示さない症例もあります。

画像検査

腹部超音波検査：胆管がんは緒音波検査では胆管壁の肥厚としてとらえられることがありますが、胆管閉塞による胆道系の拡張所見として胆道系の拡張がみられます。また胆嚢がんは胆嚢内に隆起性の病変として描出されたり、胆嚢壁の肥厚としてとらえられたり様々です（図4）。乳頭部がんは腫瘍そのものをとらえることは難しいですが、胆道系の拡

図4　胆嚢がんの腹部超音波所見

胆嚢内に乳頭状の不整な腫瘍を認めます（矢印）。

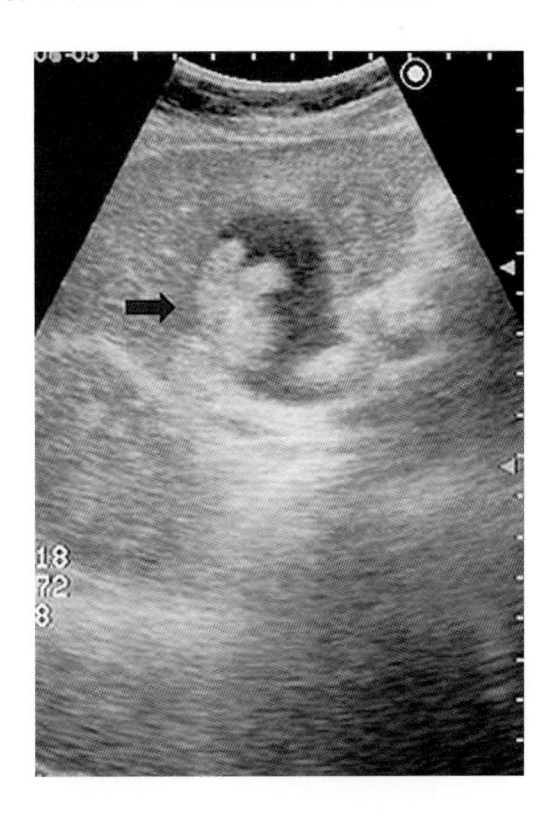

第5章　いろいろながん

図5　胆管がんの腹部CT所見

下部胆管壁のがんの部分が造影剤で白く濃染されています（矢印）。

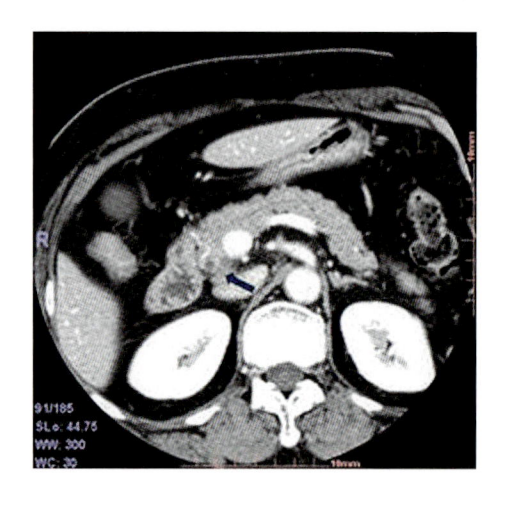

図6　胆嚢がんの腹部MRI所見

胆嚢内に乳頭状の腫瘍を認めます（矢印）。しかし胆嚢壁を突き破って肝臓に浸潤している所見はありません。胆嚢内の黒く抜けているのは胆石です（＊）。

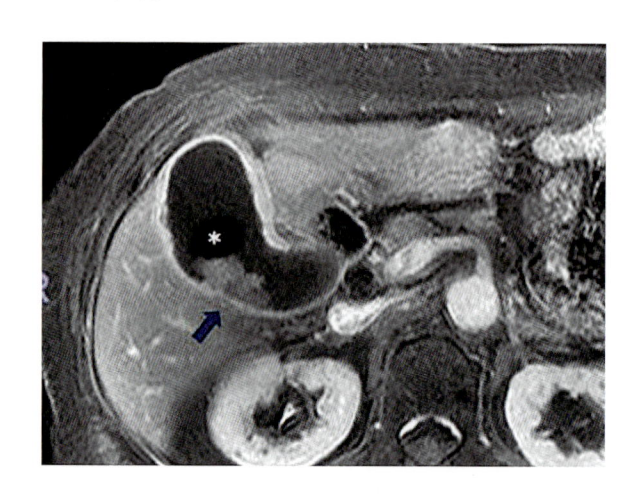

図7　胆管がんの腹部MRI（MRCP）所見

下部胆管のがんにより肝臓側の胆管および胆嚢は拡張し、がんの部分（矢印）では胆管は狭小化しています。

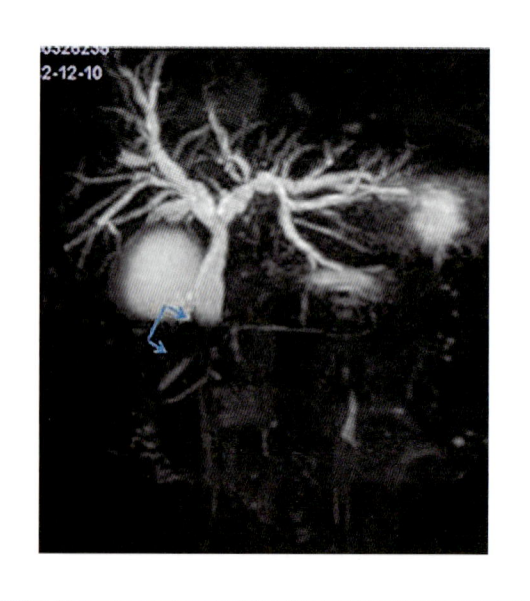

張と膵管の拡張などの間接所見が同時にみられ発見の契機になることが多いです。

腹部CT検査：胆管がんは造影効果をもつ胆管壁の肥厚として描出されることがありますが、胆管閉塞による胆道系の拡張所見として胆道系の拡張がみられます（図5）。また胆嚢がんは胆嚢内に隆起性の病変として描出されたり、胆嚢壁の肥厚としてとらえられたり様々です。乳頭部がんは胆道系の拡張と膵管の拡張などの間接所見が同時にみられ発見の契機になることが多いです。また遠隔転移・周囲の臓器や血管への浸潤やリンパ節転移の有無なども調べることができます。またCT機器の進歩によりMRIと並んで血管や胆管の三次元構築画像を作ることもできるようになりました。

腹部MRI検査：MRCP検査は核磁気共鳴画像（MRI）を応用した検査で、超音波検査同様、X線の被爆がないことが大きな利点です。CT検査と同様に腫瘍の性状や周囲臓器との関係を検索できます（図6）。また胆管・膵管を描出するMRCP画像では膵管の狭窄や途絶を評価できます（図7）。ただし、CTと比較すると解像度が劣るため微細な判定は困難なこともあります。

PETあるいはPET-CT検査：PETあるいはPET-CTは、がん組織内ではブドウ糖の代謝が盛んであることを利用して、ブドウ糖と類似の薬液（FDG）を注射してがん組織への

取り込みを見る検査です。がんの原発巣および転移巣に一致して異常集積がみられることがありますが、腫瘍の組織型や内部の状況によってはFDGの集積がほとんど認められない症例もあります（図8）。

内視鏡的逆行性胆管膵管造影検査（ERCP）：内視鏡を十二指腸まで挿入して胆管と膵管の共通の出口である十二指腸乳頭に細い管を差し込み、胆管と膵管に造影剤を入れてX線撮影する検査です。乳頭部がんではこの部に腫瘍があるので内視鏡で観察した時点でほぼ診断がつきます。ERCPはMRCP検査よりも鮮明な画像を得ることができ、胆管がんでは胆管の狭窄などの所見、胆囊がんでは胆囊内に不整な隆起性病変としてとらえられることが多いです。また胆汁を直接採取することで、細胞診や、遺伝子異常の検索も可能です。またこの手技を応用して胆管閉塞に対してのドレナージ（経乳頭的胆管ドレナージ術（ENBD））も可能です。ただし、検査にはある程度の苦痛や膵炎などの合併症を起こすことがあるので、診断の場合には苦痛を伴わずにほぼ同様の画像を得ることができるMRCPに移行し、ドレナージなど治療として行われつつあります。

経皮経肝胆管造影（PTC）およびドレナージ（PTCD）：がんのために胆汁の流れをせき止められ、太くなった上流の胆管に直接針を刺し、造影剤を注入する方法です。胆管の狭窄（きょうさく）・閉塞の様子が詳しくわかり、腫瘍の存在部位や拡がりの診断に有用です。同時に黄疸の治療として、下流に流れなくなった胆汁を身体の外に導出する処置も行うのが普通です。これを

図8　胆囊がんのPET-CT所見

胆囊内のがんの部分が黄色く光っています（矢印）。

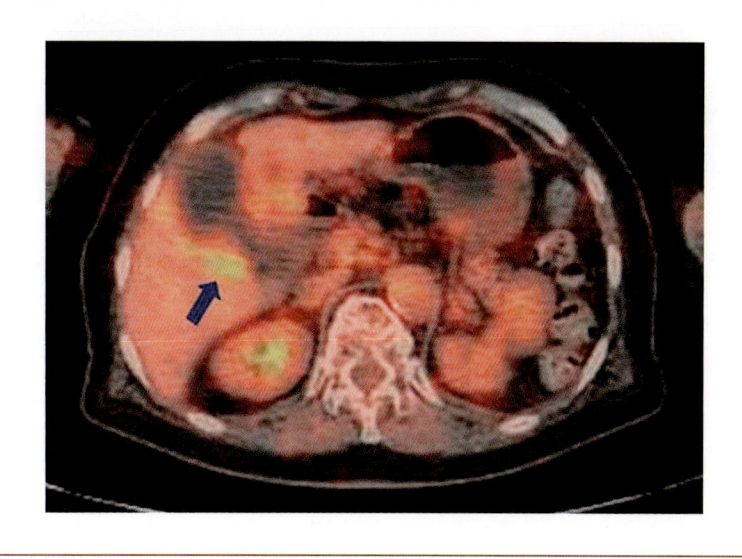

図9　PTCD（十二指腸乳頭部がんの経皮経肝胆管ドレナージ）所見

十二指腸乳頭部がんの経皮経肝胆管ドレナージ　胆管末端は乳頭部がんの浸潤のため閉塞しており、白い造影剤が十二指腸に流れていきません（○の範囲）。
（→：PTCDチューブ）

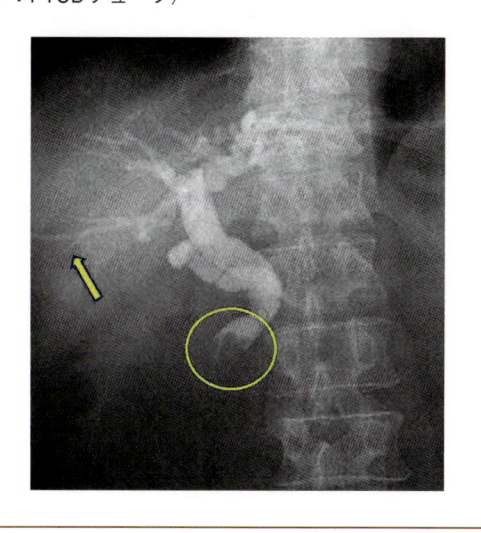

PTCDといいます（図9）。とり出した胆汁中のがん細胞を調べることでがんの確定診断に有用です。また、この経路を使用して、直接胆管の中に細いファイバースコープを挿入し、胆管の粘膜を観察したり、その小さな組織片を採取し、腫瘍の拡がりをより詳しく調べる方法もあります（PTCS：経皮経肝胆道鏡検査）。

腹部血管造影検査：血管造影検査は足の付け根の動脈からカテーテルを挿入して造影剤を注入し、膵臓およびその周囲の血管を映しだす検査です。血管の走行が確認でき、血

第5章　いろいろながん

図10　十二指腸乳頭部がんの腹部血管造影所見

腫瘍の部分は血管が豊富で造影剤が集まっています（矢印）。

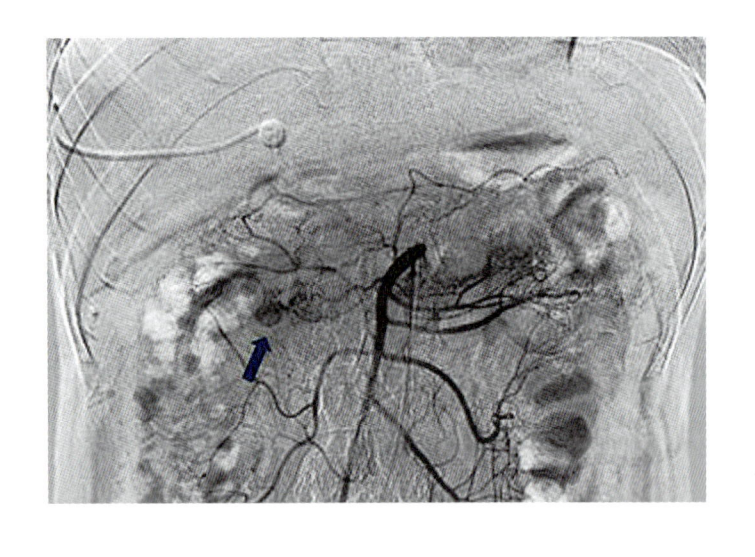

管への影響をみることでがんの広がりを把握することができます。ただし近年では、CTやMRIで血管内に流れる造影剤を三次元構築することでも血管造影にちかい画像を得ることができるようになったため、施行される症例が減ってきています（図10）。

臨床病期分類

胆道がんの治療方針を決める上で重要なのは、がんがどのくらい進行しているかということです。一般的には胆道がんがどの程度進んでいるかをあらわすには病期（ステージ）というものが使われます。胆道がんは進行すると、近くにある肝臓・膵臓やリンパ節、血管へ直接浸潤していったり、血管やリンパ管を通じてほかの臓器へ転移しやすい傾向があります。病期はおおまかにIからIVの4段階に分類されています。日本胆道外科研究会が定めたものと国際的に使われているもの（UICC分類）があり内容が多少異なっていますが、現在は両方とも使われています（表3、4）。

治療方法の実際

胆道がんに対する根治的治療は現時点では唯一外科切除と考えれています。しかし、進行胆道がんでは胆道の部位において様々な手術が行われており、さらには同じ部位においても術式が施設により異なるため、症例数がそれほど多くない胆道がんの術式選択についてはコンセンサスが得られていません。また、血管浸潤に対する血管合併切除の意義についても今後の課題です。手術以外の治療として化学療法や放射線療法があります。これらの治療は切除不能胆道がんはもちろん、進行胆道がんに対しての術前治療、あるいは術後の治療とし様々な試みがなされています。しかしいずれも十分なエビデンスのある標準的な治療法は確立されていません。以下、各治療法の概略を説明します。

外科治療（手術）

胆管がん

胆管がんの発生した部位により中・下部胆管がんと上部・肝門部胆管がんとでは、その手術方法が大きく異なります。中・下部胆管がんでは、膵頭部がんと同様に膵頭十二指腸切除術が基本的には適応となります。それは胆管が膵臓の中を走っており、がんが転移しやすい胆管の周りのリンパ節やリンパ管などを一塊にして切除するためです。一方、上部・肝門部胆管がんに対しては、がんが肝臓や肝臓の内部の胆管に浸潤することが多いため肝臓の切除が必要となります。肝臓側への浸潤の程度によっては肝臓の半分以上を切除する手術（拡大間葉切除）や、広範囲の浸潤例では肝臓切除と膵頭十二指腸切除を合わせて行う手術（肝膵同時切除、HPD）などの大手術が必要となることもあります。

胆嚢がん

遠くの臓器への転移などがない患者さんは、手術的治療が第1選択となります。胆嚢がんのステージによって、様々な手術が選択されます。初期のステージの症例では胆嚢を切除するだけで根治が得られることもあります。一方、胆嚢がんが進展し肝臓に浸潤した症例では肝臓の半分以上を切除したり、十二指腸・膵臓に浸潤した症例では膵頭十二指腸切除術をあわせて行わなければならないこともあります。

十二指腸乳頭部がん

ほとんどの症例に対して膵頭十二指腸切除術が施行されます（図11）。

表1　胆管がんの進行度分類

（日本胆道外科研究会 第5版, 2003年より）

進行度	内容
Ⅰ期	がんが胆管壁の粘膜や筋層にとまどっており、リンパ節転移もない状態
Ⅱ期	がんが漿膜下層にとどまり周囲の肝臓や膵臓には浸潤しておらずかつリンパ節転移のない状態 またはがんが胆管壁の筋層までにとどまっているが第一群のリンパ節に転移のある状態
Ⅲ期	胆管と隣り合う臓器（膵臓、肝臓、十二指腸、胆嚢など）に浸潤して拡がっているが、その範囲が近傍に留まっている状態。または、Ⅱ期よりも遠いリンパ節に転移をしている状態
Ⅳ期	胆管と隣り合う臓器へⅢ期よりさらに広く浸潤していたり隣接する主要血管へ浸潤したり、第三群リンパ節まで転移のある状態（Ⅳa期）。または肝臓・腹膜など遠隔臓器に転移のある状態（Ⅳb期）

表2　胆管がんのUICC(注)病期分類

（TNM分類（UICC）第6版, 2002年より）

病期	内容
0期	胆管がんは胆管粘膜にとどまり、リンパ節転移を認めない状態
Ⅰ期	胆管がんは胆管壁に限局し、リンパ節転移を認めない状態（ⅠA期） 胆管がんは胆管壁をこえて浸潤するが、リンパ節転移を認めない状態（ⅠB期）
Ⅱ期	胆管がんは肝臓、胆嚢、膵臓、門脈・肝動脈の片側の交流に浸潤し、かつリンパ節転移を認めない場合はⅡA期。胆管がんがⅠ期またはⅡ期の状態で、かつ所属リンパ節に転移を認める場合はⅡB期
Ⅲ期	胆管がんは門脈本幹または両側の支流、総肝動脈、または他の隣接臓器のいずれかに浸潤した状態 リンパ節転移の有無は問わない
Ⅳ期	胆管がんが胆管から離れた遠隔臓器に転移がある状態

注）国際対がん連合

早期の進行度の患者さんには、十二指腸乳頭部の局所切除を施行する症例もありますが、再発の危険性もあり手術適応は慎重にする必要があります。

なお手術で根治が不可能な症例に対しては、黄疸を軽減する目的で胆管空腸吻合などの姑息手術が行われたり、PTCDなどのドレナージルートを利用してステントを留置して胆管を開通させる治療も行われています。

放射線療法

手術不能な限局性の胆道がんに対して行われることがあります。放射線療法単独では胆道がんを根治することは困難なため化学療法などと併用して行われることが多いです。方法としては体外照射（体外から放射線を照射する方法）、腔内照射（線源を胆管内に入れ、腔内から放射線を照射する方法）、術中照射（開腹下に病変部に直接放射線を照射する方法）があります。術中照射法、腔内照射法については、それぞれ施行可能な施設は限られています。また手術で主病巣を切除した後の後療法として放射線治療を行うこともあります。

図11　十二指腸乳頭部がんにおける膵頭十二指腸切除後の術野の状態

膵頭部のがんの部位を切除したところです。門脈や動脈の周囲はリンパ節郭清がなされています（矢印：膵断端部）。

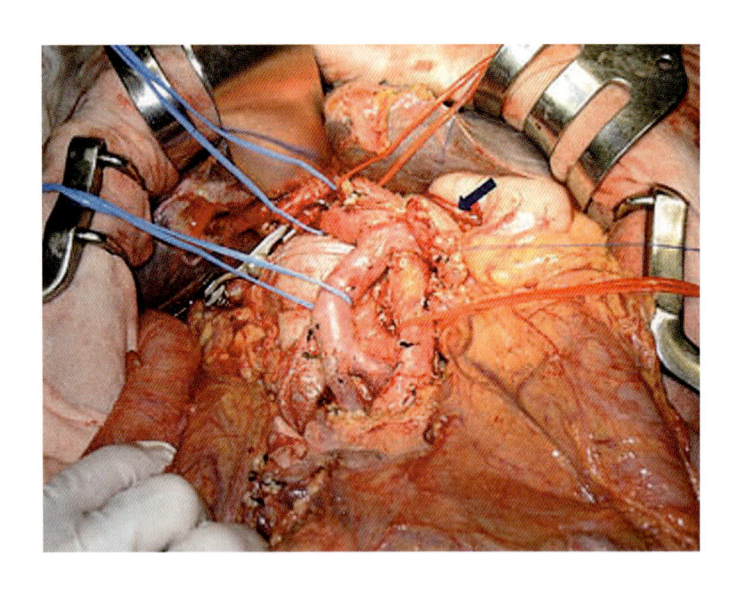

化学療法

切除不能な進行胆道がんあるいは術後の治療として主として行われています。現在確立された標準治療法は存在しませんが、塩酸ゲムシタビン（商品名ジェムザール）が進行胆道がんに対する事実上の標準治療薬と見なされています。さらに日本ではTS-1（商品名ティーエスワン）の保険適応が2007年に承認され、これらの薬の最適な使用法が検討されています。

予後

胆道がんのうち手術例の予後については、胆管がんの予後がもっとも悪く、次いで胆嚢がん、乳頭部がんの順です。ただし同じ発生部位のなかでもStageや治療法によっても大きな差があります。また切除不能な進行胆道がんにおいては5年生存はほぼ皆無ですが、塩酸ゲムシタビンやTS-1を使用するようになって、治療成績も改善してきています。

第5章　いろいろな がん

膵がん

上田　順彦

膵臓とは

解剖

　膵臓は胃の裏側に左右に横たわるようにしてあり、ピストルのような形をした実質臓器です。右側端から尾側にかけては十二指腸によって囲まれており、左側端は脾と接しています。長さ15〜20 cm、幅3〜4 cm、厚み2 cmくらいで、重さは120 gくらいです。右から左にかけて膵頭部、膵体部、膵尾部とよばれています。膵臓の中には膵管が走っており、膵臓の腺房細胞でつくられた膵液はその中を流れ、最終的に十二指腸乳頭部より十二指腸へ排出されます（図1）。

はたらき

　膵臓のはたらきは大きく分けて2つあります。1つは膵臓の腺房組織からアミラーゼやリパーゼのような消化酵素を作って膵管径由で十二指腸へ分泌するという外分泌腺としての働きです。分泌された膵液により炭水化物、タンパク質、脂質の3大栄養素が分解されます。もう1つのはたらきはランゲルハンス島でインスリン、グルカゴンなどのホルモンをつくり、血中に分泌するという内分泌腺としての働きがあります。とくに、インスリンは血糖を下げる重要なホルモンであり、この働きが量的あるいは機能的に不足すると糖尿病になります。

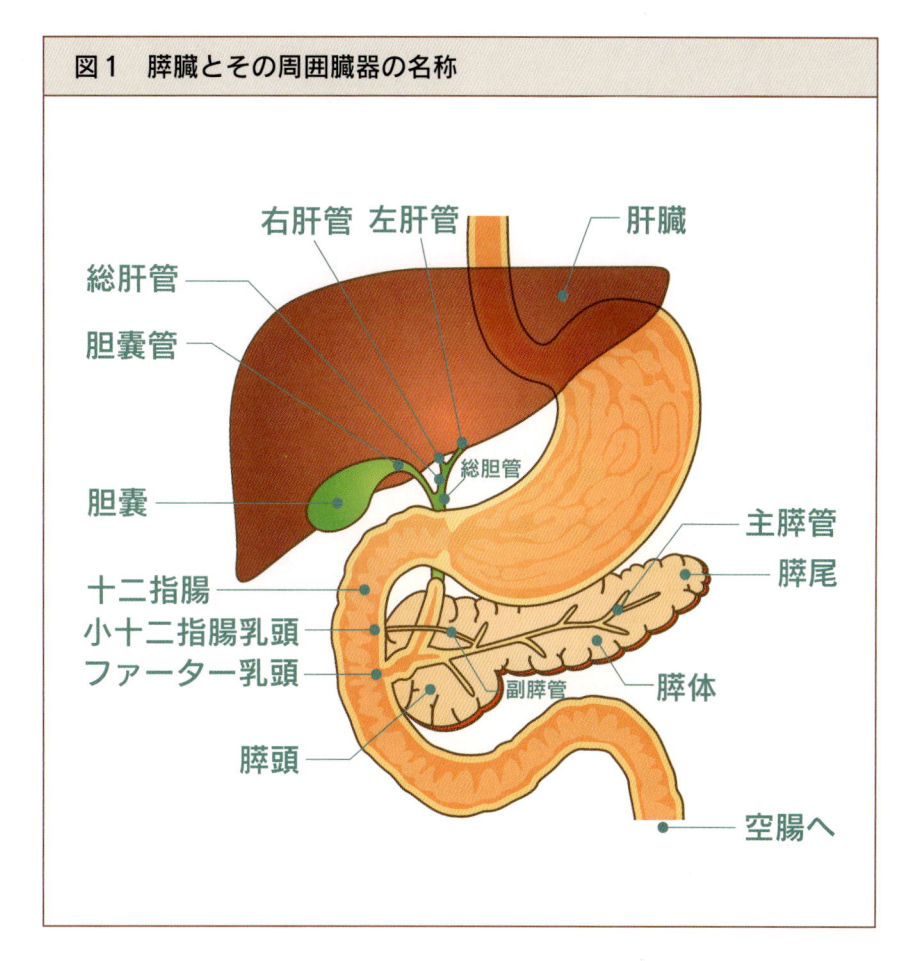

図1　膵臓とその周囲臓器の名称

膵がんとは

　通常膵がんと言われている膵臓組織の中でも、膵液を運ぶ膵管の上皮から発生したものが最も多く、膵がんの約95％を占めています。内分泌の働きを持つ細胞にできる腫瘍（膵内分泌腫瘍）や膵臓の実質である腺房細胞由来のがんは数％にすぎません。膵がんは強い浸潤性と転移能を有する悪性度の高いがん腫です。初期のすい臓がんには症状がほとんどなく、早期発見が非常に困難です。さらに症状が現れ発見されたときには大部分の症例で周囲のリンパ節や隣接する組織あるいは他臓器に転移した進行がんの状態で発見されるのが現状です。また切除可能であっても術後再発も多いことも確かです。これらのことから膵臓がんは難治性がんの代表とされています。

209

疫学および要因

疫学

わが国では、毎年22,000人以上の方が膵がんで亡くなっています。膵がんの患者は年々増加傾向にあり、2005年に厚労省が行った臓器別がん死亡数では、男女全体で肺がん、胃がん、大腸がん、肝臓がんに次いで第5位となっています。男女別では、男性が第5位、女性が第6位です。好発年齢は60歳代で、膵がん全体の80％が50歳代～70歳代に発生するとされます。

膵臓は膵頭部、膵体部、膵尾部に分けられますが、膵がんも発生する部位により、膵頭部がん、膵体部がん、膵尾部がんに分類されます。このうち、最も膵臓がんが発生しやすいのが膵頭部で、全体の60％を占めています。次いで膵体部が30％、膵尾部が10％となっています。

死亡率は、男性のほうが高く、女性の約1.7倍です。罹患数は死亡数とほぼ等しく、膵がん罹患者の生存率が低いことと関連しています。

要因

膵がんの発生のリスク要因として確立されているのは喫煙だけです。食事要因としては、高脂肪食や肉摂取がリスクを増加させ、また野菜・果物摂取がリスクを低下させる可能性が示されています。

膵がんを発症した患者さんの既往歴で最も多いのは糖尿病で、全体の17％を占めています。慢性膵炎から膵がんを発症する患者も多くみられます。

症状と診断

症状

膵がんに特徴的な症状はありません。とくに比較的早期の段階では、無症状であったり、上腹部の不定愁訴のみを訴える患者さんも多いです。膵がんが進行してくると、黄疸、体重の急激な減少や心窩部痛や背部痛、腹部の腫れなどが出てきます。黄疸は膵頭部にがんが発生した場合、がんにより膵頭部の中を走行している胆管が圧排や浸潤を受け閉塞し胆汁が十二指腸に流れなくなるために起こる現象で、白目や手足などが黄色くなります。黄疸に気づく前には尿が赤くなったり発熱することも多いです。また黄疸時には体のかゆみや便が白くなります。一方、食欲不振や体重の減少は膵がんにより膵管が閉塞し、食物の分解や吸収に必要な消化酵素を含んだ膵液が出せなくなることで消化不良を起こすために起こる症状です。膵がんによる背中や腹部の痛みは、がんが周囲の神経に浸潤した場合や膵臓に炎症が起きた場合などに起こります。膵臓は血糖をコントロールするホルモンを分泌しているため、膵がんになると血糖値のコントロールができなくなり急に糖尿病になったり、すでに糖尿病であった人は状態が急に悪化することがあります。その他、がんが大きくなって胃や十二指腸に浸潤した場合には食物の通過が悪くなったり、浸潤部から胃や腸管内に出血するために吐血や下血が起こることもあります。

診断

血液検査

膵がんによって出現する血液検査の異常所見としては、アミラーゼ、リパーゼ、トリプシン、エラスターゼ1など膵逸脱酵素やALP、γ-GTPなどの胆道系酵素およびビリルビン値の異常などがあります。前者は膵管閉塞に起因するものですが、膵酵素の異常は膵臓の疾患全体でみられ、またゆっくりした経過で膵管閉塞が起こったり腫瘍より尾側の膵実質が萎縮・脱落した場合（随伴性膵炎）にはほとんど異常値を示しません。また後者は胆管閉塞に起因するものです。いずれも間接的な所見で膵がんに特有なものではありません。腫瘍マーカーとしてはCA19-9、CEA、DUPAN-2などがあります。ただし腫瘍マーカーは他のがん腫でも異常値を示すこともありますし、がん以外の病気でも上昇したり、逆に進行がんでもほとんど異常値を示さない症例もあります。しかしながら異常値を示す症例ではがんの有無や進行状況、治療効果を知る上でひとつの手がかりになります。

画像検査

腹部超音波検査：膵がんは境界不明瞭で不整形の低エコー域の腫瘤として描出されます。膵頭部のがんでは主膵管や胆管の拡張も認められ、比較的小さながんでもこれら間接所見が発見の契機になることもあります（図2）。

腹部CT検査：膵がんは低吸収で辺縁不整な腫瘤像を呈します。膵臓がんは血流に乏しいため造影剤を用いたCT検査では造影の早期には腫瘍は造影されにくく、しばらくしてから造影されてくる症例が多いです（図3）。また遠隔転移・周囲への浸潤やリンパ節転移の有無なども調べることができます。またCT機器の進歩によりMRIと並んで血管や胆

管の三次元構築画像を作ることもできるようになりました。

腹部MRI検査：MRI検査は磁気共鳴映像法と言われ、CT検査と異なりX線の被爆がないことが大きな利点です。CT検査と同様に腫瘍の性状や周囲臓器との関係を検索できます。またMRIの画像から胆管・膵管を描出するMRCP画像では膵管の狭窄や途絶を評価できます。ただし、CTと比較すると解像度が劣るため微細な判定は困難なこともあります。

PETあるいはPET-CT検査：PETあるいはPET-CTは、がん組織内ではブドウ糖の代謝が盛んであることを利用して、ブドウ糖と類似の薬液（FDG）を注射してがん組織への取り込みを見る検査です。がんの原発巣および転移巣に一致して異常集積がみられることがありますが、腫瘍の組織型や内部の状況によってはFDGの集積がほとんど認められない症例もあります。

図2　腹部超音波所見

膵頭部は腫大し、肝臓側の胆管は拡張し膵頭部で閉塞しています。（矢印：腫大した膵頭部　＊：拡張した胆管）

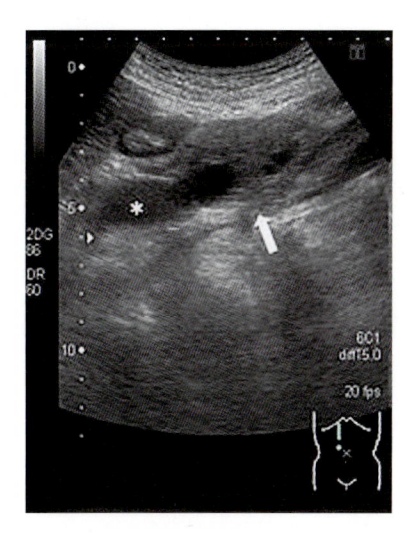

胆嚢は腫大し、内部に胆泥を認めます（＊）。

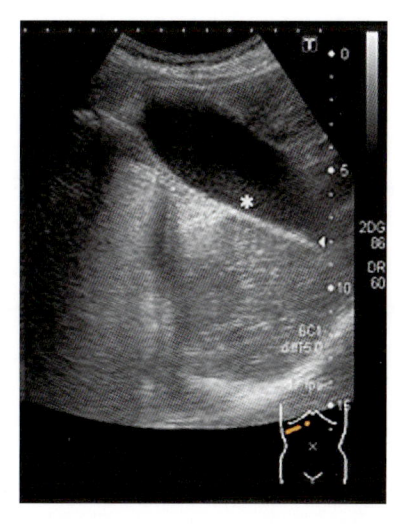

拡張した胆管のほかに膵体尾部の膵管の拡張も認めます。（矢印：拡張した膵管　＊：拡張した胆管）

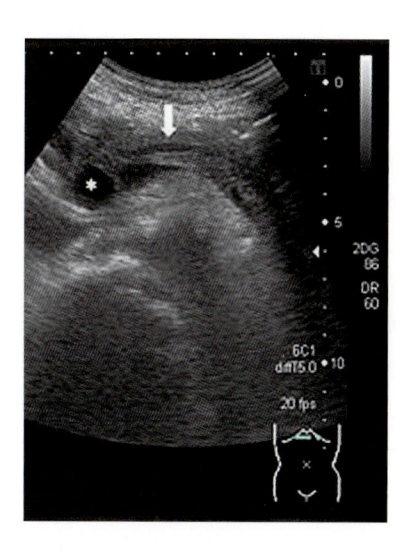

図3　腹部CT所見

肝臓内の胆管は黒く全体に拡張し、黒い樹の枝のように見えます。（矢印：拡張した肝内の胆管）

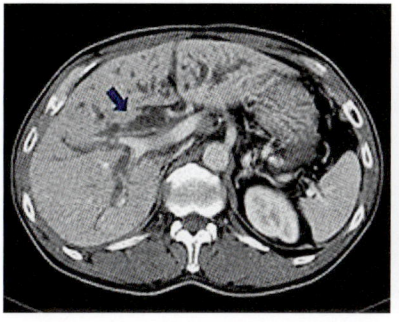

肝臓内の胆管は黒い全体に拡張し、黒い樹の枝のように見えます。（矢印：拡張した肝内の胆管）

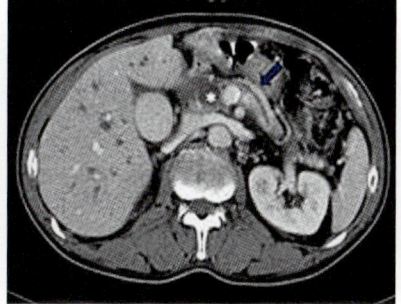

膵頭部は腫大し内部は造影不良な不整な腫瘤を認めます（矢印）。

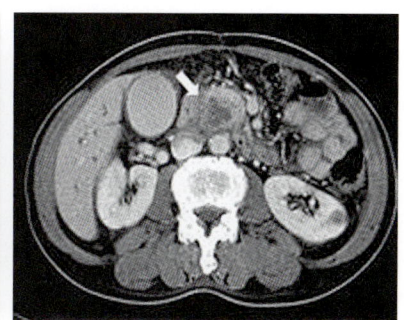

内視鏡的逆行性胆管膵管造影検査（ERCP）：内視鏡を十二指腸まで挿入して胆管と膵管の共通の出口である十二指腸乳頭に細い管を差し込み、胆管と膵管に造影剤を入れてX線撮影する検査です。MRCP検査よりも鮮明な画像を得ることができ、膵がんでは膵管の不規則な狭窄や途絶がみられます。また膵液や胆汁を直接採取することで、細胞診や、遺伝子異常の検索も可能です。またこの手技を応用して胆管閉塞に対してのドレナージ（経乳頭的胆管ドレナージ術（ENBD））も可能です。ただし、膵炎などの合併症もあるため最近では精密検査や治療的な位置づけになりつつあります。

超音波内視鏡検査：先端に超音波探触子がついた内視鏡で、胃内や十二指腸内から超音波により膵臓を観察する検査法です。体外式の超音波検査に比べてより腫瘍に近いため詳細な情報が得られることと、腫瘍を穿刺して穿刺細胞診も行えます。

経皮経肝胆管造影（PTC）およびドレナージ（PTCD）：膵頭部にがんがある場合にはしばしば胆管が閉塞して、肝臓側の胆管や胆嚢が拡張し黄疸を発症します。胆管がつまって太くなっている場合には、超音波で観察しながら肝臓の中の胆管に針を刺し、これを利用して細い管を胆管の中に入れます。この管から造影剤を注入すると胆管がどこでつまっているかわかります。これを経皮経肝胆管造影（PTC）と言います。また、この管をそのまま留置して体外に胆汁を流し出すことを経皮経肝胆管ドレナージ（PTCD）と言います。これにより黄疸を治療をするとともに、細胞の検査など病理学的な検査も可能です（図4）。

腹部血管造影検査：血管造影検査は足の付け根の動脈からカテーテルを挿入して造影剤を注入し、膵臓およびその周囲の血管を映しだす検査です。血管の走行が確認でき、血管への影響をみることでがんの広がりを把握することができます。ただし近年では、CTやMRIで血管内に流れる造影剤を三次元構築することでも血管造影にちかい画像を得ることができるようになったため、施行される症例が減ってきています。

臨床病期分類

膵がんの治療方針を決める上で重要なのは、がんがどのくらい進行しているかということです。一般的には膵がんがどの程度進んでいるかをあらわすには病期（ステージ）というものが使われます。病期はおおまかにIからIVの4段階に分類されています。日本膵臓学会が定めたものと国際的に使われているもの（UICC分類）があり内容が多少異なっていますが、現在は両方とも使われています（表1、2）。

図4　経皮経肝胆管ドレナージ（PTCD）造影

胆管が膵内に入るところで先細りして閉塞しています（矢印：胆管閉塞部位）。

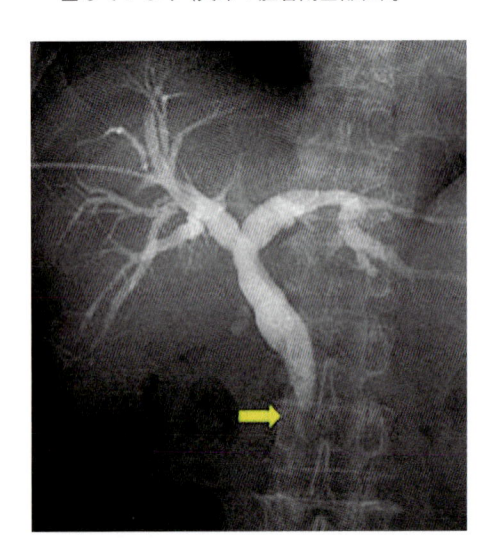

PTCDルートを利用して、胆管閉塞部の組織検査を行っています。

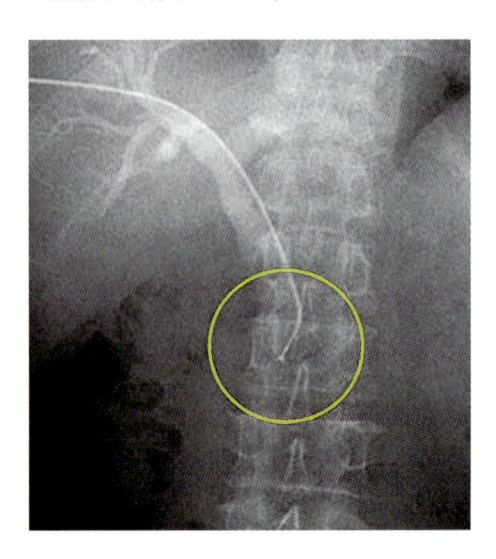

治療方法の実際

膵がんの治療には主として外科治療、放射線治療、化学療法（抗がん剤）の3つがあります。がんの進行状況と全身状態などを考慮して、これらの1つあるいはいくつかを組み合わせた治療（集学的治療）が行われます。

膵がんの完治が期待できる方法は病巣部を手術によって摘出することです。しかも最終的な病理判定において完全にがんを摘出すること（R0手術）でないと大きな手術侵襲に見合うだけのメリットが得られないということがほぼわかっています。一方、R0手術が明らかに困難と予想される場合には切除を避けることは膵がん治療方針における基本的な考えだと思われます。ただR0手術となっても肝臓や腹膜再発なども多く、最近では、拡大手術は行われないようになってきました。標準的な切除範囲で切除を行い、放射線療法

表1　膵臓がんの進行度分類

（日本膵臓学会 第6版, 2009年より）

進行度	内容
Ⅰ期	膵臓がんの大きさが2cm以下で膵臓の内部に限局している状態
Ⅱ期	膵臓がんの大きさは2cm以上であるが膵臓内部に留まっている。または大きさは2cm以下であるが、第一群リンパ節まで転移がある状態
Ⅲ期	膵臓がんは膵臓の外へ少し出ているが隣接する大血管や他臓器には浸潤がなくリンパ節転移も第一群リンパ節まで限られている。またはがんは膵臓内部に留まっているが第二群リンパ節まで転移している状態
Ⅳ期	膵臓がんは膵臓の外へ少し出て第二群リンパ節まで転移している状態または隣接する大血管や他臓器に浸潤している状態（Ⅳa期）。または肝臓・腹膜など遠隔転移がある状態（Ⅳb期）

表2　膵臓がんのUICC病期分類

（TNM分類（UICC）第6版, 2002年より）

病期	内容
0期	膵臓がんは膵管粘膜にとどまり、リンパ節転移を認めない状態
Ⅰ期	膵臓がんは膵臓内部にとどまり、リンパ節転移を認めない状態 腫瘍の最大径が2cm以下の場合はⅠA期、2cmをこえる場合はⅠB期
Ⅱ期	膵臓がんは膵臓外に進展するが腹腔動脈幹または上腸間膜動脈に浸潤を伴わず、かつリンパ節転移を認めない場合はⅡA期。膵臓がんがⅠ期またはⅡ期の状態で、かつ所属リンパ節に転移を認める場合はⅡB期
Ⅲ期	膵臓がんは膵臓外に進展し腹腔動脈幹または上腸間膜動脈に浸潤した状態 リンパ節転移の有無は問わない
Ⅳ期	膵臓がんが膵臓から離れた遠隔臓器に転移がある状態

第5章　いろいろながん

や化学療法など他の治療法を併用して再発・転移の危険性を低く抑えようという考えも普及しつつあります。以下、各治療法の概略をご説明します。

外科治療（手術）

膵がんの完治が期待できる方法は病巣部を手術によって摘出することです。実際の病巣部だけでなく、がんの転移が疑われる周囲のリンパ節や浸潤した臓器も一緒に取り除きます。手術によってがんの摘出が行えるのはステージⅠ、Ⅱ、Ⅲで、ステージⅣaでは一部の場合摘出が可能、ⅣbⅤは不可能とされています。

膵がんの存在する位置によって以下のような方法があります。

膵頭十二指腸切除術：膵頭部を中心にがんがある場合に、十二指腸、

図5　膵頭部がんの切除例

門脈合併切除を伴う膵頭十二指腸切除後の術野の状態

膵頭部のあったところはきれいに切除されていま（矢印：門脈の縫合した部位）。

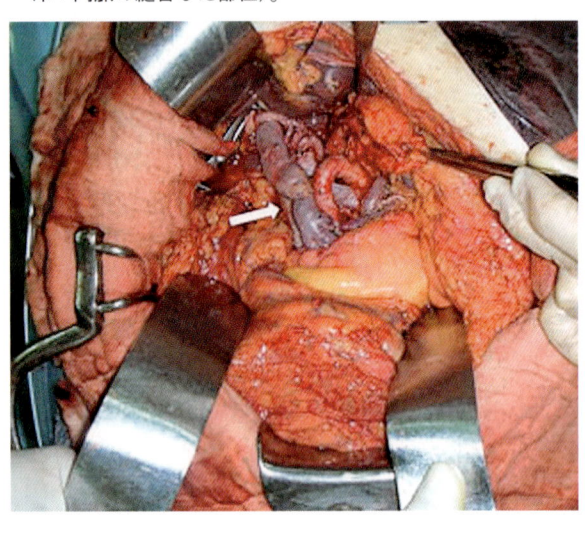

切除標本

膵頭部にがんによる盛り上がりを認めます（矢印）。

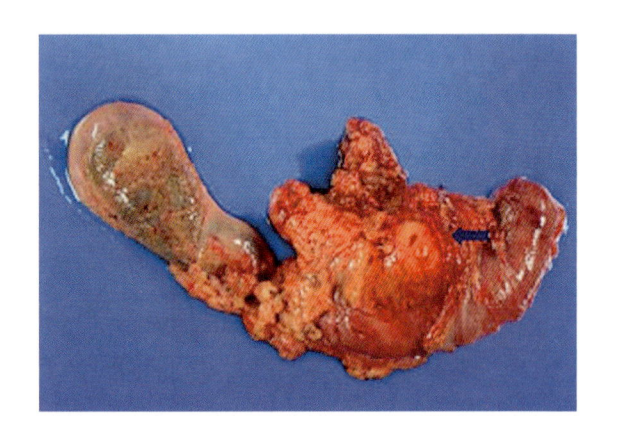

病理所見

摘出標本の切り出しでは膵頭部に2cm大の腫瘤を認めます（▼で囲まれた範囲が腫瘤　＊：合併切除した門脈）。

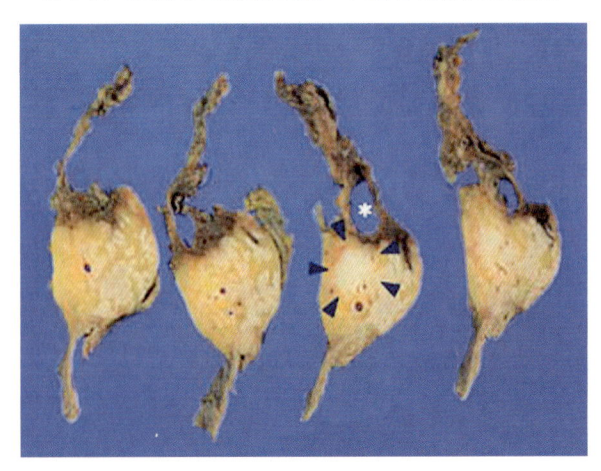

ルーペ像

膵頭部にがんの浸潤像を認め、門脈のすぐ近くまで浸潤しています（▼で囲まれた範囲が腫瘤　＊：合併切除した門脈）。

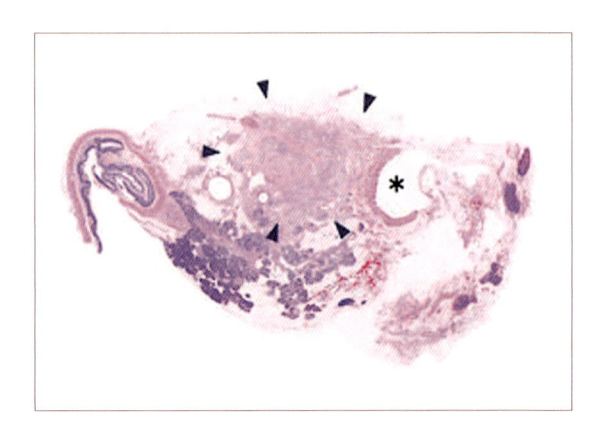

胆管、胆嚢を含めて膵頭部を切除します。門脈という血管にがんの浸潤が疑われる場合には、門脈の一部も合併切除して再建することでがんの切除は可能です。切除後は膵臓、胆管、消化管の再建が必要となります（図5）。

膵体尾部切除術：がんが膵体部あるいは尾部にある場合に膵臓の体尾部と脾臓を一緒に切除します。切除後は消化管など再建は必要ありません。

膵全摘術：がんの範囲が膵頭部から体尾部にまで広範囲に存在する場合などでは膵臓のすべてを摘出する膵全摘術が必要となります。この場合には術後インスリン分泌が完全になくなりますので、インスリンの補充（注射）が必要です。

放射線療法

膵がんのうち、離れた臓器にまでがんが転移しておらず、主要な血管など局所の浸潤強く手術的な治療が困難な局所進行膵がん症例に適応となります。抗がん剤治療と併せて放射線化学療法を行うこともあります。ただ2009年現在でもコンセンサスが得られておらず、化学放射線療法と化学療法単独の治療とが並立して行われています（図6、7）。

放射線治療はがん細胞に放射線を当て、がん細胞の増殖を抑えることを目的として行われます。そのメカニズムは、放射線ががん細胞のDNAを破壊し、細胞分裂を抑えることによります。放射線は正常な細胞にも影響を与えますが、正常な細胞に比べてがん細胞の増殖スピードが速いため、放射線は正常な細胞よりもがん細胞により効果を発揮します。しかしながら、放射線照射は通常体の外から行うため、少なからずがん周辺の細胞にもダメージを与えてしまいます。このような正常細胞へのダメージを減らすために手術中に正常組織を避けてがんの部分だけに照射する術中放射線療法があります。また最近では体外から正常組織を避け、より精度の高い照射ができる定位放射線治療など、新しい照射装置も開発され施行されています。

化学療法

多くの抗がん剤のメカニズムは細胞が分裂する際のDNAの合成を妨げるもので、がん細胞は通常の細胞よりも頻繁に細胞分裂を繰り返すため、がん細胞の分裂を妨げて細胞増殖を抑える働きがあります。しかしながら、がん細胞だけをターゲットにしていないため、少なからず正常の細胞にも影響を与えるために副作用が発生します。すい臓がんは抗がん剤が効きにくいがんの1つですが、抗がん剤治療によって生存率を伸ばすことが少しずつ可能になってきました。

標準治療薬はゲムシタビン（商品

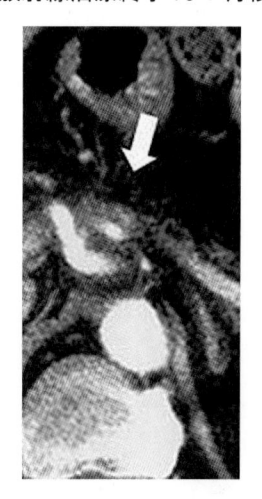

図6　放射線化学療法著効例の腹部CT所見

放射線化学療法により膵がん（矢印）は著明に縮小しています。

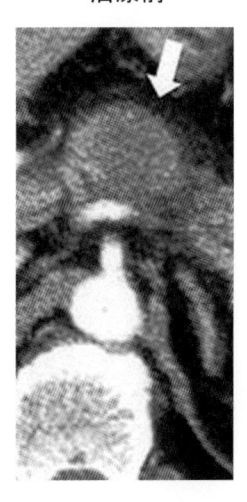

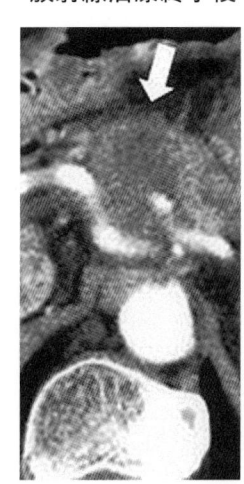

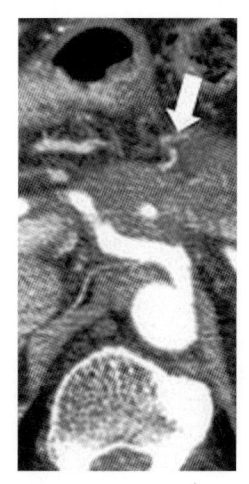

治療前　　　放射線治療終了後　　　放射線治療終了50日後　　　放射線治療終了10か月後

第5章　いろいろながん

図7　放射線化学療法著効例のPET-CT所見

放射線化学療法により膵がんへのFDGの集積は著明に低下し、黄色く光らなくなっています（矢印）。

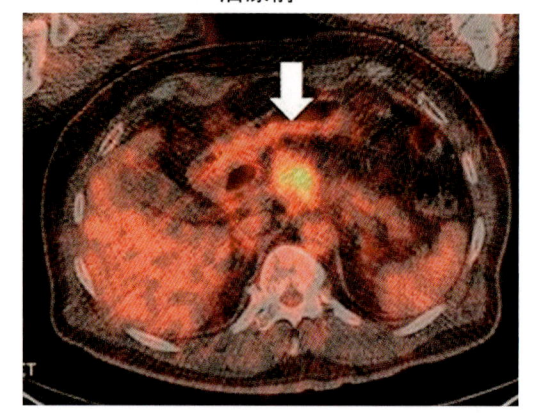

治療前　　　　　　　放射線治療終了33日後

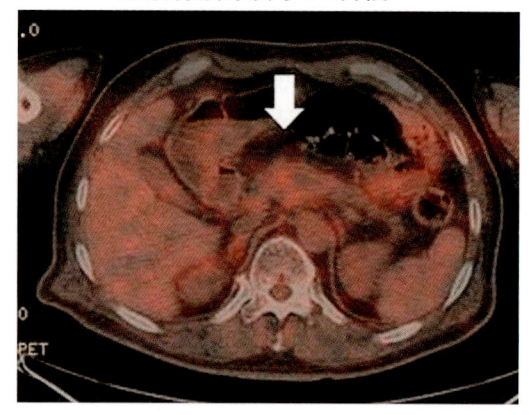

名ジェムザール）で2001年に承認されました。それ以前に使用していた抗がん剤に比べて生存率を向上させましたが、その奏効率（腫瘍がある程度小さくなる確率）は10〜20％程度です。またゲムシタビンの効果は症状の緩和と生存期間の延長であり、がんを完全に消し去るには至っていません。さらに日本国内では、2006年に日本発の内服抗がん剤であるS-1（商品名ティーエスワン）が膵がんに対する適応を取得しました。臨床第Ⅱ相試験では単剤投与において32.2％という高い奏効率を示し、膵がん治療の新たな核となる薬剤として期待されています。

現在日本ではこの2種類の薬が単独あるいは併用して使用されています。他の薬剤との併用などが試されていますが、いずれも膵がんに対する新しい標準治療としての地位を確保するには至っておらず今後の研究課題となっています。

予後

膵がんは治療がもっとも困難ながんの一つで予後もよくないとされています。

膵頭部がんの場合の手術成績は、がんの大きさが2cm以下で周囲への転移が認められない場合（ステージⅠ）、5年生存率はおよそ60％で以前に比べてやや向上しています。しかし、このような早期に発見されることはまれで、がんが周囲に転移している場合（ステージⅢ、Ⅳ）になると5年生存率は10％前後と、大きく下がってしまうのが現状です。手術で完治をめざすために拡大手術を行う試みも行われてきましたが、残念ながらそれでも十分な結果を得ることはできませんでした。

また膵がんの手術は膵頭十二指腸切除など大きな手術となることが多く、術中・術後の様々な合併症による手術関連死亡も他の領域の手術と比較しても高いことが知られています。一方、手術以外の治療としてジェムザールなどの化学療法は、従来の抗がん剤よりは効果を発揮しているものの、生存率を飛躍的に高めるほどの効果は出ていません。また放射線治療も単独ではがんを根治することは困難です。手術、放射線療法、化学療法などいくつかの治療を組み合わせた集学的治療法により生存率も徐々に良くなっていますが、他の領域のがんに比べるとまだまだ成績が悪いです。早期発見できる診断技術や新しい治療法の開発が待たれる領域です。

Q & A

問：膵がんは助からないがんと聞いたことがあるのですが本当ですか？

答：たしかに膵がんは治療困難ながんの代表として有名です。その理由は、①早期発見が難しいこと ②比較的小さい段階で発見されても、すでに周囲に広がっていたりリンパ節や肝臓などに転移していることがしばしばみられること ③がんをすべて取り除く根治的手術は外科の手術の中でも難易度が高い上に、術後の膵液漏、出血など重篤な合併症が発生しやすいこと ④抗がん剤が効きにくいなどが挙げられます。しかしながらこれまで多くの外科、内科、放射線治療医などが治療を重ねてきた結果、その治療成績は徐々に改善してきています。それは手術の合併症を減らす工夫が進んで手術死亡が減少したこと、新規の抗がん剤が開発され効果の期待できる薬の種類が増えてきたこと、手術・抗がん剤・放射線などの治療を組み合わせた集学的治療が研究され成果が上がってきたことによります。他の領域のがん腫に比べるとまだまだ治療成績は不良ですが、決してあきらめるがんではありません。

第5章　いろいろながん

腎がん・膀胱がん

近沢　逸平、菅　幸大

腎がん

疫学および原因

腎がんは正確には『腎細胞がん』とよばれます。いわゆる腎臓の尿細管上皮から発生するがんの名称です（図1）。人口10万人に2～3人に発症すると言われています。主に40歳代から70歳代に多く、男女比は2～3：1です。日本は欧米より発症頻度は低いとされてきましたが年々増加傾向にあるようです。喫煙が大きな原因の1つとされ、喫煙者では非喫煙者の1.1～2.3倍の発生率と言われています。さらに喫煙開始年齢が若く、喫煙期間が長いと発生率が高くなるとも言われています。その他、性ホルモン、ウイルス、化学物質、放射線性物質等も関与し、糖尿病、高脂血症患者にも多いとされています。特種な例では、腎不全にて長期に透析を行っている患者（透析腎；後天性嚢胞腎）にも腎がんは発生しやすいとされています。

※後天性嚢胞腎：腎不全で透析中の患者、および透析に至らない腎不全患者の萎縮した腎臓に多発する嚢胞が発生します。この腎臓には通常の腎臓に比べ腎がんが高頻度に（約40倍）発生しやすいと言われています。

腎臓の解剖・はたらき

腎臓はわき腹に左右一対ある臓器でソラマメ状の形をした臓器です。10 cm×5 cm×4 cm程度のサイズが一般的とされます。心臓からおくりだされた血液の約1/4が腎動脈に流入し腎静脈を経由して体内に戻ります（図2）。血液が腎臓を通過する際に腎臓自身が尿をつくりだすわけです。つくられた尿は尿管、膀胱を経由して体外に排泄されます。

腎臓のはたらきは大きく2つあります。①体の中の余分な水分・老廃物を排泄すること ②体内の電解質バランスを調節することです。その他にも、③血圧をコントロールするホルモンを分泌 ④赤血球を増加させるホルモン（エリスロポイエチンといいます。）を分泌 ⑤体内のカルシウム量を調節するホルモンを活性化する、などがあります。

症状と診断方法

進行した症例では、①血尿 ②側腹部腫脹 ③疼痛等の症状が出現します。これを腎がんの『古典的3主

図1　腎臓の摘出標本

割面にて腎下極に黄色調の直径5 cm大のがんを認めます。

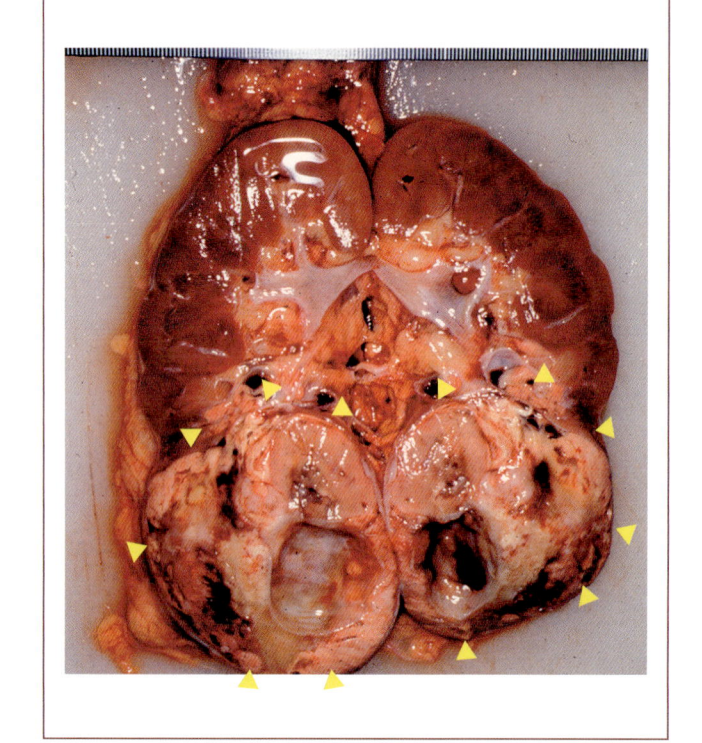

図2 腎臓の血流

血液は腹部大動脈から腎動脈を経て腎臓に流入し、腎静脈を経て下大静脈に流入します。①は早期のがん、②は進行し腎静脈に腫瘍塞栓を形成しています。

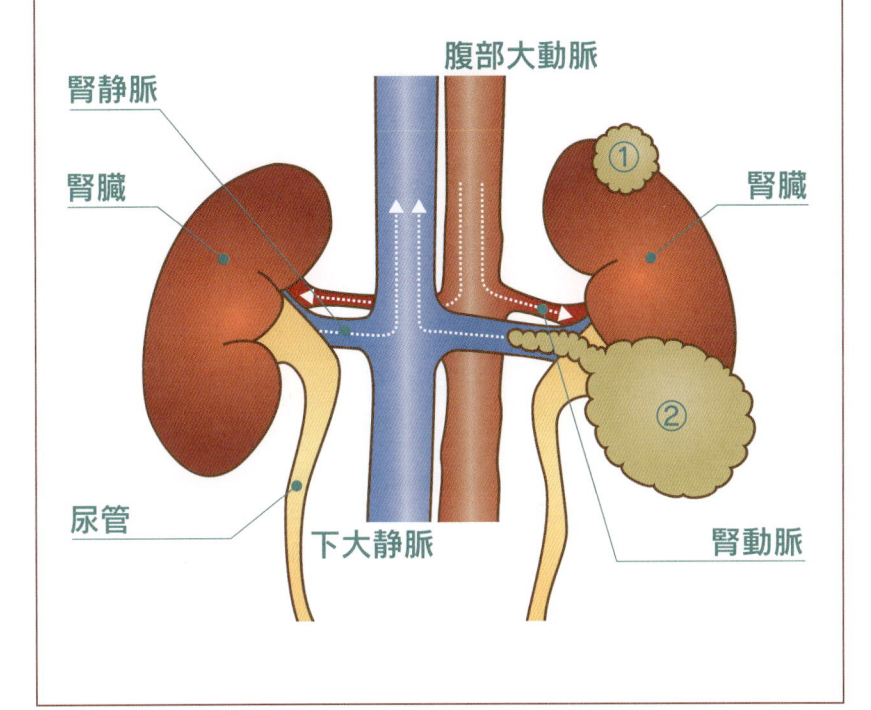

図3 腹部造影CT所見

右腎前方に突出した直径4cm大のがんを認めます。

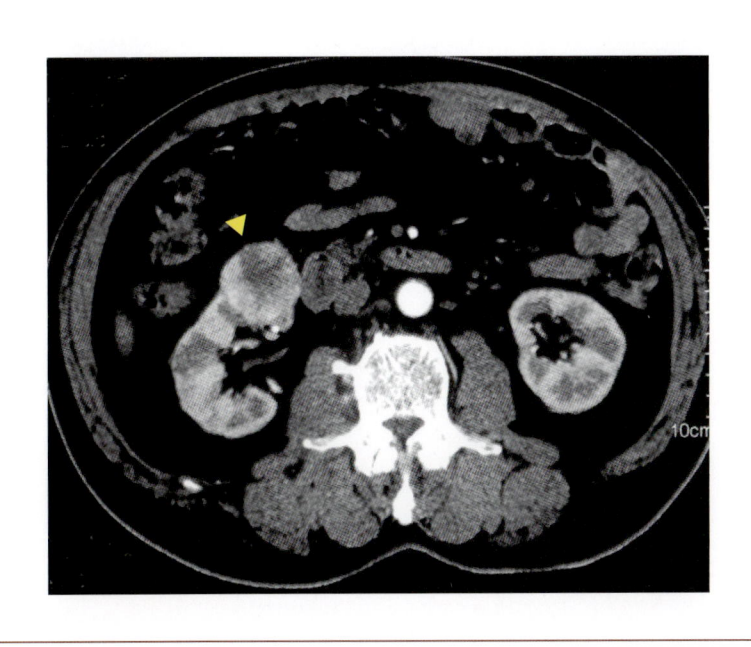

徴』と言います。その他、発熱、全身倦怠感などが生じることもあります。さらに進行すると肺、骨、肝臓への転移を来します。しかし最近では人間ドックや検診での画像診断（超音波検査、CT検査等）（図3）の発達によりこのような症状が出現する前に早期で発見することが可能になってきています。

3D-CTでは通常のCT検査をコンピューター処理し腎臓の血管の走行、栄養動脈の確認を3次元で確認することが可能になりました（図4）。主に術前検査で行われ手術時に血管処理の貴重な情報となります。そのため近年まで行われた血管造影検査（足の付け根から血管用カテーテルを挿入して腎動脈を造影する方法）を省略することができ患者の肉体的負担を軽減することが可能となっています。

腎がんには確実な腫瘍マーカーがないというのが現状です。

腎がんに対する組織生検は禁忌（行ってはいけない）です。出血、腫瘍細胞の播種（腫瘍細胞をばらまくこと）が懸念されるためです。

臨床病期分類

腫瘍の大きさ、周囲への浸潤度、隣接臓器への深達度、腎静脈・下大静脈腫瘍塞栓の有無、所属リンパ節転移の有無、遠隔転移の有無などを評価し腎がんの進行の程度を表したものが臨床病期分類です。おもに全世界で共通のTNM分類で表しますが、日本の『腎がん取り扱い規約（第3版）』によれば、T；局所でのがんの進展状態、N；リンパ節への転移の有無と程度、M；他の臓器への転移の有無を表します（表1）。腎がん

図4 腹部3D-CT所見

　右腎がんの症例で腎動脈は1本です。血管の状態を術前に確認できるようになり、手術前の重要な情報が得られるようになりました。

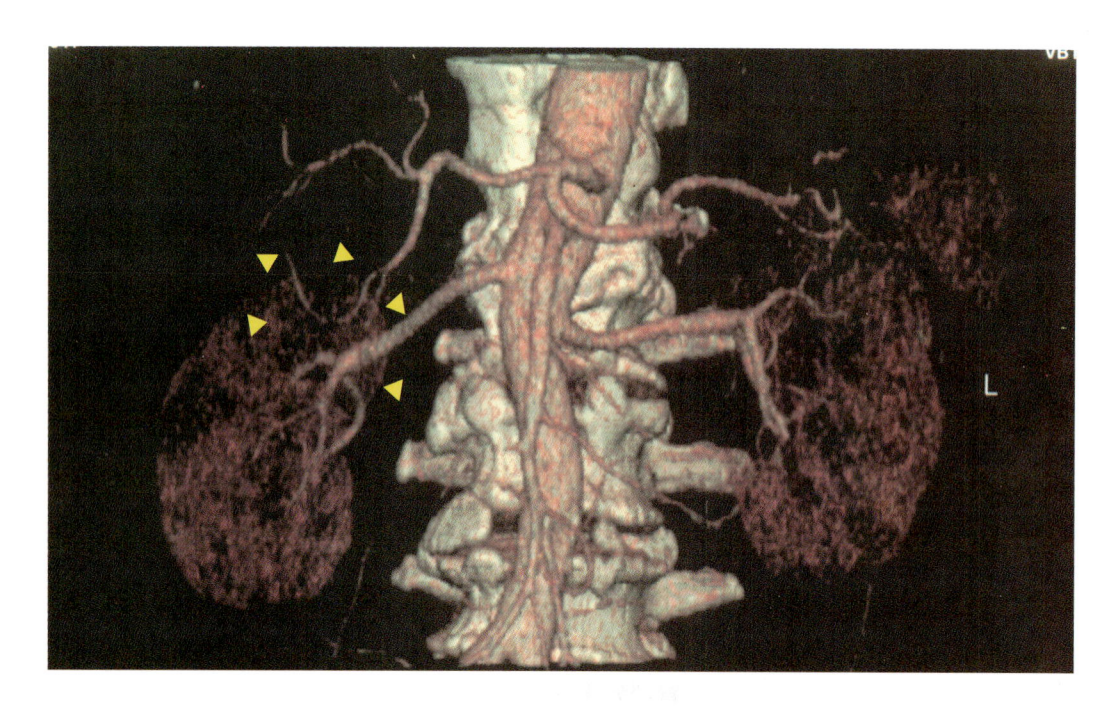

表1 腎がんのTNM分類

(腎癌取扱い規約 第3版より)

T- 原発腫瘍

Tx	原発腫瘍の評価が不可能
T0	原発腫瘍を認めない
T1	最大径が7cm以下で、腎に限局する腫瘍
T1a	最大径が4cm以下で、腎に限局する腫瘍
T1b	最大径が4cmをこえるが7cm以下で腎に限局する腫瘍
T2	最大径が7cmを越え、腎に限局する腫瘍
T3	腫瘍は主静脈に進展、または副腎に浸潤、または腎周囲脂肪識に浸潤するがGerota筋膜を越えない
T3a	腫瘍は副腎または腎周囲脂肪識、または腎洞脂肪組織に浸潤するがGerota筋膜を越えない
T3b	腫瘍は腎静脈または横隔膜下までの下大静脈に進展する
T3c	腫瘍は横隔膜を越えて下大静脈内に進展
T4	腫瘍はGerota筋膜を越えて浸潤する

N- 所属リンパ節

Nx	所属リンパ節転移の評価が不可能
N0	所属リンパ節転移がない
N1	1個の所属リンパ節転移
N2	2個以上の所属リンパ節転移

M- 遠隔転移

Mx	遠隔転移の評価が不可能
M0	遠隔転移なし
M1	遠隔転移あり

の特徴の1つとして、腎静脈さらには下大静脈の内腔に腫瘍が進展することがあります。これを腫瘍塞栓と言いますが、この評価もTNM分類には組み込まれています。

治療法の実際、最新の治療

腎がんの治療は根本的に摘除することが最も望ましいと考えられています。腫瘍塞栓が存在したとしてもこれを完全に摘除することによって、予想外に予後が良好と報告もあります（下大静脈腫瘍塞栓摘出術の成績は5年生存率で20〜50％と言われています）。化学療法・放射線療法は一般的に効果に乏しいのが現状です。インターフェロン治療がやや効果ありと言われる程度です。

手術療法

根治的腎摘除術

腎がん治療の最も一般的に行われる術式です。腎動脈・腎静脈の結紮、Gerota筋膜（腎周囲の脂肪織を取り囲む膜で、言わば『バリア』の役目をします）・副腎を含め腎臓をすべて摘出、が基本となります。腎臓への到達方法は、①経腹的 ②経腰的 ③経胸的の3種類があります（図5）。最近では手術技術の発達により患者のQOL（Quality of life: 生活の質）を可能なかぎり損なわないように腹腔鏡下腎摘除術やミニマム創腎摘術が普及しています。腎臓は通常、左右に2つあり、手術後に残る反対側の腎臓が正常であれば腎不全に陥ることはなく、通常の生活は可能です。

腎部分摘除術

腫瘍を取り除き可能なかぎり正常部分を残存させる術式です。条件として腎臓の働きが悪い患者や、糖尿病や高血圧を合併し将来、腎臓の働きが低下する可能性が高い患者が対象になります。この手術の適応は、①腫瘍のサイズが小さく単発であること（一般には直径3cm以下）②悪性度が低く転移所見がないと考えられるもの ③境界が明瞭なもの ④解剖学的に部分切除が可能なもの（腎盂・腎洞に浸潤せず腎臓の表層近くで外方に膨張型に発育するもの）があげられます。

静脈腫瘍塞栓摘出術

前にも述べましたが腎がんの特徴として腎静脈、下大静脈、右心房（心臓の中）に腫瘍が伸びてゆく特徴があります。それを完全に取り除く方法ですが場合により、人工心肺、体外循環が必要となります。

動脈塞栓術

血管造影法にて腎動脈をゼラチン粒、金属コイル、シリコンで詰めてしまう方法です。腎がんに流入する動脈（栄養動脈と言います）を断ってしまうのが目的で、必ずしも根治が目的ではありません。巨大な腎がんの術前処置や、手術不可能な患者の疼痛緩和を目的とします。副作用は発熱、腰背部痛、吐き気が一般的ですが、時間とともに改善します。

放射線療法

腎がんに対する放射線の感受性は乏しいのが一般的です。しかしながら骨転移に対する疼痛、脳転移に対しては有効とされます。

化学療法

腎がんに対する抗がん剤の効果は極めて低いとされています。使用さ

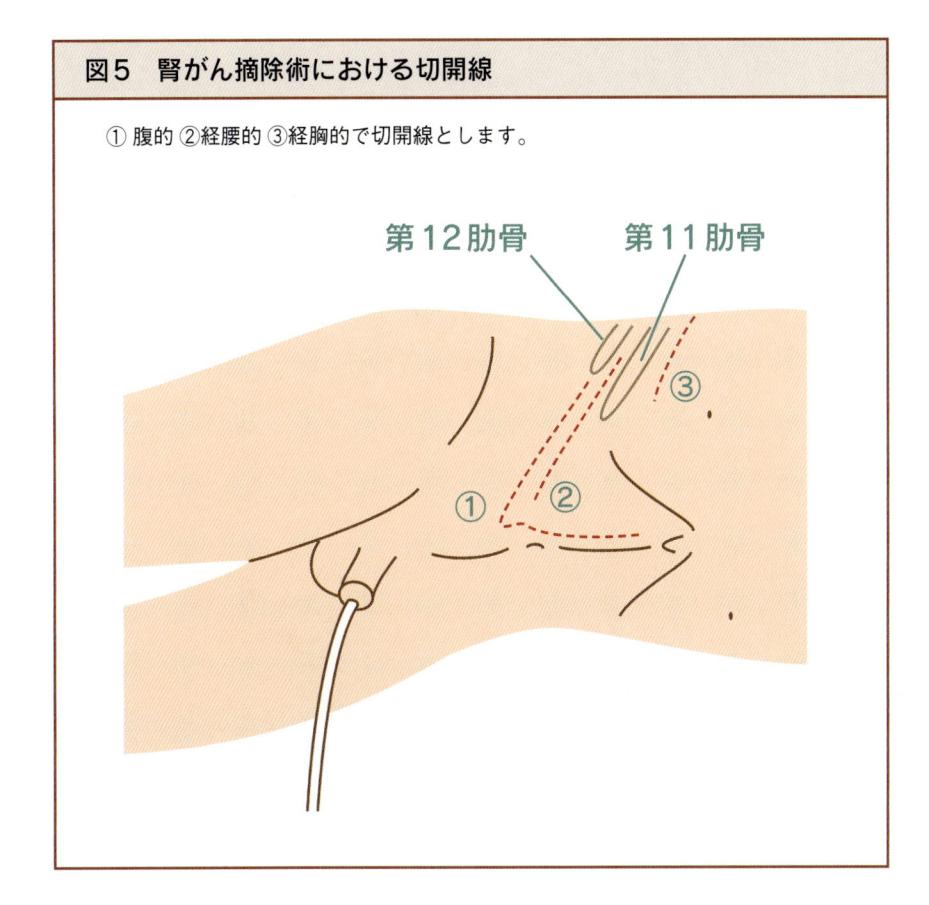

図5 腎がん摘除術における切開線

①腹的 ②経腰的 ③経胸的で切開線とします。

第12肋骨　第11肋骨

れる薬剤はビンブラスチン、フルオロウラシル（5-FU）、ビンクリスチン、アドリアマイシン、ハイドロキシウレア、テガフール・ウラシル配合剤（UFT）等が用いられます。

免疫療法

腫瘍が多発している場合、または腎摘除をしても肺・肝臓・骨に転移を有する場合等に用いられます。インターフェロン、インターロイキン2が一般的です。この方法も確実に効果がみられるわけでありません。肺転移に対しての効果はその他の転移より良いとされますが、効果がみられる症例は10〜20％程度と十分ではありません。副作用は発熱、全身倦怠感、食欲不振、白血球減少、うつ状態などがみられます。

分子標的治療

Sorafenibleとい名称で進行性腎がんに対する新薬です。欧米ではすでに認証され、日本でもすでに厚生労働省への承認申請を終えています。

治療効果と予後

腎がんは一般的にがん自体を摘除する以外に完全治癒は望めません。最近は人間ドック、検診の発達により早期で発見することが可能となってきています。そのため転移もなく根治的腎摘除術、腎部分摘除で完全に腫瘍を取り除くことも可能です。こういった場合の5年生存率は90％以上と比較的良好です。ちなみに、転移を有する患者、手術不可能な患者を含めた腎がん全体の5年生存率は50〜60％と言われます。

膀胱がん

膀胱がんとは

膀胱上皮が悪性化するがんで組織学的に尿路上皮がんが80％以上とほとんどです（腎盂・尿管・膀胱の尿の通過する経路の上皮を移行上皮と言います）。まれに扁平上皮がん、腺がんも発生します。膀胱結石、長期の尿道カテーテル留置などが膀胱扁平上皮がんの原因と考えられています（図6）。

尿路上皮がんは移行上皮がんとも言います。

尿膜管がんというまれな膀胱がんもあります。膀胱頂部から発生し内視鏡手術では完全に治療できず膀胱全摘術が必要となります。

疫学および原因

発生頻度

男女比は2〜3対1で男性に多いがんです。加齢とともに発生する頻度は多くなります。40歳以降に発生する傾向がありますが50〜60歳代にピークがあります。まれに若年者にも発生します。

原因

膀胱がんの原因と考えられているものは次のものが言われています。
- 喫煙：喫煙者の発がん率は非喫煙者の2〜3倍と言われています。
- 化学薬品：芳香族アミン（ナフ

図6　膀胱がんの発生状態

①：表在性膀胱がん：根元に茎をもち（有茎性）、膀胱内に向かって腫瘍が発育します。

②：浸潤性膀胱がん：膀胱内への発育ははっきりせず、膀胱の壁の中に浸潤し発育します。

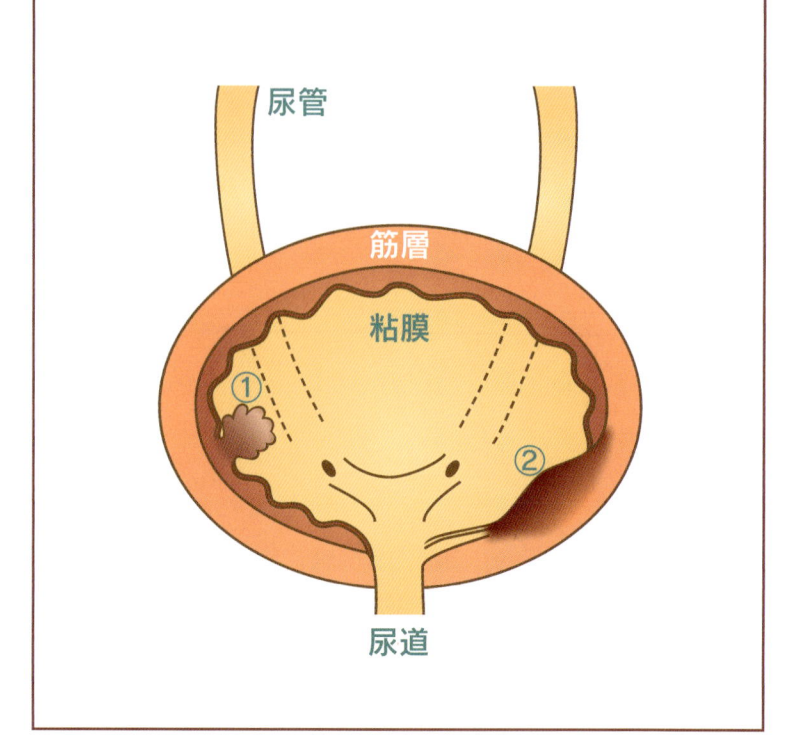

尿管　筋層　粘膜　尿道

チラミン、ベンジジン等）に発がん性があり、これを扱う職業の人々に多いとされます。
・慢性膀胱炎

症状および検査

症状

痛み等の症状を伴わない血尿（無症候性肉眼的血尿）が約80％の患者にみられます。肉眼的血尿とは、見た目に血が混じっていると分かる血尿をいいます。

他にも短期間で繰り返す膀胱炎などによる膀胱の刺激症状（排尿時痛、残尿感、頻尿）等もあります。また、上皮内がん（CIS: carcinoma insitu）では膀胱刺激症状が特徴的です。

検査

検尿

血尿の確認を行います。先に述べた肉眼的血尿に加え顕微鏡血尿も確認します。顕微鏡的血尿とは顕微鏡で分かる程度の血尿を意味します。とくに50歳以上で血尿を指摘された場合は泌尿器科医が精査すべきと言われています。

超音波検査

超音波画像によって膀胱がんを確認できることがあります。経腹的（お腹に機械をあてる）と経尿道的（尿道から機械を入れる）があります。前者は苦痛をあたえず、最も簡便に行える検査の一つで、人間ドック、二次検診にて行います。これにより発見される膀胱がんもありますが（図7）、膀胱がんの浸潤度を確認するには至りません。

膀胱鏡検査

膀胱がんの診断に最も有用な検査です。尿道より内視鏡（図8）を挿入し、直接膀胱内を観察する検査です。がんの有無やがんの位置を直接確認することができます。上皮内がんの場合は、明らかな病変が確認できない場合もあります。腫瘍の発生部位、大きさ、数、形状（乳頭状・非乳頭状、有茎性・広茎性）、周囲粘膜の性状など、治療方針を決定する上で重要な情報が得られます。現在では、軟性膀胱鏡の使用により検査時の痛みは軽減されてきています。

尿細胞診

提出された尿の中に混在する膀胱粘膜の細胞を病理学的（顕微鏡で細胞の状態を調べる検査）に調べる検査です。とくに、高い悪性度のものや、上皮内がんが存在するものに有用であり、低い悪性度のものは、約30％程度の陽性率と言われています。

CT検査

膀胱がんの浸潤度やリンパ節転移、他臓器転移の検査に行われます。通常、膀胱内に尿をためた状態で撮影します。このときに造影剤という薬を血管内に注射して検査を行います。がんの場合は血液の流れが正常な細胞より多いため造影効果が強くみられます（図9）。また、上皮内がんの場合は、膀胱壁の肥厚などの所見がみられます。しかし、大きながんの場合、腫瘍の中心が壊死を起こ

図7　超音波検査にて確認された膀胱がん

膀胱内に発育する約10mm程度の腫瘍が確認されます。

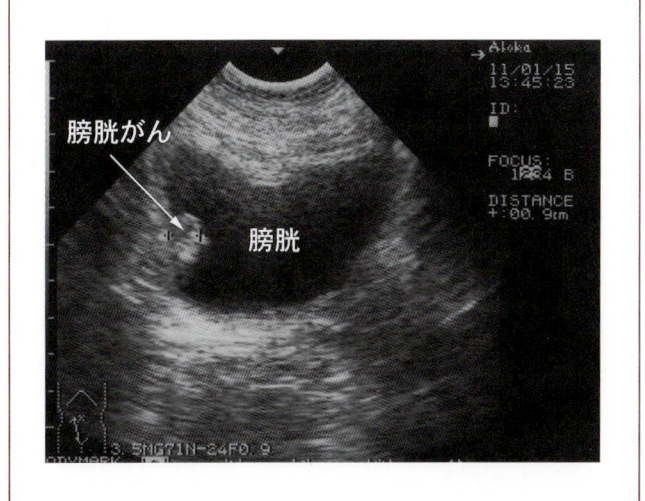

図8　膀胱鏡所見

膀胱内に乳頭状腫瘍が認められます。

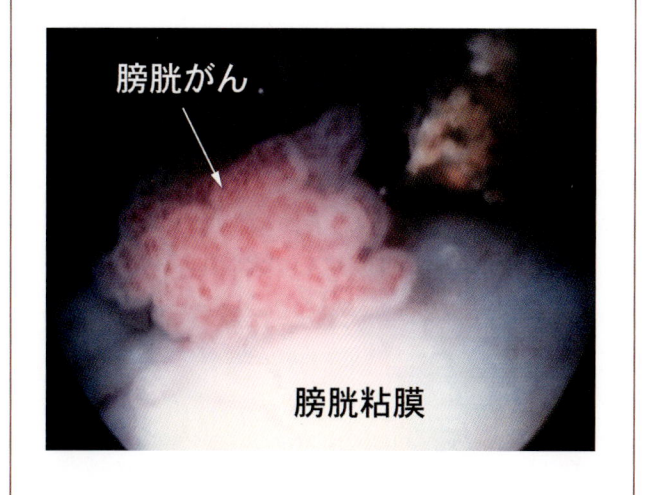

図9 CT所見

膀胱の右側壁に腫瘍を認め、一部の膀胱壁に壁肥厚を認めます。

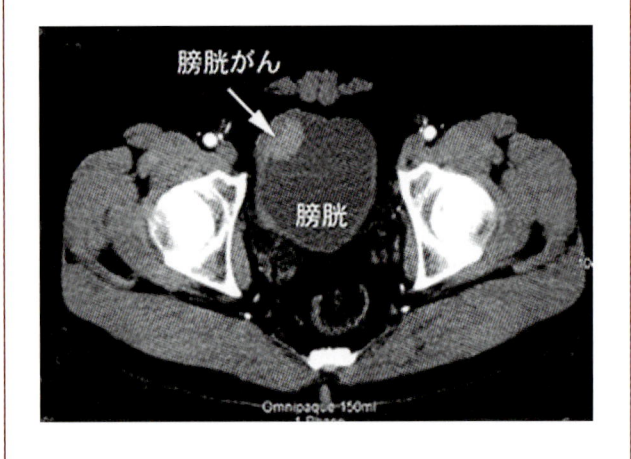

図10 MRI所見

がんの膀胱壁外への浸潤は認められません。

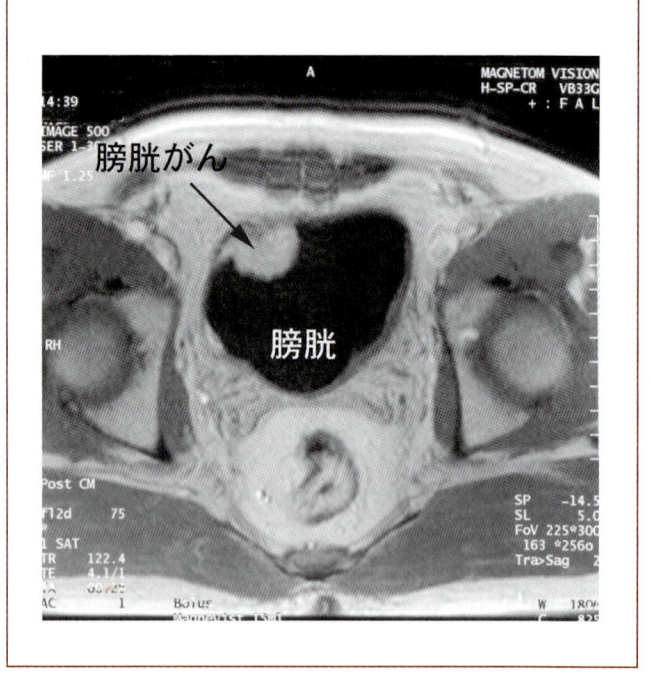

し造影効果が得られない場合もあります。

MRI検査

CTと同様の検査ですが、がんの浸潤度を判定するにはCTよりも有用な検査です（図10）。とくに膀胱周囲の脂肪組織への浸潤の有無を診断するにはMRIが有用です。こちらも造影剤を使用する場合があります。ただし、この検査は、ペースメーカーや体に金属を留置しておられる方など、検査ができない方もいます。

骨シンチ検査

骨に異常がある場合は画像上、黒く表示されます。

尿中腫瘍マーカー

血中については膀胱がんを確実に診断できる腫瘍マーカーは存在しません。BFP（basic fetoprotein）、NMP-22（nuclear matrix protein-22）BTA-test（bladder tumor antigen test）、尿中FDP、尿中剝離細胞テロメラーゼ等がありますが、これらは診断や治療効果の補助手段として用いられるのが現状です。

臨床（術前）病期分類

臨床病期分類に関しては国際的に統一されています。病期分類は膀胱がんの治療に関して重要な分類法です。分類方法はT（原発腫瘍の壁内進達度）、N（所属リンパ節）、M（遠隔転移）の3つで分類されます（表2）。また、これらTNM分類を用いた臨床病期分類も治療方法の選択に重要な分類法です（表3）。

治療方法の実際、最新の治療

膀胱がんの治療方針は表在がんか浸潤がんで大きく異なります。表在がん（T1以下）では内視鏡手術で腫瘍を切除することが可能ですが、浸潤がん（T2以上）では内視鏡手術で完全に切除することは不可能です。

経尿道的膀胱腫瘍切除術（TUR-Bt：Transurethral resection of the bladder tumor）

尿道から内視鏡を挿入し腫瘍を確認しながら電気メスで切除する方法です。表在がん（T1以下）で適応となり根治することができます。切除した組織は専門医が組織学的診断を行い、浸潤がん（T2以上）と診断されれば追加治療（抗がん剤動脈注入療法や膀胱全摘除術）が必要となる場合があります。

表2　膀胱がんのTNM分類

(膀胱癌取扱い規約 第3版より)

T-原発腫瘍の壁内進達度

Tx	原発腫瘍が評価されていないとき
T0	腫瘍なし
Tis	上皮内癌（CIS）
Ta	浸潤なし
T1	粘膜下結合組織までの浸潤
T2	筋層浸潤があるもの
T2a	筋層の半ばまで浸潤
T2b	筋層の半ばを越えるもの
T3	膀胱周囲脂肪識まで浸潤のあるもの
T3a	顕微鏡的浸潤
T3b	肉眼的（壁外に腫瘍があるもの）
T4	腫瘍が以下のいずれかに浸潤するもの 前立腺、子宮、膣、骨盤壁、腹壁
T4a	前立腺、子宮あるいは膣への浸潤
T4b	骨盤壁あるいは腹壁への浸潤

N-所属リンパ節

Nx	所属リンパ節が評価されていないとき
N0	所属リンパ節転移なし
N1	2cm以下の1個の所属リンパ節転移を認める
N2	2cmを超え5cm以下の所属リンパ節転移、または5cm以下の多数個の所属リンパ節転移を認める
N3	5cmを超える所属リンパ節転移を認める

M-遠隔転移

Mx	遠隔転移の有無不詳
M0	遠隔転移なし
M1	遠隔転移あり

膀胱部分切除術

浸潤性膀胱がんに適応の手術です。開腹手術にてがんの部分を取り除き、そのまま閉鎖する術式です。膀胱を残すことが可能であるという長所があります。しかし創部へのがん細胞の播種や再発した場合の膀胱全摘除術は癒着もあり困難である等の諸問題もあり、最近ではほとんど行われていません。一般的に、①腫瘍が単発で上皮内がんが存在しない②尿管には影響しない③2cm周囲の正常膀胱をつけ切除できる部位であることが条件とされます。

膀胱全摘除術と尿路変更

浸潤性膀胱がん（T2以上）に適応で膀胱を全て摘除する方法です。膀胱が全てなくなるわけですから尿を出すための何らかの方法が必要とな

表3　膀胱がんの臨床病期分類

(膀胱癌取扱い規約 第3版より)

臨床病期分類	T分類	N分類	M分類
0a期	Ta	N0	M0
0is期	Tis	N0	M0
Ⅰ期	T1	N0	M0
Ⅱ期	T2a	N0	M0
	T2b	N0	M0
Ⅲ期	T3a	N0	M0
	T3b	N0	M0
	T4a	N0	M0
Ⅳ期	T4b	N0	M0
	すべてのT	N1,N2,N3	M0
	すべてのT	すべてのN	M1

り、これを尿路変更術（図11）と言います。尿路変更術には以下のようなものがあり患者の状態により選択します。ストーマ（皮膚に一部尿管または導管の先端がでた部分）を有するため常に集尿袋をつけなければならないものと尿道から排尿できるものがあります。

尿管皮膚瘻造設術

左右の尿管をそのまま下腹部に出しストーマを作る方法です。最も簡単な尿路変向で腸管を使用せずにできることや、短時間で手術ができる等の長所があります。しかし、術後には尿の流れが悪い場合が多く尿管にカテーテル留置が必要となり、定期的に交換しなければならないという短所もあります。

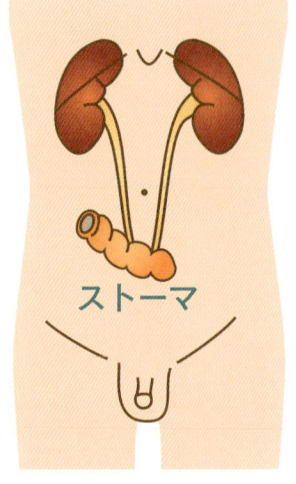

回腸導管造設術

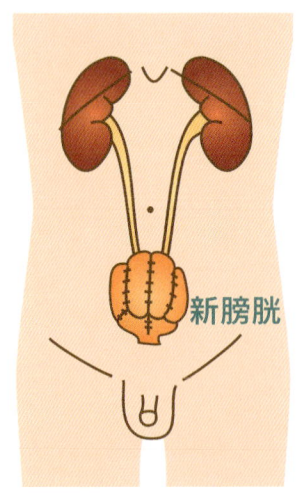

小腸の一部（回腸）を使い尿の『通り道』を作る方法です。一部遊離した回腸に左右の尿管を植えて回腸の先端を下腹部から出し、ストーマとする方法です。腸管を使用しますが、さほど合併症はなく尿管ステント留置はほぼ必要とならないので現在、最も一般的な尿路変更といえます。

自排尿型新膀胱造設術

小腸を使い、人工的な膀胱を作成し、尿道とつなぐ方法です。尿道から尿を出すことが可能でありストーマがないため患者の生活の質は著しく向上します。しかし、膀胱がんは尿道にも再発する危険性があること、手術時間が長いという短所もあります。

膀胱内注入療法

再発がんや再発の可能性の高い表在がんの予防、上皮内がんに対する治療に行われます。膀胱内に薬剤を注入する方法ですが外来通院でも可能で、週に1～2回、6～8週間行います。

抗がん剤膀胱内注入療法

アドリアマイシン、マイトマイシンC等を膀胱内に注入する方法です。主に表在がんの再発予防におこなわれます。

BCG膀胱内注入療法

抗がん剤の膀胱内注入より効果は強く副作用も大きい治療です。悪性度の高いものや多発性の表在がんの再発、または上皮内がんに対する治療として使用されます。副作用として膀胱刺激症状（排尿困難、頻尿、血尿等）、重篤なものでは肉芽腫性前立腺炎、膀胱萎縮等があります。

化学療法

全身化学療法

進行性膀胱がんに対して施行され、多併用療法剤（複数の薬剤を使用すること）が一般的です。移行上皮がんで最も頻用されるのはM-VAC療法と言い、シスプラチン、

図11　膀胱全摘除術に伴う尿路変更

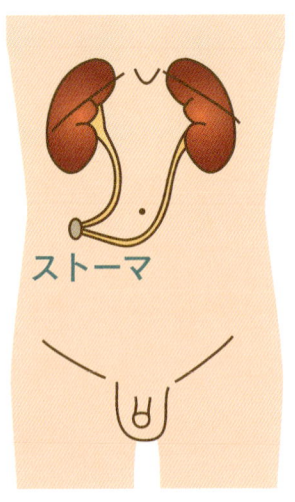

尿管皮膚瘻造設術 ／ 回腸導管造設術 ／ 排尿型新膀胱造設術

メソトレキセート、ビンブラスチン、アドリアマイシンの4剤を使用します。50～70％に有効とされます。

抗がん剤動脈注入療法

浸潤性膀胱がんの腫瘍の縮小を目的とした術前処置、または手術不能例などに行われます。シスプラチンにアドリアマイシン等を併用するのが一般的です。65～95％に有効とされます。

放射線療法

尿路上皮がんには放射線感受性が認められており、浸潤性膀胱がんの手術不能例に用いられます。先に述べた抗がん剤動脈注入療法と組み合わせるのが一般的です。

ワクチン療法

膀胱がんに対するワクチン療法の報告もありますが、現時点では確立されている治療法ではありませんので、今後の進歩を期待する方法と思われます

予後

膀胱がんの5年生存率は臨床病期別にTis: 66～100％、Ta: 80～100％、T1: 70～90％、T2: 30～80％、T3: 10～50％、T4: 0～40％、N1: 0～35％、M1: 0％となっています。

第5章　いろいろながん

前立腺がん

鈴木　孝治

前立腺とは

前立腺という言葉はよく耳にするかもしれませんが、「前立腺って一体なに？」「どこにあるの？」と聞かれて答えられる人はそれほどいないかもしれません。最初に前立腺についての一般的事項を記載します。

解剖

前立腺は男性生殖器の一部です。正常では栗の実状の大きさで膀胱頸部から尿道を取り囲む位置関係となっています。内部は精液の一部である前立腺液をつくるための腺管構造と平滑筋からなっています。前立腺自体が2重構造となっており外腺・内腺に分けられます。外腺から前立腺がん、内腺から前立腺肥大症が発症すると言われています。

はたらき

前立腺は男性ホルモンの影響を受けて発育し、前立腺液を分泌します。射精液の20～30％が前立腺液で精子の栄養になる物質を含んでおり、精子に活動性を与えるという重要な役割があります。精巣で作られた精子は精管・精嚢を通過し前立腺液の助けをかりて射精管、尿道を経て体外に出される（射精する）しくみです（図1）。

前立腺がんの特徴

前立腺がんは他の『がん』と違った特色があります。①進行は一般的にゆっくりです。②男性ホルモンの影響を大いに受け、ホルモン療法が非常に有効です。これを男性ホルモン（アンドロゲン）依存性といいます。③最も転移しやすい臓器は骨です。④高齢男性に好発します。⑤ホルモン療法の効果に限界がおとずれがん細胞が増殖することがあります（これを『再燃』といいます）。

疫学および原因

前立腺がんは近年、高齢化社会の日本において最も増加傾向にある悪性疾患です。また、PSA（Prostate specific antigen：前立腺特異抗原）検診の導入は発見率の向上に大きく貢献しています。人口10万人あたりの粗罹患率は1985年では8.5人であったものが2015年では39人に増加すると予測されます。原因として考えられるものは、①内分泌環境

図1　男性生殖器の構造

精巣で作られた精子は精巣上体、精管にのって運ばれ、精嚢・前立腺を経由して尿道に射精されます。

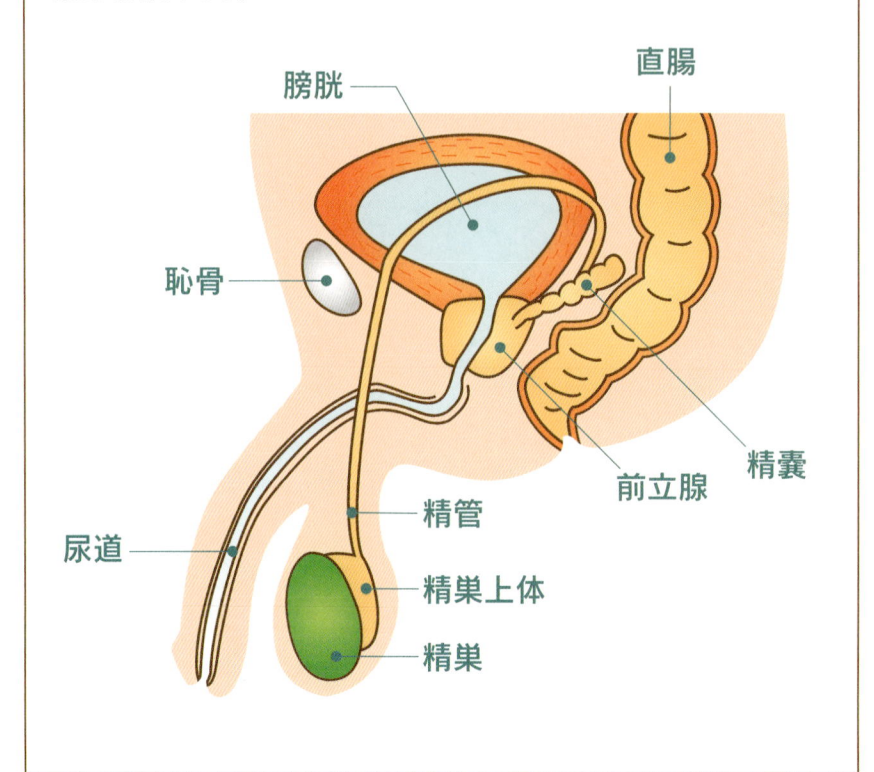

②食事（脂肪摂取量の増加）③遺伝等の仮説が立てられていますが明らかではありません。

症状と診断方法

早期の前立腺がんは全く症状が無いに等しいでしょう。進行すると腫瘍が尿道や膀胱頚部に浸潤し会陰部の不快感、疼痛、排尿障害、血尿、膀胱刺激症状（頻尿など）を生じます。進行例では骨転移を生じ疼痛が出現します。しかし、最近ではPSAを前立腺がんの腫瘍マーカーとして用い検診、人間ドックに導入されたため症状が出現する前の早期で発見することが可能になってきています。

PSA

前立腺組織に特異的な物質で前立腺の腫瘍マーカーとして使用されます。主に、①検診等でのスクリーニング ②内分泌療法、手術療法の効果判定、経過観察 ③再燃の有無を判定するため等に使用されます。しかし、前立腺肥大症、前立腺炎、カテーテル導尿の刺激等でも上昇することがあるので高値とは言え一概に前立腺がんとは診断できません。

PSA値は4.0以下ではまず、前立腺がんは否定的と考え4.0 ng/ml以上、とくに10.0 ng/ml以上では高率にがんが発見されます。4〜10.0 ng/mlはグレーゾーン（gray zone）と言われ、二次検診での確定診断が重要となります。

経直腸的前立腺触診

肛門から指を入れ前立腺を触ってみる検査です。シンプルな検査ですが重要な情報が得られます。正常の前立腺はクルミの大きさで弾力性のある臓器ですが、前立腺肥大症ならば鶏の卵の大きさで触知します。進行した前立腺がんの場合、石や骨のような硬さで触れます。

経直腸的前立腺超音波検査

肛門から超音波プローベを挿入し前立腺を超音波断層法で観察する検査です。前立腺の左右・前後・上下を計測することで推定容積を算出できます。また、がんが存在する場所は低エコー領域（『黒っぽく』映ること）として確認することができます（図2）。

CT・MRI

CT・MRI検査は主に、①前立腺がんの周囲への浸潤や、②リンパ節転移の有無を診断するために行います。後述する臨床病期分類の決定・治療方針の決定に必要な検査です。

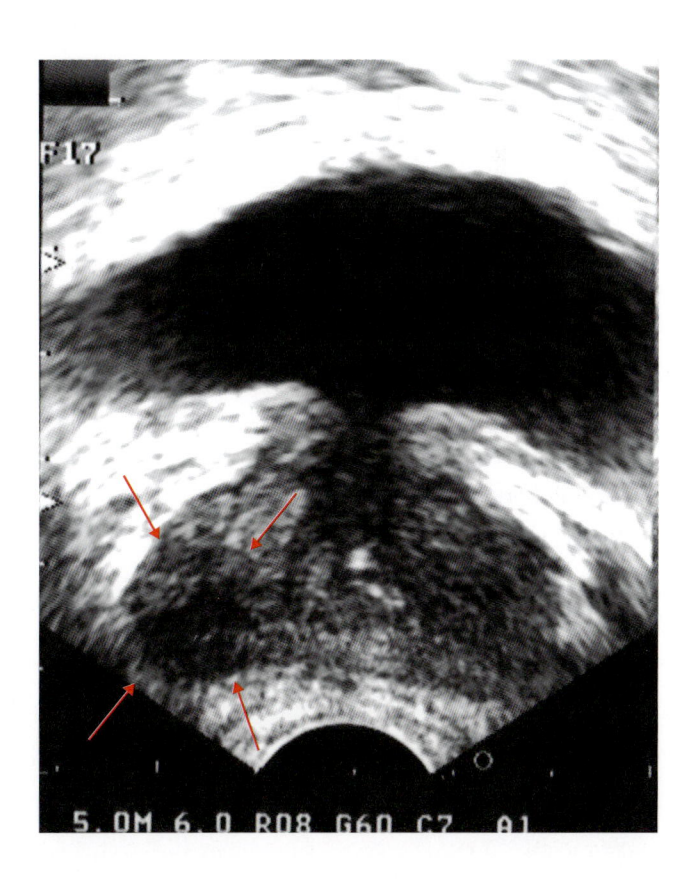

骨シンチグラフィー

前立腺がんの骨転移の有無を診断する検査です。99 mテクネシウム（99 mTc）・リン酸化合物という放射性物質を静脈注射し、2〜3時間後全身の写真を撮ります。転移が疑われる骨にはその物質が集まり、写真上黒く映ります（その部分をhot spotと言います）（図3）。

図2　経直腸的前立腺超音波所見

早期前立腺がんの所見で右辺縁に低エコー領域を認めます。

第5章　いろいろながん

図3　骨シンチグラフィー所見

胸椎、腰椎、左大腿骨頭に強い集積があり、骨転移を認めます。

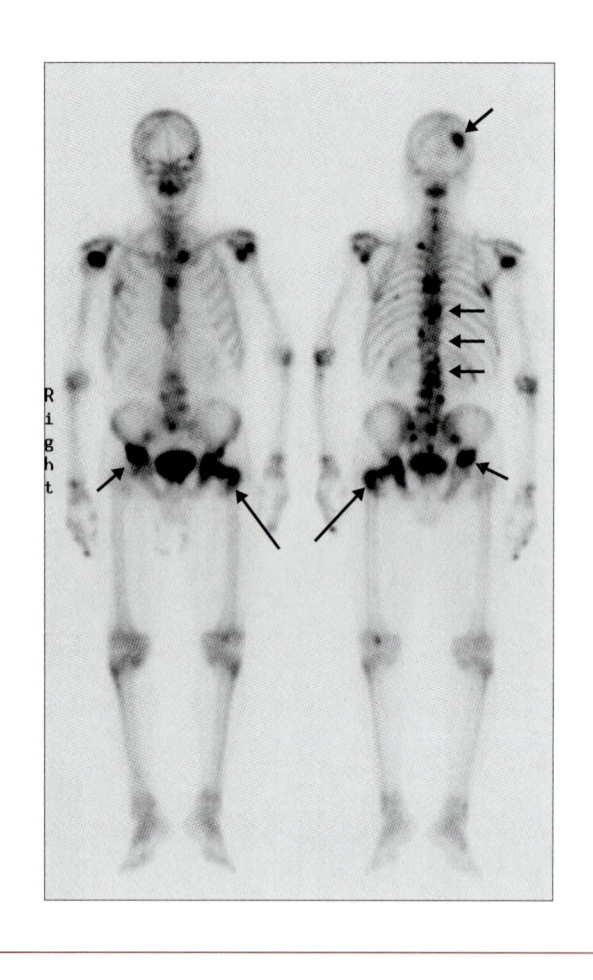

②Gleason scoreを用いた分類…欧米で最も普及された分類で日本でもこの分類が一般的となりました。がん組織の構造異型を数字で表し2〜10点で評価され数値が高いほど悪性度が高いと判断されます。このscoreが予後を判定する大きな鍵の一つとなります。

臨床病期分類

原発巣（前立腺がん）の範囲、周囲への浸潤度、隣接臓器への深達度、所属リンパ節転移の有無、遠隔転移（主に骨）の有無などを評価し、前立腺がんの進行の程度を表したものが臨床病期分類（stage）です。TNM分類とWhitmore-Jewett 分類を用いるのが一般的です（表）。

TNM分類：T；局所でのがんの進展状態、N；リンパ節への転移の有無と程度、M；他の臓器への転移の有無を表します。

Whitmore-Jewett 分類：stage A、B、C、Dに分類し進行度を表します。

治療方法の実際、最新の治療

外科的療法

根治的前立腺全摘除術と言い前立腺および精嚢を摘除し膀胱と尿道を吻合する術式です（原則として所属リンパ節郭清も行います）。対象は限局性前立腺がん（stage AまたはB）に限定されます。術式には切開部位の違いから、1）恥骨後式、2）経会陰式があります。また近年、鏡視下手術（内視鏡を使用する手術）も行われています。『がん』を含めて前立腺を全て摘除することになるので最も根治性のある手術法です。し

前立腺生検

先に述べた経直腸的前立腺超音波法を用いて6〜10ヶ所、細い針を使って前立腺組織を採取する方法です。また、低エコー領域を重点的に行えばより効率的となります。従来は肛門から触診しながら行っていましたが超音波検査で確認しながら行うことで、より安全にかつ疑わしい部位も重点的に採取できるため効率良く行うことが可能になっています。採取された組織は専門医が顕微鏡を用いて確定診断を行います。起こりうる合併症は、①直腸・前立腺からの出血　②前立腺の細菌感染による発熱が考えられます。本学病院では合併症の有無を経過観察するため原則として1泊2日の入院で行っています。

病理組織学的分類としては前立腺がんと診断された場合、その細胞異型、構造異型から悪性度を分類します。

①高分化型腺がん・中分化型腺がん・低分化型腺がんで分類する方法…高分化ほど悪性度が低く予後が良く、低分化ほど悪性度が高く予後が悪くなります。

表　前立腺がんのTNM分類とWhitmore-Jewett分類

(前立腺癌取扱い規約 第3版より)

TNM分類			Whitmore-Jewett分類
T-原発腫瘍	Tx	原発腫瘍の評価が不可能	
	T0	原発腫瘍を認めない	
	T1	触知不能　または画像では診断不能な臨床的に明らかでない腫瘍	Stage A
	T1a	組織学的に切除組織の5％以下に偶発的に発見される腫瘍	Stage A1
	T1b	組織学的に切除組織の5％以上に偶発的に発見される腫瘍	Stage A2
	T1c	針生検により確認される腫瘍（たとえばPSAの上昇による）	
	T2	前立腺に限局する腫瘍	Stage B
	T2a	片葉に浸潤する腫瘍	Stage B1
	T2b	両葉に浸潤する腫瘍	Stage B2
	T3	前立腺被膜を越えて進展する腫瘍	Stage C
	T3a	被膜外へ浸潤する腫瘍（片葉、または両葉）	
	T3b	精嚢に浸潤する腫瘍	
	T4	精嚢以外の隣接組織（膀胱頸部，外括約筋，直腸，挙筋，および/または骨盤壁）に固定、または浸潤する腫瘍	Stage CまたはD2
N-所属リンパ節	Nx	所属リンパ節の評価不可能	
	N0	所属リンパ節転移なし	Stage D1
	N1	所属リンパ節転移あり	
M-遠隔転移	Mx	遠隔転移の有無不詳	
	M0	遠隔転移なし	
	M1	遠隔転移あり	Stage D2
	M1a	所属リンパ節転移以外のリンパ節転移	
	M2b	骨転移	
	M3c	他の部位への転移	

かし、術後の病理診断から顕微鏡的に前立腺外にがん浸潤が確認されたり、リンパ節転移を認めた場合はホルモン療法や放射線療法を追加する場合もあります。また、起こりうる術後合併症として勃起不全（ED）；31％、尿失禁；5～20％等がみられます。

手術時には大量出血する場合も多く近年では自己血輸血（事前に自分の血液を貯め手術時に使用）を行うのが一般的です。

内分泌療法

前立腺がんは男性ホルモン（アンドロゲン）依存性がんであり、内分泌学的にアンドロゲンを除去したりブロックしたりすることで治療につながります。男性ホルモンの分泌は視床下部から分泌されるLH-RH、下垂体から分泌されるLHにより調節され、精巣から分泌されます（図4）。

LH-RHアナログ

本薬剤はLH-RHの類似構造があり強力なLH-RH作用があるため一過性に性腺刺激作用が現れ、アンドロゲンが急激に上昇しますが持続投与により下垂体細胞のLH-RHの受容体は消失し、結果的にLHの分泌が抑制され精巣の萎縮、アンドロゲンの分泌を減少させます。酢酸ゴセレリン、酢酸リュープロレリン等がそれにあたり1ヶ月または3ヶ月に1回の皮下注射が一般的です。

抗アンドロゲン薬

アンドロゲン受容体と拮抗することでがん病巣を退縮させる作用があります。LH-RHアナログでコントロールできない副腎由来のアンドロゲン（全男性ホルモンの5％）もブロックすることが可能です。ステロ

イド構造を有するもの（ステロイド系）と無いもの（非ステロイド系）に分類されます。前者は酢酸クロルマジノン、後者はビカルタミド、フルタミド等があり内服薬として処方されます。

LH-RHアナログと抗アンドロゲン剤を併用することをCAB（combined androgen blockade）療法と言い、すべてのアンドロゲンもブロックすることを可能としています。別名、MAB（maximal androgen blockade）療法やTAB（total androgen blockade）療法とも言われます。

限局性の前立腺がんに対し前立腺全摘除術を施行する前に3〜6ヶ月のCAB療法を行い前立腺腫瘍の縮小化を目的とする場合があります。これをネオアジュバンド療法と言います。

CAB療法の効果が得られた後、PSAの上昇や病態悪化が生じ抗アンドロゲン剤を休薬してみると改善する現象があります。これをantiandrogen withdrawal syndromeと言います。

エストロゲン製剤

女性ホルモンであるエストロゲンを用いアンドロゲンを低下させる方法です。作用は強く有効ですが、女性化を強く起こし、合併症として心臓や血管系の障害を起こすことがあります。初期治療には使用されず主に再燃例で用いられます。

去勢術

精巣を摘除することによってアンドロゲンを除去させる方法です。最も簡単で有効であり、現在でも行われることがあります。しかし、精巣を摘除されるという肉体的精神的障害があるため回避する傾向もみられ

図4　男性ホルモンの分泌

脳内の視床下部から分泌されるLH-RH、下垂体から分泌されるLHにより精巣のアンドロゲン（テストステロン）分泌が調節され前立腺に影響します。アンドロゲンの血中濃度が高くなると下垂体からのLH分泌が抑制されます。これをnegative feedbackといいます。

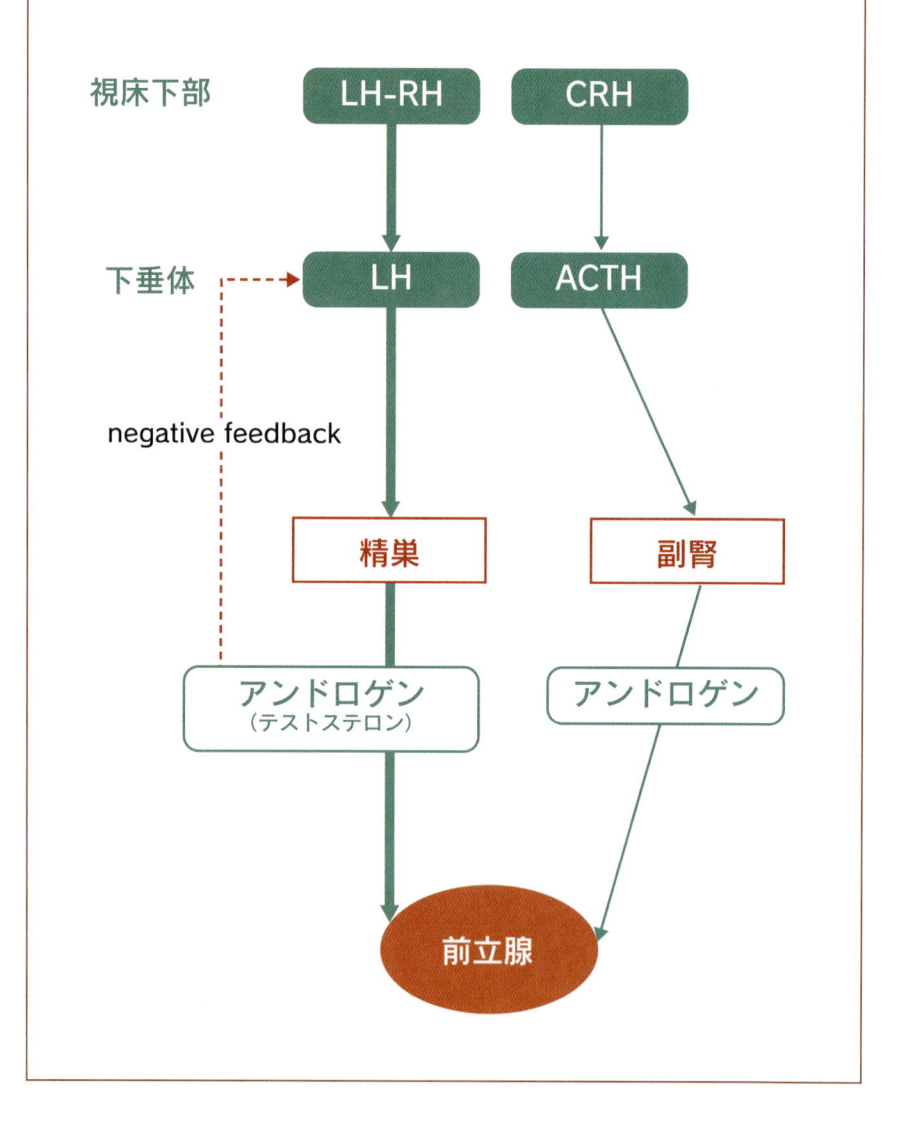

ています。

放射線療法

近年、前立腺がんの放射線感受性が見直され日本でも積極的に放射線治療に取り組まれています。大きく分けて外照射（外部から照射する方法）、内照射（前立腺内から照射する方法）があります。

本学病院でも2007年3月に小線源治療（Brachytherapy）が導入されました。^{125}Iシード（直径1 mm、長さ5 mmのヨード125を密封したチタン粒）（図5）を会陰部から超音波画像をみながら50〜100粒埋め込んで、前立腺内に均等に放射線量が分布されるしくみです。手術に比べ肉体的負担も軽度で尿失禁や勃起障害

のような合併症も少ないとされます。欧米ではこの10年で優れた成績が報告され、手術に並ぶ治療法となってきています。この治療の対象となるのは限局性前立腺がん（T分類でT2まで）、PSA値10 ng/ml以下、前立腺推定容積が40 cc以下の患者です。この条件に合わない場合や悪性度が高いがん（Gleason scoreで7点以上）ではホルモン療法や外照射を併用することがあります。

治療成績および予後

厚生労働省の統計では5年生存率は病期Aで約80％、病期Bで約72％、病期Cで約51％、病期Dで約30％と報告されています。

図5　^{125}Iシード

直径1 mm、長さ5 mmのヨード125を密封したチタン粒で、小線源治療に使用されます。

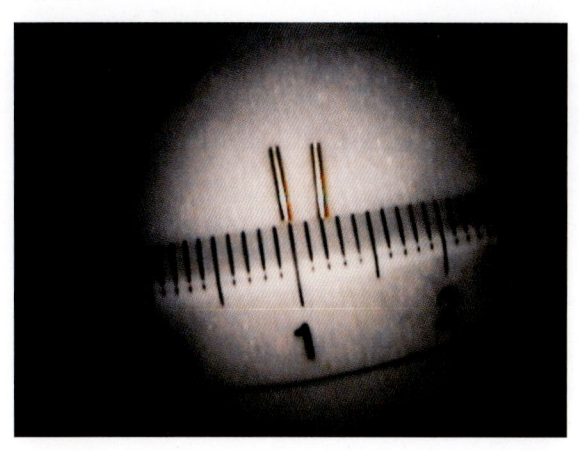

第5章　いろいろながん

子宮がん・卵巣がん

早稲田　智夫、牧野田　知

婦人科がんとは

　女性の生殖器、すなわち外陰、腟、子宮、卵管、卵巣に発生する悪性腫瘍を言います。どの場所にもがんや肉腫などの悪性腫瘍が発生する可能性はありますが、比較的多くみられるのは、子宮頸がん、子宮体がん、卵巣がんの三種類です。発見時の進み方によって0期もしくはⅠ期からⅣ期にまで分類されており、治療方法は進行期に応じて異なり、手術療法、放射線療法、抗がん化学療法を組み合わせて行います（図1）。

子宮頸がんとは

　子宮の出口の部分（頸部）にできるがんです。30〜50歳代に多いがんですが、最近では10代の報告もまれではありません。扁平上皮がんと腺がんの2種類があり、その比率は7：3です。症状は性器出血、とくに性交後の出血ですが、その症状が出現するのはⅠ期の後半以降からです。それ以前は無症状であることが多いものです（図2）。

検査

　子宮頸がんは子宮の出口をこすって細胞をみる子宮頸部細胞診を行うことで発見することができます。毎年1回の定期的な子宮がん検診を受けることによって前がん状態や治癒可能な0期などの早期がんで発見す

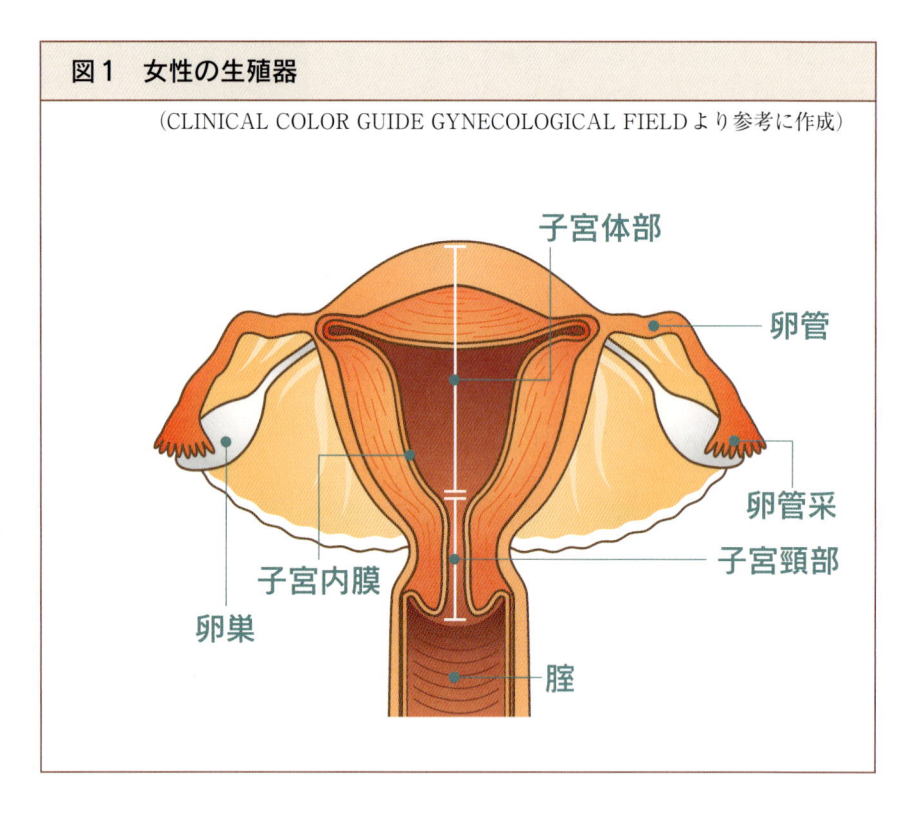

図1　女性の生殖器
（CLINICAL COLOR GUIDE GYNECOLOGICAL FIELDより参考に作成）

子宮体部
卵管
卵管采
子宮頸部
子宮内膜
卵巣
腟

ることが可能です。すべての女性が子宮がん検診を定期的に受診すれば、理論的には子宮頸がんで死亡する人はいなくなることになります。しかし、残念ながら現実の子宮がん検診の受診率は約15 %と低い状態です。扁平上皮がんの原因としてヒトパピローマウイルスの感染が注目されていますので、性交渉を持つようになったら年齢にかかわらず毎年子宮がん検診を受けるようにしましょう。

治療

　子宮頸がんの治療方法はがんの進行期により決定します。Ⅰb〜Ⅱ期の進行子宮頸がんに対する治療は広汎子宮全摘術が第一選択治療として行われ、効果的な治療成績が達成されています。
　化学療法および放射線療法は根治手術施行例に対する術後補助療法あるいは合併症や高齢などによる手術不能例に対して行う治療としての位置づけがなされていました。しかし最近では術前化学療法（NAC: Neo-adjuvant chemotherapy ）によって腫瘍を縮小させてから手術を行うこともあります（表1）。

治療成績

　当科で1998年以降に治療した子

宮頸がんの5年生存率はⅠ期100％、Ⅱ期78％、Ⅲ期52％、Ⅳ期0％です。最初にも述べましたが、子宮頸がんは定期的な検診で、がんになる前の前がん状態の段階でみつけることができ、Ⅰa期以前では治療後に妊娠し、お子様を設けることも可能なので、性交渉を経験したら定期的な子宮がん検診をぜひ受けてください。

子宮体がんとは

子宮の奥の方（体部）にできるがんで、ほとんどが腺がんです。子宮体がんの好発年齢は閉経期から60歳前後であることから、我が国の現在の年齢構成からして、子宮体がんは子宮頸がんに比べて近年増加傾向にあります。症状としては性器出血が主なものですが、閉経前後に多いため月経異常と思って見逃されていることも少なくありません（図3）。

検査

子宮体がんは子宮頸部のさらに奥（子宮内膜）をこすって細胞をみる子宮体部細胞診を行うことで早期発見が可能です。40歳代後半からは子宮頸がん検診に加えて子宮体がん検診も行う方がいいでしょう。

治療

子宮体がんの治療方法は頸がんと同様に手術療法が主体となり、がんの進行期により決定します。前述したとおり子宮体がんのほとんどが腺がんであるため、補助療法としては化学療法を中心に治療を行います（表2）。

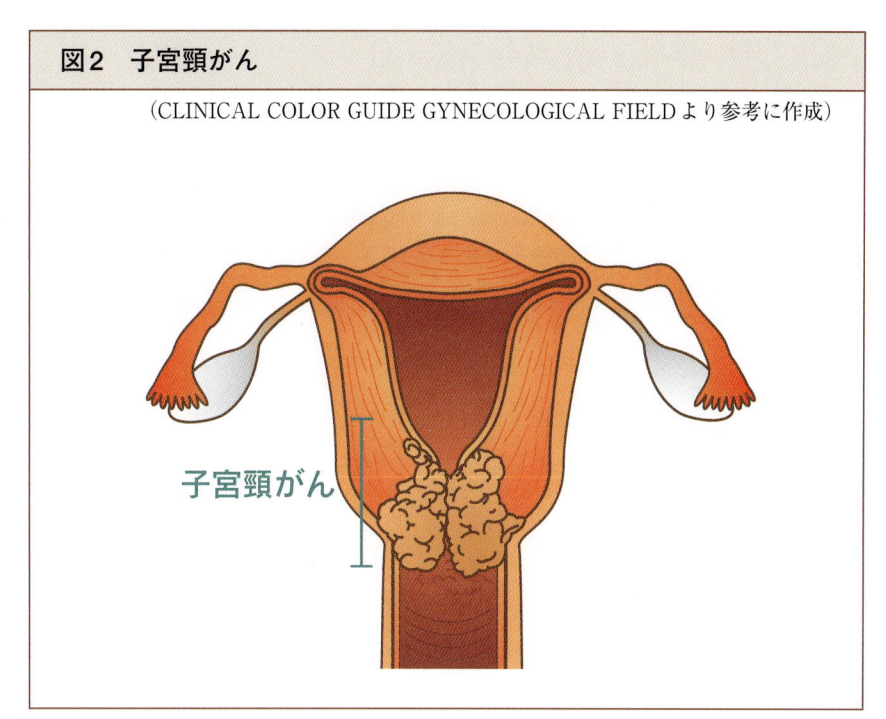

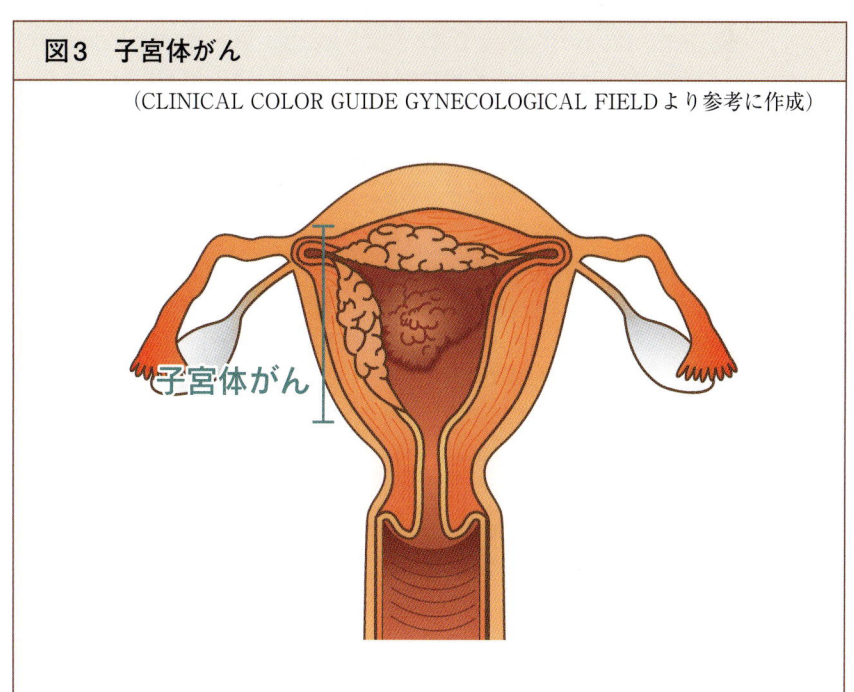

図2　子宮頸がん
（CLINICAL COLOR GUIDE GYNECOLOGICAL FIELD より参考に作成）

図3　子宮体がん
（CLINICAL COLOR GUIDE GYNECOLOGICAL FIELD より参考に作成）

治療成績

当科の子宮体がんの5年生存率はⅠ期100％、Ⅱ期100％、Ⅲ期53％です。全国の2004年度子宮体がんの発見時の病期は0期7.6％、Ⅰ期58.9％、Ⅱ期8.2％、Ⅲ期18.9％、Ⅳ期6.5％とほとんどの場合Ⅱ期までに発見されることが多いがんです。先に述べたとおり、現在の日本の人口構成では子宮体がんの好発年齢層の人口が多いために、2005年の当科における手術件数では体がんが頸がんの約1.5倍となっており、今後もこの傾向は続くと思われます。

第5章　いろいろながん

表1　子宮頸がんの病期分類と治療方法

(子宮頸癌治療ガイドライン, 2007年より)

病期	治療方法
0期〜Ⅰa1期	今後妊娠を希望する場合 → 子宮頸部円錐切除術
	今後妊娠を希望しない場合 → 腟式単純子宮全摘術
Ⅰa2期	準広汎子宮全摘術＋骨盤リンパ節郭清術
Ⅰb期	広汎子宮全摘術＋骨盤リンパ節郭清術
Ⅱ期	広汎子宮全摘術＋骨盤リンパ節郭清術＋術後放射線療法
Ⅲ期〜Ⅳ期	放射線療法

- 0　期　：上皮内がん
- Ⅰ　期　：がんが子宮頸部に限局するもの(体部浸潤の有無は考慮しない)。
- Ⅰa　期　：組織学的にのみ診断できる浸潤がん。肉眼的に明らかな病巣はたとえ表層浸潤であってもⅠb期とする。浸潤は、計測による間質浸潤の深さが5 mm以内で、縦軸方向の拡がりが7mmをこえないものとする。浸潤の深さは、浸潤がみられる表層上皮の基底膜より計測して5mmをこえないものとする。脈管(静脈またはリンパ管)侵襲があっても進行期は変更しない。
- Ⅰa1期　：間質浸潤の深さが3mm以内で、拡がりが7mmをこえないもの。
- Ⅰa2期　：間質浸潤の深さが3mmをこえるが5mm以内で、拡がりが7mmをこえないもの。
- Ⅰb　期　：臨床的に明らかな病巣が子宮頸部に限局するもの、また臨床的に明らかではないがⅠa期をこえるもの。
- Ⅰb1期　：病巣が4cm以内のもの。
- Ⅰb2期　：病巣が4cmをこえるもの。
- Ⅱ　期　：がんが頸部をこえて広がっているが、骨盤壁または、腟壁下1/3には達していないもの。
- Ⅱa　期　：腟壁浸潤が認められるが、子宮傍組織浸潤は認められないもの。
- Ⅱb　期　：子宮傍組織浸潤の認められるもの。
- Ⅲ　期　：がん浸潤が骨盤壁にまで達するもので、腫瘍塊と骨盤壁との間にcancer free spaceを残さない。または腟壁浸潤が下1/3に達するもの。
- Ⅲa　期　：腟壁浸潤は下1/3に達するが、子宮傍組織浸潤は骨盤壁にまでは達していないもの。
- Ⅲb　期　：子宮傍組織浸潤が骨盤壁にまで達しているもの。または、明らかな水腎症や無機能腎を認めるもの。
- Ⅳ　期　：がんが小骨盤腔を越えて広がるが、膀胱、直腸の粘膜を侵すもの。
- Ⅳa　期　：膀胱、直腸の粘膜への浸潤があるもの。
- Ⅳb　期　：小骨盤腔を越えて広がるもの。

表2　子宮体がんの病期分類と治療方法

(子宮体癌治療ガイドライン, 2006年より)

病期	治療方法
Ⅰ期	準広汎子宮全摘術＋両側付属器摘出術＋骨盤ならびに傍大動脈リンパ節郭清術、その後抗がん化学療法6コース
Ⅱ期	広汎子宮全摘術＋両側付属器摘出術＋骨盤ならびに傍大動脈リンパ節郭清術、その後抗がん化学療法6コース
Ⅲ期～Ⅳ期	抗がん化学療法

- 0期 ： 子宮内膜異型増殖症
- Ⅰ期 ： がんが子宮体部に限局するもの。
- Ⅰa期 ： 子宮内膜に限局するもの。
- Ⅰb期 ： 浸潤が子宮筋層1/2以内のもの。
- Ⅰc期 ： 浸潤が子宮筋層1/2をこえるもの。
- Ⅱ期 ： がんが体部および頸部に及ぶもの。
- Ⅱa期 ： 頸管腺のみを侵すもの。
- Ⅱb期 ： 頸部間質浸潤のあるもの。
- Ⅲ期 ： がんが子宮外に広がっているが、小骨盤腔をこえていないもの、または所属リンパ節転移のあるもの。
- Ⅲa期 ： 漿膜ならびに/あるいは付属器を侵す、ならびに/あるいは腹腔細胞診陽性のもの。
- Ⅲb期 ： 腟転移のあるもの。
- Ⅲc期 ： 骨盤リンパ節ならびに/あるいは傍大動脈リンパ節転移のあるもの。
- Ⅳ期 ： がんが小骨盤腔をこえているか、明らかに膀胱または腸粘膜を侵すもの。
- Ⅳa期 ： 膀胱ならびに/あるいは腸粘膜浸潤のあるもの。
- Ⅳb期 ： 腹腔内ならびに/あるいは鼠径リンパ節転移を含む遠隔転移のあるもの。

卵巣がんとは？

卵巣にできるがんで、組織の形には様々な種類があります。症状は卵巣が巨大化したり、腹水が貯留しお腹がでてきたりするまでは、無症状であることが多いものです(図4)。

検査

卵巣はお腹の中に存在する臓器であり、外部から細胞や組織を容易に採取することはできず、通常の視診・内診などで容易に発見することが難しいがんです。早期発見・早期治療の効果が最も期待できる、いわゆる無症状の症例に対しては、経腟超音波断層法、CTやMRIなどの画像診断法が診断に極めて役に立ちます。

治療

病期により治療方法を決定します。Ⅰ～Ⅲ期は手術療法、Ⅳ期は抗がん化学療法を原則とします。手術が難しいとされた進行卵巣がんであっても、試験開腹によりがんの組織を採取し病理診断後、感受性の高い抗がん剤による化学療法を数回行うことにより腫瘍縮小効果を認めることがあります。そうなれば手術によって完治することも可能です(表3)。

治療成績

卵巣がんは子宮頸がん・体がんと比較すると発見が遅れる傾向にある

第5章　いろいろながん

ため、Ⅲ期で見つかることが多く治療成績はあまりはかばかしくありません。しかし、20年程前と比べると抗がん剤の進歩によってかなり良くなりました。当科で治療が完遂できた例のみの5年生存率はⅠ、Ⅱ期は100％ですが、Ⅲ期では50％程度となっています。卵巣がんは婦人科がんでは最も治療が困難な疾患です。

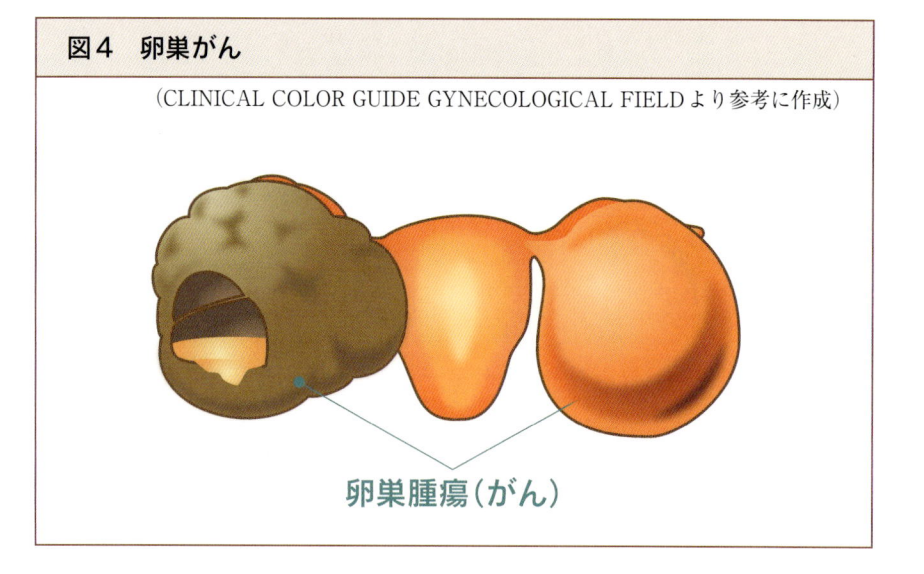

図4　卵巣がん

（CLINICAL COLOR GUIDE GYNECOLOGICAL FIELDより参考に作成）

卵巣腫瘍（がん）

表3　卵巣がんの病期分類と治療方法

（卵巣がん治療ガイドライン, 2007年より）

病期	治療方法
Ⅰ～Ⅲ期	準広汎子宮全摘術＋両側付属器摘出術＋骨盤ならびに傍大動脈リンパ節郭清術、その後抗がん化学療法6コース
Ⅳ期	抗がん化学療法

Ⅰ　期：卵巣内限局発育
Ⅰa期：腫瘍が一側卵巣に限局し、がん性腹水がなく、被膜表面への浸潤や被膜破綻の認められないもの。
Ⅰb期：腫瘍が両側卵巣に限局し、がん性腹水がなく、被膜表面への浸潤や被膜破綻の認められないもの。
Ⅰc期：腫瘍は一側または両側の卵巣に限局するが、被膜表面への浸潤や被膜破綻が認められたり、腹水または洗浄液の細胞診にて悪性細胞の認められるもの。
Ⅱ　期：腫瘍が一側または両側の卵巣に存在し、さらに骨盤内への進展を認めるもの。
Ⅱa期：進展ならびに/あるいは転移が、子宮ならびに/あるいは卵管に及ぶもの。
Ⅱb期：他の骨盤内臓器に進展するもの。
Ⅱc期：腫瘍発育がⅡaまたはⅡbで被膜表面への浸潤や被膜破綻が認められたり、腹水または洗浄液の細胞診にて悪性細胞の認められるもの。
Ⅲ　期：腫瘍が一側または両側の卵巣に存在し、さらに骨盤外の腹膜播種ならびに/あるいは後腹膜または、鼠径部のリンパ節転移を認めるもの。また腫瘍は小骨盤に限局しているが小腸や大網に組織学的転移を認めるものや、肝表面への転移を認められるものもⅢ期とする。
Ⅲa期：リンパ節転移陰性で腫瘍は肉眼的には小骨盤に限局しているが、腹膜表面に顕微鏡的播腫を認めるもの。
Ⅲb期：リンパ節転移陰性で、組織学的に確認された直径2cm以下の腹腔内播種を認めるもの。
Ⅲc期：直径2cmを超える腹腔内播種ならびに/あるいは後腹膜または鼠径部リンパ節に転移の認められるもの。
Ⅳ　期：腫瘍が一側または両側の卵巣に存在し、遠隔転移を伴うもの。胸水の存在によりⅣとする場合には胸水中に悪性細胞を認めなければならない。また肝実質への転移はⅣ期とする。

Q&A

問：広汎子宮全摘術とはどんな手術ですか？また手術の合併症はありますか？

答：広汎子宮全摘術とは、子宮だけを摘出する手術と異なり、がんを完全に摘出するために子宮と一緒に子宮に付着する靱帯や腟などの組織を広く切除する手術のことをいいます。広汎子宮全摘術は婦人科手術の中では、最も外科的侵襲の大きな術式の一つです。したがって、手術に伴う大出血のみならず、術後の合併症がしばしば認められます。手術操作に伴う偶発症として出血、尿路損傷、腸管損傷があります。術式自体に基因するものとして膀胱機能麻痺、尿管機能麻痺、リンパ嚢腫、下肢・外陰浮腫があり、その他に尿路感染症、尿管狭窄、尿管瘻、骨盤死腔炎、性交障害、腸閉塞等があります。もちろんすべての人にこのような症状がでるわけではありませんし、多くの合併症はその後の治療で克服できることが多く、手術の有益性を考えるとこの手術は子宮頸がんⅠb～Ⅱ期、子宮体がんⅡ期に対しては、第一選択治療法となります。

第5章　いろいろな がん

乳がん

野口　昌邦

増加する乳がんについて

最近、乳がんが増加しており、社会的に注目されております。現在、日本では毎年4万人以上の女性が乳がんに罹り、1万人以上の方が乳がんで亡くなっています（図1）。これは30年前と比較しますと、乳がんに罹る女性は約4倍、乳がんで亡くなる人は3倍以上増加したことになります。乳がんの多いアメリカでは女性7〜8人中1人が乳がんに罹ると言われていますが、日本では乳がんに罹る女性がまだそれほど多くありません。しかし、それでも20人に1人の女性が乳がんに罹ります。乳がんが身近な病気となっている現在、女性が乳がんについて正しい知識をもって対処することは極めて大切なことです。

乳がんに罹りやすい女性

乳がんに罹りやすい因子として肉親が乳がんになった女性、月経が早く始まった女性、結婚が遅い女性、初産年齢が遅い女性、閉経が遅い女性、閉経後の肥満などが上げられます。乳がんの発生には確かに遺伝的な面もありますが、多くの場合、それよりも女性ホルモンが多くなる生活習慣や食生活といった環境が大きく影響しています。

先ほど述べましたように日本人女性はアメリカの女性ほど乳がんが多くありません。しかし、日本人がアメリカに移住しますと1世、2世、3世と世代を重ねるにしたがって生活習慣や食生活が欧米化し、乳がんに罹る女性の頻度がアメリカのそれに近づきます。今後、日本人の生活習慣や食生活が、さらに欧米化すると予想されますので、乳がんがさらに増加すると考えられます。また、日本では乳がんに罹る女性の年齢が40才代でピークをむかえるのですが、欧米では閉経後の女性に乳がんが多いことから、日本でも将来、閉経後の女性が多く罹ると思われます。

飛び火する乳がん

乳がんは乳房の中身である乳腺組織、すなわち、お乳を作る腺やお乳を分泌する管から発生します。乳がんを大きく分けると、非浸潤がんと浸潤がんにわけることができます。お乳を作る腺やお乳を分泌する管は基底膜という膜で包まれておりますが、非浸潤がんはがん細胞がその膜を破っていないがんであり、ほとんど転移を起こさず、手術すれば治るがんです（図2）。一方、浸潤がんはがん細胞がその膜を破っているがんであり、がん細胞が周囲の血管やリンパ管の中に入ると全身に飛び火します（図3）。がん細胞が全身に飛び火し、肺、肝臓や脳に転移しますと命が危なくなります。

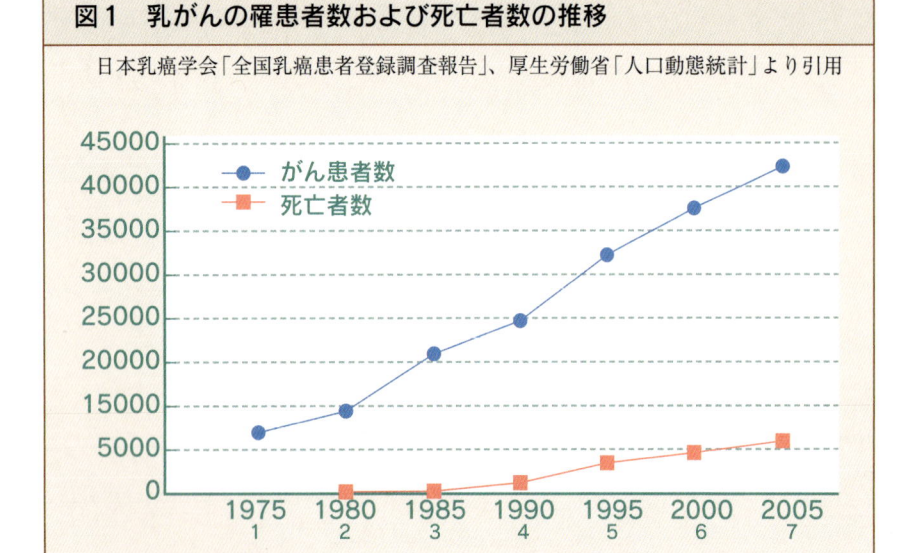

乳がんの予防と早期発見

乳がんに罹らなければ、それに超したことがないのですが、良い予防法がありません。アメリカでは遺伝的に乳がんに罹りやすい女性は乳が

図1　乳がんの罹患者数および死亡者数の推移

日本乳癌学会「全国乳癌患者登録調査報告」、厚生労働省「人口動態統計」より引用

図2 非浸潤がん

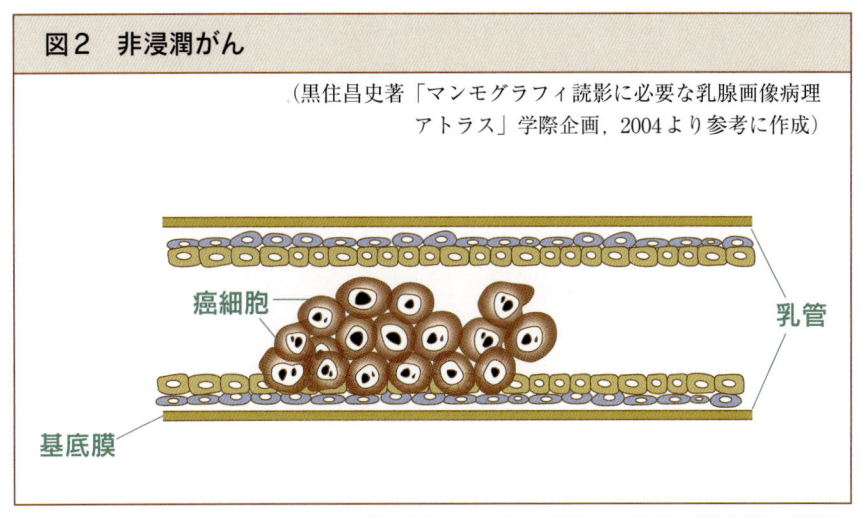

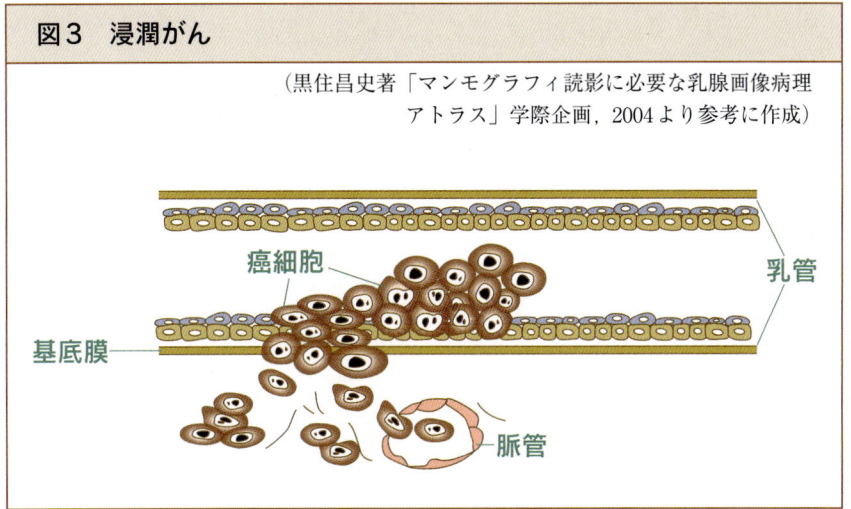

(黒住昌史著「マンモグラフィ読影に必要な乳腺画像病理アトラス」学際企画, 2004より参考に作成)

図3 浸潤がん

(黒住昌史著「マンモグラフィ読影に必要な乳腺画像病理アトラス」学際企画, 2004より参考に作成)

んに罹る前にあらかじめ、乳房を切除し、乳房の再建を行うこともありますが、日本では行われていません。そのため、乳がんの早期発見、早期治療がやはり重要となります。がん細胞が飛び火していない非浸潤がんや小さな浸潤がんの段階で乳がんを発見することができれば、命を失わないで済みます。また、乳がんになると手術を行いますが、小さな乳がんで発見されると、乳房全体を切り取ってしまうのでなく、乳房を部分的に切り取り、放射線療法で治療し、乳房を残すことができます(乳房温存療法)。すなわち、乳がんの早期発見は女性の命だけでなく、乳房も救うことになります。乳がんの早期発見、早期治療がいかに大切か理解されたかと思います。

乳がんの症状と自己検診

乳がんの症状として(a)乳房の"しこり"を触れる、(b)乳頭から血液が混じった分泌がある、(c)乳頭が陥没するなどがありますが、乳房の"しこり"が最も多いのです。お風呂に入っていてたまたま触った乳房に"しこり"があるのに気づき、命拾いをしたという話をよく聞きます。これは偶然に発見されたのですが、定期的に乳房を自分で触っておれば、もっと早く乳がんを見つけることができます。これを自己検診といい、乳がんは自分で見つけることができます(図4)。

しかし、女性が触って発見できる"しこり"の大きさには限界があり、自己検診を行っていれば安心と必ずしも言えません。大きな乳房ですと2 cm以下の"しこり"を見つけるのは容易でありません。乳がんは飛び火しやすいがんであり、乳がんで亡くなる女性を少なくするためには"しこり"として触れない無症状の段階で乳がんを発見する必要があります。

マンモグラフィ検診

以前、日本では医師が女性の乳房を触って調べる方法で乳がんの集団検診を行っていましたが、乳がんで亡くなる女性が減少せず、それほど効果がありませんでした。自己検診と同様と言えます。そのため、厚生労働省は8年前より、乳がんの集団検診にマンモグラフィというレントゲン検査を導入しております(図5、6)。マンモグラフィを用いますと、

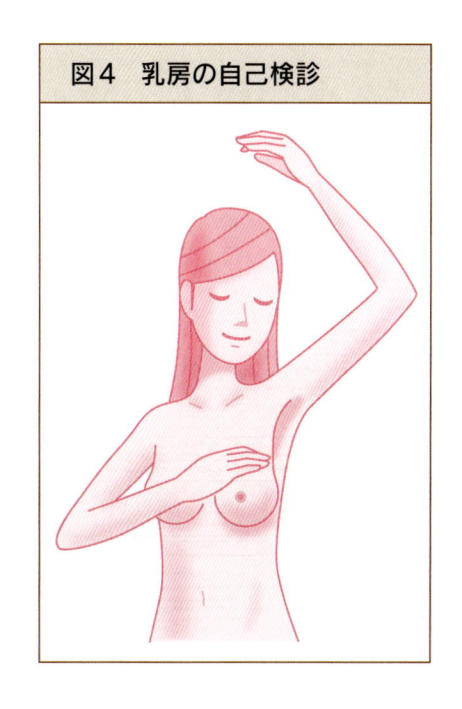

図4 乳房の自己検診

第5章　いろいろながん

しこりとして触れない早期の乳がんを発見することができます。

先に述べたようにアメリカは乳がんで亡くなる女性が日本より多いのですが、最近、アメリカでは乳がんで亡くなる女性が減少しています。その理由の一つとしてマンモグラフィ検診による早期発見があげられます。アメリカでは乳がんが国民病と言われており、そのため、70％以上の女性がマンモグラフィ検診を受けています。その結果、がん細胞が飛び火していない非浸潤がんや1cm以下の小さな浸潤がんが多く発見され、乳がんで亡くなる女性が減少しています。

一方、日本ではこのマンモグラフィ検診を受ける女性が約20％と欧米先進国と比べるとはるかに少ないのです。そのため、日本は乳がんに罹る女性が増えるにしたがって乳がんで亡くなる女性が増えており、さらに今後、増えることが予想されます。そうならないために是非、多くの女性がマンモグラフィ検診を受けることをお勧めします。マンモグラフィ検診は1度、受ければ良いという訳でありません。マンモグラフィの検査が痛いといって敬遠せず、毎年、1回、定期的に受けることが乳がんの早期発見につながります。

超音波検査

しかし、マンモグラフィ検診を受けておれば、安心というわけでもありません。若い女性や乳房の発達した女性ではマンモグラフィで乳がんのしこりが写らないことがあります。乳腺組織が発達していると乳房全体がマンモグラフィで白く写り、乳がんの影を発見できないことがあります。しかし、そのような場合、超音波検査でしこりがわかります。現在、乳がんの集団検診はマンモグラフィで行っており、通常、超音波検査を受けることができません。将来的には超音波検査も乳がんの集団検診に導入されると思いますが、現時点では病院を訪れ、乳がんを専門とする科を受診すれば、マンモグラフィだけでなく、超音波検査も受けることができます。また、それらの検査で乳がんが否定できない場合はさらにMRI検査や針生検を受けることになります。

乳がん手術

乳がんの治療法には手術、放射線療法、化学療法、ホルモン療法、抗体療法があります。手術と放射線療法は局所療法といい、乳房のしこりとその周りを治療します。化学療法、ホルモン療法、抗体療法は薬で治療する方法であり、がん細胞が飛び火した全身を治療するため全身療法といいます。

昔、乳がんの手術といえば、乳房全体を切除し、脇の下のリンパ節を全部、切り取る手術しかありませんでした。これを乳房切除術と言います。当時、進んだ乳がんが多く、世界中で多くの患者さんがこの乳房切除術手術を受けました。しかし、手術を行った後の胸は変形が著しく、また、手術を受けた方の腕が腫れたりして女性にとって肉体的にも精神

図5　マンモグラフィの撮影

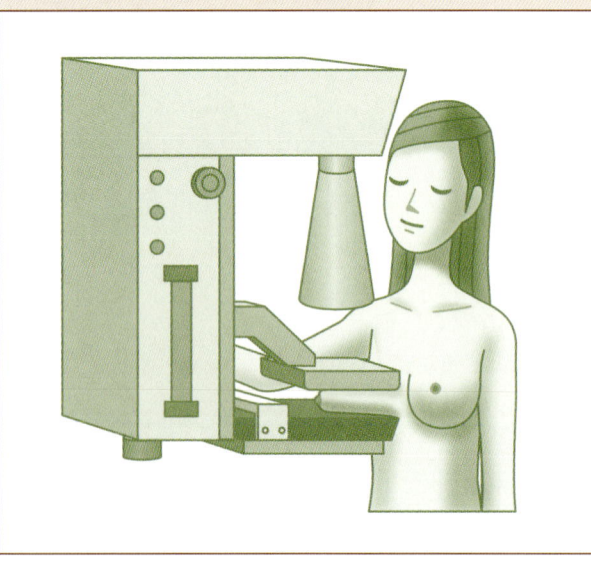

図6　マンモグラフィ像

腫瘍の陰影（矢印）。

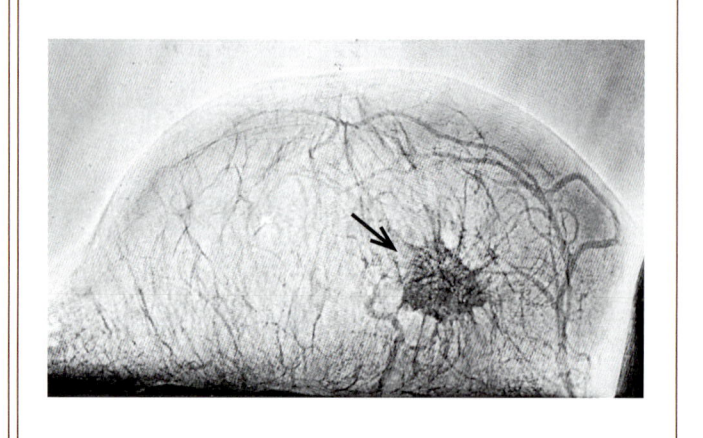

的にも大きな負担となっていました。

乳房温存療法

　男性には理解できないことかも知れませんが、女性は乳がんになっても乳房を失いたくないと手術を拒否することがあります。そこで登場したのが乳房温存療法です。乳房温存療法は乳がんのしこりとその周囲の組織を切り取り（図7）、残った乳房に放射線療法を行う治療法です。乳がんのしこりの大きさが3 cm以下の乳がんであれば、乳房温存療法によって乳房を失わずに乳房切除術を受けたと同等の生存率を得ることができます。乳がんに罹っても、早期乳がんであれば、乳房を失わない時代になりました。

腋窩リンパ節郭清

　一方、乳がんは脇の下のリンパ節に転移することがあります。そのため、乳がんの手術では脇の下のリンパ節を全部切除しておりました。しかし、脇の下のリンパ節を全部切除しますと、手術後に腕が腫れたり、しびれたり、動きが悪くなることがあります。マンモグラフィ検診などで早期乳がんが発見されますと、リンパ節転移を認めない乳がんが次第に多くなり、そのような合併症を避けたいと考えます。

センチネルリンパ節生検

　そこで登場したのがセンチネルリンパ節生検です（図8）。これは脇の下の転移の可能性が高い見張りのリンパ節、すなわち、センチネルリンパ節を1～2個、切り取り、顕微鏡で転移を調べ、がん細胞を認めない場合はそれ以上、脇の下のリンパ節を切除しない方法です。脇の下のリンパ節を全部、切除しないため、手術後に腕が腫れたり、しびれたり、動きが悪くなることが少なくなります。

新しい乳がん手術

　乳がんの手術は大きく変わりました。乳房切除術は少なくなり、乳房温存療法やセンチネルリンパ節生検が広く普及しています（図9）。私共は1986年に乳房温存療法を、1996年にセンチネルリンパ節生検をいずれも全国に先駆けて行っています。しかし、これで乳がんの手術が完成したわけでなく、私共はさらに新しい手術を行っており、最近では手術の傷が目立たない乳房温存手術や手術しないで焼くラジオ波療法の研究を行っており、世界的に注目されています。このように乳がんの手術は乳房切除術から乳房温存療法やセンチネルリンパ節生検へと変わり、大きな手術から小さな手術へ、そしてさらに体に優しい手術へと進歩しております。乳がんになっても早期に発見されれば、手術したことがほとんどわからないほどになっています。このようなことからも、乳がんは早期に発見することがたいへん重要であると理解されたかと思います。

乳がんの全身療法

　乳がんはがん細胞が全身に飛び火しやすいがんです。がん細胞が血管やリンパ管に入り、飛び火すると手術だけでは治すことが難しくなります。乳がんの中で非浸潤がんはほとんど転移しませんが、浸潤がんは大きくなると全身に飛び火します。再発を予防するためには手術だけでなく、化学療法、ホルモン療法や抗体療法などの全身療法を受けることがたいへん重要になります。

化学療法

　化学療法は抗がん剤、あるいは制がん剤と言われる注射薬あるいは経口薬で治療する方法です。抗がん剤

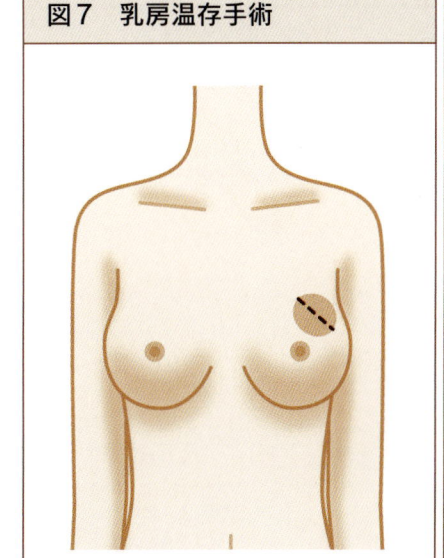

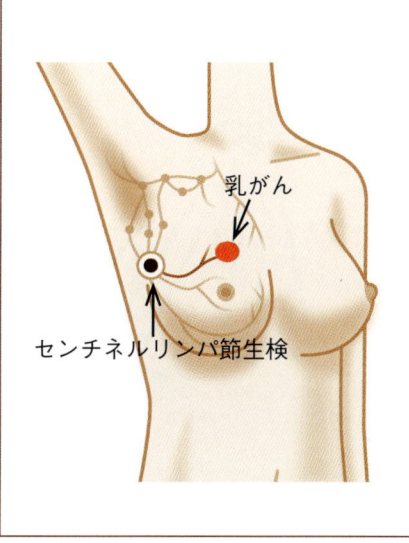

図7　乳房温存手術

図8　センチネルリンパ節生検

乳がん
センチネルリンパ節生検

第5章　いろいろながん

図9　日本における乳がん手術の推移
（「Breast Cancer」15:3-4, 2008 より改編）

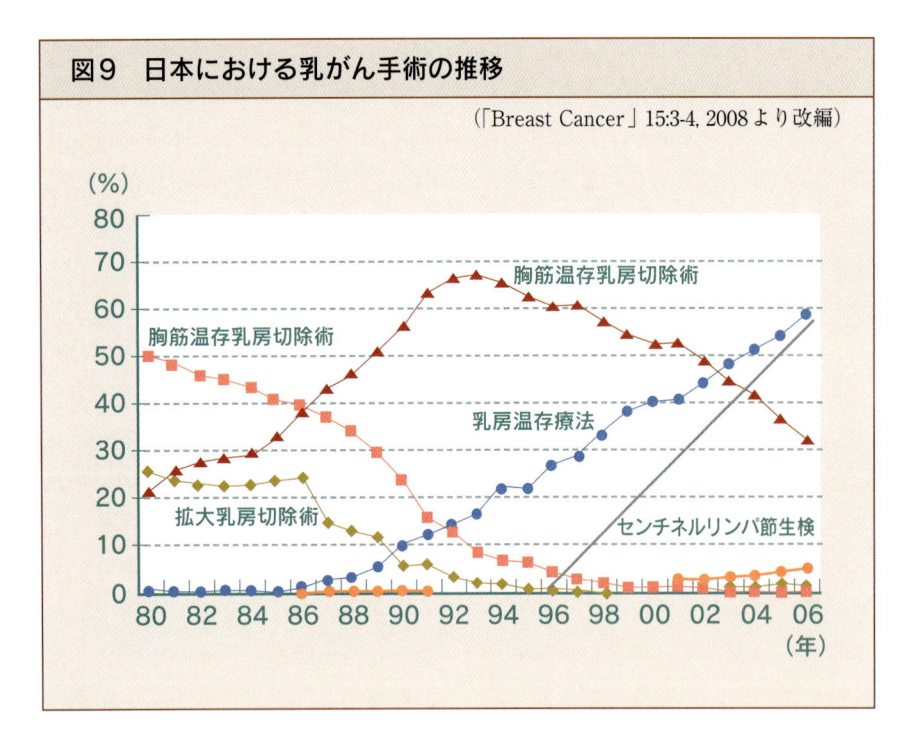

にはいろいろな種類がありますが、乳がんに有効な抗がん剤はアントラサイクリンとタキサンといった薬が代表的です。抗がん剤には脱毛や全身倦怠感といった副作用があるため、化学療法を受けるのを躊躇される患者さんが少なくありませんが、全身に飛び火したがん細胞を殺し、乳がんの再発を防ぐことができます。

ホルモン療法

一方、乳がんは女性ホルモンが関係しているため、その女性ホルモンの産生を押さえ、あるいはその働きを妨げる作用がある薬を使用するホルモン療法が有効です。ホルモン療法も全身に飛び火したがん細胞を抑え、乳がんの再発を防ぎます。しかし、ホルモン療法はすべての乳がんに有効というわけでなく、ホルモンに敏感な乳がん細胞にのみ効果があります。ホルモン療法は化学療法に比べて副作用が少ないのですが、女性ホルモンの働きが抑えられるため、更年期障害の症状を認めることがあります。また、化学療法は通常、6ヶ月位で終了しますが、ホルモン療法は5年あるいはそれ以上長く続ける必要があります。

抗体療法

最近、登場した全身療法として抗体療法があり、ハーツーという遺伝子蛋白を持っている乳がんに効果があります。乳がんが再発した場合だけでなく、再発を予防するためにも使用されます。抗体療法はハーセプチンとタイケルブといった非常に高価な薬が使用されますが、保険が利きます。

全身療法をまとめますと、化学療法はがん細胞だけでなく、正常な細胞にも作用するため、じゅうたん爆撃に相当します。一方、ホルモン療法はホルモンに敏感な乳がん細胞にのみ効果があり、また、抗体療法はハーツーという遺伝子蛋白を持っているがん細胞に効果があります。ホルモン療法や抗体療法はがん細胞に選択的に働きますのでピンポイントのミサイル攻撃に相当します（図10）。

再発防止と再発の治療

最近、乳がんに対する化学療法、ホルモン療法や抗体療法は進歩が著しく、乳がん手術後の再発を予防し、治療成績が向上しています。また、

図10　全身療法の概要

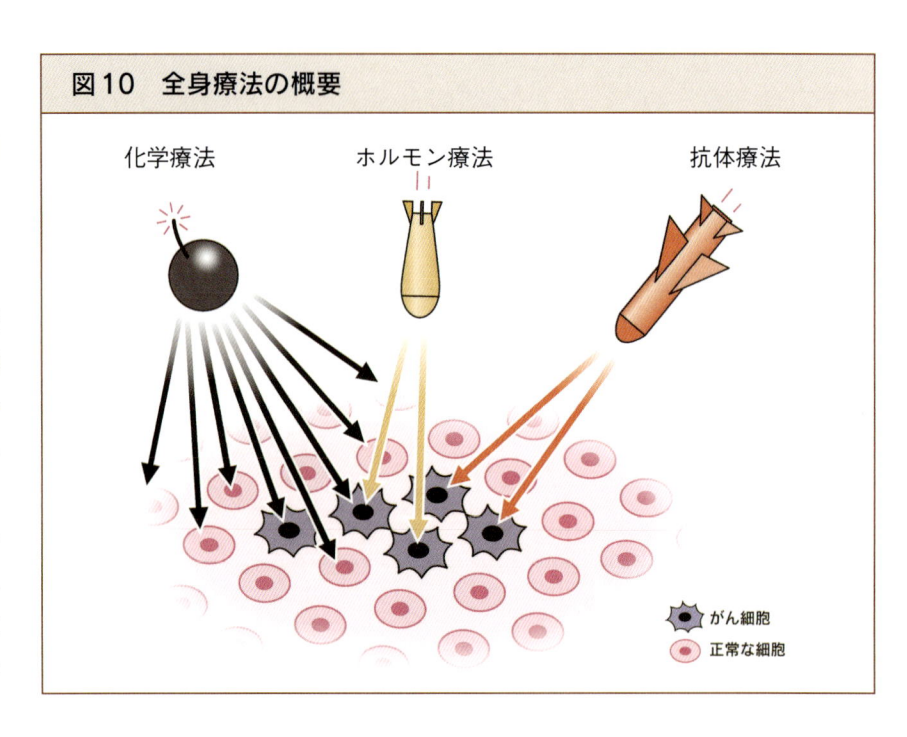

乳がんが再発してもこれらの薬によって死なないで生き続ける患者さんが増加していると思われます。乳がんは当然、再発しない方が良く、そのためには乳がんを早期に発見し、手術だけでなく、全身療法を受けることが大切です。

一方、乳がんは再発すると治すことが難しいのですが、再発しても効果的な治療法がある限り、あきらめないで治療を受けることが長く生きることにつながります。人間はがんに罹らなくても永遠に生きる人はいないのですから、それは生死の違いでなく、単に生の長さの違いであり、乳がんが治らなくても長く生きることはやはり意義があると思います。

アメリカでは乳がん死亡者が減少

乳がんの診断方法や治療方法は大きく進歩しました。乳がんを早期に発見し、体に優しい乳がん手術を受け、必要に応じて全身療法を受ければ、乳がんで命や乳房を失わずに、元の生活に戻ることができます。アメリカやイギリスではこのような方法によって乳がんで亡くなる女性が確実に減少しています（図11）。日本はこの欧米の経験を見習う必要があります。

日本の現状

現在、日本では乳がんに罹る女性が増え、それに伴って乳がんで亡くなる女性も増加しております。日本でも乳がんの増加は社会問題となっており、毎年、1万人以上の女性が乳がんで亡くなるような事態は本当に何とかしなければなりません。しかし、現在、日本ではどこでも乳がんの進んだ診断や治療を受けられるとは限らないのです。残念ながら、乳がん診療は地域や病院によって格差があります。現在、乳がんの標準的手術として乳房温存療法やセンチネルリンパ節生検が広く普及しておりますが、余りにも乳がんの手術が急速に進歩したため、早期乳がんでも地域あるいは病院によってこれらの手術が行われていないことがあります。

後悔しないために

日本乳がん学会では乳がん診療の格差を是正しようとして努力しています。しかし、現状では依然その格差が存在するため、女性がより進んだ質の高い乳がん診療を希望する場合、病院や医師を選ぶことがたいへん重要になります。最近、多くの病院で乳腺科、乳腺外科、乳腺内分外科といった診療科が開設されていますが、必ずしもそこに乳がんの専門医がいるというわけではないのです。

驚かれたと思いますが、日本では法律的に規制がないため、乳がんの専門医でなく、また、経験が乏しくても、医者であれば、乳腺科、乳腺外科、乳腺内分外科といった診療科を名乗ることができるのです。そのため、乳がんが疑われるときや心配なときにはまず、日本乳癌学会のホームページでお住まいの近くにいらっしゃる乳腺専門医を探して受診するのが良い方法と言えます。現在、乳腺専門医は北陸地方で14名が登録され、日本乳癌学会のホームページ（http://www.jbcs.gr.jp）に都道府県別に掲載されており、乳腺専門医の名前、病院名、所属科もわかるようになっています。

最後に女性の方は是非、定期的に乳がんの検診を受けてください。乳がんは早期発見がたいへん重要です。また、万が一、乳がんが発見されたら、後で後悔しないようにあわてずに病院や医師を選び、そして適切な治療を受けましょう。

図11 イギリス、アメリカと日本における乳がん死亡率の推移

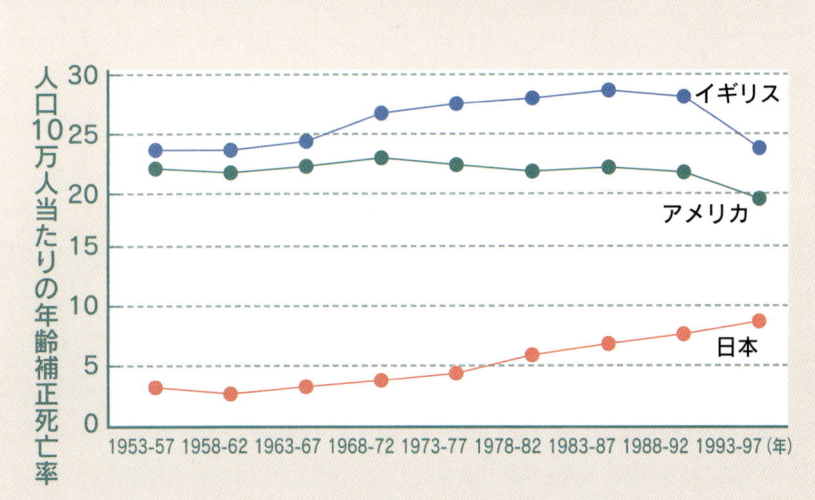

厚生労働省「人工動態統計」、WHOより引用

第5章　いろいろながん

白血病・悪性リンパ腫

福島　俊洋

白血病・悪性リンパ腫は不治の病ではありません。化学療法や造血幹細胞移植により、完治可能な病気です。完治をめざすには適切な診断・治療法選択が不可欠です。

白血病・悪性リンパ腫が「血液のがん」とよばれる理由

われわれの血液中には白血球（免疫を担当する）、赤血球（酸素を運ぶ）、血小板（出血を止める）の3つの血球成分が存在します。これらは骨のまん中の赤い部分（骨髄）で作られます。また、白血球のうちリンパ球とよばれるものはリンパ節をはじめ全身のリンパ組織に分布し免疫を担当します。これらの細胞が悪性化（＝がん化）したものが「白血病」や「悪性リンパ腫」で、「造血器悪性腫瘍」ともよばれます。骨髄で白血球・赤血球・血小板のもとになる細胞（造血幹細胞）が悪性化したものを白血病、リンパ節やリンパ組織でリンパ球が悪性化したものを悪性リンパ腫と言うこともできます。白血病の場合、悪性（がん）化した細胞が本来健康ならばリンパ球になる細胞の場合「リンパ性白血病」、それ以外の細胞（リンパ球以外の白血球、赤血球、血小板）の場合「骨髄性白血病」の病名がつきます。また、芽球とよばれる若い細胞が増加するものを「急性白血病」、成熟能を保ち一見正常な細胞が増加するものを「慢性白血病」と言います。したがって「急性リンパ性白血病」「慢性リンパ性白血病」「急性骨髄性白血病」「慢性骨髄性白血病」の4つに大別することができます。悪性リンパ腫は40以上もある疾患単位の総称で、「ホジキンリンパ腫」と「非ホジキンリンパ腫」に大別されます。

造血器悪性腫瘍、とくに白血病は昔から治りにくい病気の代表のようにとらえられてきました。主人公が白血病で命を落とすドラマや映画は少なくありません。しかし、治療が進歩した現在、白血病・悪性リンパ腫は不治の病ではありません。

白血病・悪性リンパ腫の治療

「がん」の治療と言えば、まず手術を思い浮かべる方が多いのではないでしょうか。しかし造血器悪性腫瘍では手術は例外的で、悪性リンパ腫で病変が極めて限局している場合を除き行いません。造血器悪性腫瘍が全身性の疾患であり、さらには最も抗がん剤の効きが良いがんのひとつであるため、抗がん剤による化学療法が治療の中心です。化学療法では完治が困難であることが予測される場合に造血幹細胞移植療法が考慮されます。放射線療法は一部の悪性リンパ腫に対し単独あるいは化学療法と併用で、あるいは造血幹細胞移植療法の前処置として行われます。

新しい抗がん剤によりここ数年の間に最も予後が改善された病気
－急性前骨髄球性白血病と慢性骨髄性白血病－

急性前骨髄球性白血病

急性骨髄性白血病のひとつで、白血病細胞はアズール顆粒が豊富でアウエル小体が束状に存在し、形態的特徴より診断は容易です（図1）。臨床的特徴は播種性血管内凝固（DIC）とよばれる高度の出血傾向を有することで、アンソラサイクリン系抗腫瘍剤を中心とした従来の化学療法では高率に致命的出血を合併し、早期死亡が非常に多い病型でした。しかし1988年中国・上海大学から、活性化ビタミンAである全トランス型レチノイン酸により再発・難治例を含む24例の急性前骨髄球性白血病患者のうち23例に完全寛解（白血病細胞が骨髄で5％未満に減少し、正常造血が回復すること）が得られたと報告されました。急性前骨髄球性白血病ではt(15;17)（15番染色体と17番染色体の相互転座）が約9割に認められます。もともと15番上に位置するPML遺伝子は細胞増殖抑制作用を、17番染色体上に位置するRARα遺伝子は細胞の分化に重要な役割を担っていますが、t(15;17)によりそれら機能の障害を生じ細胞

白血病・悪性リンパ腫

図1　急性前骨髄球性白血病の骨髄所見

細胞質は青色で広く、アズール顆粒が豊富に存在します。細胞質にある線のような構造物をアウエル小体といい、束状に存在する場合、アウエルファゴットとよばれます。

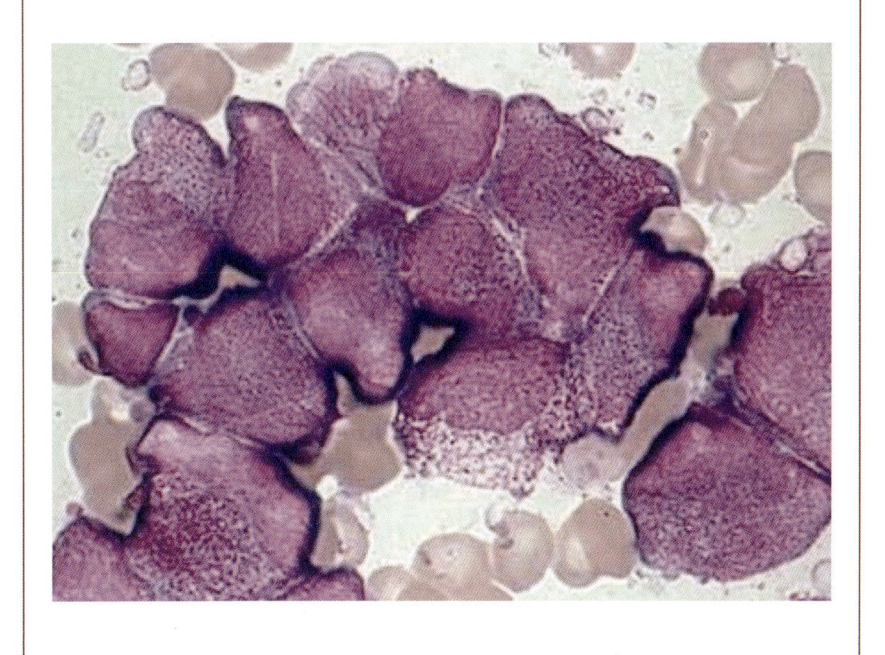

の分化・成熟が停止することが急性前骨髄球性白血病発症の機序であること、治療量の全トランス型レチノイン酸は白血病細胞を成熟した顆粒球系細胞に分化させるため、重篤なDICの合併なく寛解に導くことが明らかにされました。さらに完治に導くためにはアンソラサイクリン系抗腫瘍剤を中心とした化学療法と併用すべきであること、全トランス型レチノイン酸に抵抗性となった場合、亜砒酸(砒素)が有効なことなどが証明され、現在では急性白血病の中で化学療法のみで最も完治を期待出来る疾患と考えられています。

慢性骨髄性白血病

t(9;22)(9番染色体と22番染色体の相互転座、フィラデルフィア染色体ともよばれます)を特徴とし、相互転座の結果BCR/ABLキメラ遺伝子が形成されるとABL遺伝子のもつチロシンキナーゼ活性が著しく亢進し発症します。病初期(慢性期)は自覚症状に乏しく、健康診断などで偶然診断されることが少なくありません。進行は緩やかですが、発症から数年を経て急性転化、つまり急性白血病に移行すると通常の急性白血病に比べ抗がん剤の効きが悪く予後は極めて不良となります。そのため、完治のためには同種造血幹細胞移植が不可欠とされていました。しかし21世紀になりイマチニブが登場し、予後は劇的に改善されました。イマチニブはBCR-ABLチロシンキナーゼの選択的阻害剤で、ほぼ全例に血液学的効果(白血球増加などの異常が消失する)、約80％にフィラデルフィア染色体が完全に消失するなどの効果が認められています。イマチニブの効果は従来用いられていたインターフェロンに比べ明らかに優れており、さらに経口薬であること、重篤な副作用は少ないなどの利点もあり、現在慢性骨髄性白血病慢性期における第一選択薬となっています。また、定量的RT-PCRによりBCR-ABL mRNAが消失あるいは1/1,000まで低下したことが確認された全ての症例が24ヶ月と比較的短期の観察期間ながら再増悪なく経過することが明らかになりました。したがって、このような効果が得られている場合は同種造血幹細胞移植よりもイマチニブを継続することが一般的です。ただし、イマチニブの登場からまだ10年も経ていないため、より長期間効果が持続するかについては今後の検討を待たねばなりません。

化学療法

前項で急性前骨髄球性白血病と慢性骨髄性白血病について述べましたので、ここでは急性前骨髄球性白血病以外の急性白血病、ホジキンリンパ腫、非ホジキンリンパ腫について記載します。

急性白血病

まず寛解をめざして短期間に複数の抗がん剤を使用する「多剤併用化学療法」を行います。使用する薬剤は病型により異なり、急性骨髄性白血病ではアンソラサイクリン系薬剤(イダルビシンかダウノルビシン)とシタラビンの併用が、急性リンパ性白血病ではアンソラサイクリン系薬剤(ダウノルビシンかアドリアマイシン)、ビンカアルカロイド、ステロイドホルモンの併用が基本です。寛解とは白血病細胞が骨髄で5

第5章 いろいろながん

％以下まで減少し正常造血を回復した状態で、初発の場合成人では70〜80％に寛解が得られます。さらに完治を得るため、化学療法を数回繰り返し行います。治療期間は数ヶ月から2年ほどにおよぶ場合もあります。予後を予測する因子はいろいろありますが、最も大切なのは染色体異常の種類です。急性骨髄性白血病ではt(8;21)（8番染色体と21番染色体の相互転座）、inv16（16番染色体の逆位）があれば抗がん剤の効きが良く、化学療法により50％以上の方に完治が期待できます。シタラビンを高用量で用いることでさらに治療効果が高まることも明らかにされています。逆に5番染色体や7番染色体に欠失がある場合、化学療法で完治が得られる方は10％程度に過ぎません（図2）。成人急性リンパ性白血病では約1/3にフィラデルフィア染色体を認めますが、この場合も化学療法での完治は極めて困難です。化学療法のみでは完治が困難と予測される場合は寛解獲得後できるだけ早期に同種造血幹細胞移植を行う必要があります。

小児の急性リンパ性白血病は一般に予後良好で90％前後の方が化学療法により完治されます。

ホジキンリンパ腫

非ホジキンリンパ腫と異なり、リンパ節以外に進展することがまれであるため、限局していれば放射線治療が用いられますが、進行期ではABVD療法（アドリアマイシン、ブレオマイシン、ビンブラスチン、ダカルバジン）が標準療法とされています。

非ホジキンリンパ腫

多種・多様な疾患の総称で、細胞の起源から「B細胞リンパ腫」と「T細胞およびNK細胞リンパ腫」に分類されます。また、自然経過から①indolent lymphoma（経過が緩やかで無治療でも年単位でしか進行しないもの）②aggressive lymphoma（経過が急激で、月単位で進行するもの）③highly aggressive lymphoma（経過が極めて急激で週あるいは日単位で進行するもの）に大別することができます。

最も治療法が確立されているのはaggressive lymphomaのひとつであるびまん性大細胞型B細胞リンパ腫

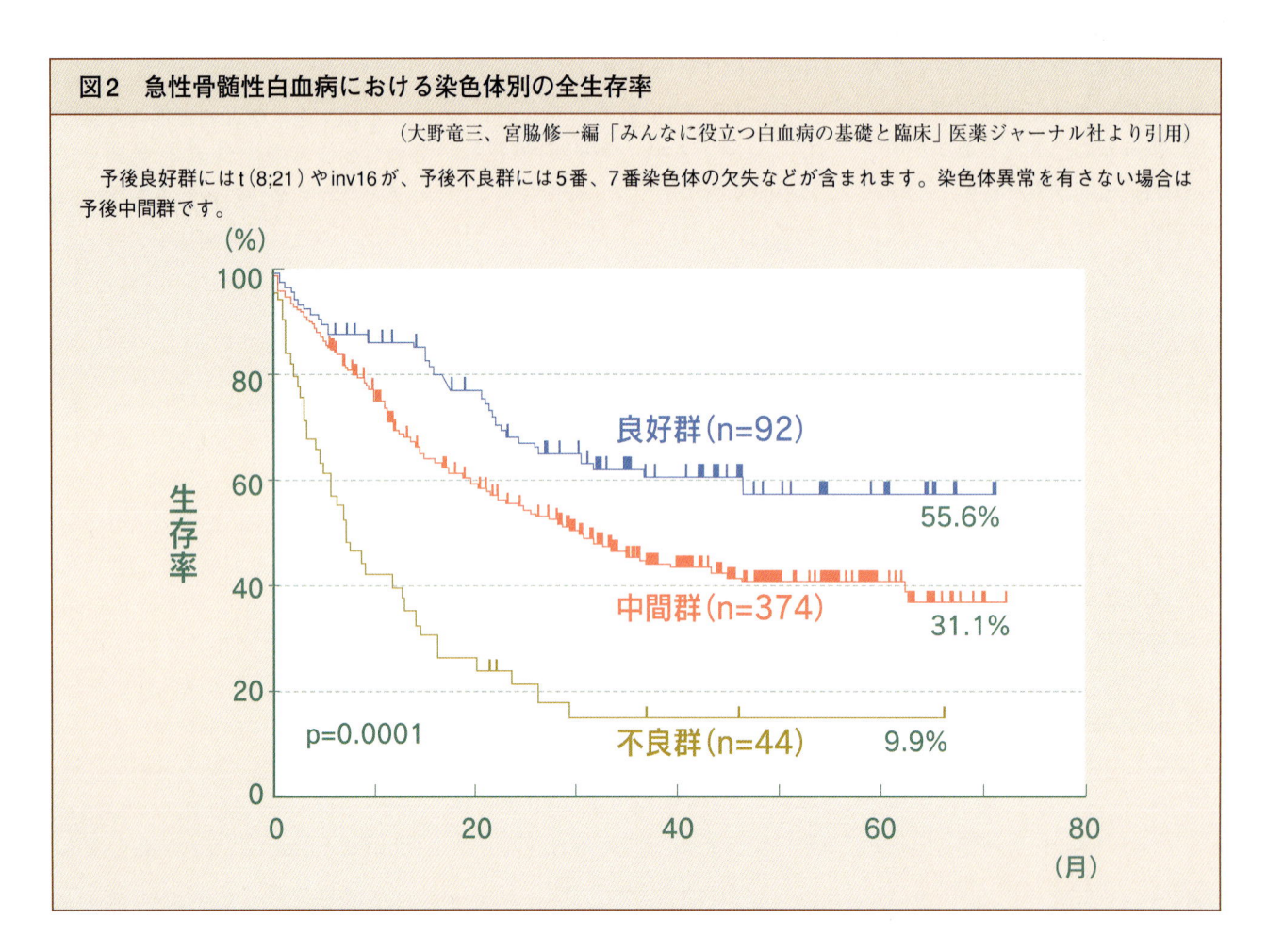

図2　急性骨髄性白血病における染色体別の全生存率

（大野竜三、宮脇修一編「みんなに役立つ白血病の基礎と臨床」医薬ジャーナル社より引用）

予後良好群にはt(8;21)やinv16が、予後不良群には5番、7番染色体の欠失などが含まれます。染色体異常を有さない場合は予後中間群です。

良好群(n=92) 55.6%
中間群(n=374) 31.1%
不良群(n=44) 9.9%
p=0.0001

で、これは悪性リンパ腫の中で最も頻度の多い病気です。アドリアマイシン、シクロホスファミド、ビンカアルカロイド、ステロイドホルモンの併用（CHOP療法）が基本で、21世紀になってB細胞の表面に発現しているCD20に対するモノクローナル抗体であるリツキシマブを併用することで治療成績が向上することが明らかになりました（R-CHOP療法）。治療成績は年齢、病気の拡がり、全身状態、LDH（乳酸脱水素酵素）上昇の有無などのより異なりますが、R-CHOP療法により50％を超える長期生存率が期待できます。

一方、indolent lymphomaは経過が緩やかな反面化学療法の効きが悪いため、無治療での経過観察も重要な選択肢のひとつです。代表的な疾患であるろ胞性リンパ腫ではアドリアマイシンを併用する有用性が明らかでなく、シクロホスファミド、ビンカアルカロイド、ステロイドホルモンにリツキシマブを加えたR-COP療法が主に行われてきました。近年、静止期にある腫瘍細胞にも優れた抗腫瘍効果を示すプリンアナログ（クラドリビン、フルダラビン）に、リツキシマブ、ミトキサントロン、シクロホスファミド、ステロイドホルモンなどを併用した治療法の有用性が報告され、今後indolent lymphomaに対する化学療法の標準療法になる可能性が高いと思われます。胃に発生する粘膜関連リンパ組織（MALT）リンパ腫はヘリコバクターピロリ感染との関連が深く、その徐菌により60～80％が寛解すると報告されています。

highly aggressive lymphomaの代表であるバーキットリンパ腫はアドリアマイシン、ビンカアルカロイド、ステロイドホルモンに加えシクロホスファミドやシタラビン、メソトレキサートを高用量で投与することにより50％を超える長期生存率が期待できるようになりました。

T細胞およびNK細胞リンパ腫は一般にB細胞リンパ腫に比べ予後不良であり、標準とされる治療法は明らかでありません。

造血幹細胞移植

自身の造血幹細胞を用いる場合を自家あるいは自己移植、一卵生双生児からの移植を同系移植、それ以外の人からの移植を同種移植と言います。同種移植には血縁者間移植と骨髄バンクなどを介した非血縁者間移植があります。また、造血幹細胞の採取部位より骨髄移植と末梢血幹細胞に分けられ、近年臍帯血移植も増加しています。自家移植は強力な化学療法あるいは放射線療法後の骨髄抑制を救援するためのものです。同種移植では破壊された骨髄の造血機能を救援する効果に加え、GVL（移植片対白血病あるいはリンパ腫効果）がより重要であることが明らかになってきました。すなわち、移植された造血細胞に含まれる提供者のリンパ球が患者さんの臓器を非自己と認識し障害をおよぼすのがGVHD（移植片対宿主病）ですが、同様の原理で患者さんの体内に残っている腫瘍細胞を攻撃すればそれは治療効果となるわけです。最近では移植前処置（強力な化学療法や大量の放射線治療）を弱めにし、よりGVL効果を期待する同種移植が開発されミニ移植あるいはRIST（reduced intensity stem cell transplantation）とよばれています。RISTはこれまで同種造血幹細胞移植を施行できなかった高齢者に対する有用な治療法となる可能性があります。

急性白血病に対する造血幹細胞移植

自家移植の有用性はいまだ明らかでなく、臨床試験として行われるべきと考えられています。同種移植は再発防止という点では化学療法に比べ明らかに優れていますが、治療関連の合併症、すなわち重症感染やGVHDなどは化学療法に比べ重篤でときに致死的です。そのため、化学療法により50％を超える完治が期待しうる予後良好な急性白血病、たとえば急性前骨髄急性白血病やt(8;21)、inv16を有する急性骨髄性白血病では第一寛解期には行いません。一方、フィラデルフィア染色体陽性急性リンパ性白血病は化学療法での完治は極めて困難であり、50歳以下であれば積極的に同種移植を考慮します。予後良好群以外の急性骨髄性白血病やフィラデルフィア染色体陰性の成人急性リンパ性白血病でも化学療法単独で50％を超える長期生存を期待できない場合が多く、患者さんが50歳以下で血縁者に提供者がいれば積極的に同種移植を考慮し、いなければ骨髄バンクや臍帯血バンクで条件の良いドナーを探すことが必要です。

悪性リンパ腫に対する造血幹細胞移植

現在、悪性リンパ腫の中で造血幹細胞移植が標準とされているのは化学療法に感受性のある初回再発のホジキンリンパ腫と再発aggressive非ホジキンリンパ腫に対する自家造血幹細胞移植を併用した大量化学療法

です。同種移植は自家移植後の再発症例に対し臨床試験として考慮すべきとされています。

今後の問題点

従来治りにくい病気の代表のように言われていた白血病・悪性リンパ腫ですが、急性前骨髄球性白血病に対する全トランス型レチノイン酸や慢性骨髄性白血病に対するイマチニブはそれまでの成績を劇的に改善させました。また、B細胞リンパ腫に対するリツキシマブも従来のCHOP療法と併用することで治療成績を向上させています。したがって、しっかりとした診断のもとに適切な治療を行えば完治可能な病型が確実に存在します。しかし一方で、いまだに標準療法の確立できない病型も少なからず存在します。さらに白血病や悪性リンパ腫は本来高齢者に多い病気であり、その年齢中央値は65歳ともそれ以上とも言われています。すなわち、白血病や悪性リンパ腫になられた半数以上の方が高齢の方です。同種造血幹細胞移植を比較的安全に施行可能な年齢が50歳以下と考えられている現状においては、その恩恵にあずかる患者さんは全体の半数に遠く及ばない状況にあります。今後、標準療法が確立されず難治と言われる病型に対して新規薬剤の開発を含む新しい治療法が確立されること、高齢の患者さんに対してもより安全に施行できる造血幹細胞移植療法の開発が望まれます。

Q&A

問：白血病や悪性リンパ腫に対する抗がん剤治療には入院が必要ですか？

答：慢性骨髄性白血病に対するイマチニブ内服療法では通常入院は不要です。急性白血病に対する抗がん剤治療では数日間連続で点滴が行われ、その後も感染症に対する治療や輸血が必要なことが多いため、どうしても入院が必要になります。ただし、寛解後数回の点滴による抗がん剤治療が終了した後、一部の病型に対し行われる維持療法（抗がん剤の内服あるいは比較的副作用の少ない抗がん剤の点滴）では入院は不要です。悪性リンパ腫に対して現在金沢医科大学病院では最初の1-2コースのみ入院で行い、効果と副作用の程度を確認した上でその後は外来で化学療法を継続しています。

問：白血病や悪性リンパ腫に対する抗がん剤治療で最も注意が必要なことは何ですか？

答：もともと免疫の力が低下している上に抗がん剤治療によりさらに免疫が低下しますので、感染症にはとくに注意が必要です。感染症の種類、発症時期、予防法は、病気の種類や治療内容により大きく異なりますので、化学療法開始前に医師、看護師、薬剤師などから十分な説明を受けることが必要です。

第5章　いろいろながん

皮膚がん

望月　隆

皮膚がんの多くは先行病変から発展します

皮膚がんは何らかの先行病変が長年存在し、その後発生する例がかなりの割合を占めます。もちろんこれらのままで一生がんに発展せずにすむ場合、あるいは何もないところからがんが生じる例もあります。しかし、この前がん状態など先行病変の段階で診断がつき、適切な治療が行われ、また十分な観察が行われれば、多くの悲惨ながんが未然に防げたと考えられます。前がん状態（表）のうち頻度の高いものが日光角化症、ボーエン病、パジェット病です。

日光角化症（図1）：長年の日光照射（紫外線曝露）が原因で高齢者の露出部に好発します。光の波長では赤い日焼けを起こす中波長紫外線に注意が必要です。危険因子として色白の人、農業、漁業従事者、アウトドアスポーツ愛好家で、北日本より南日本に発生頻度が高くなっています。高齢者の顔面に赤色、褐色、赤褐色の不規則な形の直径2 cm程度までの斑を生じ、かさぶたや、角化を伴います。ときにびらん、潰瘍を生じ、これが上皮化しては潰瘍化を繰り返し、ついには有棘細胞がんに至ることがあります。

ボーエン病：類円形、不整形の境界が明瞭で表面の平滑な、紅色あるいは不規則に色素が沈着した斑として認められ、一部に角質が付着するものもあります（図2）。手足や体幹に生じ、通常単発性です。ときに

表　各種皮膚がんの先行病変

瘢痕性病変	熱傷瘢痕、慢性放射線皮膚炎、慢性膿皮症、汗孔角化症、足底の角化症など
色素性病変	中年以降発症の足底の色素斑、青色母斑、悪性黒子、巨大色素性母斑など
前がん状態（あるいは早期がん）	ボーエン病、パジェット病、日光角化症、色素性乾皮症、巨大尖圭コンジロームなど

図1　日光角化症

鼻背に生じた境界明瞭なわずかに盛り上がった褐色斑

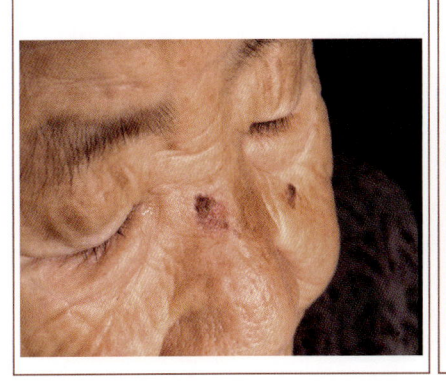

図2　ボーエン病

左5指の鱗屑をつける赤色の局面

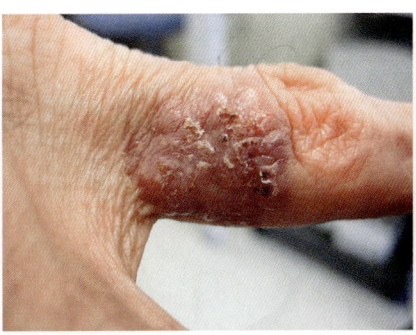

前腕の鱗屑をつける褐色、不整形の局面

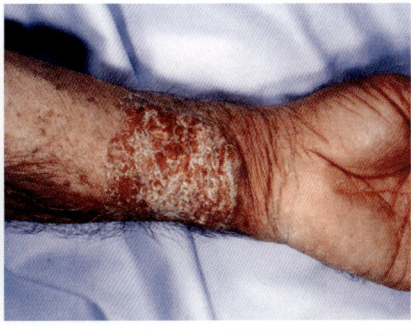

多発しますが、このような例では内臓にもがんが認められることがあり、内臓の検査が必要になります。この斑の一部が赤色に盛り上がってくると有棘細胞がんになっていることが多く、とくに注意が必要です。

パジェット病：片方の乳房の乳頭、乳輪にびらんが生じ、やがて乳がんに発展するタイプ（乳房パジェット病）と陰嚢など外陰部、肛門周囲や腋窩に生じるタイプ（乳房外パジェット病、図3）があります。外陰部、肛門周囲の病変は痒みを伴った境界が明瞭な赤色の斑として長年表皮に限局した病巣として存在しますが、真皮に侵入すると結節が生じます。病巣が表皮内にとどまる場合は切除し、多発していないことが確かめられれば治癒と考えられますが、真皮に侵入し、あるいはリンパ節に転移すれば進行が早く（パジェットがん）、早期に肺転移を起こし、予後は不良です。肛門では肛門管（直腸方向）への進展がみられることがあり、皮膚の症状は軽微でも直腸がんとして消化器外科による治療が必要な場合もあります。病巣は湿疹、あるいは白癬、カンジダ症として長年治療されている例もあり、また実際にこれらが合併している例もあるため、皮膚生検により診断を確定する必要があります。

その他：潰瘍を伴う熱傷瘢痕、膿皮症（図5）、汗孔角化症などの各種角化症も、がんの先行病変として知られています。

危険な皮膚がんの数々

皮膚がんは、上記のような前がん状態で見つかることが多く、また前がん状態から皮膚がんに至るまで通

図3　乳房外パジェット病

陰嚢に生じたわずかに盛り上がった紅斑

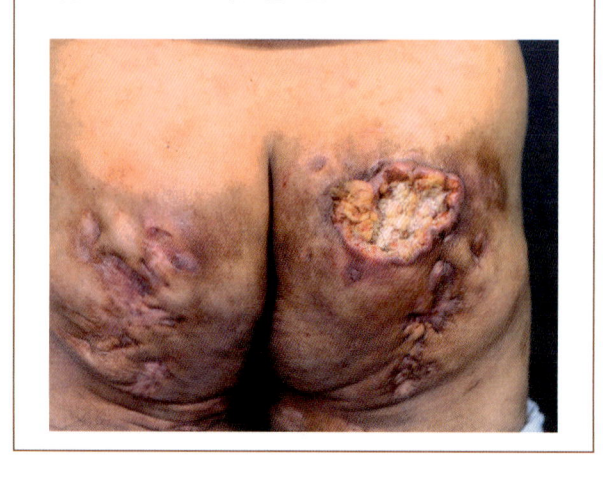

図4　基底細胞がん

不整形な黒色結節で、中央に潰瘍がみられる

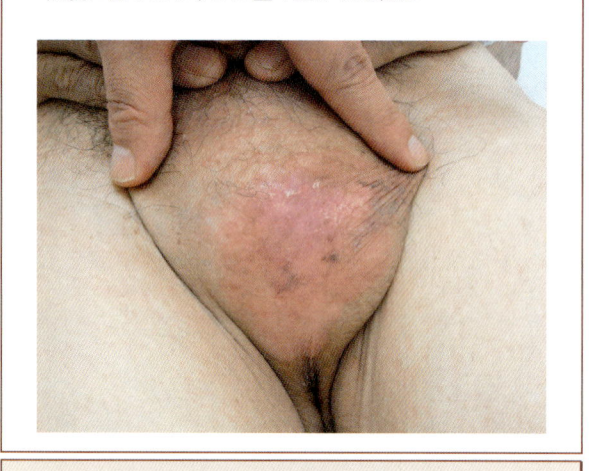

図5　慢性膿皮症から生じた有棘細胞がん

周辺はクレーター状に盛り上がる

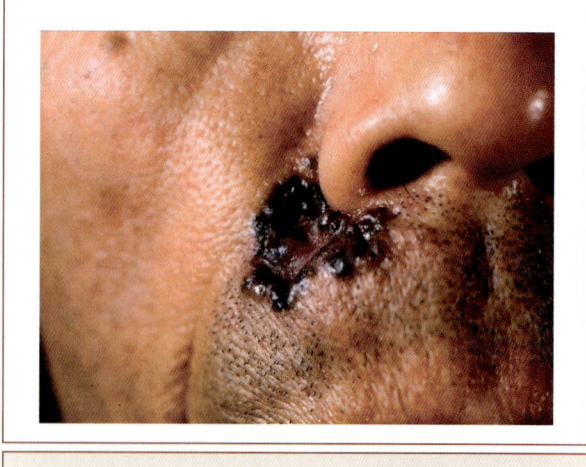

図6　骨にまで浸潤していた有棘細胞がん

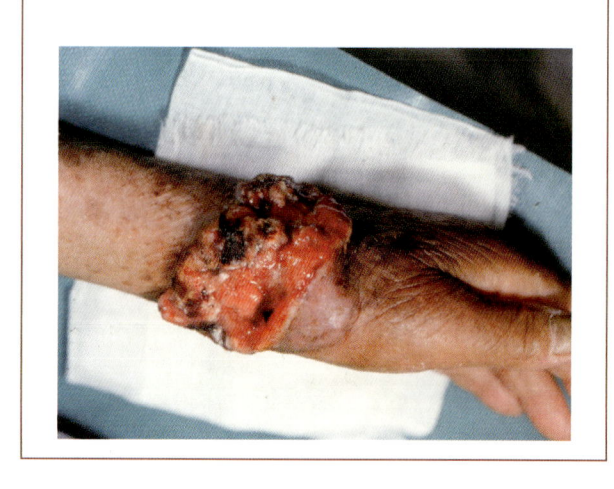

常しばらく時間がかかること、最も頻度が高い基底細胞がんが転移しにくい性格を持つ事から、一般に予後が良いというイメージがあります。しかし、ひとたび転移すると、内臓のがんと全く同様に肺臓、肝臓や骨への多発転移のため、死亡する不幸な転帰をとってしまいます。

基底細胞がん（図4）：皮膚がんのうち最も頻度が高いもので、高齢者の顔面の、とくに中央部に好発します。黒色あるいは黒褐色で、光沢のある小さな結節ではじまり、やがて中央は潰瘍化し、徐々に周囲に拡大します。局所には深い潰瘍をつくり、骨まで侵されることがありますが、転移は比較的まれです。紫外線が誘因とされています。

有棘細胞がん：主に各種の瘢痕や日光角化症（図1）、慢性膿皮症（図5）などから生じます。白色からピンク色で不整形なカリフラワー状の腫瘤や、辺縁の盛り上がったクレーター状の潰瘍（図5、図6）を示します。角化する性質の細胞から構成されるため、表面に角質が付着し、これが腐敗して悪臭を伴うことが多く、本人以外がこの臭いに気づいて病気を発見することもあります。比較的早期にリンパ節に転移します。転移するまでに十分に手術で病巣を取り去ることで治癒しますが、転移例では、抗がん剤や放射線治療を行います。しかし肺転移を起こした場合は多くは治療にあまり反応せず、このがんのために死亡します。

悪性黒色腫：いわゆるほくろのがん。日本人では手足や指、爪の周囲に好発します（図7）。一方白人では露出部に好発し、紫外線の影響があると考えられます。黒色の斑が出現し、徐々に拡大し、形が不整形になり、色調に濃淡ができ、周囲へ滲み出したように見えるのが特徴です。とくに足底や足先のほくろのうち、中年以降に発生した、形の丸くない、色に濃淡のある7mmを超えたものが要注意です。早期では適切な切除手術でほとんどが治癒しますが、リンパ節に転移が生じたものでは、広範囲切除、リンパ節廓清に抗がん剤を併用した集学的治療が必要になります。比較的早期から肺をはじめ全身に転移するため早期発見がきわめて重要です。皮膚科外来に設置されているダーモスコープが早期病変の発見に有効です。またリンパ節転移の検出、評価にPET-CTが有用です。

ここにあげた皮膚がんは、ごく一部のもので、紙面の都合上まれなものは含まれていません。また臨床像が典型的でない例も多く、心配な皮疹があれば積極的に皮膚科専門医を受診してもらいたいと考えています。また多くのがんが紫外線の影響で発生しやすくなることが知られていますので、遮光によるがんの予防に努めてほしいと願っています。

図7 悪性黒色腫

足底の不整形な黒色斑
色調に濃淡がある

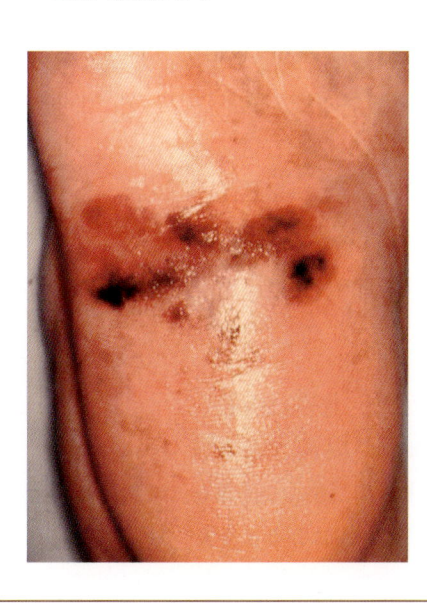

趾先の黒色結節
周辺の境界が明らかではない

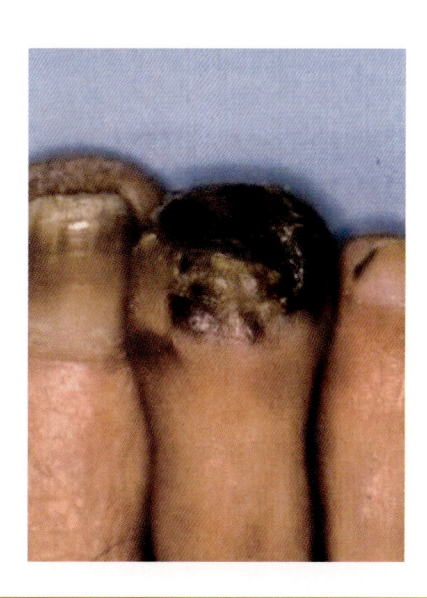

第5章　いろいろながん

骨と筋肉の腫瘍

横山　光輝

骨軟部腫瘍とは

骨や筋肉や脂肪などの軟部組織にできる腫瘍のことを骨軟部腫瘍と言います。骨に生じる骨腫瘍、軟部組織に生じる軟部腫瘍の大きく二つに分けられます。さらに、骨腫瘍と軟部腫瘍はそれぞれ良性と悪性に分類されます。悪性の原発性骨軟部腫瘍は「肉腫」とよばれます。一般的に内臓系の悪性腫瘍は「癌」とよばれますが、発生母胎が上皮系細胞由来か間葉系細胞由来かによって分類されているだけであり、再発しやすいことや転移するなどの悪性の性格はどちらも同様です。最も有名な悪性の骨軟部腫瘍としては、骨肉腫が挙げられます。

悪性骨軟部腫瘍は発生頻度が少なく、原発性悪性骨腫瘍のなかで最も頻度の高い骨肉腫でも、年間に日本全国で200例位の発生率です。そのため、診断に難渋することもしばしばあります。診断と治療には高度かつ専門的な知識が必要であり、各地方において大学病院や腫瘍センターなどが中心となって治療を行っているのが現状です。

症状

骨腫瘍の場合は、発生当初においては腫瘍が骨内にとどまっているために痛みを生じることは少なく、腫瘍の発育に伴って周囲の骨が弱くなり、骨折をおこしそうな段階となってはじめて気づくというケースもまれではありません。悪性骨腫瘍は関節の近くに発生する場合が多いことから、とくにけがをした覚えもないのに関節やその近くが痛くなってきたり、熱感が出てきたりした場合は要注意と言えます。

軟部腫瘍の場合は、腫れやしこりが主な症状で痛みを伴うことはほとんどありません。腫れがひどくなってきたり、しこりの大きさが5cm以上の場合は要注意です。太ももなど筋肉組織が分厚い部位では、深部に腫瘍が発生しても気づくまで時間がかかることが多いため、太もも全体の太さがなにもしないのに大きくなってきた場合などは要注意です。

検査と診断

骨腫瘍の診断には単純レントゲン撮影、CT、MRI、RI検査を行います。単純レントゲンの所見だけで診断がつく場合もありますが、CTやMRIを用いて、骨の壊されかたや腫瘍内の性状を見て判断します。肉腫においては、肺への転移の危険性があるため、胸部のCTも行います。

軟部腫瘍の診断はレントゲンやCTなどの検査では、確定は困難な場合が多く、MRIやRI検査が有用となります。MRIでは腫瘍の正確な部位・大きさ・性状を知ることができます。

いずれの腫瘍も腫瘍の一部を採取して病理検査をする生検術により確定診断がなされます。

悪性骨腫瘍

骨肉腫、軟骨肉腫、ユーイング肉腫を代表とする原発性骨腫瘍と内臓のがんが骨に転移を起こした転移性骨腫瘍が含まれます。また、血液疾患（白血病やリンパ腫など）により骨に病巣を作る場合もあります。

原発性骨悪性腫瘍

かつて肉腫と診断された場合には、四肢の切断を覚悟しなければいけませんでした。そして、切断を行っても5年生存率は30％程度と非常に悪性度が高く、不治の病と考えられていました。しかし、現在は様々な抗がん剤治療が考え出され、手術前・後における化学療法と手足を残す患肢温存手術が基本となっています。手術前に徹底した化学療法を行うことで、腫瘍を可能な限り縮小させ、転移の可能性を低くします。そして、手術での切除範囲を最小限としてできる限り四肢を残し、機能において障害を少なくしようというのが標準的な考えとなっています。施設により治療成績はある程度の差はありますが、おおむね5年生存率は70％を超えています。

転移性骨腫瘍

　内臓にがんが発生した場合には、四肢や脊椎に転移し疼痛の原因となります。乳がんや前立腺がんなどでは多臓器へ転移することなく、骨へのみ転移することがあり、この場合にはからだは元気なのに病的な骨折による痛みのために動けない状態となってしまいます。また、骨転移の中でも脊椎転移は高頻度に認められます。脊椎に転移した場合には痛みだけではなく、四肢の麻痺が生じ日常生活において大変な問題となってきます。

　骨へのみの単発転移の場合には、手術により転移巣を広範囲に切除し、人工骨や金属で固定することで転移巣を根絶できるケースもあります。がんの種類により、進行度・悪性度や転移する場所は異なるため、四肢や脊椎への単発性の骨転移に関してはしっかりと腫瘍を切除することは、生命予後や日常生活における快適性を高めるという点において今後も重視されていくでしょう。

悪性軟部腫瘍（軟部肉腫）

　代表的なものとしては、脂肪肉腫、悪性線維性組織球腫などが挙げられます。

　診断にレントゲンやCTが有用ではないため、一般病院において十分な診断がつかないままに腫瘍の切除が行われ、その後の病理診断ではじめて悪性とわかり、困るケースが多くみられます。

　軟部肉腫に対しては有効な抗がん剤が少ないため、治療においては手術でしっかりと腫瘍を取りきることが最も重要な治療法です。そのため、良性か悪性かわからない段階で、簡単な気持ちで腫瘍を切除することは危険なことなのです。軟部肉腫に対しての手術は周囲の筋肉組織を腫瘍につけて切除する腫瘍広範切除術が原則となります。

Q&A

問：関節や筋肉に異常を感じた場合、どこにかかればよいのでしょうか？

答：基本的には整形外科を受診することをお勧めします。もし、腫瘍の疑いがあれば、各病院から専門施設を紹介されるはずです。悪性骨軟部腫瘍は病気の頻度が少ないことから、診断や治療は専門的な施設でのみ行われています。

問：骨肉腫になったら足を切断しないといけませんか？

答：最近では、化学療法を手術前に行い腫瘍を縮小させた後に、腫瘍広範切除する患肢温存手術が主流となっています。腫瘍を切除したあとの欠損は、人工関節や凍結骨で補うという方法がとられています。

問：手術した後、歩けるようになりますか？

答：手術では、再発することがないように広範囲に腫瘍を切除しなければなりません。機能障害を最小限にするように努力しても、切除された筋肉の部分については筋力が低下します。しかし、残された周囲の筋肉が代わりに作用する場合も多く、日常生活にそれ程障害を及ぼすものではありません。仮に筋力低下が手術後に著しい場合においても、装具を使用することで筋力を補うことができます。

第5章　いろいろながん

小児がん

犀川　太

はじめに

「がん」という言葉は一般的には「悪性腫瘍の総称」として使われます。一般的には「がん」は「悪いものの固まり」というイメージがありますので、胃がん、大腸がん、肺がん、肝がん、乳がん等の固形腫瘍を想像される方が多いと思います。一方、固まりを作らない白血病も「血液が悪性化した」いう意味において「血液のがん」とよばれます。

「がん」は成人にも子供にも発生します。しかし、同じ「がん」が発生する訳ではありません。がんの種類をみるとずいぶん違うことがわかります。ここでは小児に起こる「がん」についてその特徴と治療について解説します。

小児がんの種類と特徴

小児がんの種類は、
① 血液のがん ―「白血病」
② 臓器のがん ―「固形腫瘍」
に大別できます。

小児がんの特徴はがんの種類によって、
①発生しやすいがん（発生頻度）
②発生しやすい場所（好発部位）
③発生しやすい年齢（好発年齢）
があります。小児がんの種類・好発部位・その発生頻度を図1に、好発年齢を図2に示します。このような特徴を理解することが小児がんを診断するうえで重要です。

図1　小児がんの種類・好発部位・頻度

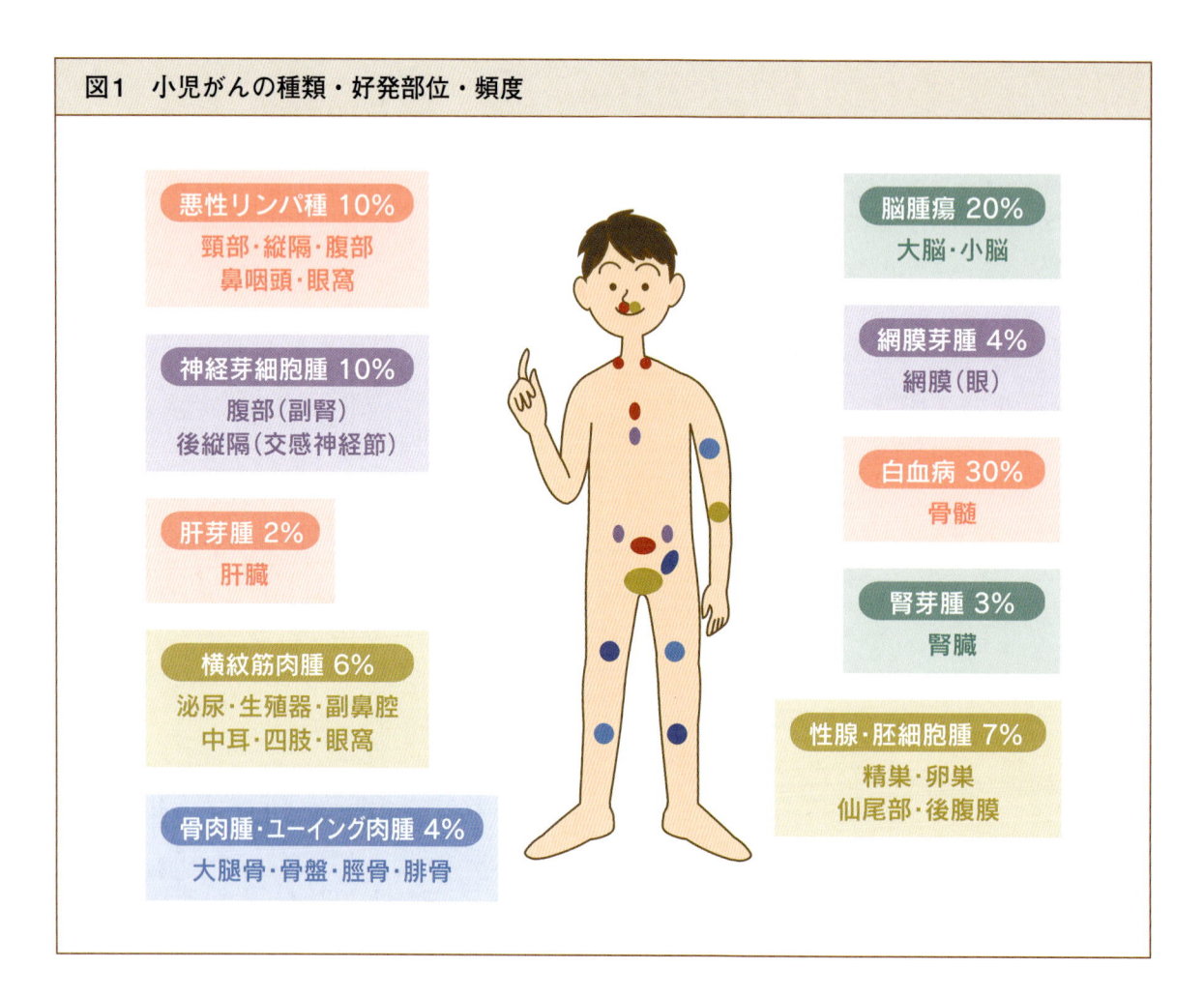

悪性リンパ種 10%
頸部・縦隔・腹部
鼻咽頭・眼窩

神経芽細胞腫 10%
腹部（副腎）
後縦隔（交感神経節）

肝芽腫 2%
肝臓

横紋筋肉腫 6%
泌尿・生殖器・副鼻腔
中耳・四肢・眼窩

骨肉腫・ユーイング肉腫 4%
大腿骨・骨盤・脛骨・腓骨

脳腫瘍 20%
大脳・小脳

網膜芽腫 4%
網膜（眼）

白血病 30%
骨髄

腎芽腫 3%
腎臓

性腺・胚細胞腫 7%
精巣・卵巣
仙尾部・後腹膜

図2　小児がんの好発年齢

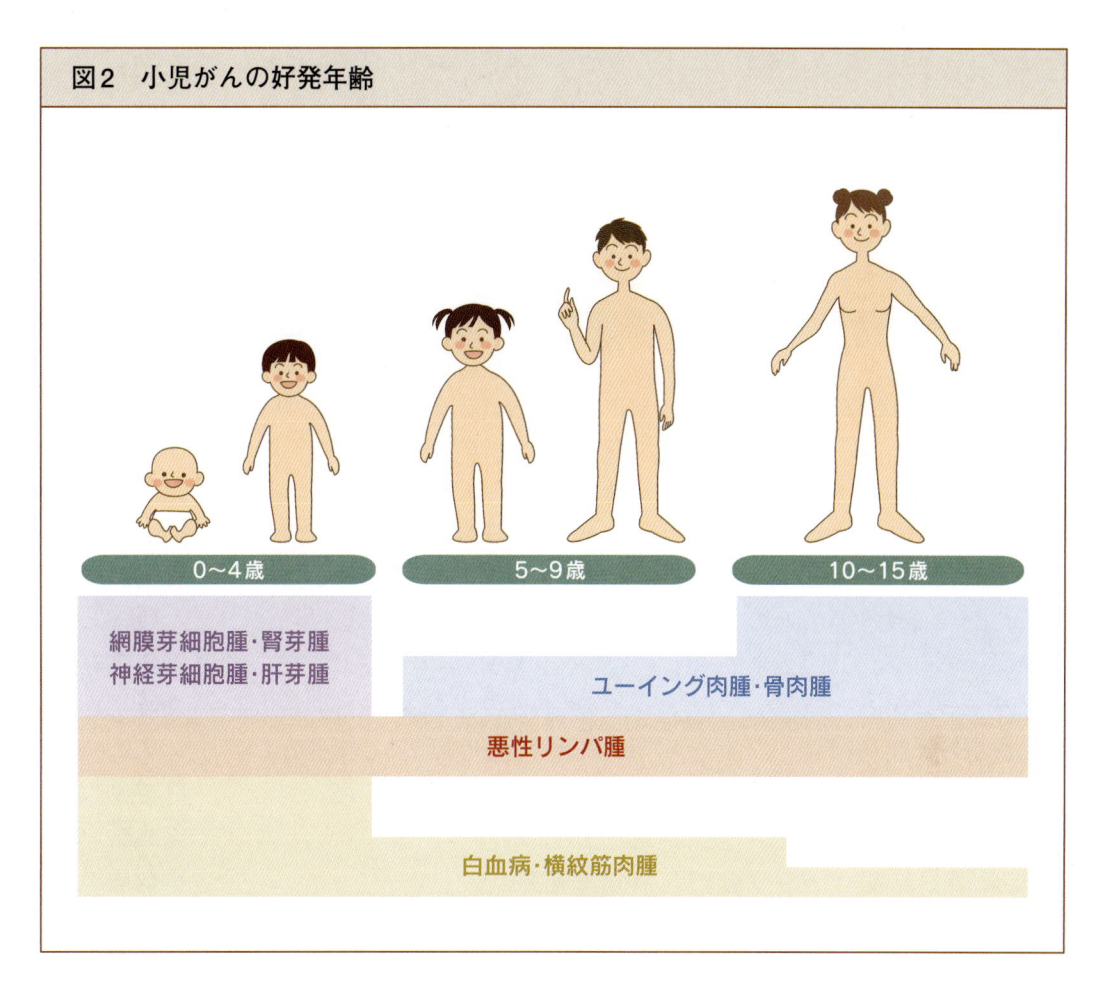

- 0〜4歳／5〜9歳／10〜15歳
- 網膜芽細胞腫・腎芽腫・神経芽細胞腫・肝芽腫
- ユーイング肉腫・骨肉腫
- 悪性リンパ腫
- 白血病・横紋筋肉腫

図3　血液細胞の分化

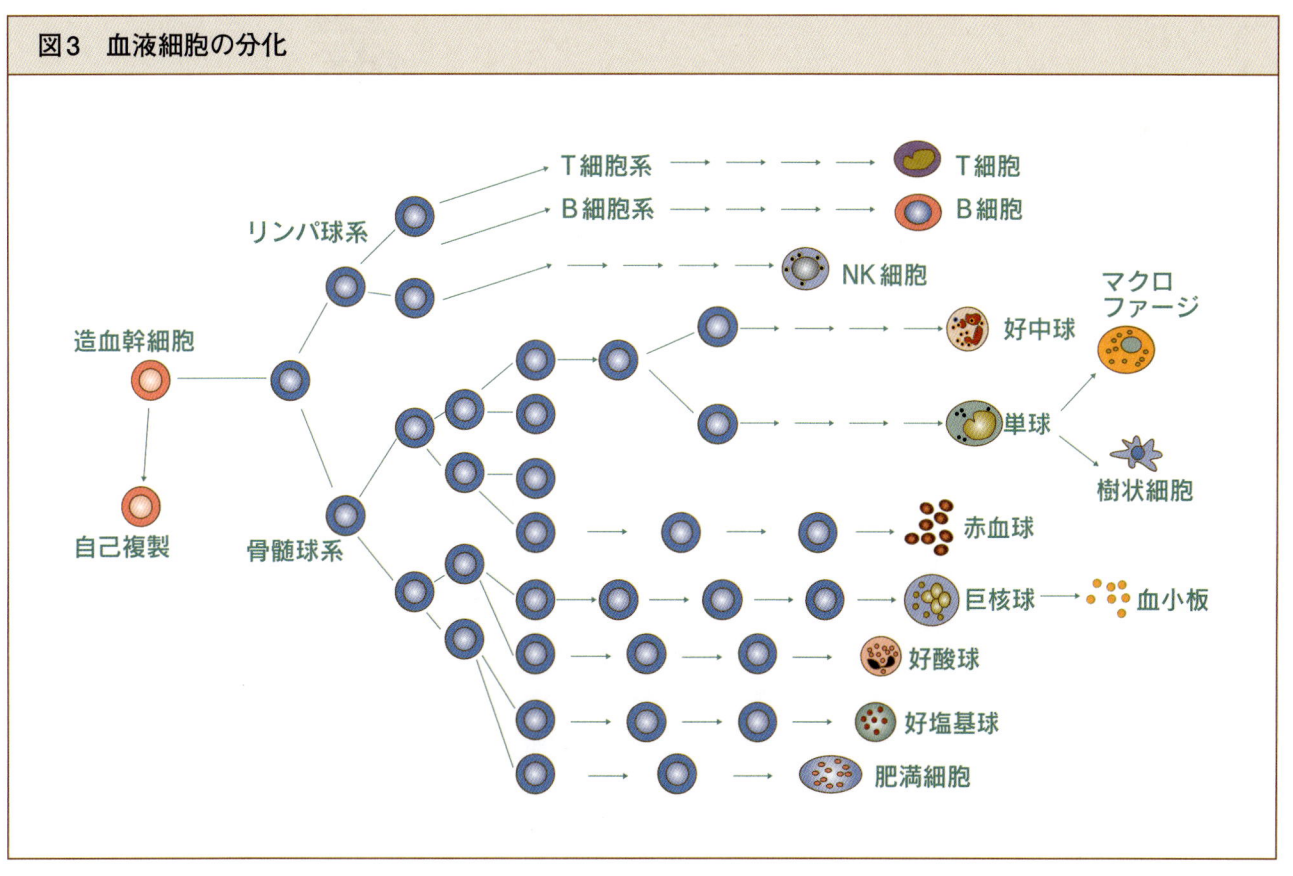

造血幹細胞 → 自己複製

造血幹細胞から：
- リンパ球系
  - T細胞系 → T細胞
  - B細胞系 → B細胞
  - NK細胞
- 骨髄球系
  - 好中球
  - 単球 → マクロファージ／樹状細胞
  - 赤血球
  - 巨核球 → 血小板
  - 好酸球
  - 好塩基球
  - 肥満細胞

個々の小児がんの特徴

白血病

白血病とは？

「血液細胞が分化（図3：成熟と同じ意味です）の途中で『変化』し、増殖し続ける能力を持った細胞となること」と定義することができます。

さらに、この細胞に起こった『変化』が、

① 「分化する能力を失って未熟な細胞のまま増えていく」場合を急性白血病と言います。

② 「分化する能力を保ったまま成熟しながら増えていく」場合を慢性白血病と言います。

白血病の種類（表1）

リンパ性白血病と骨髄性白血病に大きく分けられます。

① リンパ性白血病 ― 免疫機能を担うリンパ球が白血病化した場合

② 骨髄性白血病 ― 好中球、赤血球、血小板を作る細胞が白血病化した場合

小児白血病の種類は基本的に成人と同様ですが、発症年齢で白血病の性質が変わります。そこで、

③ 乳児白血病（リンパ性と骨髄性を含む）― 1歳未満に発症した白血病という分類が加わります。

白血病の原因

白血病がなぜ起こるかはまだはっきりと解明されていません。しかし、白血病細胞の中で起こっていることは次第にわかってきました。ほとんどの白血病細胞では遺伝子に変化が起きています。この変化により、細胞増殖へのアクセルが踏まれたり、逆にブレーキが壊れたりしていることがわかってきました。この変化は血液細胞にだけ起こるので遺伝することはありません。

固形腫瘍

「臓器のがん」として固形腫瘍があります。それぞれの臓器の元となる未熟な細胞（生まれる前の胎児期の細胞）が「がん化」したと考えられています。成人のように一度成熟した細胞が「がん化」するのと大きく異なります。小児の固形腫瘍は顕微鏡でみると、あまり特徴のない小さな円形細胞にしか見えません。そのため小円形細胞腫瘍群とよばれます。それぞれを診断するには特殊な方法が必要です。

〔固形腫瘍の由来細胞とその発生臓器〕

脳腫瘍：星細胞、胚細胞、髄芽細胞（大脳・小脳・脳幹）

神経芽細胞腫：交感神経細胞（副腎髄質・交感神経節）

網膜芽腫：網膜細胞（眼球）

悪性リンパ腫：リンパ細胞（全身のリンパ節）

肝芽腫：肝芽細胞（肝臓）

腎芽腫：胎生期後腎腎芽細胞（腎臓）

横紋筋肉腫：骨格筋系胎児性細胞（筋肉、全身）

ユーイング肉腫：骨・神経系間葉系細胞（骨・軟部組織）

骨肉腫：骨系間葉系細胞（骨）

症状

白血病の症状

白血病の症状として「貧血」「発熱」「出血」が3大主要症状です。白血病細胞が骨髄の中に一杯になると、正常の細胞が作られなくなります。その結果、赤血球が減り貧血が起こります。すぐにごろごろと横になるなど疲れやすくなり、顔色が白っぽくなります。好中球が減ると細菌感染に弱くなり、発熱します。血小板が減ると血が止まりにくくなり、紫斑（青あざ）ができやすくなります。しかし、この3つは白血病が進行してからしか出現しません。発熱の際の血液検査で見つかること

表1 小児白血病の種類と特徴

病型	分類	特徴
急性リンパ性白血病	L1 L2 L3	T細胞性 B細胞性 予後不良因子（治りにくい） ・1歳未満に発症（乳児白血病） ・10歳以上に発症 ・初発時白血球数が10万/μL以上
急性骨髄性白血病	M0 M1 M2 M3 M4 M5 M6 M7	骨髄性（M0-2/4） 前骨髄性（M3） 単球性（M4/5） 赤白血病（M6） 巨核芽球性白血病（M7）

が多いのですが、早期発見は現在でも困難です。

固形腫瘍

それぞれの臓器に特有の症状が出現する場合と、ほとんど無症状で健診の際に偶然発見される場合があります。

① 臓器特有の症状：

白色瞳孔（瞳孔の中が白く光って見える）―網膜芽腫

頭痛・嘔吐（朝）・失調歩行 ―脳腫瘍

リンパ節腫大（頸部）―悪性リンパ腫

四肢痛 ―骨肉腫・ユーイング肉腫

四肢や局所のはれ ―横紋筋肉腫

② 健診で偶然見つかる：

腹部腫瘤 ―神経芽細胞腫・肝芽腫・腎芽腫

血尿 ―腎芽腫

診断と検査

白血病の検査

血液検査により血液中に異常細胞が出現していることがわかると、骨髄検査を行い、同じ異常細胞が骨髄中で増加していることを確かめます。さらに、異常細胞の性質を詳しく調べ、骨髄性かリンパ性かを区別します。骨髄以外で異常細胞が増えていないかを調べるために、CT/MRI検査を行います。また、中枢神経（脳や脊髄）への浸潤を調べるために髄液を採取します。

固形腫瘍の検査

まず、CTおよびMRI検査によりどこの臓器にどのような腫瘍があるかを調べます。さらに、血液中に出現する「腫瘍で産生される物質」（腫瘍マーカー）を調べて、腫瘍の種類を推定します。全身への広がり（転移）を調べるために全身のCT検査や核医学的検査（ガリウムスキャン・PET-CT）を行う場合があります。診断の確定には外科的に摘出した細胞の病理診断が必要です。

治療

白血病の治療

白血病の治療は化学療法と造血幹細胞移植とに分けられます。

① 化学療法：複数の抗がん剤を使って治療します。体の中に多くある白血病細胞を減らす「寛解導入療法」、残存する白血病を減らす「強化療法」、わずかに残る白血病細胞をなくし、再発を防止するための「維持療法」に分かれます。骨髄性とリンパ性では使用する抗がん剤も治療期間も異なります（表2）。

② 造血幹細胞移植：化学療法では白血病細胞が減少しない難治性白血病、および、早期に再発が予想されるあるいは実際に再発した場合が移植療法の適応となります。大量の化学療法あるいは全身への放射線療法を行ったのち、HLA（白血球型）の一致した同胞の骨髄細胞（血縁者ドナー）、臍帯血（臍帯血バンクドナー）、あるいは非血縁骨髄細胞（骨

表2　小児がんの治療研究グループ

	がん腫	共同研究グループ	臨床試験名
白血病	急性リンパ性白血病	CCLSG	ALL2004
	急性乳児リンパ性白血病	JPLSG	MLL-03
	Ph1 陽性急性リンパ性白血病	JPLSG	Ph+ALL04
	急性骨髄性白血病	JPLSG	AML-05
	急性骨髄性白血病（ダウン症候群）	JPLSG	AML-D05
	急性前骨髄性白血病	JPLSG	AML-P05
悪性リンパ腫	小児リンパ芽球型リンパ腫	JPLSG	ALB/LLB-NHL03
	小児成熟B細胞性リンパ腫	JPLSG	B-NHL03
固形腫瘍	横紋筋肉腫	JRSG	LA/LB/InterM/HR
	ユーイング肉腫	JESS	JESS04
	ウイルムス腫瘍＆腎明細胞肉腫	JWiTS	JWiTS-2
	神経芽細胞腫	JNBSG	JNBSG-07

髄バンクドナー）を輸血します。拒絶反応や宿主対移植片病（提供者の細胞が移植を受けた人を攻撃する反応）を押さえるために免疫抑制剤が併用されます。

固形腫瘍の治療

固形腫瘍の治療は、外科的摘出術、放射線療法および化学療法に分けられます。固形腫瘍では外科的に完全摘出することを目標とします。小さな腫瘍は完全摘出が容易です。しかし、大きな腫瘍の場合は化学療法を先行し、小さくしてから摘出することも行われます。さらに、腫瘍の摘出だけでは再発する可能性が高いため術後の化学療法が行われます。また、放射線が効きやすい腫瘍では放射線療法も併用されます。それぞれの固形腫瘍に適した抗がん剤や放射線療法が考案され、臨床研究として行われています（表2）。

まとめ

小児がんの研究と治療の進歩は著しく、「不治の病」から「治る病」になりつつあります。筆者が参加する「小児白血病治療研究グループ」の治療成績を図3に示します。20数年前には40％以下の生存率だった急性リンパ性白血病は現在では80％以上の生存率となっています。小児は命が助かってのち生きていく時間がたくさんあります。今後は「いのちが助かる」だけではなく、「質の高い人生を送る」ことをめざした後遺症の少ない治療開発が進んでいます。

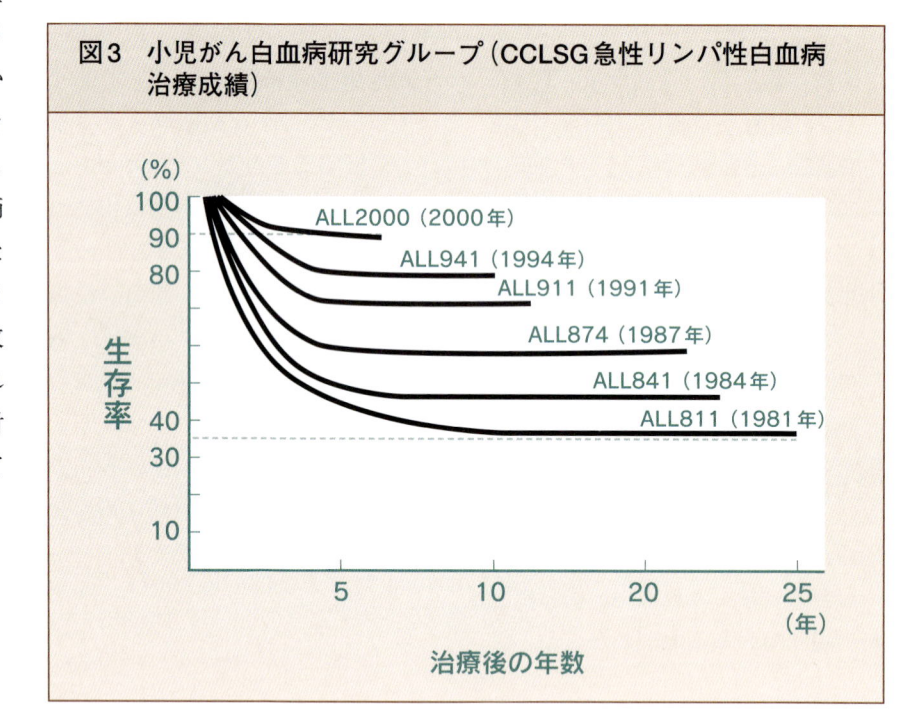

図3　小児がん白血病研究グループ（CCLSG急性リンパ性白血病治療成績）

Q&A

問：小児白血病は治るのですか？

答：小児の急性白血病は大人の急性白血病よりは治りやすいと言えます。急性白血病の種類には急性リンパ性白血病と急性骨髄性白血病があります。治療法の進歩により、小児の急性リンパ性白血病がとくに治りやすく、治癒率は80％に向上しています。もはや不治の病ではなくなってきたと言えます。

問：小児のがんは大人のがんと違うのですか？

答：「がん」という言葉は、広い意味で「悪性腫瘍の総称」として使用される場合と、狭い意味で悪性腫瘍の「種類」を限定する言葉として使用される場合があります。前者の意味では、小児にも「がん＝悪性腫瘍」は存在します。後者の意味では、大人のがんと小児のがんの「種類」は大きく異なります。たとえば、大人に多い胃がん、大腸がん、肺がん、肝がん、乳がんは小児にはほとんどみられません。一方、小児に多い神経芽細胞腫、横紋筋肉腫、肝芽腫、腎芽種、ユーイング肉腫は大人にはみられません。

コラム⑩

消化管間質腫瘍（GIST）

野島　孝之

消化管間質腫瘍（GIST）とは

　胃がんや大腸がんは胃や腸の表面を被っている粘膜の細胞から発生します。しかし、消化管の粘膜より深部に腫瘤を作る腫瘍（粘膜の下に存在するので粘膜下腫瘍と総称します）もあり、その代表が消化管間質腫瘍（Gastrointestinal stromal tumor、GIST、ジスト）です。従来、平滑筋細胞由来の腫瘍と考えられ、平滑筋腫、平滑筋芽腫、平滑筋肉腫などと診断されていましたが、電子顕微鏡検査、免疫染色の検討から平滑筋の特徴がありませんでした。1998年にこれらの腫瘍はc-kitタンパク（KIT）が発現していることが明らかになり、正常の消化管に存在するカハール介在細胞（消化管のぜんどう運動を調整するペースメーカーとなる細胞。ノーベル賞受賞者であるスペインの神経解剖学者であるCajal、カハールが発見）由来の腫瘍と考えられるようになりました。

　GISTは胃に最も頻度が高く（60～70 %）、小腸（20～30 %）、大腸（5 %）、食道（2～3 %）、その他、消化管外の大網、腸間膜や後腹膜にも発生します。小児にはまれで、40歳から70歳の成人に好発し、女性よりも男性にやや多くみられます。腫瘍の大きさは数mmから20 cmに及ぶ巨大なものまであります（図1）。粘膜下腫瘍のため、小さな病変では無症状で、胃造影検査や内視鏡検査で偶然指摘されたり、別の病気で切除された胃や腸にたまたま発見されたりします。約半数に潰瘍がみられ、潰瘍からの出血、腹部膨満感や胃部の不快感などで見つかることもあります。

消化管間質腫瘍（GIST）の診断

　診断はKIT、CD34の免疫染色による病理診断で確定されます。90 %以上のGISTがKIT強陽性に、CD34が約70 %に陽性です。これらのGISTではサブクラスⅢの受容体型チロシンキナーゼであるc-kit遺伝子の機能獲得性突然変異がみられます。KIT陰性のGIST症例が10 %ほどあります。このKIT陰性症例の約40 %にc-kitと同じチロシンキナーゼ受容体である血小板由来増殖因子受容体α（PDGFRα）遺伝子の機能獲得性突然変異が認められています。

　治療の第一選択は外科的切除です。がん検診で偶然発見される2 cm以下の比較的小さなGISTは年2回程度の経過観察が推奨されますが、5 cm以上であれば手術適応となります。肝転移、腹膜播種、再発GISTでは、KITのATP結合部に競合的に結合する分子標的薬剤であるイマチニブ（グリベック®）の使用が期待できます（図2）。

図1　消化管間質腫瘍（GIST）の病理標本

小腸壁外性に発生した径10 cm大のGIST（矢印）。
＊は小腸粘膜です。

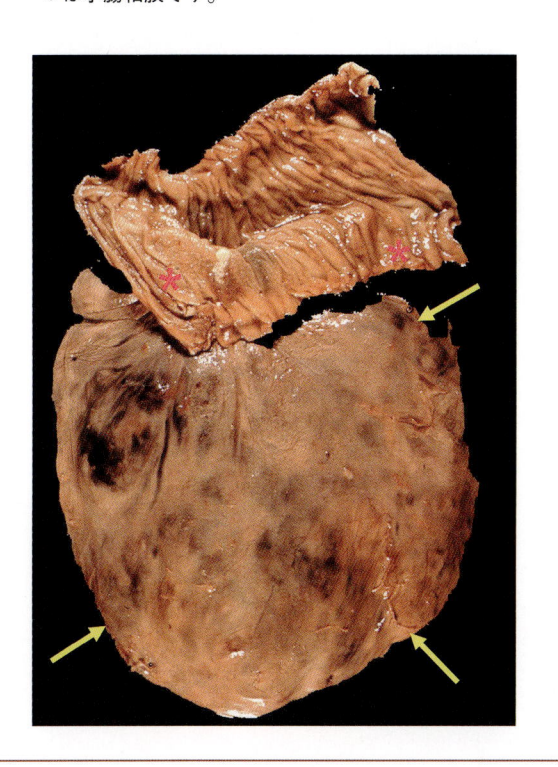

消化管間質腫瘍(GIST)

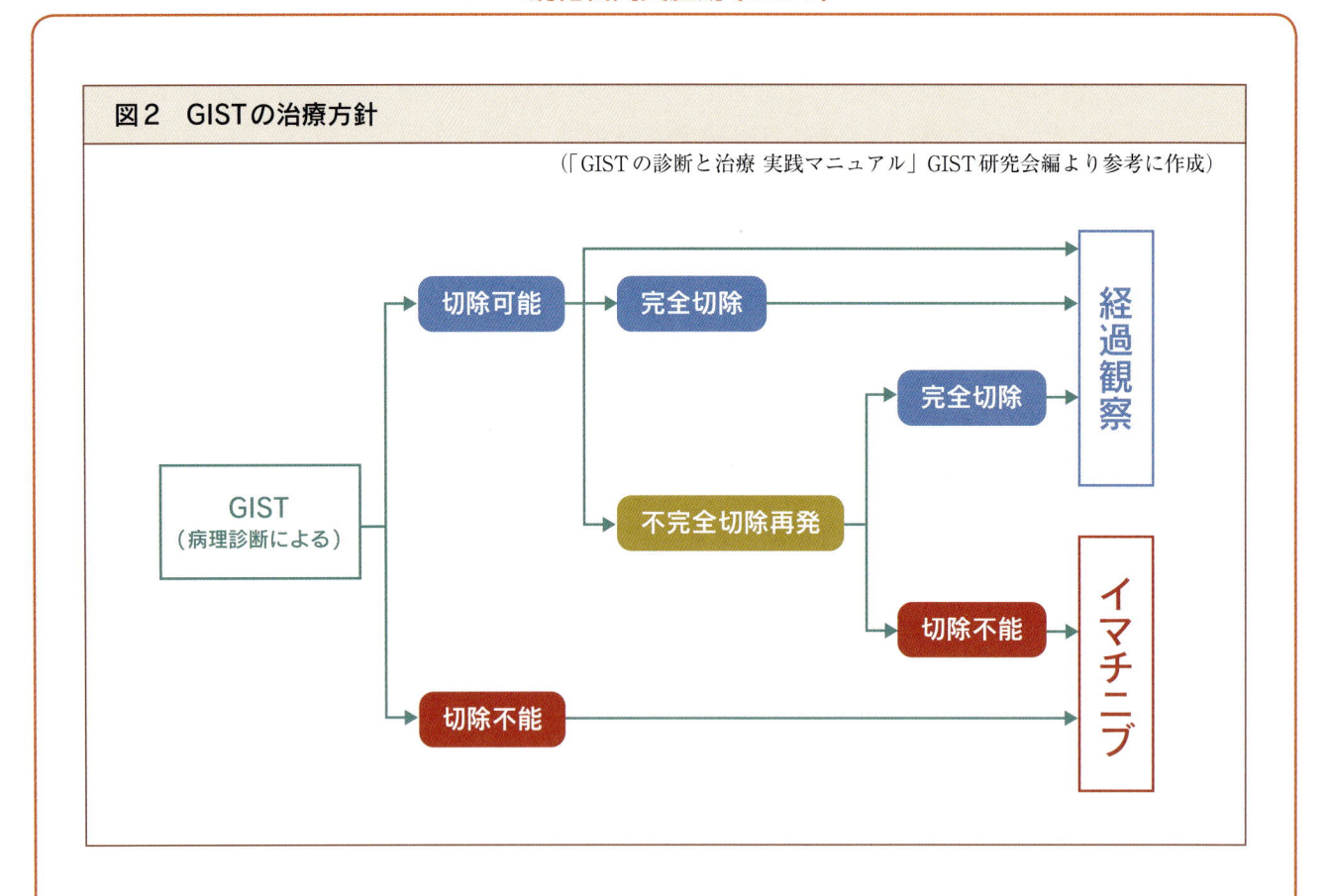

図2 GISTの治療方針

(「GISTの診断と治療 実践マニュアル」GIST研究会編より参考に作成)

```
                        ┌─→ 切除可能 ──→ 完全切除 ──────────────→ 経過観察
                        │                   │
GIST                    │                   │         ┌─→ 完全切除 ──→ 経過観察
(病理診断による) ───────┤                   └─→ 不完全切除再発 ─┤
                        │                                       └─→ 切除不能 ──→ イマチニブ
                        │
                        └─→ 切除不能 ──────────────────────────────→ イマチニブ
```

第6章

がんとどうやって向き合うか

がん告知はどうあるべきか？	264
緩和ケアとは？	271
ホスピスとは？	273

第6章　がんとどうやって向き合うか

がん告知はどうあるべきか？

正木　康史

　がん告知に関しては、様々な考えがあり、議論してもなかなか一つの正答には納まりません。しかしながら、原則を決めておかないとときに問題になりますので、まずその点を述べます。

がん告知の原則

　大事な点は、今、目の前に、がんに罹った患者がいるということです。

　患者自身には、治療を受ける権利もありますが、治療を拒否する権利もあります。

　我々（医療従事者側）は、患者自身の権利を最大限尊重する義務があります。治療を受けていただく場合には、寛解・治癒が望める「がん」種の場合は、寛解率・治癒率を最大限高められるような、標準的治療・研究的治療などの利点・欠点を説明した上で、治療を選択していただく必要があります。

　寛解・治癒を望めない「がん」種の場合も、患者の生存期間の延長のみならず、残された時間のQOL（クオリティー・オブ・ライフ：生活の質）を最大限高めるために、様々な治療法の利点・欠点を説明した上で、治療を選択していただく必要があります。

　患者自身に、治療の是非および方法などを選択していただくには、正確な情報提供なくしては成り立ちません。したがって、基本的には患者自身に告知（＝情報提供）を行う。これが原則です。

告知を行う場合、行わない場合

　がんの告知は基本的には全例に行います。これは、がん以外の他の病気の場合と同様です。がんだけを、悪者扱い（別格）にはしません。では、どのような場合は例外的に告知しない方が良いのでしょうか。そこから考えましょう。

　まず考えられる例外は、①患者に理解能力がない　②自殺企図の可能性が高い　③本人が告知を望まない、④家族が告知を望まない　⑤老人、などの場合でしょう。

　では、次の点について考えてみましょう。

　「私は基本的には病名の告知には賛成です。しかし、様々な考え方、立場の人がいますので、それは慎重にケース・バイ・ケースで行っています。その患者の社会的な立場、例えば会社の社長や医者、芸術家などの場合はいろいろと整理する仕事などもあるでしょうから基本的には告知していますが、それ以外の場合は患者に精神的ショックをあたえると困るのであまり積極的には行っていません…」という発言をよく耳にしますが、これは果たして告知賛成派といえるのでしょうか？

　「慎重に」「ケース・バイ・ケース」という医師の言葉は、一見、患者のことを良く考えたような聞こえの良い言葉です。しかし、社長など一握りの職業の人や社会的立場の高い人以外は、整理すべき仕事がないと、医師が勝手に判断して良いのでしょうか？

　人はいつか必ず死にます。日本人の3大死因は悪性新生物（がん）、脳血管障害、心疾患です。仮にそれぞれ、3分の1ずつの割合で起こるとします。あなたは、自分が死ぬときはこのなかのどれで死にたいと思いますか？　おそらく、がんで死ぬのは嫌だと考える人が最も多いのではないでしょうか。「苦しまずにぽっくり逝きたいねえ」というのは、比較的多くの人が口にする言葉です。では、がんで死ぬことを多くの人が嫌がるのは何故でしょうか？　がんになるとどうして苦しむのでしょうか？

　病名告知されない「がん」患者の持つ苦しみは、①病気自身による苦しみ、痛み　②治療（手術、化学療法、放射線照射など）の副作用等による苦しみ、痛み　③誰も本当のことを教えてくれないという精神的苦しみに分類できます。

　では、なぜ告知されないと苦しむのか考えてみましょう。

　告知されなければ、本当の病名を知った瞬間のショックは避けられるかもしれません。告知しないで避け

表1　がん告知を受けた患者の心理チャート

（キュブラー・ロス著「死ぬ瞬間 On Death And Dying
末期患者の死に至る過程」より参考に作成）

否認 → 怒り・憤り → 取り引き → 抑欝 → 受容 ▶

希望

表2　告知を受けていない患者さんの心理チャート

否認 → 怒り・憤り → 取り引き → 抑欝 →（受容？）▶ 絶望！

希望 → ？？

られるのは、実は最初に受けるこのショックだけなのです。しかし隠しても、がんに罹り症状が出たり、色のついた点滴（＝抗がん剤）を受けて吐き気が出たり、髪の毛が抜けたりすれば必ず気づきます。通常のインテリジェンスを持った人なら必ずわかってしまいます。

考え方の問題ですが、じわじわと本当のことを悟る恐怖のほうが、残酷だと思いませんか。さらに、告知を受けないと、患者⇔家族、患者⇔医師、看護師など医療従事者、これらの関係が全て嘘でしかつながらなくなってしまいます。

そして、治療の選択権を与えられず、ひたすら医師に強い治療を押し付けられる可能性が高くなります。これは何故かというと、医師も人間ですから担当の患者が亡くなられるのは本当に辛いものなのです。なんとか生存期間を延ばそうと手を尽くし、強い治療へ突き進む可能性が高くなってしまいます。その結果、尊厳死を自ら望むことができなくなります（これは後に詳しく述べます）。

「がん告知を受けた患者の心理チャート」は、アメリカの精神科医キュブラー・ロスが200人以上もの末期患者をインタビューしたうえで、その心理状態の変化をまとめたチャートを、一部改訂（簡略化）したものです（表1）。

キュブラー・ロスは、否認、怒り・憤り、取り引き、抑欝、受容という5つの感情が、ときには順番にではなく、波のように押し寄せては消え、押し寄せては消え、これを繰り返すといいます。また、この5つの感情と同時に全体を貫く希望という帯が書かれていて、「病気の段階がどうであれ、患者は最後の瞬間までなんらかのかたちで希望を持ち続けていた。私たちはこれを忘れるべきではない！」としています。

では、病名告知を受けていない末期「がん」患者はどのような心理過程をとるのでしょうか？

告知を受けないので、最初の否認の部分は薄いかもしれません。しかし、前述したように、告知されなくても通常のインテリジェンスを持った人なら必ず気付きます。したがって、怒り・憤り、取り引き、抑欝といった感情は同様にもしくは、知らされていないがゆえに、さらに強く起こるものと予測されます。

一方の希望はどうでしょうか？最初は、予後の良い病名を聞かされていますから希望はあるかもしれません。しかし、徐々に気付くにつれてどんどん消えていくと考えられます。末期の「がん」の場合「私は治るかも知れない」という希望には限界があります。希望がなくなっていった患者が、受容の死を迎えることはできるでしょうか？

最後には家族にまで嘘をつき通されることからくる絶望が残る可能性が高くなります。「私は治らない不治の病に罹っているが、家族や友人に恵まれ最後まで愛されて幸せだった」という満足感が希望の代りにあっても良いのではないでしょうか？　しかし、告知を受けていないと患者が精神的に孤立してしまうため、この満足感を得ることが困難になります（表2）。

もう一つ重要な問題があります。次に示すのは、日本尊厳死協会のリビングウィルの宣言書（表3）です。ここで重要な点は、精神が健全な状態にあるときに書いたものでなければ、リビングウィルの宣言書として

通用しないということです。つまり、病状がいよいよ辛くなってきて、肉体的のみならず精神的にダメージを受けてしまってから、ギブアップ宣言したくても尊厳死の望みが受け入れられない可能性が高いのです。つまり、告知を受けていないと尊厳死を望みがたいことになります。

以上により、末期および進行期「がん」こそが、実は最もインフォームド・コンセントが重要な疾患であると結論づけられます。

その理由をまとめると以下のごとくとなります。

①治療行為（手術、化学療法、放射線照射など）が患者をさらに苦しめたり、寿命を短くする可能性があります。寿命が多少伸びても、病院に縛りつけられている期間が伸びただけの場合も多く見受けられます。治療を受けるか否か、どのような治療を受けるかは、患者自身の意思がとても大事です。

②知らされないと、患者が精神的にさらに孤立してしまいます。

しかし日本では、未だに末期および進行期「がん」には病名告知が行われない＝インフォームド・コンセントを成り立たせていないことが多いのが現状です。患者に治療の選択権を与えずに肉体的な苦しみを与えるばかりか、精神的な孤立状態に追い込んでしまっていることが多いのです。

また、老人であるということだけを理由に告知しないという考え方はどうでしょうか。そもそも何歳以上を老人として扱いますか？　齢を重ねていればこその個々の哲学もあるでしょうし、やり残したことや、感謝の気持ちを残したい人も若い人と同等もしくはそれ以上にあるはず

表3　尊厳死の宣言書（リビングウィル：Living Will）

（日本尊厳死協会「尊厳死の宣言書」HPより）

> 私は私の病気が不治であり、且つ死が迫っている場合に備えて、私の家族、縁者ならびに私の医療に携わっている方々に次の要望を宣言いたします。この宣言書は、私の精神が健全な状態にある時に書いたものであります。従って私の精神が健全な状態にある時に私自身が破棄するか、又は撤回する旨の文書を作成しない限り有効であります。
>
> 1. 私の病気が、現在の医学では不治の状態であり、既に死期が迫っていると診断された場合には徒に死期を引き延ばすための延命装置は一切お断りします。
> 2. 但し、この場合、私の苦痛を和らげる処置は最大限に実施して下さい。そのため、たとえば、麻薬などの副作用で死ぬ時期が早まったとしても、一向にかまいません。
> 3. 私が数ヵ月以上に渉って、いわゆる植物状態に陥った時は、一切の生命維持装置をとりやめて下さい。
>
> 以上、私の宣言による要望を忠実に果たして下さった方々に深く感謝申し上げるとともに、その方々が私の要望に従って下さった行為一切の責任は私自身にあることを附記いたします。
>
> 氏　名
> 自署　　　　　　　　　　　　　　　印
> 　　　明治・大正・昭和　　年　月　日生

です。ですから、老人であるということだけで、告知しないというのは正しくありません。ただし、どうしても老化に伴う認知症の傾向が加わってきて理解能力の低下することも多くなりますので、ここは症例毎に考える必要があります。ちなみに私は、本人からの通常の病歴聴取が可能であれば、理解能力に問題がないと判断します。「告知する人」を選ぶのではなく「告知しない人」をごく少ない例外として選ぶべきであろうと考えます。

告知の仕方の実際

では、どのように告知を行えば良いでしょうか。

あまり難しく考えすぎないことも重要です。例えば、目の前の患者がインフルエンザだった場合、糖尿病だった場合、病名が判明した途端に目の前の患者には嘘の病名を教えておいて、こっそり家族の電話番号を調べて、家族に告知すべきかどうか問いかけて悩ませるようなことを、あなたはしますか？　がんは致死的

な疾患かもしれませんが、インフルエンザでも糖尿病でも命を落とす人はたくさんいます。

がんの告知は基本的には全例に行います。これは、がん以外の他の病気の場合と同様です。がんだけを、悪者扱い(別格)にすべきではありません。

告知の環境

当然のことですが、プライバシーに配慮し他人に情報が漏れたりしないように個室で説明します(他のいかなる疾患でも同様です)。また、説明者は目を見て話し、患者の心境変化を観察するという配慮が必要です。告知する医師だけでなく、看護師に同席してもらいその後のフォローのために、告知時の患者の状態などを、医療従事者側の情報として共有しておく必要があります。

誰からまず告知するか

次の3パターンが考えられます。
①患者自身にまず告知する。
②患者と家族にいっしょに告知する。
③家族にまず説明し了解を得た後に患者自身に告知する。

どの、パターンが望ましいでしょうか。

答えはケース・バイ・ケースで行う。情報公開は「ケース・バイ・ケース」とせず全例に、どの人から説明するかは「ケース・バイ・ケース」で考える。

①患者自身にまず告知する場合

本来の患者自身の知る権利、治療を選択する権利を大事にするという前提にたてば、この方法が最も自然な方法と思われます。とくに、診断確定までの間に患者自身が一人で病院へ訪れているような場合、それまでの検査の時間などを通じて医師と患者はコミュニケーションが既にできているはずです。それにも関わらず「がん」と診断がついたとたん、一度も会ったことも話したこともない家族に(患者自身には内緒で)連絡をとり、家族の了解を求めるのは本末転倒しています。ただし日本では、このような場合でも患者自身にまず告知を行うと、後になって家族から「なんで家族に相談もせずに本人に告知したのか」とクレームを言われることもあります。そんなときは、どうするべきでしょうか?「患者に病名を隠し続けることは現在の情報化社会のなかでは不可能である」「患者自身の了解を得ないで、侵襲的な治療を行うことはできない」「患者自身に治療の選択権がある」「病名を告知しないと患者⇔御家族、患者⇔医師、看護師など医療従事者という関係が全て嘘でしかつながれなくなり、結局患者自身が精神的に孤立する」など、後からでも家族に十分に説明する必要があります。本当に患者のことを大事に思っている家族であれば、わかってくれるはずです。また、これからの精神的支援をこのときに家族にお願いするべきです。

上記のような「後から非難される」可能性を回避するためには、患者本人が聞きたがっている場合でも、できるだけ近しい家族もしくはキーパーソンとなりうる人を呼んでいただき、②家族と一緒に告知する設定にもっていく方が無難かもしれません。ただし、患者自身が家族や友人にすらも知られたくないと主張される場合には、最初からそれを無視するのは問題があるでしょう。そのような場合は、はじめは患者の希望どおりにしておくべきです。その場合であっても、「がん」との闘病は多くの肉体的／精神的苦難を乗り越えていかなければなりませんので、少し時間をおいてからでも、ご家族(キーパーソン)に説明しておく重要性をわかってもらうように、説明し説得すべきです。

②患者と家族にいっしょに告知する場合

患者が家族の付き添いのもとに病院を訪れている場合など、これが最もスムーズに告知を行える方法です。もちろん、なぜ本人に告知を行うか、その必要性も十分に本人と家族に説明します。また、これからの精神的支援をこのときに家族にお願いします。

③家族に説明し了解を得た後に患者自身に告知する場合

最初から家族が付き添っていて、しかも本人より熱心に病状の説明を求めてくるような場合は、家族の同意を得てから患者自身に告知すべきと考えられます。このとき家族には予後の悪い病気であることだけを説明してはいけません。必ず同時に、だからこそ本人に病状を知ってもらい、治療の選択権を持ってもらうことの重要性をしっかり説明するべきです。

通常ははじめの段階では家族の了解を得ようとしても、かなりの確率で「本人には病名は知らせないでください」と拒否されます。ここで、簡単に引き下がるべきではありません。まず、「ご家族のお考えは分かりました」と認めた上で、しかしもう一度、なぜ本人に告知する必要があるのかを十分に説明し、さらにインフォームド・コンセントの基本で

第6章　がんとどうやって向き合うか

ある「一晩考えさせること」をまず家族に適応するべきです。つまり「一晩十分に考えたうえでもう一度、本人にどう説明するかの返事をください」と伝え、一晩以上おいた後に返事をいただくようにします。また、一度二度拒否された場合でも、少し時間をおいて再度説得し最終的にはできるだけ正確な病名・病状を本人に伝えられるように、努力をするべきです。こうすることにより、家族の了解を得た上での病名告知率を上げることができます。

ところで、アメリカでは例え家族に対してであろうとも患者本人の許可なしには医師は病名を教えてはならないという、日本と全く逆のパターンが一般的です。これは病名を知られてしまうと例えば離婚裁判の際に不利になったりするため、安易に家族に病名をもらした医師が告訴される可能性がある、といった告訴社会ならではの現象と考えられます。日本では、家族に先に説明したがために告訴されることはないと思いますし、またこれからもそういう社会にならないよう祈っています。

段階的告知かどうか

「私の妻は（夫は）元々とても気の弱い人なので、そんな怖い病名告知を受けたらショックを受けてしまうと思います」と言って、告知をこばむ家族がよくいます。勿論「がん」＝「死に直結する怖い病気」というイメージが他の病気に比べ強いので、告知を受けた患者はどんな人でも強い精神的ショックを受けます。「気が弱い」からショックを受ける訳ではなく、誰でも当然ショッキングな事実なのです。

様々な検査の結果「○○がん」と診断がついてから説明する訳ですが、「あなたの病気は○○がんで…」と説明を始めたところで、その段階で患者自身は頭が真っ白になってしまい、その先は詳細を説明してもほとんど記憶に残っていないことも多々見受けられます。ですから、あまりはじめの説明のときから詳し過ぎる説明をするのは、問題があるかもしれません。そこでよく使われる「段階的告知」という言葉があります。これにも正しいものと、不適当なものがありますので、述べてみます。

まず、望ましくないタイプの「段階的告知」の典型的なものは、「一割の真実を九割の嘘でくるみ、その嘘が露見しそうになると部分的に新たな真実を白状し、二割の真実と八割の嘘にする。そして、さらに新たな嘘がバレそうになると、さらに小出しに真実を告げて…という糊塗の繰り返し」というパターンです。『こころのくすり箱　いのちのエピローグ』（アミューズブックス）の中で吉村達也さんは、狂牛病の発生したときの農水省の会見や、原発事故が起こったときの動燃の対応のようなもので、最もまずい対応であるとしています。「いかなる時点でも、私はあなたに嘘はつきませんよ」という信頼関係を成り立たせる必要があるのに、このように誤った「段階的告知」ではかえって不信感を募らせてしまいます。

したがって、嘘をいわずに「段階的告知」を行っていく工夫が必要です。具体的には、検査の段階で既に悪性の可能性が高いことが、ある程度予測ついてきますので、その段階では「現時点では良性／悪性の判別がまだできていませんが、腫瘍性の病気の可能性もあります」という点をあらかじめ告知しておきます。その後に正式な病名や病期が決定した時点で、病名の告知を行います。しかしこの時点であまり詳し過ぎる病態や治療法の説明を行っても、精神的には受け入れがたい状況にありますので、できれば前述のごとく家族（キーパーソン）に同時に説明しておく方が望ましく、さらにこの時点で文章としてある程度の情報は渡します。時間的余裕のある「がん種」では、できればさらに1日以上間隔を空けてから具体的な治療の選択肢などについて詳しく説明すれば、意味のある「段階的告知」になるだろうと思われます。ただし例外はあり、私の担当する血液内科領域での急性白血病のように進行の早い病気では、あまり説明だけに時間をかける余裕がなく一刻も早い治療開始が望まれるため、なかなかこのようにはいきません。時間的余裕がない場合でも、いかなる時点でも嘘はつかないという原則を貫くことは重要です。

基本的な情報は告知の早い時期には本人に理解させておかなければなりません。これを小出しにすると、その分だけ患者にいらぬ憶測をさせることになり、精神的負担を増加させる結果となります。

ただし、残り時間の見通しに関してだけは、唯一ぼかした言い方にしたり、あえて言及しなくても良い情報です。何故ならば、これは不確定情報であるわりに、それが与える恐怖感が重大であるからです。患者自身があえて質問してくる場合を除いては、こちらからすすんでお話しなくてもいいでしょう。仕事の整理などの重要性から本人がその情報を求

めてくる場合は、一般的な余命/生存率などの情報はお伝えします。しかし、この情報はあくまで平均的なものであり、例外もあることを必ず伝えます。

告知の後のフォローの重要性

患者本人には、告知した後に治療法に関しては最低限いくつかの選択枝を示し選んでいただく必要があります。例えば、①治療しないか対症療法のみ ②ごく軽い治療 ③標準的な治療 ④強力な治療あるいは実験的レベルの治療 ⑤いわゆる民間療法、などですが、それぞれの治癒率、寛解率、副作用、問題点などを説明した上で選択していただく必要があります。

告知した後には、当然強い不安感や恐怖感に陥りますので、精神的なフォローは十分に行う必要があります。告知することよりもむしろ、その後のフォローの方が重要であるといっても過言ではありません。そのためには、医療従事者側だけではなく、どうしても家族やキーパーソンの存在が不可欠になります。告知の際には、その点を家族/キーパーソンに教育しておく必要があります。

病名告知はインフォームド・コンセントおよび病気との闘い/共存のゴールではありません。あくまで、単なるスタート・ラインです。しかしながら、スタート・ラインを誤るとその後の軌道修正は非常に困難なものになります。一方で、病名告知だけ行っても、その後の精神的支援を家族・医療従事者がしっかり行わないと患者はかえって不幸になる可能性があります。また、病名告知を行うと患者は様々な質問をするようになり、様々な自己主張をするようにもなります。それがときとして医者や看護師には、言うことを「はいはい」と聞いてくれる患者に比べ負担に感じられることもあります。しかし、病名告知を受けた患者はいろいろな不安に付きまとわれるので、様々な質問や自己主張をするのが当然と思われます。「私のこの病気の平均余命はどのくらいなのでしょうか？」「通常の化学療法を行ったときの5年生存率はどのくらいでしょうか？」「骨髄移植を行ったときの5年生存率はどのくらいでしょうか？ 早期死亡率はどのくらいでしょうか？ どんな副作用がどれくらいの確率で起きますか？」などです。そんなとき、医師および医療従事者は誠心誠意それらの質問に答えなければならないし、答えられなければなりません。そのために、勉強しなければならないから大変です。

さきほどの命題に戻りますが、人はいつか必ず死にます。私も、あなたもいずれ死にます。「がん」で死にたくないと考える人が多いのは、肉体的にだけでなく、精神的にも辛いことを多くの人が理解しているからです。告知を受けた後の精神的フォローを十分に行って、この精神的辛さの緩和に努めなければなりません。

逆説的になりますが、がんこそが一番幸せな（有意義な）死を迎えうる疾患と考えることもできます。人生の残り時間が限られることは勿論辛いことと思います。しかし、逆に残り時間が短いからこそ残された時間を有意義に使い、やり残した仕事などを整理し、家族や友人などに遺言を残したり、感謝したりすることができるという面もあります。いわゆるポックリ病（脳血管障害、心疾患）で死ぬときにはできません。これは、がん患者だけのもつ特権とも言えます。しかし誰だって、苦しんで死ぬのはいやでしょう。従って、きちんとターミナル・ケアを行ってくれる医療スタッフのもとでなら、私はがんで死にたいと思います。皆さんは、いかがでしょうか？

この本を読んでいる皆さんへ －普段から考えておくことの重要性－

かつて患者自身に「がん」という本当の病名を告知するということは、長らくタブー視されてきました。今でも「自分には言ってほしいけど、家族には言ってほしくない」という人、「怖いから自分にも言ってほしくない」という人など様々です。医師の中にも「患者自身に悪い病名は告げたくない/告げるべきではない」という人もいます。

しかし、こういう人たちにももう一度考えてほしいのです。この本を読んでいるあなたや私を含めて、おおよそ3人に一人は「がん」で死ぬ可能性があるのです。本当に自分が「がん」に罹ったときに、怖いから知らないで済まされるでしょうか？「がん」をほうっておけば、相当な苦痛に苛まされるのは明白です。「なかったことにしよう」「見なかったことにしよう」では済まされない現実なのです。

多くの人は自分もしくは家族が「がん」に罹ったときのことは、あまり考えたがらないのです。その結果、いざ本当に自分や家族が「がん」に罹ったときに、慌てふためくことに

第6章　がんとどうやって向き合うか

なります。普段考えたことがないと、聞いたとたんに頭がパニックになって、思考が停止してしまいます。その結果、自分の受けるべき治療/受けたい治療の選択肢も放棄して、一方的に医師任せの医療を受けることになりかねません。

今、全ての「がん」が不治の病という訳ではありません。この本を読んでいるあなたには、様々な種類の「がん」があり、その中には治りうる可能性の高い「がん」もあれば、逆に未だに難しい「がん」もあることがお分かりでしょう。

治る可能性のある「がん」であれば、できるだけ頑張って治しましょう。逆に、治るのが難しい「がん」であれば、できるだけ残された時間を有意義に過ごせるようにしましょう。そのためには、様々な治療の選択肢のなかにあなたの意見や希望を反映できるようにすることが大切です。今全く症状のない人も、いざ自分が「がん」になったらどうするか、どうしてほしいかを考えておきましょう。近しいご家族と一度話し合っておくことを勧めします。

Q&A

問： 私の親ががんで死んだときは最後まで隠しましたが、安らかな死を迎えることができて、今でも告知しなくて良かったと思っています。「告知しなくても最終的に受容していくケース」と「告知したにもかかわらず受容に至らないケース」があるのではないでしょうか？

答： 勿論「告知したために上手くいかなくなったように思えるケース」や「告知しなくても上手くいったケース」があることは承知しています。しかし、前者に関しては、告知したことが悪かったのではなくて、告知したあとのフォローが悪かったのだと考えます。また、後者は、たまたま上手くいっただけという可能性も考えておくべきです。逆に「告知しなかったために上手にいかなくなった可能性」や「告知していればもっと上手くいった可能性」もあるのではないでしょうか。

実際に、その経験のある家族が、告知している場合は告知賛成派に、告知していない場合は告知消極派になるのはわかります。誰しも、自分の行ってきたことを、否定するのは辛いものです。しかし、客観的かつ理論的な思考だけは捨てないようにしましょう。

問： 何の権利があって、苦しんでいる人にさらに辛いがんの告知をするのですか？　知る権利もあれば、知りたくない権利もある。一方的に、告知するのは傲慢ではないでしょうか。

答： 権利があって行っているとは思っていません。平等に情報を公開しているだけです。逆に伺いますが、あなたは、何の権利があって、患者さんが当然知るべき権利を奪い、治療を受ける、もしくは受けないという選択、どのような治療法を受けるかという選択を奪っているのですか？　何の権利があって、患者に家族および医療従事者は嘘の情報を与え、その苦しみに耐えさせるのですか？

患者には自分の病気や病状を正確に知る権利があります。そして、医療従事者にはそれを正確に知らせる義務があります。では「知りたくない権利」というものはあるのでしょうか？　これこそが、日本の「患者に病名告知できない医者」の考え出したうまい言葉です。「知りたくない」というのは、全ての人の気持ちではないでしょうか。例えば、今私が末期がんであったとしても、勿論それは知りたくない。しかし、知りたくないのと、知らなくてもよいのは次元が違います。本当に末期がんであったならば、その後の様々を整理するために、元気なうちに知らせてもらわなければ困ります。「知りたくない」というのはその人の「気持ち」であって「権利」ではない。「知りたくない権利」というフレーズは、結局、「患者に病名告知できない医者」の自己防衛の言葉にしか過ぎません。

第6章 がんとどうやって向き合うか

緩和ケアとは？

門田 和気

　がん末期のケアをターミナルケア（終末医療）と称した時代もありますが、その言葉の歴史的背景や宗教的違和感から、現在では緩和ケア（palliative care）という言葉が用いられます。世界保健機構WHOはこれを「治癒不能な状態の患者および家族に対して行われるケア」と1990年に定義しましたが、2002年には「がんの末期の苦痛を取り除く医療」から定義を変更し、「病気のすべての過程で患者と家族のQOL（Quality of Life: 生活・生命の質）の改善を図る医療である」と述べています。

　緩和ケアとは、生命を脅かす疾患に直面している患者とその家族が抱える問題、すなわち身体的問題、心理社会的問題、さらにはスピリチュアルな（霊的な）問題も包括し、それらが障害とならぬよう早期から予防・対処することで、QOLを維持・改善するためのアプローチと言えます。つまり、「治る」「治らない」が問題ではなく、「看取りの医療」でもなく「病気によって引き起こされる問題に対応する医療」です。2006年6月に成立した「がん対策基本法」にも、疾患の早期から緩和ケアを展開する体制をつくると明記されています。緩和ケアは、がん自体の治療と並行して行われるべきケアなのです。

　緩和ケアの中心は文字通り、痛みを和らげ、取り除くことにあります。がんの痛みは身体的なものだけではなく、多くの因子が関係した全人的苦痛（トータルペイン）と考えられ、専門性の異なる医療者がチームとして関わることの重要性も指摘されています。ソーシャルワーカーや宗教家（チャプレン）、ボランティアなどが加わっている施設もあります。薬剤師や栄養士、理学療法士も重要な役割を担います（図）。

　緩和ケアの病棟や施設はホスピスとよばれることも多く、ホスピス・緩和ケア病棟とも言います。チームに関しては一定の基準を満たした場合には診療加算が認められています。緩和ケアチームの認定条件は、身体症状を担当する医師、精神症状を担当する医師、緩和ケアチームでの活動を専門的に行う看護師、チームに協力する薬剤師、これら計4名の活動が十分に行えることです。がん医療の均霑（きんてん）化が求められる中で、緩和ケアは重点部門と位置づけられており、緩和ケアに携わる多くの職種の医療者に対する教育も今後の課題と言えるでしょう（表）。

図　全人的苦痛（トータルペイン）

がんの痛みは身体的なものだけではなく、多くの因子が関係した全人的苦痛（トータルペイン）と考えられます。

身体要因／身体的痛み：衰弱、がん病変、非がん病変、副作用、自由にならない身体

うつ状態／精神的痛み：絶望感、醜くなる、収入や役割低下

怒り／社会的痛み：診断や手続きの遅れ、上がらない治療効果

不安／霊的な痛み：家族を思い悩む、痛みへの恐れ、失われる尊厳、宗教的な不安

Total Pain

第6章　がんとどうやって向き合うか

表　緩和ケアの形態

形　態	説　明
院内病棟型	病棟の一部に施設基準を満たす病棟として開設する
院内独立型	病院の敷地内に別棟として建てられているもの
完全独立型	緩和ケア病棟施設基準を満たす施設を、独立に設立する
緩和ケアチーム	病棟を持たず、緩和ケアに従事する専任スタッフがチームとしてケアを提供する
在宅緩和ケア	訪問診療や訪問看護を中心に、自宅での緩和ケアを提供する

Q&A

問：病院で緩和ケアを受けるにはどうすればよいのでしょうか？

答：現在通っていらっしゃる病院の主治医や看護師、ソーシャルワーカーにご相談ください。外部の医療機関と連絡を取り合う「医療連携室」も多くの病院にありますのでご利用ください。地域がん診療拠点指定病院は、緩和ケアに対応できる機能を持っています。直接お探しの場合は「緩和ケア病棟のある病院一覧」(http://ganjoho.ncc.go.jp/)が便利です。また、2009年4月から日本緩和医療学会専門医認定制度がスタートし、全国各地に指導医の常勤する認定研修施設が設置され、2010年には専門医1期生が誕生する予定です（日本緩和医療学会ホームページhttp://www.jspm.ne.jp/）。

これらの承認や認定を受けていない医療機関でも緩和ケアへの取り組みは進んできています。緩和ケア外来受診の際には、がんであることや病状について患者さんご本人が知っていることを条件としているホスピス・緩和ケア病棟もありますので、お訊ねください。受診の結果、緩和ケア病棟の入院手続き・登録をしますが、直ちに入院するとは限らず、定期通院しながらの自宅療養も可能です。

第6章　がんとどうやって向き合うか

ホスピスとは？

門田　和気

　ホスピスとは、緩和ケアを実践する施設を示すことが多く、わが国でも厚生労働省から認定を受けた緩和ケア病棟の多くは「ホスピス」と呼称されています。しかし、ホスピスは施設や建物を示す用語ではなく、ホスピスにおけるケアや行為、その概念を総称する言葉です。hospiceはラテン語のHospitium（暖かいもてなし）に由来する言葉です。

　ホスピスの原点は、中世初頭に教会や修道院が巡礼者や旅人に水、食物を与えたことにあります。休息に立ち寄った旅人が病やケガに侵されているときにその看病をしたことから、施設全般をホスピスとよぶようになりました。また、看護にあたる者の献身をhospitality（厚遇・歓待）と表したことから、今日の病院を指すhospitalという言葉が生まれています。病院だけではなく、往時の孤児院や老人や行き倒れの収容施設、そして現代社会のホテルHotelも同様とされています（図1）。

　19世紀後半、ホスピスは治療の当てがなく余命いくばくもない患者の最期を安息に満ちた時間にするための施設であり、女子修道院がその中心でした。とくにヨーロッパ全土に広がったコレラの大流行時には、街角や病院の中で修道女の姿が多く見られたそうです。

　こうした施設で修道女たちの働きに啓発され終末期患者のケアに精力を注ぐようになったシシリー・ソンダース女史（1917〜2005）が1967年に設立したセント・クリストファーズ・ホスピスは、現代ホスピスの出発点とされています。ソンダース女史は医学的に患者の疼痛を和らげる方法、つまり末期がん患者に対するモルヒネによる鎮痛の重要性を提唱し、ホスピス運動を世界に広めまし

図1　ホスピスの原点となった12世紀のホテル・デュー

素材提供：アマナイメージズ

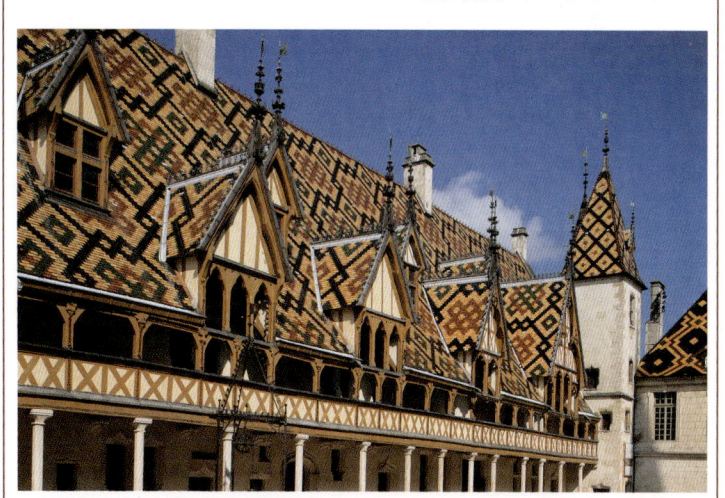

図2　ソンダース女史が1967年に設立したセント・クリストファーズ・ホスピス

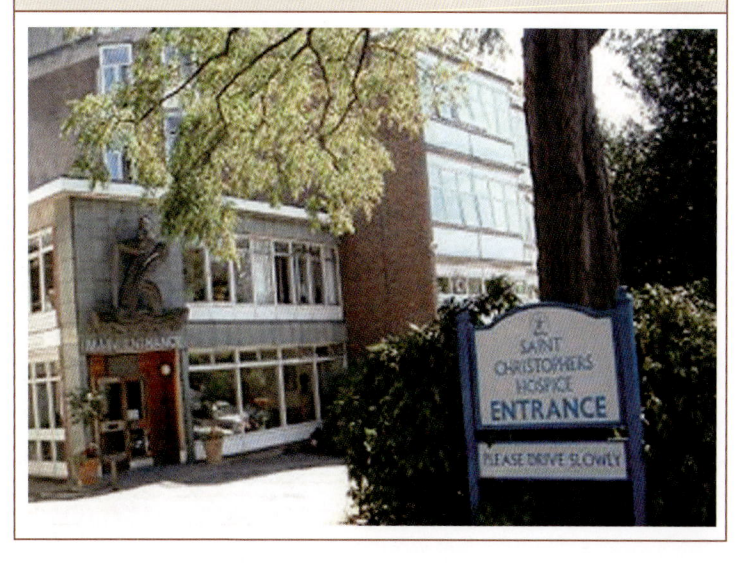

第6章　がんとどうやって向き合うか

た（図2）。

日本では「三途の川」や「姥捨て山」を終末期医療の源とする意見もありますが、ホスピスとしての歴史はまだ浅く、認定（緩和ケア病棟入院料届出受理）施設第1号は聖霊見方原病院（1981年）です。四半世紀を経た現在（2009年現在）は193施設を数えますが、がんで亡くなる方は年間30万人を超え、また60万人とも推測されるがん難民の現状を考えると、量的にも質的にも十分とはいえません。ソンダース女史はホスピスの在り方について「不治の病と闘っている患者さんとその家族に残されている人生の質を高めることに関心を持つチームのコミュニティーである」と語っています。

Q&A

問：ホスピス（緩和ケア病棟）に入院するのに健康保険は使えますか？　費用はどれくらいですか？

答：「緩和ケア病棟入院料」は定額制（1日あたり37,800円×健康保険の自己負担率）で医療保険が適用されます。一般病棟と同様に、社会保険や国民健康保険などの各種健康保険が適用され、高額医療費助成制度や食事負担金の減額制度も同様です。入院費用は、入院医療費、食事療養費、室料差額、雑費の合計ですが、入院医療費と食事療養費には健康保険が適用されます。室料差額は、特別の療養環境の提供に伴うもので、広さや設備などが一般の部屋とは違います。金額については各施設が独自に設定しており、一律ではありません（2,000〜20,000円）。また地域の医療機関との連携も要件の一つであり、痛みや不快な症状が改善に伴い、外来や在宅への移行も可能です。

第7章

がんについてのよくある質問

- がん予防のポイントは？ ……… 276
- がん検診は有効か？ ……… 279
- がんの「集学的治療」とは？ ……… 281
- コラム⑪ テキサス大学M.D.アンダーソンセンター ……… 283
- がん登録とは？ ……… 284
- セカンドオピニオンとは？ ……… 286
- がんと疑われたとき、診断されたとき
  - がんではないかと心配？ ……… 288
  - がん専門病院とは？ ……… 289
  - 放射線検査で被曝は？ ……… 291
  - がんは治るか？ ……… 293
  - 若い人のがんは悪い？ ……… 294
  - 高齢者のがんはゆっくり進む？ ……… 296
  - いくつまで手術はできるのか？ ……… 298
  - 手術で死なないか？ ……… 300
  - 手術で取れないときは治らないのか？ ……… 303
  - 抗がん剤の副作用（吐き気など）はひどいのか？ ……… 304
  - アガリクスは本当に効くのか？ ……… 306
  - がんで死ぬときは苦しいのか？ ……… 308

第7章 がんについてよくある質問

がん予防のポイントは？

中川　秀昭

がんの予防には、がんの発生や進展を促進する要因（危険因子やリスク因子と言われています）を回避し、がんを抑制する要因を積極的に取り入れることが大切です。がんの危険因子として、生活習慣要因、環境要因、宿主要因など多くの要因が考えられています。Dollら（1981）は米国におけるがんの死亡に対する種々の生活環境要因の寄与割合を推定しており、それによれば、がん発生・進展に最も寄与する要因は食生活35％、喫煙30％であり、両者で3分の2が説明できるとしています。ハーバード大学の研究者の報告（1996）でも喫煙、成人期の食事と肥満ががん原因のそれぞれ30％と大きな割合を占めているとされています。がんの危険因子の研究は数多く行われていますが、研究上の仮説にとどまっているものが多いとされています。

国際がん研究機関（IARC）や世界保健機関（WHO）ではこれまでに発表された研究論文を十分に吟味し、生活習慣のなかで何ががん予防に有効であるかを科学的根拠に基づいて検討しています。国際がん研究機関は、喫煙とたばこ煙のヒトに対する発がん性を評価して、喫煙とたばこ煙は最も関連が強い「グループ1：ヒトに対し発がん性がある」と判定しています。また、国際保健機関は報告書「食物、栄養と慢性疾患予防」（WHO 2003）の中でがん予防に「確実」や「可能性が大」と考えられる生活習慣要因を発表しています（表1）。

それらによればがん予防に根拠のある生活習慣要因としては以下のものが挙げられています。

- 喫煙は肺がんを始め、口腔がん、咽頭がん、喉頭がん、食道がん、胃がん、膵臓がん、肝臓がん、腎臓がん、尿路がん、膀胱がん、子宮頸部がん、骨髄性白血病等、多くのがんリスクを上昇させます。
- 過度の飲酒は口腔がん、咽頭がん、喉頭がん、食道がん、肝臓がん、乳房がん等のがんのリスクを上昇させます。
- 塩分の多い貯蔵肉は大腸（結腸、直腸）がんのリスクを上昇させます。
- 塩分や塩干魚類の過剰摂取は鼻咽頭がんや胃がんのリスクを高めます。
- 熱い飲食物は口腔がん、咽頭がん、食道がんのリスクとなります。
- 過体重や肥満は食道がん、大腸（結腸、直腸）がん、乳房がん、子宮体部がん、腎臓がんのリスクを高めます。
- B、C型肝炎ウィルス感染は肝細胞がんの発生に関連しています。
- ピーナツのカビであるアフラトキシンは肝臓がんと関連しています。

一方がんの抑制要因には、

- 野菜や果物の摂取は口腔がん、喉頭がん、食道がん、胃がん、大腸（結腸、直腸）がんのリスクを下げます。
- 身体活動は大腸（結腸）がんや乳房がんのリスクを下げます。

以上のようにがんとの関連が十分に明らかになっている要因は多くありません。世界保健機関の報告書（2003）でも「今日までの研究では、食生活とがんリスクとの関係について、はっきりと明らかにされているものはほとんどない」とされているほどです。がんの危険因子がまだまだ明らかになっていない現段階では、がんを予防するために、まず上記の「確実」や「可能性大」とされていることをしっかりと実行することが大切です。それ以外にがんと関連する要因はちまたに多く言われていますが、まだ科学的に明らかになっていませんので、やたらにとらわれる必要はありません。2010年の我が国の健康目標である「健康日本21」では、生活習慣病の予防対策としては「喫煙の回避」、「塩辛い食品の過剰摂取の回避」、「新鮮野菜、緑黄色野菜の多量摂取等の食生活の改善」、「過剰の飲酒を回避」が合理的であるとしています（表2）。

国立がんセンターがん対策情報センターでは上記の国際保健機関で検討されたものを日本人に適応するようにまとめ直して、「喫煙しない」、「適度な飲酒」、「バランスのよい食事」、「定期的な運動」、「適正体重の維持」「肝炎ウィルス対策」の6項目として発表しています（表3）。

表1　がん検診の有効性評価

(世界保健機関, 2003に基づき作成)

根拠	リスク低下	リスク上昇
確実	運動（結腸がん）	過体重と肥満（食道がん、大腸がん、閉経後乳がん、子宮体がん、腎がん） 飲酒（口腔がん、咽頭がん、喉頭がん、食道がん、肝がん、乳がん） アフラトキシン（カビ毒、肝がん） 中国式塩漬魚（鼻咽頭がん）
おそらく確実	野菜と果物（口腔がん、食道がん、胃がん、大腸がん、ただし大腸がんに対する効果はあっても小さい） 運動（乳がん）	ソーセージ・ベーコン・ハムなどの加工肉（大腸がん） 食塩と食品塩蔵（胃がん） 非常に熱い飲料や食物（口腔がん、咽頭がん、食道がん）
可能性あり/根拠不十分	食物繊維、大豆、魚類、n-3脂肪酸、カロテン類、ビタミンB_2、B_6、葉酸、B_{12}、C、D、E、カルシウム、亜鉛、セレン、植物由来の非栄養素成分（含硫化合物、フラボノイド、イソフラボン、リグナンなど）	動物性脂肪、複素環アミン、多環式芳香族炭化水素、ニトロソアミン

表2　健康日本21におけるがんに関する目標

(厚生労働省「健康日本21」2000に基づき作成)

たばこ対策の充実
食生活の改善
- 成人の1日あたりの平均食塩摂取量の減少
  塩辛い食品の多量摂取が胃がんの危険因子になっているので、できるだけ塩辛い食品の摂取を避けることが望ましい。
- 20～40歳代の1日あたりの脂肪エネルギー比率の減少。
  脂肪のうち、特に獣肉、乳製品の過剰摂取を避け、n-3脂肪酸に富む魚類を摂取することが望ましい。
- 成人の1日あたりの野菜の平均摂取量の増加
  1日の食事において、果物類を摂取している者の増加
  目標値：60％以上
  基準値：1日の食事において、果物類を摂取している者（成人）の割合29.3％（平成9年国民栄養調査）
  　　　新鮮な野菜、緑黄色野菜を毎日摂取し、果物類を毎日摂取することが望ましい。

飲酒対策の充実
各がん検診の受診者の増加
　　目標値：5割以上の増加
　　参考値：胃がん検診＝1,401万人　　子宮がん検診＝1,241万人
　　　　　　乳がん検診＝1,064万人　　大腸がん検診＝1,231万人
　　　　　　肺がん検診＝1,023万人
　　（平成9年度健康・福祉関係サービス需要実態調査）

表3　現状で日本人に推奨できるがん予防法

(国立がんセンターがん対策情報センターより引用)

- たばこは吸わない。他人のたばこの煙を可能な限り避ける。
- 適度な飲酒。具体的には、1日あたりアルコール量に換算して約23g以内。飲まない人・飲めない人は無理に飲まない。
- 食事は偏らずバランスよく。
    - 塩蔵食品・食塩の摂取は最小限。具体的には、食塩は1日当たり男性10g、女性8g未満、塩分濃度が10％程度の高塩分食品は、週に1回以内。
    - 野菜・果物不足にならない。例えば、野菜は毎食、果物は毎日食べて、少なくとも一日400gとる。
    - 飲食物は熱い状態でとらないようにし、保存・加工肉の摂取は控えめに。
- 定期的な運動の継続。例えば、ほぼ毎日合計60分程度の歩行などの適度な運動、週に1回程度は汗をかくような運動。
- 成人期での体重を維持（太り過ぎない、やせ過ぎない）。具体的には、中年期男性のBMIで27を超さない、21を下まわらない。中年期女性では、25を超さない、19を下まわらない。
- 肝炎ウイルス感染の有無を知り、感染している場合は、その治療の措置をとる。がんを引き起こすウイルスへの感染を予防する。

第7章　がんについてよくある質問

がん検診は有効か？

佐川　元保

　多くの皆さんには、年に1回、市町村や職場から「がん検診のお知らせ」が届くと思います。治療の水準が高くなった現在においても、進行したがんは依然として治すのが難しいですので、早期に発見して完治させようというのが、がん検診の目的です。

　がん検診には、住民検診として市町村が母体になって行われているもの、職場において職域検診として行われているもの、個人ベースで人間ドックの形で行われているものがあります。現在様々な検診が行われていますが、科学的な立場からみますと「効果が確認されていて不利益も少ないので検診として妥当と思われるもの」と「効果が確認されているが不利益もあるので検診としては慎重に考えるべきもの」、さらに「まだ研究が不十分で、今のところ効果があるのかないのかははっきりしていないもの」の3つに分かれます。「効果の有無がはっきりしていないもの」がなぜ行われているのか、と不思議に思う方もいらっしゃるでしょうが、残念ながら我が国では「良さそうだ」という期待感だけで走ってしまう場合が少なくないことは、かつての健康番組捏造データ騒ぎをみても明らかです。厚生労働省が組織した研究組織が、がん検診の科学的評価を行っていますので、詳細はそちらをご参照ください。

　現在のところ、「効果が確認されていて不利益も少ないので検診として妥当と思われるもの」は、大腸がんに対する便潜血検査、子宮頸がんに対する細胞診検査、乳がんに対する視触診とマンモグラフィ併用法、胃がんに対する胃エックス線検査、肺がんに対する胸部エックス線検査と高喫煙者に対する喀痰細胞診併用法などです。「不利益があるもの」や「効果がはっきりしていないもの」に関しては、利点と欠点を良く判断して受検者の判断で受けるかどうか決めていただくのが良いと思います。その際、各検診機関においては、残念ながら必ずしもすべての情報が受検者に対して明らかにされていないということがあり、注意が必要です。主要ながん検診に対する情報は、国立がんセンターのホームページの中の、がん予防・検診研究センター「科学的根拠に基づくがん検診」のページに概略が述べられています（表）。

第7章 がんについてよくある質問

表1 がん検診の有効性評価

(国立がんセンターがん対策情報センターより引用改変)

対象	方法	評価判定	根拠の質
胃	胃エックス線検査	有効	症例対照研究
	血清ペプシノゲン法	保留	なし
	ヘリコバクタ・ピロリ抗体	無効	その他
子宮頚部	細胞診	有効	症例対照研究・コホート研究
	ヒトパピローマ・ウイルス	保留	なし
子宮体部	細胞診	保留	なし
	超音波(経腟法)	保留	なし
卵巣	超音波	保留	なし
	超音波＋腫瘍マーカー	保留	なし
乳房	視触診	無効	症例対照研究
	視触診＋マンモグラフィ	有効	無作為化比較試験
	視触診＋超音波	保留	なし
肺	胸部エックス線＋喀痰細胞診	有効	症例対照研究
	らせんCT＋喀痰細胞診	保留	なし
大腸	便潜血検査	有効	無作為化比較試験
肝	超音波	保留	なし
	肝炎ウイルスキャリア検査	有効	無作為化比較試験
前立腺	前立腺特異抗原(PSA)	保留	なし
	直腸診	無効	症例対照研究

Q&A

問：PETやMRIのがん検診が良いという噂を聞きますが？

答： PETもMRIも、精密検査において目的を絞って行えば非常に強力な診断機器ですが、がん検診の目的で行って本当に効果があるかどうかは確認されていません。他に有効な検診方法が確認されているがんであれば、まずそちらの方法を行うことをお勧めします。

第7章　がんについてよくある質問

がんの「集学的治療」とは？

元雄　良治

　「集学的」という言葉は、聞き慣れないかもしれませんが、もともとは米国で生まれた用語"multidisciplinary"に相当し、「複数の専門分野的」という意味です。「集」の字義は「群鳥が木の上にいる（群鳥在木上）」という状況を表しており、ちょうど患者さんのところに種々の専門職種が集まることが連想されます（図1）。「集学的治療」とは、いろいろな分野の専門家が集まって最良の治療方法を見つけようとすることです。具体的には、多くの医療スタッフが集まって検討会（カンファレンス）を開催し、協力・連携します。検討会では、医師の個人的な考えではなく、科学的根拠（エビデンス）に基づいた標準的治療をもとに、個々の患者さんの状態に応じた最適の治療法が選ばれます（図2）。

　がんは早期診断すれば完治する可能性が高いので、現代の最新技術の恩恵を受けるチャンスを逃さないようにすべきです。またがんが進行した段階で発見された場合は、他の臓器への転移を来し、原発臓器担当医の手に余る状況となり、局所治療以外に全身的な治療が必要となります。このような場面では、ひとつの治療法よりも、手術・放射線治療・化学療法（抗がん剤治療）などの複数の方法について各専門家が知恵を出し合う「集学的治療」が必要です。集学的治療により、希望を失わず、心身を良い状態に保って、ご家族と共に過ごし、また社会生活を一日で

図1　「集」の字義

「集」の字義は「群鳥が木の上にいる」という状況を表しており、ちょうど患者さんのところに種々の専門職種が集まることが連想されます。

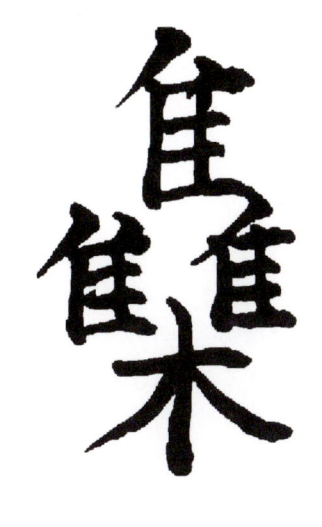

図2　集学的がん治療

「集学的がん治療」とは、いろいろな分野の専門家が集まって最良の治療方法を見つけようとすることです。

- 外科的手術
- 抗がん剤治療（化学療法）
- 免疫療法
- 緩和ケア
- 放射線照射

集学的アプローチ → **最良の治療**

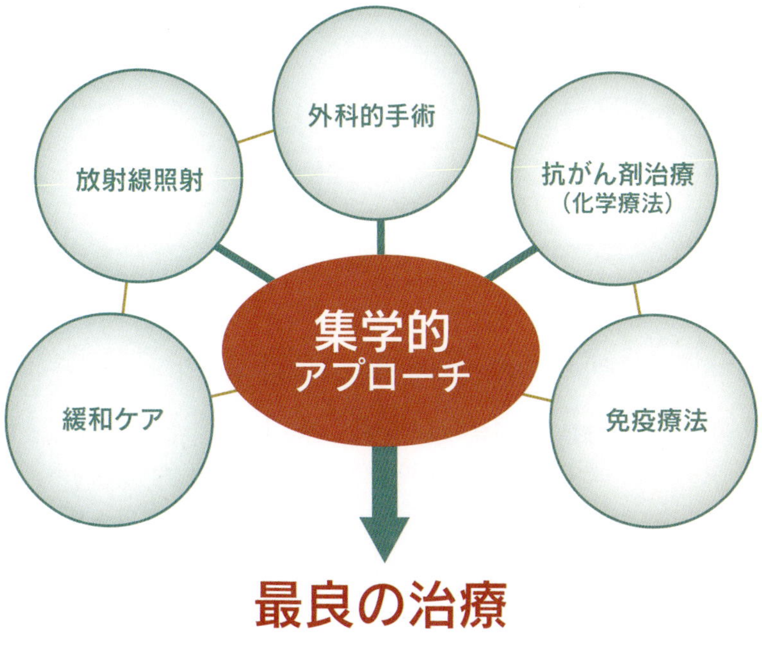

第7章　がんについてよくある質問

も長く送ることが可能になります。

　集学的がん治療を推進するには、内科系・外科系・放射線科などの関連各科の協力が必要です。最近は抗がん剤の種類が増え、その投与法も複雑になり、副作用も多様です。これまでは手術やその前後のケアで多忙な外科系医師が化学療法も担当してきたのですが、近年は米国のような腫瘍内科医（がん薬物療法専門医）の必要性が、わが国においても指摘されています。ちょうど放射線治療における放射線科医のような立場で、がん化学療法の依頼を受けるのが腫瘍内科医です。また、がん治療や緩和ケアでは精神的な問題への対応として、腫瘍精神科（サイコオンコロジー）に精通した医師が求められています。医師間の連携体制に加えて、薬剤師・看護師など、異なる職種スタッフの協力も必要です（図3）。たとえば外来化学療法の場合、病院内に専用のスペースが設置され、専任医師を中心に各科の医師が協力し、そこに薬剤師・看護師・栄養士・臨床心理士などのスタッフが集まり、チーム医療として患者中心の外来化学療法を推進することが期待されています。

図3　集学的がん治療における患者さんと医療スタッフの関係

医師間の連携体制に加えて、薬剤師・看護師など、異なる職種スタッフの協力が必要です。

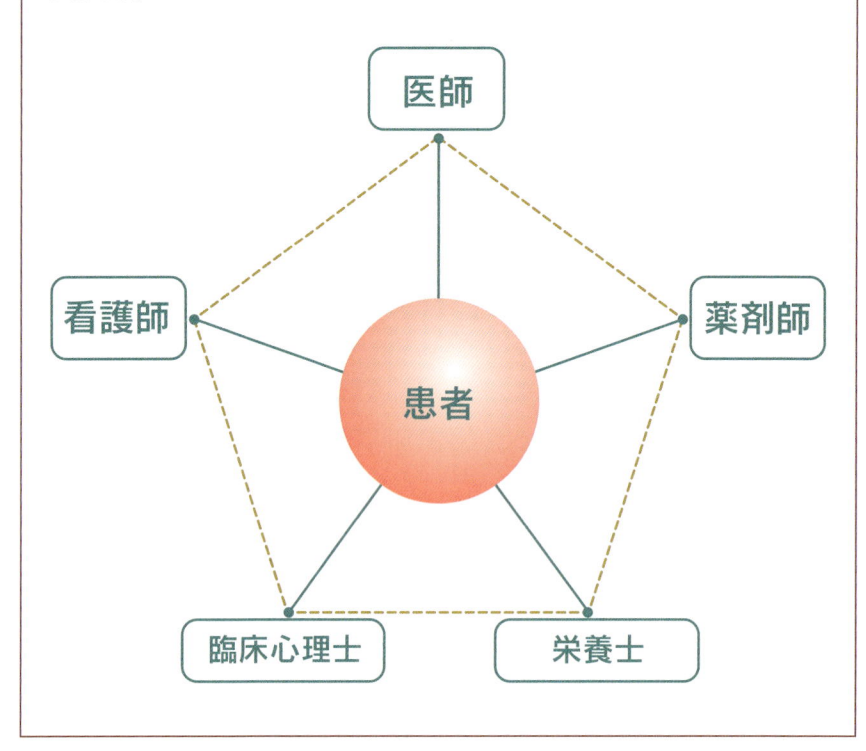

（図：患者を中心に、医師・薬剤師・栄養士・臨床心理士・看護師が配置された五角形の関係図）

Q&A

問：集学的がん治療では主治医は誰になるのですか？

答：がんの種類・進行度・全身状態・治療法などによって異なります。外科手術だけで完治する早期がんの場合は、主治医は外科系医師になるでしょう。また、進行がんで全身的な化学療法が必要な場合や、状態が悪く緩和ケアが必要な場合は、内科系医師が主治医になるでしょう。しかし、これまで長年診てもらっていた医師がいるのであれば、その医師が引き続き担当し、必要に応じて種々の専門的な検査・治療を各科にお願いすることもあります。いずれにしても、患者さんの症状や状態を細かく分析し、ベストの方法を探るために様々な医療スタッフが患者さんを支えていくのが、集学的がん治療です。

コラム ⑪

テキサス大学M.D.アンダーソンがんセンター

中谷 直喜、元雄 良治

　テキサス大学M.D.アンダーソンがんセンター（The University of Texas M.D. Anderson Cancer Center）は、約2.8平方km（東京ドーム約60個分）の敷地面積を持つテキサスメディカルセンター内に1941年に設立されました。以来60年以上にわたり、「テキサスからがんを撲滅する」という使命と「世界最高のがんセンターとなる」という展望を持って、がんの研究と治療の歴史を作り続けています。

　全米には39ヶ所の包括的がんセンターが存在していますが、その中でM.D.アンダーソンがんセンターは中核的研究拠点のトップを毎年争っており、米国内外でがんセンターの最高峰として認知され、がん治療における世界的メッカと言われています。

　病床数480床、年間入院患者数17,000人、外来患者数448,000人、海外からセンターを訪れる患者数年間3,500人、その中には多くの日本人患者も含まれます。患者中心の医療の提供が徹底されており、同時に患者の教育にも力が入れられています。その中の一つが患者用図書室「ラーニングセンター」で、患者が自主的に知識を得ることができるよう配慮されています。

　がんの治療方針は、内科医、外科医、病理医を始めとする各科医師ら15～20人で構成される腫瘍カンファレンスにて、全米総合がん情報ネットワークのガイドラインに沿って決定されます。創設以来約70万人の患者が集学的治療（手術、化学療法、放射線治療、免疫学的治療をバランス良く組み合わせた治療）を受けており、各患者の担当医は、がんのエキスパートとして、どんなまれながんであっても積極的に対応し治療を行っています。

　研究活動も盛んで、1400人以上の研究者がおり、多くの日本人も含まれています。臨床治験やトランスレーショナル研究（基礎的な研究成果を臨床の場へと効果的に応用、橋渡しをする研究）が数多く行われており、政府などからの研究助成金や、企業および個人からの多大な寄付金でまかなわれています。

　教育にも力が注がれており、さらなる向上を願う医師、研究者、看護師、その他様々な職種の人々が教育プログラムに参加しています。その教育を受けた医療従事者が、がん関連の開発や治療のトレーニングに日夜取り組んでいます。

　以上のように、医療、研究、患者接遇、職員教育そして運営に至るあらゆる面で積極的に活動しているのが、テキサス大学M.D.アンダーソンがんセンターです。

　このような世界有数のがん専門施設を多くの方に知って頂くために、直接金沢医科大学とは関係ありませんが、日本人医師でこの病院で活躍している上野直人准教授が2006年9月に当大学で講演されたこともあり、本書でこの病院を取り上げた次第です。

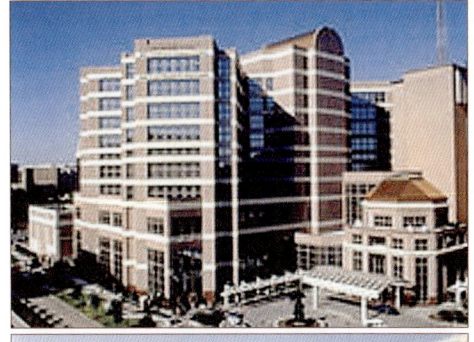

図　テキサス大学M.D.アンダーソンがんセンター

写真提供：テキサス大学M.D.アンダーソンがんセンター
　　　　　腫瘍内科 上野直人准教授

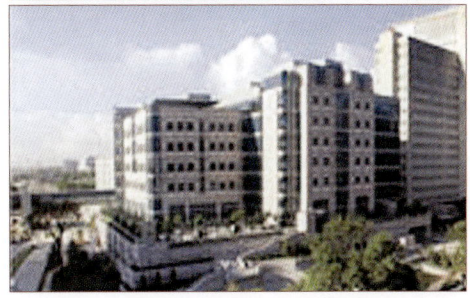

第7章　がんについてよくある質問

がん登録とは？

島崎　猛夫

　がん対策を推進していくためには、科学的根拠に基づいた施策が必要です。そのためにはがん患者についての正確な実態把握は欠かせません。がん死亡の動向については、人口動態死亡統計により、正確な実態が全国レベルで把握されていますが、がん罹患・生存の動向については、その基盤となるがん登録が日本では遅れていました。そこでがん罹患・生存に関する正確な実態把握を可能とするために、がん登録の体制が構築されつつあります。現在、がん診療連携拠点病院には、がん登録体制の整備は必須のものとなっています。

　どのくらいの数のがんが毎年新たに診断されているかを表す罹患数、どのくらいの人ががんで亡くなっているかを表す死亡数、がんと診断された人がどのくらいの割合で生存しているかを表す生存率といったがんの統計情報のうち、罹患や生存率などの多くの情報は、「がん登録」という仕組みで集められています。

　がん登録には大きく3種類に分けられます。

　「院内がん登録」は医療機関単位で、「地域がん登録」は自治体単位で、「全国臓器別がん登録」は、学会・研究会単位で行われているがん登録です（表）。がん登録自体は、がん対策の羅針盤として世界の多くの国や地域で行われ、それを取りまとめる国際がん登録学会（IACR）は40年の歴史があります。しかし、現在の日本では、国全体でがんに罹った人の数を数えたり、患者さんの生死を確認したりする仕組みが存在しません。日本では、1950年代に広島市、長崎市、宮城県で地域がん登録が開始され、次いで1960年に大阪府、愛知県等ではじめられました。その後、1992年に地域がん登録全国協議会が発足しました。すべての都道府県に地域がん登録が整備されるのが理想的ですが、2006年3月末現在、日本では34道府県市で地域がん登録事業が実施されています。地域がん登録は、日本では自治体（多くの場合、県）を主体として運営されています。これら集計されたデータは、罹患率の全国推定値や生存率の算出のもととなっています。

　院内がん登録とは、病院で診断、治療を受けたすべての患者さんのがんについての情報を、全国同じ基準

表　がん登録の分類

種類	実施主体	対象	目的
地域がん登録	道府県市	対象地域で発生した全がん患者	がんの罹患率の計測
			受療状況の把握
			生存率の計測
院内がん登録	医療機関	当該施設で診断・治療を受けたがん患者	院内がん登録の全国集計
全国臓器別がん登録	学会 研究会	全国臓器別がん登録に協力する医療施設で治療を受けた患者	臓器別がんの罹患率や治療状況などの把握
			適切な治療指針の確立
			進行度分類のあり方の検討

で集めて、がん診療がどのように行われているかを調査するものです。これにより、治療成績などの違いやその要因なども分析できると期待されています。これらの情報は、国立がんセンターのがん対策情報センターで集計され、将来この情報が公開される予定です。

Q&A

問：個人情報保護法との関係ではどうなっているのでしょうか？

答：厚生労働省健康局長より、地域がん登録事業における診療情報の提供は、個人情報保護法等における「利用目的による制限」および「第三者提供の制限」の本人同意原則の適用除外の事例に該当する旨の通知がなされています（2004年1月）。また「医療・介護関係事業者における個人情報の適切な取り扱いのためのガイドライン」（厚生労働省、2004年12月）では、地域がん登録事業への情報提供は、公衆衛生の向上のためにとくに必要がある場合にあたり、「本人の同意を得る必要はない」と明記されています。

問：どのような情報が登録されるのでしょうか？ 何か特別な届出は必要なのでしょうか？

答：登録される指標には、多施設からの重複や、診断後の予後などの経過を追う必要があるためにどうしても個人識別指標が必要です。そのため届け出には、診断・治療情報とともに、氏名、生年月日、住所地も届出されます。これら個人情報の取り扱いについては、情報の漏洩、紛失等による個人の権利利益の侵害を防止するため、適正かつ安全に管理されています。患者さんは特別な届出は不要です。がん診療連携拠点病院では、病院が院内がん登録を行う義務があり、病院で届出が行われます。地域がん登録でも、病院が届出を行います。

問：どうして氏名、生年月日などの情報が必要なのでしょうか？

答：がんの数の集計には、氏名は必要ないに違いないと思われる方は少なくないでしょう。ところが、その「がんの数」を数えるために、患者の氏名、生年月日、性別、住所などの情報は不可欠です。がんの罹患数を計測するためには、「がんの診断」における特徴を考慮しなければなりません。それは、複数の医師・医療機関が、がんの診断に関与するため届出が重複すること、がんの診断・治療は長期間にわたるため、新規と既往との区別が必要であること、他の部位への浸潤・転移や多重がんが発生しうるため、今までに蓄積されたすべての情報と照らし合わせて、同一人物か否か、同じ腫瘍か多重がんかをチェックする照合作業が必要であること、などです。このために、患者の氏名、生年月日、性別、住所などの個人識別指標をあわせて収集し、登録が継続する限り保管しなければなりません。

問：どのように情報は取り扱われるのでしょうか？

答：がん登録における個人情報については、個人情報の漏洩・紛失等による個人の権利利益の侵害を防止するため、「安全対策マニュアル」に基づき、①個人情報にアクセス可能な職員の限定 ②個人情報に関する書類等の施錠管理 ③個人情報を保有するコンピューターの外部接続への禁止など、各種取り組みが行われ、適正かつ安全に管理されています。がん登録では個人識別指標が使われますが、集計結果やがん登録に基づく研究発表において個人の特定につながる情報が出ることはありません。

第7章　がんについてよくある質問

セカンドオピニオンとは？

辻　裕之

セカンドオピニオンとは？

心臓病やがんのように治療法がリアルタイムで書き換えられる領域では、治療法が多岐にわたるため、専門家でさえ個々の患者さんに対する適切な治療法を選択するのは極めて難しくなっています。また、医師や病院によって、医療技術や診療の質に差があることも考えられます。そこで、現在診療を受けている医師以外の医師に独立した意見を聞くこと、それがセカンドオピニオンです。

セカンドオピニオンのなり立ち

現在、十分普及したアメリカにおいて、はじめは医療概念としてではなく医療制度として発足しました。すなわち、1980年代において医療費支払いの解析を担当した健康保険会社が、特定の治療法について施設間や州間で著しい格差があることに気づき、その是正と医療費の支出を減らすのを目的に"複数の独立した医師がその妥当性を認めなければ手術料を支払わない"と決めたことにはじまると言われています。

それが現在では、患者さんの大切な権利であり、医療側もそれを十分に理解し尊重するべきものとしての"セカンドオピニオン"になっています。

セカンドオピニオンの普及

近年、一般国民やマスコミを中心に医療問題に対する関心が高まっていることにつれて、2002年3月に厚生労働省からセカンドオピニオンの協力施設として病院や医院が標榜してもよいという告示がありました。このことによって、医療側のセカンドオピニオンに対する認識が深まり、"セカンドオピニオン外来"を設ける病院が急激に増えつつあります。また、2006年4月から患者さんの診療情報の提供に対して保険が適用され、セカンドオピニオンの環境は整いつつあります。

セカンドオピニオンの利点と欠点

セカンドオピニオンが正しく理解され実施されることは、医療行為の透明性を高めることにつながります。つねに、自分の説明のあとにセカンドオピニオンがあるという環境は、その説明が正確な知識のもとにどのような根拠からきているものかを追求することにもなります。一方、注意すべき大きな落とし穴もあります。かりに、主治医より医療技術や知識が劣る医師から意見を聞いた場合は、時間だけを無駄使いし最善の医療から遠ざかることになるかもしれません。

今後の展望

現在、医療施設において様々なかたちでの"セカンドオピニオン外来"が増加しています。セカンドオピニオンの料金も初診料だけから1時間いくらまで一定ではなく、今後も施設独自での特色をだしながら激しい競争が展開されると思われます。しかし、極めて重要なことは、セカンドオピニオン外来の品質を高くすることであり、さらにその品質を確認できるような客観的な評価法を早急に確立し、一般の人々にその情報を提供できるようにする必要があります。

Q&A

問：セカンドオピニオンを希望したいときは、最初にどうすればよいでしょうか？

答：セカンドオピニオンは、単純に病院を変えることではありません。黙って転院すると転院先でまた同じ検査が繰り返され、結果的に時間と医療費の無駄使いになってしまいます。まず、主治医に「セカンドオピニオンを希望したいのですが」と申し出て下さい。

問：主治医との関係が悪くなりませんか？

答：自分の病気に関して、少しでも多くの情報を得たいという気持ちは患者さんの当然の権利です。患者さんを中心に考えてくれる医師であれば必ず理解されるはずです。

第7章 がんについてよくある質問

がんと疑われたとき、診断されたとき

がんではないかと心配？

長内 和弘

「自分はがんではないかと心配で受診したのにがんとは言われなかった。がんと言われなかったのは、まず一安心だけれど、先生（医師）は絶対大丈夫と太鼓判を押してくれるような言い方ではなかった。何かまだ不安が残っている」。こういうことはよく起きると思います。実は医師が患者さんに向かって「がんではない」と言い切るのはとても大変なことなのです。意外に思われるかもしれませんが、むしろ「残念ですが、がんが見つかりました」と言うことの方が簡単なのです。これはこういうことです。がんを疑っていくつかの検査をする。どこかでがんの所見が得られれば、その時点でがんは決定します。もちろん、「どこから出たがん？ 組織型は？ 進行度は？」とその後もいくつかの検査が必要で、手術、放射線治療、化学療法などに向けて診療は進められます。しかし、「絶対がんではありません」と言い切るには、あらゆる検査が必要です。あらゆる検査をしてもなおかつがんは見つからなかった。しかし、それでも100％大丈夫とは言えません。医師というものは、患者さんに起こっている病状については、より悪い場合を想定して、物事を考えるように訓練されていますので、とても慎重です。「今の段階では、がんの所見は得られませんでした。がんであるという確証はありません」などと奥歯に物のはさまったような言い方をしても、決してわざとぼかして物を言っているのではありません。「がんではないかと心配だ」という状況をケース分けしてみましょう。

「とくに体の具合は何ともないが、漠然とがんではないかと心配だ。身内にがんが多い」

こういうケースではがん検診をお勧めします。人間ドックでも良いでしょう。ただし、この場合には医療保険は使えず、自費診療になってしまいます。しかし、がん以外にも成人病などの確率の増す50歳以上では検診が必要です。とくに職場検診の無い方はすすんで年一回は受診しておいた方が無難です。なお、がんと遺伝についてはごく特殊なまれながんをのぞいては、はっきりとした因果関係は証明されていません。

「症状がある。咳・痰、お腹の調子が変だ、急に痩せてきた」など

この場合、それぞれの症状に応じた診療科を受診しましょう。どこへ行けば分からなければ、病院の受付で相談すれば良いでしょう。総合診療科があれば、とりあえずそこを受診すれば適切な科へ振り分けてくれます。

「以前にがんをやっている。再発が心配だ」

このケースでは、前に治療してもらった診療科の、できれば同じ主治医を受診するのが、もっとも適切な対応です。病院は5年間、診療録を保管する義務がありますので、その間に受診すれば以前の情報が残っていて、再診療がとても効率よくできます。事情あって病院を替わるときには、以前の病状・検査・治療について紹介状を書いてもらっておくと良いでしょう。

第7章 がんについてよくある質問

がんと疑われたとき、診断されたとき
がん専門病院とは？

的場　宗孝

がん医療の動向

わが国のがん対策は、平成16年度から新たな10ヶ年の戦略として「第3次対がん10ヶ年総合戦略」が新たに定められ、がんについての研究、予防および医療を総合的に推進することによって、がんの罹患率と死亡率の激減が目標とされました。この中で、がん医療の向上とそれを支える社会環境の整備の必要性が掲げられ、がん医療の「均てん化」が目標の1つに挙げられています。がん医療の「均てん化」とは、全国どこでも質の高いがん医療を受けることができるということで、その対策として、①がん専門医（とくに化学療法、放射線療法の領域）等の育成　②医療機関の役割分担とネットワークの構築（地域がん診療拠点病院の整備と促進）③がん登録制度　④情報の提供・普及が挙げられています。石川県内では5つの医療機関が、がん診療拠点病院に指定され、金沢医科大学病院もそのなかの1つとしてがん医療における質の向上、「均てん化」に向けて努力しています。

がん専門病院のあるべき姿

一昔前のがん治療は、外科医が手術をして治すものという考え方が主流でした。しかし、昨今の新しい抗がん剤や分子標的薬剤の臨床導入による化学療法の治療成績向上や、放射線治療装置の進歩と新しい照射技術による放射線治療成績の向上を背景として、がん治療は、外科的手術、化学療法、放射線治療を3本柱とした集学的治療という考え方に変わってきました。したがって、がん専門病院とは、十分な集学的治療が行えるだけの人材と設備を有している病院で、外科手術、化学療法、放射線治療でそれぞれの分野の専門医が診療に従事しており、さらに大事なことは、それぞれの専門医が各々の考え方で治療を進めていくのではなく、がんの診断、治療に関して、それぞれの専門医が集まり討議の上で治療方針が決定されていくことが重要で（キャンサーボード）、これががん医療の「均てん化」につながっていきます。また、がん治療は医師だけで成り立っているものではなく、看護師、放射線技師、薬剤師、栄養士、さらにソーシャルワーカーも含めたチーム医療の体制が整っていることもがん専門病院では不可欠です。また、がん治療には緩和ケアが不可欠です（図）。進行したがんに対してもはや積極的な治療は施さず、痛みなどの苦痛を和らげる治療を主体に行うことが緩和ケアです。がん専門病院では、緩和ケアの専門医師とスタッフが充実していることも重要です。その他、がん専門病院の役割として他の医療機関との連携も非常に重要で、地域のがん医療の拠点として機能していかなければなりませ

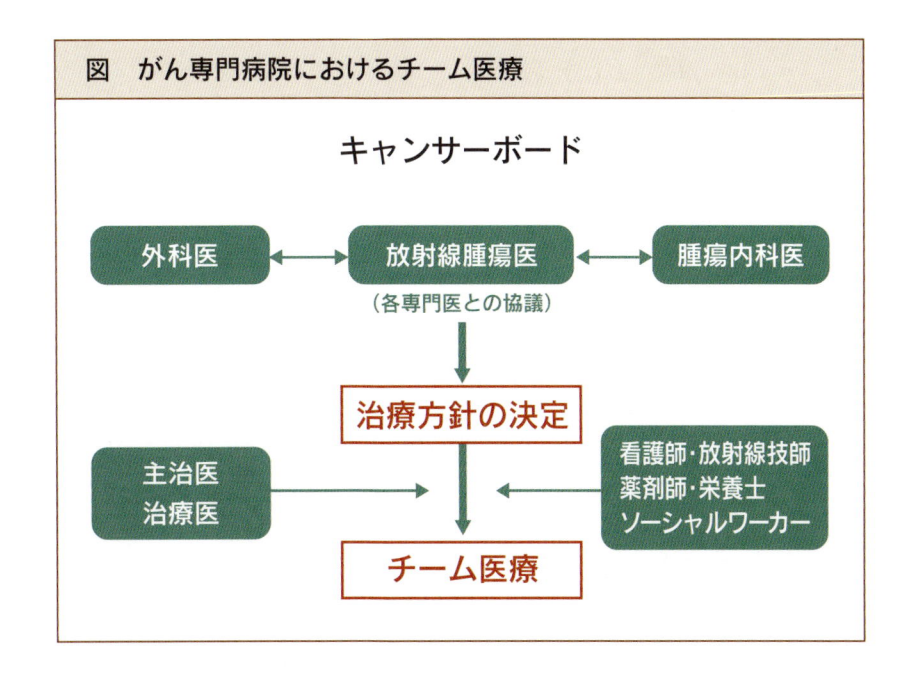

図　がん専門病院におけるチーム医療

キャンサーボード

外科医 ↔ 放射線腫瘍医 ↔ 腫瘍内科医
（各専門医との協議）
↓
治療方針の決定
↓
主治医・治療医　→　チーム医療　←　看護師・放射線技師・薬剤師・栄養士・ソーシャルワーカー

ん。また、治療成績向上のため、新しい治療法や抗がん剤、放射線治療などの研究や臨床治験などの研究面においても積極的に進めていくこともがん専門病院の重要な役割です。

第7章 がんについてよくある質問

がんと疑われたとき、診断されたとき

放射線検査で被曝は？

釘抜　康明

　今日の一般的な放射線による検診には、胸部エックス線撮影、CT、胃透視などがありますが、近年は乳腺に対しても積極的に検診が行われています。MRIや超音波検査のように放射線被曝のない検査による検診も増加してきていますが、エックス線を利用する検診では必ず放射線被曝が伴います。被曝に対する不利益と利益を考えた場合、病気の早期発見による有用性が高いため多くの方が放射線による検診を受けられています。

　では、実際のレントゲン検診における被曝の程度について説明しましょう。人体は宇宙や地上から放射線を常に受けています。これを自然放射線といいますが、人が1年間に受ける自然放射線の量は平均で約2.4ミリシーベルトとされています。シーベルトとは生体への放射線被曝の大きさを表す単位です。検診で受ける被曝線量は胸部エックス線撮影では0.1〜0.3ミリシーベルト、胃透視では約4ミリシーベルト、低線量の胸部CTでは2ミリシーベルト、乳腺検診では0.1ミリシーベルトとされています（図）。放射線検査による被曝が原因でがんになったとの報告もありますが、その被曝線量は一般的なエックス線検査の1000倍以上です。では検診はどれぐらいの間隔で受ける必要があるかと言えば、がん年齢と言われる成人では、年1回程度ではないかと思われます。たとえば、1年間に胸部CT、胃透視、乳腺の検診を受けたとしても10ミリシーベルトを超えることはないと考えられ、放射線による影響はほぼないと言えます。しかし、精査のための放射線検査ではこれよりも高い被曝を受けることも知っておいてください。

　最近ではPET-CTも検診で行われることがあります。この検査によ

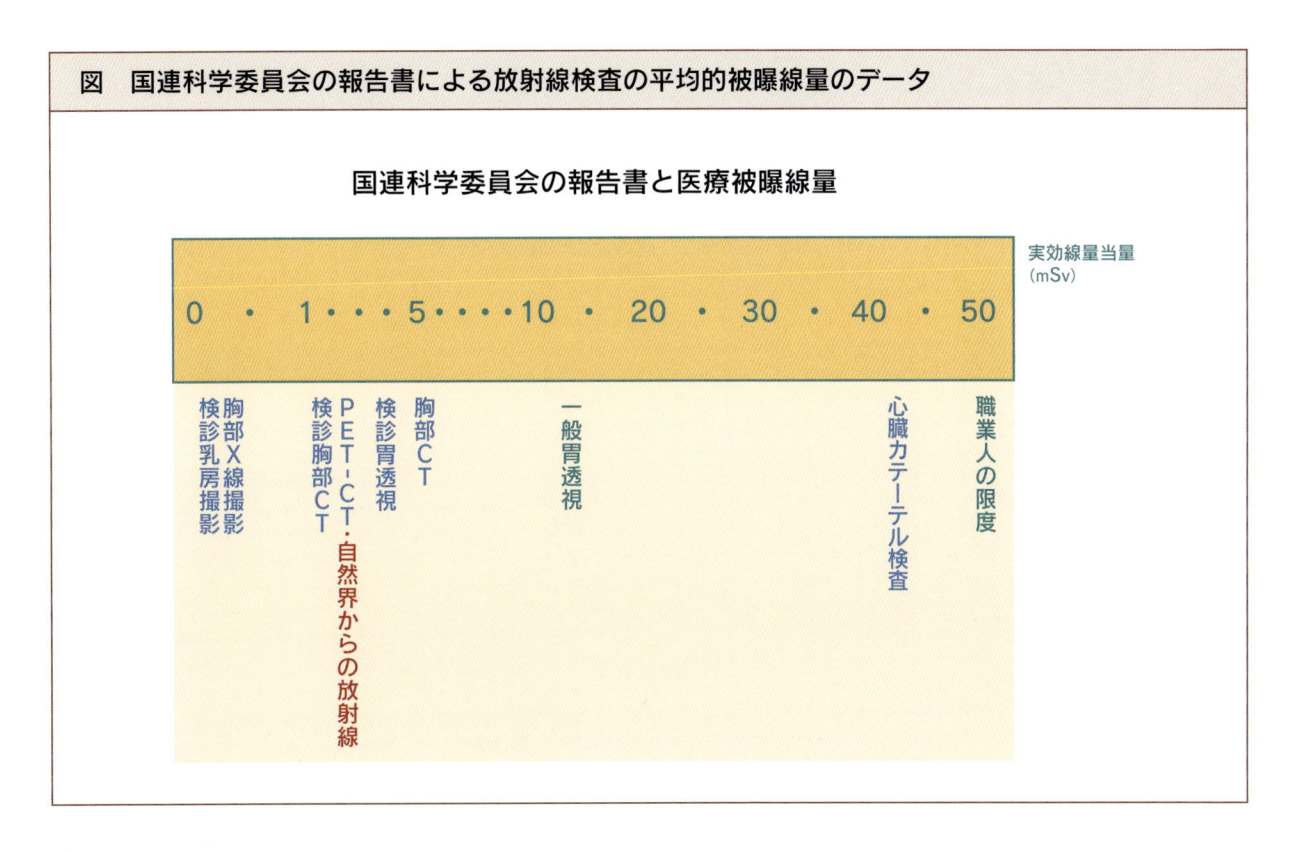

図　国連科学委員会の報告書による放射線検査の平均的被曝線量のデータ

国連科学委員会の報告書と医療被曝線量

実効線量当量（mSv）

0　1　5　10　20　30　40　50

検診乳房撮影／胸部X線撮影　　検診胸部CT／PET-CT・自然界からの放射線　　胸部CT／検診胃透視　　一般胃透視　　心臓カテーテル検査　　職業人の限度

る被曝はおよそ自然界からの年間被曝線量と同程度かそれ以下と言われています。PET-CTはほぼ全身を撮像するため多くの施設で検診に利用されています。PET-CTによる検診は今後さらに増えていくと考えられますが、胸部の検診と検査範囲が重なっていることも知っておいてください。

Q&A

問：妊婦や胎児に対する放射線被曝の影響について教えてください。

答：放射線被曝によって胎児に異常を生じる危険性が高いのは、胎児の器官が形成される受精後の4ヶ月間です。5ヶ月を過ぎると非常にその発生頻度は少なくなります。また異常が発生する被曝線量は約100ミリシーベルト以上と言われています。一般的な放射線検査ではこれを超えることはまずありません。お腹のエックス線撮影では100回以上撮影する計算になります。しかし、できるだけ胎児に対する放射線被曝を抑えるため妊婦さんのお腹以外の撮影では腹部を鉛の入った布のようなもので保護することも必要です。

問：子供に対する放射線被曝は大丈夫でしょうか？

答：小児は成人に比べ放射線の感受性が高く、成人の2〜3倍の悪影響を及ぼすとの報告があります。その理由の一つに平均寿命を考えると、生命予後の長い小児ではより大きい影響が生じうることが挙げられます。その他には小児の臓器が大人に比べて小さいため、体積あたりの被曝線量が増加することもあげられます。このため、小児の検診ではエックス線による検査は成人に比べ控えられています。しかし、病気が疑われた場合は、被曝によるメリットとデメリットを考慮して必要な検査は受けるべきと考えます。他院でエックス線撮影を受けているときなどでは再度の撮影はできるだけ避けるため、その写真を持参するなどの工夫も必要です。

第7章　がんについてよくある質問

がんと疑われたとき、診断されたとき
がんは治るか？

佐久間　勉

がんは自然に治るか？

がん細胞の特徴は、発生した臓器のみならず、転移した臓器で自己再生することです。そのため、がんは自然に治ることはないと考えられています。がんが発見されたら治療が必要となります。

どんながんが治るか？

肺がんは予後の悪いがんの代表例ですので、肺がんを例に説明します。表は切除した肺がんを病理学的に調べ、その結果に基づいて分類した病理組織学的病期分類です。Ⅰ期からⅣ期まで7段階に分かれています。その中ではIAが最も早期ながんでⅣ期は遠隔転移のある進行した肺がんです。IA期はリンパ節転移がない直径3 cm以下の肺がんです。5年生存率は約8割です。がんが「治る」ことがわかります。一方ⅢA期より進行しますと5年生存率は3割以下となります。がんが「治らない」ことがわかります。つまり、早期のがんは治り、進行したがんは治らないのです。

「絶対に治る」肺がんはあるのか？

100 %とは言えませんが、絶対に近く、治る肺がんはあります。それは中心型早期肺がん（肺がんの頁を参照）です。CTを含めたレントゲン検査では診断できないほど早期の扁平上皮肺がんです。気管支鏡検査を実施して、はじめて診断することができます。この肺がんで手術を受けた患者さんの5年生存率は96.7 %ととても良好でした。なお、治療を拒否した患者さんの5年生存率は53.2 %でした（Chest, 2004）。

この肺がんは早期に発見されたものですので、リンパ節転移や遠隔転移はありません。なお、この中心型早期肺がんの中で、長径が1 cm以下であれば特殊なレーザー治療（光線力学的治療）にて95～98 %が治ると報告されています。「超早期肺がん」は手術をしなくても治るのです。がんを治すには、とにかくがんを早期発見し早期治療することです。

表　肺がん切除例の5年生存率（全国統計）

（肺癌2002年42巻555-566頁より引用）

病期	人数	5年生存率(%)
ⅠA	2142	79.2
ⅠB	1488	60.1
ⅡA	261	58.6
ⅡB	785	42.2
ⅢA	1337	28.4
ⅢB	759	20.0
Ⅳ	275	19.3

第7章 がんについてよくある質問

がんと疑われたとき、診断されたとき

若い人のがんは悪い？

小坂　健夫

　胃がんの組織型を顕微鏡で調べると、正常胃の粘膜に似た所見の分化型とあまり似ていない未分化型に分けられます。胃がんの悪性度は進行度が最も重要な因子ですが、早期胃がんなどでは未分化型が分化型より転移がしやすいと考えられています。この組織型について年代別に検討しますと、39歳までの若年層ではほとんどが未分化型です。ところが、加齢とともに分化型の割合が増加し、60歳以降では分化型が多くを占めます（図）。また40歳以上の胃がんでは男女比は約2：1ですが、39歳までの若年層では男女ほぼ同数です。これらのことは胃がんでは若年層とそれ以外では発生原因に違いがあるためではないかと考えられています。しかし、胃がんの悪性度は、どの時期に発見されて治療を開始できたかが最も重要です。したがって、年齢別に患者予後を検討すると、臓器機能に問題がなく合併症を持たない若年層の予後は高齢者に比べ良くなります。若年者のがんは、診断と治療が適切であれば、中年や高齢者のがんと比べて予後は変わらないか、むしろ良好です。しかし若年層にはがんがまれなため、一般に診断が遅れることが多く、そのため予後不良となる例が見られることも多いです。

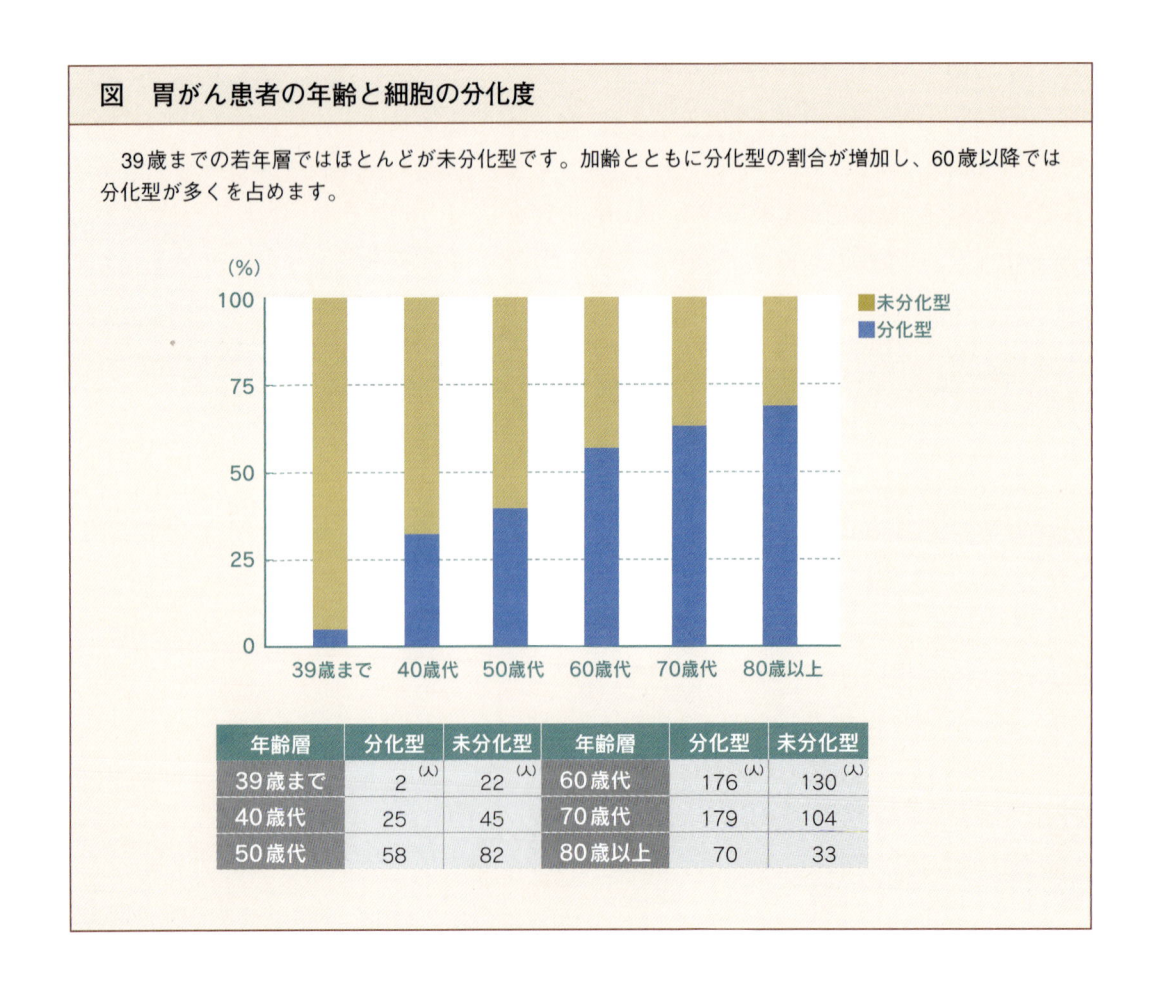

図　胃がん患者の年齢と細胞の分化度

39歳までの若年層ではほとんどが未分化型です。加齢とともに分化型の割合が増加し、60歳以降では分化型が多くを占めます。

年齢層	分化型 (人)	未分化型 (人)	年齢層	分化型 (人)	未分化型 (人)
39歳まで	2	22	60歳代	176	130
40歳代	25	45	70歳代	179	104
50歳代	58	82	80歳以上	70	33

Q & A

問：家族性・遺伝性のがんは年齢と関係しますか？

答：家族性・遺伝性のがんでは一般に散発性より若年に発症します。遺伝性大腸がんとしては、家族性大腸腺腫症と遺伝性非ポリポーシス大腸がんが知られています。一般にこれらのがん発症年齢は若年です。家族性大腸腺腫症では45歳までに90％が、遺伝性非ポリポーシス大腸がんでは75歳までで80％が大腸がんを発症すると考えられています。しかしこれらのがんの予後は、適切な治療を行えば一般の大腸がんと変わらないとされています。また甲状腺髄様がんは約4分の1が家族性とされますが、診断時の年齢が低いほうが予後良好と言われています。一方BRCA1は乳がんの遺伝に関係する遺伝子で、一般の乳がんより若年に発症します。BRCA1関連の乳がんでは散発性乳がんと比べ予後が悪いか変わらないとされています。

第7章 がんについてよくある質問

がんと疑われたとき、診断されたとき

高齢者のがんはゆっくり進む？

小坂　健夫

　高齢者のがんを考えるときには2つの面からの検討が必要です。第1には、患者さん本人の加齢に伴う臓器機能の低下と心臓病や呼吸器疾患など合併症の増加です。第2には、高齢者の腫瘍細胞そのものによる特性です。胃がんを例にとると、高齢者の胃がん手術後の生存率は、非高齢者より低かったという報告がみら

表1　年齢と予後

高齢者は平均余命が短い分、生存率は低いのですが、がん細胞そのものの特性が高齢者で異なるかどうかは、がんの種類によると言えるでしょう。

年齢が予後因子であるがん	年齢が予後因子とはいえないがん	
● 上咽頭がん	● 食道がん	● 褐色細胞腫
● 下咽頭がん	● 胃がん	● 下垂体腫瘍
● 喉頭がん	● 小腸がん	● 副腎皮質がん
● 悪性中皮腫	● 結腸がん	● 腎細胞がん
● 軟部肉腫（成人）	● 直腸がん	● 腎盂と尿管の移行上皮がん
● 黒色腫	● 肛門がん	● 陰茎がん
● 甲状腺がん	● 消化管カルチノイド	● 膀胱がん
● 前立腺がん	● 原発性肝がん（成人）	● 尿道がん
● 上皮性卵巣がん	● 肝外胆管がん	● 精巣腫瘍
● 卵巣低悪性度腫瘍	● 胆嚢がん	● 卵巣胚細胞腫瘍
● 外陰部がん	● 膵がん	● 子宮頸がん
● 膣がん	● 膵島細胞がん（膵内分泌）	● 子宮内膜がん（子宮体がん）
● 急性骨髄性白血病（成人）	● 原発不明転移性扁平上皮性頸部がん	● 子宮肉腫
● 急性リンパ芽球性白血病（成人）	● 口唇がんおよび口腔がん	● 妊娠性絨毛腫瘍
● 骨髄異形成／骨髄増殖性疾患	● 唾液腺がん	● 性腺外胚細胞腫瘍
● 慢性骨髄性白血病	● 中咽頭がん	● 乳がん
● 慢性骨髄増殖性疾患群	● 副甲状腺がん	● 男性の乳がん
● ホジキンリンパ腫（成人）	● 副鼻腔がんおよび鼻腔がん	● 慢性リンパ性白血病
● 非ホジキンリンパ腫（成人）	● 胸腺腫および胸腺がん	● 有毛細胞白血病
● 中枢神経系原発リンパ腫	● 非小細胞肺がん	● 多発性骨髄腫とその他の形質細胞腫瘍
● AIDS関連リンパ腫	● 小細胞肺がん	● カポジ肉腫
	● 皮膚がん	● 菌状息肉腫とセザリー症候群
	● 眼内（眼）黒色腫	● メルケル細胞がん
	● 成人脳腫瘍	● 原発不明がん

れる一方、両者に差がないとの報告も多くあり、一定の見解が得られていません。治癒手術を受けた例に限れば、高齢者のがん死による生存率は非高齢者と比べ変わらないとする報告が多くみられます。そして、がん以外の原因でなくなった高齢者には、手術前から併存疾患がある率が高いとされています。つまり、胃がんでは腫瘍細胞の差はほとんどないが、患者さんの加齢に伴う問題が、生存率を下げている可能性があります。また、検診で発見された小さな肺がんのサイズを時間ごとに計測した研究では、がんが2倍になるのにかかる時間（倍加時間）が短い肺がんの平均年齢は全体の平均年齢と比べ差がありません。高齢者の肺がんでは倍加時間が長い、つまり、がんがゆっくり進むとは言えません。他方、高齢者の白血病では、いろいろな原因の積み重ねにより段階的に発症していると考えられています。抗がん剤を効きにくくする多剤耐性遺伝子MDR1が増加している例は60歳未満では32％であるのに対し60歳以上では70％と、高齢者にその遺伝子が増加しています。また細胞表面マーカーを検査すると、未分化な幹細胞レベルでの悪性化が50から70％に認められます。これらはどちらも予後不良因子とされていて、高齢者では白血病細胞自体が治療抵抗性とされています。高齢者は平均余命が短い分、生存率は低いのですが、がん細胞そのものの特性が高齢者で異なるかどうかは、がんの種類によると言えるでしょう（表）。

Q&A

問：高齢者のがんの悪性度はがんの種類で違いますか？

答：米国国立癌研究所の専門家向け情報（PDQ）のデータによりますと、頭頸部がん・婦人科がん・白血病・リンパ腫などの一部で、高齢者の予後が悪いとされています。消化器がんやその他のがんでは、年齢と患者予後についての記載はなく、年齢は予後因子ではないと考えられます。

第7章　がんについてよくある質問

がんと疑われたとき、診断されたとき
いくつまで手術はできるのか？

杉田　真

高齢社会とがん

　世界保健機構（WHO）は、「高齢者」を65歳以上と定義しています。平成18年版高齢社会白書によると、日本では、1970年に高齢者人口は全人口の7％を超え、「高齢化社会」となりました。そして、24年後の1994年には14％を超え、ついに「高齢社会」となり、2005年には20％を超えました。また、平成17年（2005年）簡易生命表によると、65歳まで生存する者の割合は男性で85.6％、女性で93.1％となり、65歳の平均余命は男性で18.11年、女性で23.16年になったと記載されています。これらデータから、本邦では急速な高齢化が進んだ結果、現在、人口の5人に1人は高齢者であり、全人口の9割近い方はいずれ高齢者となり、さらに、高齢者となってからも20年程の人生が残されているということがわかります。一方、近年の医療技術の進歩により、たとえ肉体的、精神的に加齢が進んでいても、手術による恩恵を受け得る可能性が高くなりました。では、高齢者ががんに罹った場合、いくつまで手術は可能なのでしょうか？

一般的ながんに対する手術治療の選択に関して

　一般に、がんに対して手術による治療を検討する場合、第一に、がんの種類や病期（病気の進行度合い）を適切に診断した後、治療方法ごとの「3年生存率」や「5年生存率」といった「生存率」を効果の指標として治療方法を検討します。外科的治療が内科的治療より効果が期待できると判断された場合、次に、どのような手術方法がより効果的かを考えます。第二に、手術自体のリスクを考えなければなりません。手術のリスクとは、手術に関連して、本来の病気と直接関係のない疾患（例えば術中出血、術後肺炎や心不全）による合併症により、入院が長引いたり、術後障害が残ったり、命を失うことです。第三に、患者さん、ご家族の方が、以上の2つを理解した上で、治療に納得する必要性、すなわちインフォームド・コンセント得ることが重要です。

高齢者のがんに対する手術治療の選択に関して

　高齢者におけるがんの手術治療に関する問題点を検討しましょう。まず、前述した生存率の対象となる患者さんは、平均的な患者さんです。従って、年齢や身体機能などを細かく考慮したデータでないことがほとんどです。一方、手術に伴ったリスクは、選択された手術方法自体によって異なるのみならず、各患者さん自身の生理機能と併存疾患によって異なります。高齢者においては、加齢に伴い、脳神経・心肺・腎機能を中心とした各重要臓器の生理機能が低下していることが知られています（Kohn RR: Human aging and disease. J Chronic Dis 16: 5-12, 1963）。一見、健康そうに見える高齢者の方も増えていますが、実際には、これら重要臓器の機能低下は確実に進んでいるのです。さらに、高齢者では、心疾患、呼吸器疾患など、様々な合併症を有している方が増えてきます。したがって、たとえ高い効果が期待できる侵襲度の高い手術を施行しても、加齢に伴うリスクが増えることとなるので、慎重な全身状態の把握が重要となります。高齢者における手術の場合、これらリスク要因を慎重に検討した上で、手術による症状の緩和やQOLの維持と手術による生存率延長のバランスを考慮しながら手術術式を選択する必要があります。

　次に、インフォームド・コンセントに関して考えてみましょう。近年、インフォームド・コンセントを得ることは医療を提供する側、受ける側のいずれにおいても必須になってきました。高齢者においては、加齢に伴い理解力の低下を認めることが多く、患者さん御自身に、病状、治療方法、リスクを理解していただくことが困難な場合がほとんどです。し

かし、これらは大変重要なことですので、医療従事者は、患者さんとご家族が、少しでもよく理解して治療方法を選択していただけるよう、十分な情報を提供して説明する必要があります。また、患者さん、ご家族も、十分に納得するまで、相談されることが重要です。

では、いくつまで手術は可能なのか？

実際に「何歳まで」と答えを提示することは困難です。現在、がんの治療に関して、手術による治療によって期待できる効果、生理的な機能低下と合併症によるリスク、インフォームド・コンセント、以上の3つの要因が十分に検討され、手術による治療が現状で最も患者さんにとって恩恵を受ける可能性が高いと評価された場合、とくに年齢制限がないのが現状です。今後、医療技術の進歩によって、手術以外の治療方法で十分な効果が望めるようになったり、より高齢でリスクの高い患者さんでも安全に手術を受けることが可能になるでしょう。

第7章　がんについてよくある質問

がんと疑われたとき、診断されたとき
手術で死なないか？

上田　順彦

はじめに

「100％保証される絶対に安全な手術」というのは存在しません。手術に限らずすべての医療行為で死ぬ可能性はあります。もちろんその可能性が高い場合も低い場合もあります。とくに手術は医療行為の中でも非常に多くの過程と様々な人が関与し、患者の体に大きな負担を負わすことになるので、通常の医療行為よりは危険性は高くなります。一つの手術を完遂するにあたりいくつもの注意点や危険性が潜んでおり、医療者側は常にこれらをチェックしています。逆に言えばこれらのチェックポイントで不具合があると重篤になったり、最悪の場合は死に至る可能性があります。

手術合併症と手術ミス

手術合併症と手術ミスとは違うことを明確にしておく必要があります。手術合併症とは手術を行う上で起こりうる副作用です。さらにこの中には術後縫合不全や出血などまれではあるが、起こりうる可能性のあるものと、臓器を摘出したための欠落症状など、術後必ず起こるものを分けて考える必要があります。前者の合併症を少しでも少なくするために医療者側は創意・工夫を行い、十分な注意を払っています。逆に言えばこの種の手術合併症が予測できているかどうかが医療者側の力量のひとつであるし、仮に起こっても大事に至らないようにチェック機構を活用するのも力量でしょう。

一方、手術ミスはしてはいけないことをしたために起こることです。これも多くの状況が考えられますが、避けられることもあるのでチェック機構を働かせて回避できるものは回避する努力が医療者側に求められています。

がん手術におけるチェックポイント

がんの手術の過程でとくに死亡原因になりうる事項について概説します。この中には日常の手術の際に常に医療者側がチェックしている項目も多数含まれています。

患者の全身的要因

患者が現在どのような全身状態にあるか。これまでにどのような既往歴があり、基礎疾患として何を有しているか、またそれに対してどのような治療を受けているかが非常に重要です。がんの進行状況にあった手術を選択したとしても患者がそれに耐えられるか否かが問題となります。患者の状態次第では手術を延期して全身状態が改善するまで待ったり、あるいは手術術式を変更したり場合によっては中止することもあります。例えば、重篤な心臓疾患や呼吸障害を抱えている患者、持病のため長年にわたる副腎皮質ホルモン（ステロイド）内服患者、コントロールができていない重症の糖尿病をもっている患者などは術後の合併症の発生や死亡する可能性が高くなります。このような患者では手術の是非について十分な検討が必要です。

病気の進行具合と治療法の選択

進行したがんを手術だけで治そうとすると、広い範囲のリンパ節郭清や周囲に浸潤したがんを周囲の臓器ごと合併切除する必要があります。そうなると術中、術後の合併症発生率や死亡率は高くなります。ただがんの治療は完全にがんを取り除かなければ必ず再燃して最終的にがんで死亡します。術後の合併症発生率や死亡率が高い手術となる場合には、他の治療法の是非も含めて十分な検討が必要です。

術中・術後合併症

大多数のがんの手術は全身麻酔下で行われます。術前に患者の全身状態、既往歴などチェックし、今回の手術術式、時間、出血量などを鑑みて手術に耐えうるかを外科医、麻酔科医などが判定します。ただこれだけチェックしていても術中麻酔中に予想を超える事態が発生すること、

例えば術中突然の不整脈や心筋梗塞などの発生は死亡につながることもあります。

一方、手術に関して死亡につながる最も多い事例は出血です。肝臓がんの手術における大量の肝切除だけでなく、胆道がん、膵臓がん、食道がん、直腸がんなども腫瘍が主要な血管に浸潤あるいは近接している場合、主要血管周囲の処置の際に大量出血をきたすことがあります。

また合併症は術中だけでなく術後しばらくの間は様々なことが起こりやすい状況にあります。一つは術後しばらくは心血管系、呼吸、腎機能など不安定な時期に発生する様々な全身的な合併症です。例えば術後は痰の排出が悪く、肺炎や無気肺になり体の中に酸素が十分取り込まれずに重篤化することもあります。もう一つは手術に起因する合併症です。術後縫合不全、出血など重篤な合併症では死亡する可能性もあります。ただ一つの合併症も多数の因子が関与しています。例えば消化管吻合の縫合不全では外科医の技術、腸管の血流、吻合同士の緊張具合、患者の栄養状態、治癒力などいくつもの要因が関係しています。これらの因子のどれが欠けても縫合不全は起こり得ます。さらに縫合不全が発生したときの管理の成否によっては死に至ることもあります。

医療者側の技量

大病院がよいか否かの議論がしばしばなされます。一般的にはたくさんの症例をこなしている施設（high volume center）の方が手術の危険性は低いと言われています。しかしながら小規模の病院でも優秀な外科医やスタッフが整っているところも多数あります。また手術は外科の医師一人でできるものではありませんから、他の外科の医師、麻酔科医、看護師など総合的に優れたところがやはり合併症発生率や死亡率は低いと考えられます。

その他

このように手術は医療行為の中でも非常に多くの過程と様々な人が関与し、患者の体に大きな負担を負わすことになります。そのため医療者側はできる限りの準備をし、注意を払って手術に臨みます。しかしながらその予想を超えた合併症が発生することもあります。これら偶発的な合併症は避けがたいものもありますが、発生したらすぐに対処するように努める必要があります。

医療者側の取り組み

合併症も医療ミスも重篤な後遺症が残ったり最悪の場合には死に至ることがありますので、いずれも極力避けなければなりません。そのため医療者側も種々の取り組みをしています。

手術前後に多職種を交えたカンファレンス、手術場ではタイムアウト（麻酔開始前、最初の切開の前、患者を手術室から搬出する前に重要な項目を手を止めて全員で再確認する行為）、投薬の際のダブルチェック・トリプルチェックなどがあります。また些細な不都合も報告（インシデントレポート、アクシデントレポート）し、医療委員会で情報を集積・解析し、再発やより重大な事故に発展するのを防止しています。このようにして少しでも合併症の発生や死亡率の低下を図ることは医療者側の義務でもあります。

患者側の取り組み

現代は自己責任の時代です。患者側も情報収集（インターネット、書籍など）をし、患者自ら医療者側と治療方針の打ち合わせに参加し、またセカンドオピニオンなどを利用して十分に理解・納得された上で、手術が必要なときには同意され手術を受けられることをお勧めします。

最後に

医療機関における手術症例数が多いことと死亡率が低いこととは必ずしも一致しません。もともと重篤な合併症を持っている患者や全身状態が不良な患者、また進行したがんの患者に対して根治的手術をすれば当然手術合併症率、死亡率は高くなります。通常はこのような部分まで公表されていません。個々の患者の状態、がんの進行具合、その地域での医療水準など様々な要素を考えた上で、納得された上で手術を受けられることをお勧めします。

第7章　がんについてよくある質問

Q & A

問：**手術は大丈夫ですか？**

答：「100％保証される絶対に安全な手術」というのは存在しません。とくに進行したがんの手術になればなるほど手術も複雑になり、患者の体に大きな負担を負わすことになるので、手術による合併症発生率や死亡率も高くなります。ただ放置すればがんは確実に増殖・転移し、最終的に患者の命を奪ってしまいます。これらすべての状況を考えて治療法を選択していく必要があります。

第7章　がんについてよくある質問

がんと疑われたとき、診断されたとき
手術で取れないときは治らないのか？

三輪　高喜

「手術で取れない」という状態には、手術で取ることによって生命が維持できなくなる場合と、生命は維持できるがその後の日常生活に残る後遺症が大きい場合とがあります。治るか、治らないか、一概にお答えはできません。がんによって、治療方法が全く異なり、手術以外の方法が治療の中心となるがんと、手術が治療の中心となるがんがあり、手術が治療の中心となるがんにも、化学療法や放射線療法が全く効かないがんもあれば、効果があるがんもあるからです。

手術以外の方法が治療の中心となるがん

化学療法や放射線療法の効果が非常に高く、それらのみで治癒まで導くことが可能ながんでは、当然ですが手術で取れなくても治る可能性は十分にあります。逆に手術によって残る後遺症や体力の低下を考えると、まず、化学療法や放射線療法を優先して行うべきです。

手術が治療の中心となるがん

このようながんでも、化学療法や放射線の効果がほとんど期待できないがんもあれば、ある程度、期待できるがんもあります。化学療法や放射線療法に対する効果が多少なりとも期待できるようであれば、手術で取れない状況から手術で取れる状況に変わることがあります。つまり、重要な臓器や血管などに頑丈にへばりついていたがんが離れたり、がんを取ることによってその臓器の機能がなくなる可能性があったものが、機能を残せるようになる場合です。ただし、がんの手術の原則は、元々あったがんの場所と大きさを想定して取ることですので、これで生存率がどれくらい良くなるかは個々により異なりますが、少なくとも「治らない」から「治る」に変わる可能性はあります。

化学療法や放射線療法の効果がほとんど期待できないがんでは、残念ながら治らない確率が高くなります。このような場合には、がんの持つ性格、すなわち進行の早さや周りの臓器への影響の強さにより対応は異なってきます。進行の緩やかながんでは、周りの臓器や神経への影響、例えば痛みや通過障害などの緩和のために、減量手術と呼ばれる部分的な摘出が行われることがあります。少しでも心と体の苦痛が少ない状態で余生を送ることが目標となりますので、がん治療を専門とする先生から納得できるまで説明を受けられるべきです。逆に進行の極めて早いがんでは、手術後の体力の回復を待たずしてがんの進行により死を迎えることもあります。

取れないがんは減っている

医療技術や治療法の進歩により、取れないがんは時代とともに減ってきています。化学療法は従来のがん細胞のみならず、正常な細胞にもダメージを与えていたものから、抗がん剤がより有効にがん細胞に狙いを定めるものができ、放射線も周囲への影響を限りなく少なくして、がんへの照射を確実にする方法が生まれてきました。手術も再建手術の導入により、これまで取れなかったがんの中にも取れるがんが新たに出てきています。手術で取れないがんは全て治らないという時代でなくなっていることは確かです。

第7章 がんについてよくある質問

がんと疑われたとき、診断されたとき

抗がん剤の副作用（吐き気など）はひどいのか？

福島　俊洋

抗がん剤には様々な副作用がありますが、多くは十分な対症療法により軽減できます。

抗がん剤による副作用（有害反応）

一般に抗がん剤は投与量が多い方が効果も期待できますが、副作用も強力になります。副作用の程度は0～5の6段階で評価され、骨髄抑制による造血の低下（貧血、白血球や血小板の低下）ではgrade 4以上、それ以外はgrade 3以上の副作用が生ずる量の抗がん剤は投与すべきでないとされます。つまり、抗がん剤の投与量の上限は副作用により規定されており、投与量規定因子（DLF: dose limiting factor）とよばれます。抗がん剤の副作用には、①骨髄抑制　②消化器症状（吐き気・食欲不振・嘔吐・下痢・便秘）③肝機能障害　④粘膜障害（口内炎など）⑤心臓障害　⑥肺障害　⑦腎障害　⑧神経障害　⑨脱毛　⑩皮膚障害などがあり、全身多岐にわたります。これは点滴であれ内服であれ、抗がん剤が血管を通して全身に行きわたるためと思われます。一方、抗がん剤の作用機序が様々であることと同様に副作用も薬剤により様々で、その種類、程度、発現時期は異なります。したがって、化学療法開始にあたっては、抗がん剤の投与量を厳密に確認するとともに、副作用の種類、出現時期を予測し、有効な予防策を立てる必要があります。

吐き気や嘔吐対策

様々な副作用のうち患者さんが一番苦痛を感じるものとして吐き気・嘔吐があります。白金製剤（シスプラチンなど）が最も高頻度で、シクロホスファミド、シタラビン、メソトレキサート、アンソラサイクリン系薬剤（ドキソルビシンなど）、イリノテカンがそれに続きます。症状の出現時期から、①急性型（投与開始6時間以内）②遅延型（24時間以後に出現し、5日間ほど持続）③精神・心理型（抗がん剤投与前から出現）に大別されます。薬物療法の中心は5-HT3受容体拮抗薬です。この薬剤は抗がん剤により消化管の腸クロム親和性細胞がセロトニン（5-HT）を分泌し、消化管粘膜の5-HT3受容体を介して延髄外側網様体背側にある嘔吐中枢を刺激するのを抑制します。5-HT3受容体拮抗薬にステロイドホルモンを併用することで、さらに効果が高まることも知られています。精神・心理型は予測性嘔吐ともよばれ、初回の化学療法で症状が強いほど2回目以降にも症状が出現しやすいことが知られており、初回治療時に十分な予防および対症療法を行う必要があります。抗がん剤＝嘔吐を連想される方が多いと思われますが、このような治療により吐き気や食欲不振を感じられても嘔吐まで至らずに済む場合がほとんどです。また、消化が良くさっぱりした食事をとる、主食を麺類にするなど、食事も工夫する必要があります。食事摂取量が明らかに低下したり、嘔吐を認める場合はある程度症状が改善するまで無理をして食事をとらず、不足分は点滴で補うことも大切です。

骨髄抑制と感染症対策

骨髄は赤血球、白血球、血小板を産生しており、化学療法後にこれら血球成分がしばしば低下します。Hb値が7.0 g/dlを下回る、あるいは7.0 g/dl以上でも貧血症状が強いときには赤血球を、血小板数が1.5～2万/μLを下回るなど出血の危険性がある場合は血小板輸血を行います。白血球のうち、好中球数の低下が高度である場合、顆粒球コロニー刺激因子を投与することがあります。とくに好中球数が500/μLを下回ると細菌や真菌による感染症の危険性が高まるため、キノロン系抗菌剤や抗真菌剤で感染を予防します。シクロホスファミドやステロイドホルモンはリンパ球を介した免疫を抑制します。この場合、必ずしも白血球数の低下を認めませんので、注意

が必要です。一般にはニューモシスチス肺炎予防のためST合剤の内服を週2～3日行います。全ての病原微生物に対し予防的のため薬剤投与を行うことは不可能で、さらに耐性菌出現など別の問題を引き起こす危険性もあります。したがって必要最低限の予防的な投薬を行いながら、感染症を発症された場合は迅速に治療を開始することが大切です。

Q&A

問：抗がん剤治療で白血球が減り、無菌室に入ることになりました。これで感染症の心配はしなくても良いのでしょうか。

答：無菌室というと菌が全くいない病室を想像されるかもしれませんが、実際には室内に浮遊しているホコリが非常に少ない病室を言います。空気中に浮遊しているホコリには細菌や真菌など様々な病原微生物が付着しており、そのホコリを患者さんが吸い込むことで肺炎など呼吸器感染症を発症される危険があるためです。したがって無菌室に入れば呼吸器感染症、とくにアスペルギルス症発症の危険性は明らかに低下します。一方、腸管などに常在し健康時には何ら問題のない菌が、白血球数が高度に低下した際に重症感染を引き起こすことがあり、これは無菌室に入室されても予防できません。

第7章 がんについてよくある質問

がんと疑われたとき、診断されたとき
アガリクスは本当に効くのか？

山口 宣夫

最近、健康補助食品業界において、薬食材きのこ「アガリクス」の薬効、発がん性などに関する話題が、正負両面から象徴的に取り上げられています。そこで、この欄では、アガリクスを薬食材として学際的に見つめ、社会的話題性などを織り交ぜて紹介します。

がん治療、予防的応用で話題となっている薬食きのこアガリクス

アガリクス（学名：Agaricus blazei Murill）はブラジル等、南米原産のきのこで、日本ではカワリハラタケ、姫マツタケ、アガリクス茸などと呼ばれています。日本国内での流通は、外国からの輸入もしくは国内での栽培により供給されています。とくに日本国内で培養される場合は、子実体（所謂キノコの傘をかぶった形状）または菌子体として培養されます。子実体は培養土など土壌で成長させるため、重金属等の有害物質を取り込む危険性が潜んでいます。一方、菌糸体は液体培養が可能なために、培養液成分の調製が容易であり、有害物質の混入を遮断できるメリットがあります。

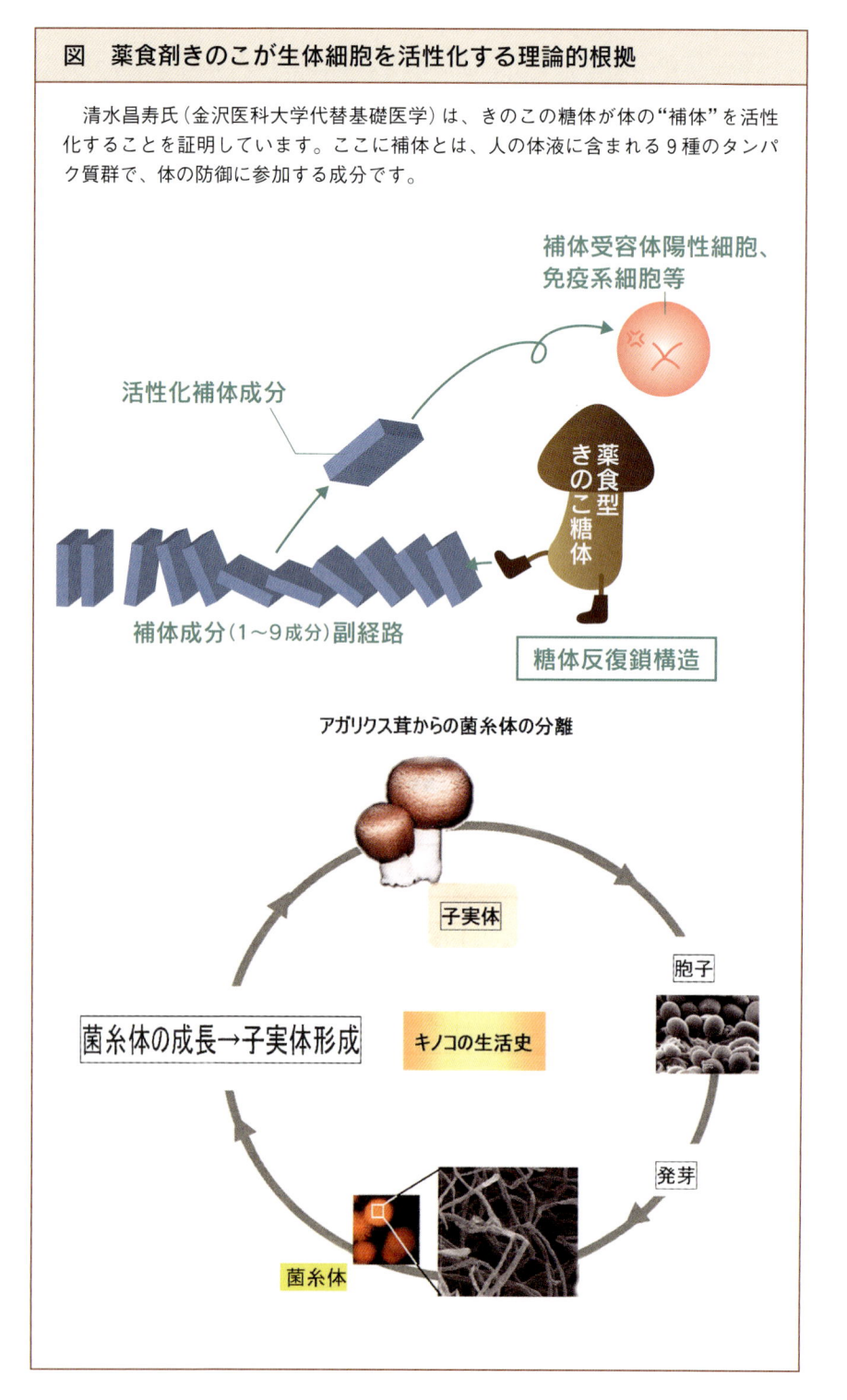

図　薬食剤きのこが生体細胞を活性化する理論的根拠

清水昌寿氏（金沢医科大学代替基礎医学）は、きのこの糖体が体の"補体"を活性化することを証明しています。ここに補体とは、人の体液に含まれる9種のタンパク質群で、体の防御に参加する成分です。

西洋医学的基準で開発され、制がん剤として世に出たきのこ製剤

きのこが薬食材であることは、世界各国に確かな伝承があります。またその多くは担子菌類と呼ばれるグループです。成文化された最も古い記録は、中国後漢時代の医薬農学書『神農本草経』に、「サルノコシカケを煎じて長年飲めば、体がはつらつとなって老い込まず、長生きできる」と記載されています。

きのこ製剤は、制がん剤として製品化が試みられた時代がありました。それらの製剤は、薬効が証明され、厚生省の認可を受けたのですが、程なく医療現場から姿を消しました。その主な理由は、なぜ体内で活性を示すのか、説明できなかったことと、当時はそれらに対する期待が過度であったあまり、結局期待外れの終わった経緯があります。

アガリクスが体に良い訳は

薬食材アガリクスは、我々の生体に対して、どのように作用するのでしょうか？

清水昌寿氏（金沢医科大学代謝基礎医学）は、きのこの糖体が体の"補体"を活性化することを証明しています。補体とは、人の体液に含まれる9種のタンパク質群で、体の防御に参加する成分です。補体が活性化すると、9種のタンパク質群が次々と起爆（活性化）され、火の粉を散らすがごとく周辺の細胞にヒットして、灸を据えられた細胞から順次活性化が進み、体全体の活性レベルが上がることが示されました。免疫担当細胞群の活性化はもとより、抗腫瘍活性も高まりを見ています（図、Phytomedicine, 2002）。

薬食剤としての新しい取り組み

このような活性をより良く引き出すためには、きのこの多糖体が消化管から体内へ吸収される際に、適切な分子サイズかどうかが問題です。これまで、熱水抽出と呼ばれる方法が伝統的に主流でしたが、この方法では、お湯に溶け出す成分は単糖、二糖などの低分子であり、その上抽出残渣（煎じた後のカス）が多く残ってしまいます。また、きのこを形成する高分子多糖体は腸から吸収されません。そこで、現在、適切な分子デザインを設計するために、薬食材をあらかじめ酵素で切断する方法や物理的に細断するミクロ化薬食材が開発されています。

このような最近の取り組みによって、アガリクスの酵素処理剤が免疫担当細胞の中でも大食細胞の機能物質、インターロイキン-12のレベルを上げることが証明されました。またAIDS患者の予備軍に与えると、免疫担当細胞の中でも指揮者にあたる"ヘルパーT細胞"の数を維持して、AIDSの発症阻止につながると報告されました（eCAM, 2004）。

以上のように、古来の学術書や食文化よって伝承されてきたきのことヒトとの関わりは、西洋医学的な手法によってさらに作用機作が明らかにされてきています。

Q&A

問：アガリクスはがんを退治できますか？

答：アガリクスが直接がん細胞を破壊したり増殖を止めたりはできません。ただし、アガリクスを食用にすると体の中の補体を活性化して、がん細胞を破壊するNK細胞の作用を促します。またこの細胞の働きが期待できるのは、がん細胞発生の初期と考えられていて、我々の体にはがん予防的なメリットをもたらすと考えられます。

問：アガリクスを食べ続けるとがんが発生するとの噂がありますが。

答：通常の摂取量では、アガリクス自体に発がん性はありません。ただし、きのこが自生・栽培している土壌中に発がん性物質がある場合には、きのこの中に発がん性物質が入り込まれることがあります。食用に供する場合は、産出国、産地それに培養法（採取法）を調べて対処した方が良いでしょう。

第7章　がんについてよくある質問

がんと疑われたとき、診断されたとき

がんで死ぬときは苦しいのか？

川原　弘

日本人の死亡統計によると、1980年にがんが死因のトップとなって以来、その死亡率は年々増加を続けており、現在では3人に1人ががんで死んでいるとされています。これまでがんは死の病として多くの人に恐れられ、現在でもなおその病名告知は死の宣告を意味すると考える人も少なくありません。近年の医療技術の進歩によって、がんに対する手術、放射線・化学療法などの治療成績が飛躍的に向上しましたが、未だ多くのがんは治療困難な病気であることには変わりがありません。遅かれ早かれ、多くのがん患者は死を直視しなければならないときが来ます。何人も死を避けて通れないことは宿命であるにせよ、末期がん患者の多くが激しい痛みの中で闘病生活を強いられてきたことが、がんによる死をいっそう暗いものにしています。

ところで、今日わが国における3大死因はがんなどの悪性新生物、ならびに脳血管障害と心疾患です。この3疾患でほとんどの人が死亡すると仮定して、自分が死ぬときはこの中のどの病気で死にたいでしょうか。脳血管障害や心疾患などはぽっくり死ねると思われるのに対して、悪性新生物（がん）はだらだら死んでいくというイメージをもたれるのではないでしょうか。そうなると、ほとんどの人がぽっくり死ぬ方が苦しまなくていいと答えると思われます。では、なぜだらだら死ぬがんは苦しむと考えるのでしょうか？

ここではがんに伴う苦痛とその痛みを和らげ、quality of life（QOL：生活の質）の向上を目指す緩和医療に対する取り組みについて概説します。

がんの病期区分

がんは大きく三つの病期に分類されます。外科的切除や薬物治療により治癒が期待できる時期をcurative stage（治癒期）といいます。そして治癒切除はできなくても、あるいは術後（治療後）の再発を認めたとしても、がんと共存して日常生活を送れる時期をpalliative stage（緩和期）といいます。さらに、進行したがんのため日常生活が制限され、しかも病状の改善が望めない時期をterminal stage（終末期）とよび、一般的には死が迫っている時期をいいます。

がん患者は治療を開始するにあたり、この三つの区分のうちどの病期にあるのかをはっきり認識し、その病期に最も適した医療を受けることが望まれます。治癒期と緩和期との鑑別は、がん残存の有無により比較的容易に鑑別されます。しかし、緩和期と終末期との境界はときに不明瞭であり、主治医個々の判断に委ねられることが多いようです。

各病期における医療の基本姿勢を要約すると、治癒期は治療中およびその後のQOLを考慮した治療を、緩和期には延命とQOLの維持・改善をめざした治療を、そして終末期には延命よりも精神的・肉体的苦痛の緩和を中心とした医療を目指すことになります。患者の年齢、全身状態、がんの進行程度、がん治療の効果等を参考に、患者本人の意思も含め、チームで適切な医療を決定していくことになります。

がんに対しては、現在確立されている様々な治療法を組み合わせて、集学的な効果を最大限発揮する努力は当然ですが、ときには新しい治療法の開発にも率先して取り組んでいかなければなりません。しかし、新しい治療法はその開発過程でどうしても試行錯誤を含みます。現在のいかなる治療法でも助かる見込みがないとき、医師が自分の考えだけで新しい治療法をおしつけることには問題があります。したがって、がんに関するあらゆる情報を患者および家族にお話して、患者自身にその治療を受けるか否かを選択していただくことが優先されます。新しい治療法を選択しなかった場合には、その代替治療としての緩和医療/緩和ケアをしっかり行うというのが現在のがん治療の基本となっています。

がんに伴う痛み

がん患者が抱える苦痛（ペイン）は大きく4つに分類されます。すなわち、身体的ペイン、精神的ペイン、スピリチュアルペイン、社会的・経済的ペインです。

がんが発生したり転移したりした局所の痛みや、手術や放射線・化学療法などの治療に伴って出現するのが身体的ペインです。一方、精神的にはがんおよび治療による身体的苦痛から派生する抑うつ状態に加え、死を受容する過程での様々な心理的影響が認められます。アメリカの精神科医キュブラー・ロス女史が200人以上もの末期患者をインタビューして、その心理状態の変化をまとめた「死ぬ瞬間 On Death and Dying」によると、否認、怒り・憤り、取引、抑うつなどを経て、死の受容に至るとされています。そのような過程で、とくに末期がんで認められる精神的主症状として不安、いらだち、孤独感、恐れ、うつ状態、怒りなどが挙げられます。さらにスピリチュアルペインとして、人間との関わりにおける苦悩や、生きている意義や目的についての関心や懸念が認められます（表1）。社会的・経済的ペインとしては、仕事上の問題、家族内の人間関係および遺産問題など様々な問題が苦しみの原因となることがあります。

末期がんにおける緩和医療

緩和医療は終末医療であって、がんの根治的治療が不可能になり、手術や抗がん剤治療の継続も無理という患者が受けるものと思われている人が少なくないと思います。緩和ケアとは、1990年のWHOでの定義によると「治療に反応しないがん患者に対する積極的かつ包括的なケア」とされています。したがて、緩和ケアはがんと診断されたときから、あるいはがん治療を始めたときから同時に始まっていて、がんに対する治療を受けながら痛みに対するケアもしていくというように、車の両輪のような関係になっています。

がんに対する緩和医療は主に緩和期・終末期におけるがん患者のQOLの向上を主眼に置いたもので、単なる延命処置とは異なっています。その具体的な内容は、疼痛緩和、

表1　スピリチュアルペイン（注）の感情表現

不公平感(unfairness)	「なぜ私が？」
無価値感(unworthiness)	「家族や他人の負担になりたくない」
絶望感(hopelessness)	「そんなことをしても意味がない」
罪責感(guilt)	「ばちが当たった」
孤独感(isolation)	「誰も私のことを本当にわかってくれない」
脆弱感(vulnerability)	「私はだめな人間である」
遺棄感(abandonment)	「神様も救ってくれない」
刑罰感(punishment)	「正しく人生を送ってきたのに」
困惑感(confusion)	「もし神がいるならば、なぜ苦しみが存在するのか」
無意味感(meaninglessness)	「私の人生は無駄だった」

注）スピリチュアルペイン：スピリチュアルという用語の定義をめぐっては多くの解釈がありますが、1990年に出されたWHO専門家委員会の報告書によれば、「スピリチュアルとは人間として生きることに関連した体験的側面であり、身体感覚的な現象を超越して得た体験を表す言葉」であるとされています。すなわち、身体的、心理的、社会的因子を包含した人間の"生"の全体像を構成する一因子とみることができ、生きている意味や目的についての関心や懸念と言えます。とくに人生の終末に近づいた人にとっては、自らを許すこと、他の人々との和解、価値の確認等と関連していることが多いようです。

栄養管理、抗がん剤・放射線治療の副作用および合併症状の対策などです（表2）。その他、患者さんへの精神的援助や家族に対する支援なども含まれます。患者およびご家族への説明と同意（インフォームド・コンセント）を基本として、患者の治療選択権を最大限重視することこそ緩和医療の目指している方向性といえます。

表2　緩和療法	
疼痛管理	非オピオイド、弱オピオイド、オピオイドというステップラダー方式を用いるが、疼痛コントロールに要する期間はできるだけ短くし、化学療法中の疼痛治療としてモルヒネを使用する際には非経口的にする
栄養管理	化学療法や放射線治療などで経口摂取量が低下した場合や、胸水・腹水の増加や終末期の悪液質では高カロリー輸液を含めた輸液療法が必要となる
副作用・合併症状対策	ステロイドや鎮静剤を使用したり、閉塞性黄疸や食道狭窄・気管支狭窄に対するステント留置や内視鏡的処置、腸閉塞のバイパス手術などで症状の緩和を図る

索 引

索引

記号・英数

3D-CRT（三次元原体照射法）… 106
3D-CT … 219
6価クロム … 20
adenoma-carcinoma sequence … 187
AFP（α-fetoprotein）… 196
AFP-L3分画 … 196
AIDS … 307
BAL（気管支肺胞洗浄）… 68
Carcinoid症候群 … 152
c-kitタンパク（KIT）… 261
CT … 57
CT下経皮針生検 … 152
Cushing症候群 … 152
C型肝炎ウイルス … 22
de novo … 187
DHA（ドコサヘキサエン酸）… 14
DNAチップ … 123
DNAマイクロアレイ … 123
Dumon stent … 70
Eaton-Lambert症候群 … 152
EBウイルス … 22
EPA（エイコサペンタエン酸）… 14
FDG PET … 80,152
FOLFIRI … 114
FOLFOX … 114
GVL（移植片対白血病あるいはリンパ腫効果）… 249
HER2タンパク … 79
IMRT（強度変調放射線治療）… 106
Lambert-Eaton筋無力症候群（Lambert-Eaton myasthenic syndrome:LEMS）… 49
LH-RHアナログ … 231
M.D.アンダーソンがんセンター … 283
MRI … 57
Narrow band imaging … 168
Nd-YAGレーザー … 69
$p53$ … 22
Performance Status:PS … 116
PET（ペット検査）… 80
PET-CT … 60,168,253
PIVKA-II … 196
PSA … 228
QOL（quality of life, 生活の質）… 84,308
RECIST … 117
S-1 … 112
salvage手術 … 171
TJ療法 … 112
TNM分類 … 82,152,219,224
UICC … 82
VATS（胸腔鏡下手術）… 158

あ

アービタックス … 114
アガリクス … 306
悪液質 … 8,46
悪性黒色腫 … 253
悪性骨腫瘍 … 254
悪性腫瘍 … 7
悪性中皮腫 … 19
悪性軟部腫瘍 … 255
悪性リンパ腫 … 246,258
悪性リンパ腫（甲状腺）… 147
アスベスト（石綿）… 19
アセトアルデヒド … 13
新しい乳がん手術 … 243
アナフィラキシーショック … 116
アバスチン … 114
アフラトキシン … 12,20
アポトーシス … 10
アルキル化剤 … 112

い

胃潰瘍 … 62
胃がん … 2,35,62,173
異型性 … 7
移行上皮 … 222
移植片対宿主病 … 249
イソチオシアネート … 14
遺伝子異常 … 7
遺伝子治療 … 122
遺伝性非ポリポーシス大腸がん … 295
遺伝的不安定性 … 11
胃内視鏡 … 62
胃噴門部がん … 35
イマニチブ … 261
医療被曝 … 61
胃瘻 … 47
咽喉頭異常感 … 28
咽喉頭異常感症 … 26
咽喉頭がん … 28
飲酒 … 13
インターフェロン … 222
インターフェロン治療 … 22
インターロイキン2 … 222

院内がん登録 …………… 284	化学療法（抗がん剤治療）…… 192	がん抑制遺伝子 ……… 9,22,122
陰嚢がん ………………… 20	化学療法 ………… 111,171,243	がんの罹患 ……………… 5
	拡大郭清術 ……………… 180	関連痛 …………………… 38
う	拡大手術 ………………… 87	がんワクチン …………… 120
ウイルス発がん ………… 22	拡大内視鏡 …………… 66,168	緩和ケア ………………… 271
ウルトラフレックス・ステント … 71	喀痰 ……………………… 151	緩和ケア病棟のある病院一覧 … 272
	喀痰細胞診 ……………… 152	
え	過形成性ポリープ ……… 66	**き**
腋窩リンパ節郭清 ……… 243	画像診断 ………………… 57	気管支 …………………… 30
疫学 ……………………… 2	家族性腫瘍 ……………… 23	気管支拡張症 …………… 31
エックス線 ……………… 100	家族性大腸腺腫症 ……… 295	気管支カルチノイド …… 155
遠隔転移 ………………… 159	喀血 …………………… 31,131	気管支鏡検査 …………… 152
嚥下障害 ………………… 28	ガドリニウム造影剤 …… 61	気管支鏡診断 …………… 68
嚥下痛 …………………… 28	カハール介在細胞 ……… 261	気管支鏡治療 …………… 68
	カペシタビン …………… 112	気管支喘息 ……………… 30
	カルチノイド …………… 151	危険因子 ………………… 276
	カロテン ………………… 14	喫煙 …………………… 16,151
お	癌 ………………………… 7	喫煙指数 ……………… 17,152
嘔吐 …………………… 34,304	がん遺伝子 …………… 9,22,122	基底細胞がん …………… 253
横紋筋肉腫 ……………… 258	陥凹型がん ……………… 66	気道 ……………………… 30
オーダーメイド医療 …… 123	肝芽腫 …………………… 258	機能温存手術 …………… 92
オキサリプラチン ……… 114	肝がん ………………… 4,196	逆流性食道炎 ………… 44,62
温熱療法 ………………… 121	がん検診 ………………… 279	キャンサーボード ……… 289
	がん告知 ………………… 264	急性骨髄性白血病 ……… 246
	間質性肺炎 ……………… 116	急性前骨髄球性白血病 … 246
か	感染症 …………………… 304	急性リンパ性白血病 …… 246
下咽頭がん …………… 28,144	肝動脈塞栓術（TAE）…… 199	キュブラー・ロス ……… 265
開胸肺生検（VATS）…… 152	がん登録 ………………… 284	胸腔鏡 …………………… 171
咳嗽 ……………………… 151	がんに伴う腹痛 ………… 41	胸腔鏡下手術 ………… 129,158
外部照射治療 …………… 99	がんによる死亡 ………… 2	強制栄養補給 …………… 47
外来化学療法 …………… 115	がんの進行度 …………… 84	胸腺がん ………………… 164
外来がん化学療法 ……… 115	がんの病理 ……………… 7	胸腺腫 …………………… 164
化学放射線療法 ………… 171	がんの予防 ……………… 12	胸痛 …………………… 36,151
化学物質 ………………… 19	肝発がん機構 …………… 196	胸部エックス線 ………… 152
	ガンマ線 ………………… 100	

胸部CT ……… 152	健康日本21 ……… 276	孤立性線維性腫瘍 ……… 166
胸膜腫瘍 ……… 166	原発性肺がん ……… 151	コロニー刺激因子 ……… 114
胸膜中皮腫 ……… 166		
局所麻酔 ……… 92	**こ**	
虚血性大腸炎 ……… 44	抗アンドロゲン薬 ……… 231	**さ**
金属ステント ……… 70	抗がん剤 ……… 111	サーモトロン ……… 121
	抗がん性抗生物質 ……… 112	細胞障害性薬剤 ……… 111
く	口腔がん ……… 142	細胞診 ……… 78
区域切除術 ……… 152	光子線 ……… 100	細胞接着因子 ……… 10
腔内照射 ……… 171	高周波治療 ……… 70,152	嗄声 ……… 152
グラニセトロン ……… 116	甲状腺がん ……… 146	
	甲状腺腫 ……… 147	**し**
け	甲状腺腫瘍 ……… 147	子宮がん ……… 5
経気管超音波内視鏡（TUS）…… 68	甲状腺腺腫 ……… 147	子宮頸がん ……… 234
蛍光内視鏡検査 ……… 68	抗神経細胞抗体 ……… 48	子宮頸部細胞診 ……… 234
経腸栄養 ……… 47	硬性気管支鏡 ……… 70	子宮体がん ……… 235
経直腸的前立腺超音波検査 ……… 229	硬性テレスコープ ……… 75	子宮体部細胞診 ……… 235
経皮針生検 ……… 157	光線力学的治療（PDT）……… 69	自己検診 ……… 241
経皮的エタノール注入療法（PEIT） 198	抗体療法 ……… 244	シスプラチン ……… 114,171
外科治療 ……… 190	抗P/Q型電位依存性	質量解析計 ……… 55
下血 ……… 44,131	カルシウムチャネル抗体 ……… 50	自動縫合器 ……… 129
結核 ……… 31	喉頭がん ……… 28,143	脂肪 ……… 13
血管塞栓術 ……… 108	肛門括約筋温存術 ……… 192	若年者のがん ……… 294
血管内治療 ……… 108	高齢者のがん ……… 296	縦隔腫瘍 ……… 164
血管内皮増殖因子（VEGF）……… 10	広汎子宮全摘術 ……… 239	集学的治療 ……… 87,216
血行性転移 ……… 7	声がれ ……… 28	縦隔リンパ節転移 ……… 159
血痰 ……… 28,31,151	国際がん研究機関（IARC）… 19,276	集団検診 ……… 175
結腸がんの手術 ……… 191	黒色便 ……… 44	十二指腸潰瘍 ……… 62
血便 ……… 44	姑息手術 ……… 87	十二指腸乳頭部がん ……… 201
ゲノム ……… 54	骨腫瘍 ……… 254	縮小手術 ……… 92
ゲムシタビン ……… 215	骨シンチグラフィー ……… 229	手術療法 ……… 84
下痢 ……… 42	骨髄抑制 ……… 304	術前化学放射線療法 ……… 172
原がん遺伝子 ……… 9	骨軟部腫瘍 ……… 254	術前化学療法 ……… 172
	骨肉腫 ……… 258	受動喫煙 ……… 16

腫瘍 … 7	進行胃がん … 63	石綿肺 … 20
腫瘍随伴症状 … 48	進行がん … 65	舌がん … 142
腫瘍随伴性小脳変性症（paraneoplastic cerebellar degeneration: PCD） … 48	浸潤・転移能 … 10	セツキシマブ … 114
腫瘍性ポリープ … 66	浸潤がん … 240	腺がん … 151
腫瘍マーカー … 52,196	迅速診断 … 78	前がん状態 … 251
主流煙 … 16	じん肺 … 20	全国臓器別がん登録 … 284
上咽頭がん … 28,143	診療ガイドライン … 114	染色体相互転座 … 8
消化管間質腫瘍（GIST） … 261		全身温熱療法 … 121
消化管出血 … 44	**す**	全人的苦痛 … 271
上顎がん … 144	膵がん … 4,210	全身麻酔 … 92
小細胞がん … 153	膵頭十二指腸切除術 … 214	全身療法 … 243
小細胞肺がん … 151	髄膜 … 135	漸増現象 … 50
小線源治療（Brachytherapy） … 99,232	髄膜腫 … 140	センチネルリンパ節ガイド手術 … 183
消毒 … 93	髄様がん（甲状腺） … 147	センチネルリンパ節生検 … 243
小児がん … 256	頭蓋内圧亢進症状 … 136	前立腺がん … 5
上皮内がん（CIS:carcinoma insitu） 223	ステージ分類 … 82,84	前立腺生検 … 230
上部消化管内視鏡検査 … 62,125,168	ステント … 152	
食塩 … 13	ステント治療 … 161	**そ**
食事 … 12	ステント療法 … 70	増加する乳がん … 240
食生活 … 12	スピリチュアルペイン … 309	早期胃がん … 63,124
食道・胃静脈瘤 … 44	すりガラス濃度 … 156	早期がん … 65
食道がん … 35,62		早期大腸がん … 124
食道癌取扱い規約 … 168	**せ**	造血幹細胞移植 … 249
食道造影 … 168	生活習慣要因 … 276	造血器悪性腫瘍 … 246
食道抜去術 … 171	性機能障害 … 195	増殖抑制機構 … 9
食道表在がん（早期食道がん） … 124	生検 … 63,78	粗死亡率 … 2
シリコンステント … 70	星細胞腫 … 140	
自律神経温存術 … 192	成人白血病ウイルス … 22	**た**
腎芽腫 … 258	制吐剤 … 114	体液診断 … 54
腎がん … 218	ゼウス（Zeus） … 129	大細胞がん … 151
神経芽細胞腫 … 258	世界保健機関（WHO） … 276	代謝拮抗剤 … 111
神経膠細胞（グリア） … 135	セカンドオピニオン外来 … 286	唾液腺がん … 145
神経膠腫（グリオーマ） … 140	咳 … 30	体重減少 … 46
神経鞘腫 … 140		

大豆イソフラボン……………… 14		内視鏡的粘膜切除術(EMR)… 64,170
体性痛…………………………… 38	**て**	内臓痛…………………………… 38
大腸がん………………… 3,65,187	手足症候群…………………… 116	軟性気管支鏡………………… 68
大腸がんの病期分類………… 189	定位的放射線手術…………… 139	軟部腫瘍……………………… 254
大腸内視鏡検査……………… 66	定位的放射線装置…………… 139	
耐容線量……………………… 104	定位放射線治療(ラジオサージャリー)	**に**
多環芳香族炭化水素………… 14	…………………………… 107,139	肉腫……………………………… 7
タキサン……………………… 114	低侵襲手術…………………… 128	日光角化症…………………… 251
タキサン系…………………… 116	テーラーメイド医療………… 56,123	ニトロソ化合物……………… 13
脱毛…………………………… 116	テロメア……………………… 10	日本尊厳死協会……………… 265
たばこ………………………… 16	転移……………………………… 7	日本乳癌学会………………… 245
多発性内分泌腫瘍Ⅱ型(甲状腺) 147	転移性肺腫瘍……………… 151,161	乳がん………………… 5,79,240
ダビンチ(da Vinci)………… 129	電子スコープ………………… 68,75	乳がん手術…………………… 242
食べ物………………………… 12	電子線………………………… 100	乳腺専門医…………………… 245
痰……………………………… 31	点突然変異……………………… 8	乳頭がん(甲状腺)…………… 147
胆管がん……………………… 201		乳房温存療法………………… 241
炭酸ガスレーザー手術治療… 73	**と**	ニューロキニン1受容体阻害剤
単純エックス線写真………… 57	頭頸部がん…………………… 141	(アプレピタント)………… 116
胆石症………………………… 202	頭頸部再建術………………… 142	
胆のうがん…………………… 201	頭頸部内視鏡………………… 72	**ね**
	動注化学療法………………… 108	熱ショック蛋白質…………… 121
ち	動脈塞栓術…………………… 108	粘膜下腫瘍…………………… 261
地域がん登録………………… 284	投与量規定因子……………… 304	粘膜内がん…………………… 125
窒息…………………………… 131	吐血……………………… 44,131	年齢…………………………… 296
中咽頭がん………………… 28,143	トポイソメラーゼ阻害剤…… 114	年齢調整死亡率………………… 2
中心静脈栄養………………… 47	トラスツズマブ……………… 79	
中枢性嘔吐…………………… 34	トリハロメタン……………… 20	**の**
注腸検査……………………… 66	ドルミカム…………………… 68	脳腫瘍…………………… 35,258
治癒手術……………………… 87		
超音波検査………………… 58,242	**な**	**は**
腸閉塞………………………… 132	内視鏡手術………………… 73,128	肺がん…………… 3,20,30,36,151
チョークサイン……………… 131	内視鏡治療………………… 66,169	
直達鏡………………………… 73	内視鏡的粘膜下層剥離術(ESD)	
直腸がんの手術……………… 191	………………… 64,125,170,178	

肺結核	30	
胚細胞性腫瘍	164	
肺全摘術	152	
排尿機能障害	63	
肺葉切除術	152	
吐き気	34, 304	
パクリタキセル	116	
パジェット病	251	
橋本病	150	
播種	7	
播種性転移	9	
バセドウ病	150	
発がん物質	12	
発がん抑制物質	14	
発がんリスク	13	
白金製剤	114	
白血病	20, 246, 258	
パピローマウイルス	22	
バリウム造影	175	
反射性嘔吐	34	
針生検	76	

ひ

皮膚がん	251
微小管作用薬	112
非小細胞肺がん	151
非浸潤がん	240
ヒ素	20
ビタミン	14
非治癒手術	87
ヒトパピローマウイルス	234
非ホジキンリンパ腫	248
肥満	12
病期分類	84

標準手術	89
病理解剖	79
病理診断	78
病理専門医	78
ビルロートⅠ法	88
ビルロートⅡ法	88
ビンカアルカロイド	114
ビンクリスチン	116

ふ

ファーマコ・プロテオミクス	54
腹腔鏡手術	182, 192
腹痛	38
腹部血管造影検査	197
腹部超音波検査	196
副流煙	16
部分切除術	152
フルオロウラシル	171
フレキシブル内視鏡	75
プロテオーム	54
プロテオミクス	54
分化度	7
分子標的薬剤	111
粉じん	19

へ

閉塞性黄疸	203
ヘテロサイクリックアミン	12
ベバシズマブ	114
ヘリコバクター・ピロリ菌	13, 174, 186
ヘルスケア・システム	55
辺縁系脳炎(paraneoplastic limbic encephalitis)	48

ベンゼン	20
便潜血テスト	65
便通異常	42
ベンツピレン	20
便秘	42
扁平上皮がん	141, 151

ほ

膀胱がん	218
放射線化学療法	142
放射線感受性	98
放射線治療	152
放射線療法	171, 192
傍腫瘍性神経症候群	48
ボーエン病	251
ホジキンリンパ腫	248
補助化学療法	172
ホスピス	273
補体	307
ホルモン療法	244

ま

マロリー・ワイス症候群	44
慢性感染	22
慢性甲状腺炎	150
慢性骨髄性白血病	246
慢性閉塞性肺疾患（COPD）	30
慢性リンパ性白血病	246
マンモグラフィ検診	241
マンモトーム生検	77

み
密封小線源治療 …………… 104
未分化がん（甲状腺） ………… 147

む
無菌室 ……………………… 305

め
免疫療法 …………………… 119
免疫細胞療法 ……………… 119
免疫染色 …………………… 79

も
網膜芽腫 …………………… 258

ゆ
ユーイング肉腫 …………… 258
有棘細胞がん ……………… 253
幽門保存胃切除術 ………… 179

よ
葉酸 ………………………… 14
ヨード造影剤 ……………… 61

ら
ラジオ波焼灼術 …………… 181
ラジオ波焼灼療法（RFA）…… 199
卵巣がん …………………… 234

り
リザーバー動注化学療法 …… 199
リスク因子 ………………… 276
リツキシマブ ……………… 117
リニアック（直線加速器）…… 99
リビングウィル …………… 265
粒子線 ……………………… 100
良性腫瘍 …………………… 11
臨床評価 …………………… 46
リンパ行性転移 …………… 7
リンパ節郭清 ……………… 84,253

れ
レーザー治療 ……………… 69,73,152

ろ
濾胞がん（甲状腺）………… 147
ロボット手術 ……………… 129

図説 カラダ大辞典②
がん

発行日	平成22年6月1日
編　集	図説 カラダ大辞典編集委員会
発　行	金沢医科大学 出版局
	〒920-0293 石川県河北郡内灘町大学1丁目1番地
	電話 076-286-2211（代）
	http://www.kanazawa-med.ac.jp
発　売	株式会社 紀伊國屋書店
	〒163-8636 東京都新宿区新宿3丁目17番7号
	電話 03-3354-0131（代）
印　刷	能登印刷 株式会社
	〒920-0855 石川県金沢市武蔵町7番10号
	電話 076-233-2550

本書の内容を無断で複写、複製、転載すると、著作権・出版権
の侵害となることがありますのでご注意ください。
落丁、乱丁本はお取替えいたします。
Ⓒ金沢医科大学 図説 カラダ大辞典編集委員会

ISBN978-4-906394-38-8